火 壮 则 烟 微
——中国控烟十五年散记

主　编　吴宜群（中国疾病预防控制中心研究员，
　　　　　　　　　原中国预防医学科学院副院长，
　　　　　　　　　原新探健康发展研究中心常务副主任）

副主编　李金奎（新探健康发展研究中心培训部主任，
　　　　　　　　　控烟项目主管）

顾　问　王克安（中国疾病预防控制中心研究员，
　　　　　　　　　原中国预防医学科学院院长，
　　　　　　　　　原新探健康发展研究中心主任）

　　　　　陈四益（新华社高级编辑，
　　　　　　　　　原《瞭望周刊》副总编辑）

中国协和医科大学出版社

图书在版编目（CIP）数据

火壮则烟微：中国控烟十五年散记／吴宜群主编．—北京：中国协和医科大学出版社，2019.11

ISBN 978－7－5679－1394－3

Ⅰ.①火… Ⅱ.①吴… Ⅲ.①戒烟－中国 Ⅳ.①R163

中国版本图书馆CIP数据核字（2019）第241440号

《火壮则烟微——中国控烟十五年散记》

主 编：吴宜群
责任编辑：雷 南

出版发行：中国协和医科大学出版社
（北京东单三条九号 邮编100730 电话65260431）
网 址：www.pumcp.com
经 销：新华书店总店北京发行所
印 刷：北京新华印刷有限公司

开 本：787×1092 1/16
印 张：51
字 数：1040千字
版 次：2019年11月第1版
印 次：2019年11月第1次印刷
定 价：208.00元

ISBN 978－7－5679－1394－3

（凡购本书，如有缺页、倒页、脱页及其他质量问题，由本社发行部调换）

本书出版得到比尔及梅琳达·盖茨基金会
中国烟草控制政策环境改善项目支持

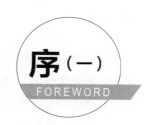

《火壮则烟微——中国控烟十五年散记》与读者见面了。全书收录了自 2004 年以来的 116 篇叙事短文。这是一本控烟回忆录，记录了控烟路上的胜利和喜悦、鲜花和掌声、激情和希望，也有挫折和眼泪、沮丧和叹息、无奈和遗憾。这也是一本控烟启示录，告诉人们控烟之路是伟大而又艰难、曲折的漫长历程，必须坚持不懈、百折不挠，排除各种障碍和干扰，才能实现无烟中国的目标。

我国吸烟者人数超过 3 亿，2018 年烟草消费量达 2.37 万亿余支。对于中国这样一个烟草生产和消费大国来说，控烟无疑是一项长期和艰巨的任务，需要几代人的努力。除了行政管理和经费的问题外，控烟的困难来自多个方面：公众对烟草的健康危害认识不足，不吸烟者自我保护健康的意识不强；烟草中的尼古丁使人成瘾，吸烟者戒烟不易；吸烟人数众多，送烟、敬烟、随处吸烟的陋习司空见惯；烟草利税数额巨大，政策制定者可能会有"烟草税收依赖症"；而最严重的问题是中国的烟草业非常强大，而他们注定要反对控烟，会不断地干扰控烟工作。

2003 年 5 月 21 日，第 56 届世界卫生大会一致通过世界卫生组织《烟草控制框架公约》。经全国人大批准，《公约》在中国于 2006 年 1 月 9 日开始生效。《公约》5.3 条及其实施准则指出："在制定和实施烟草控制方面的公共卫生政策时，各缔约方应根据国家法律采取行动，防止这些政策受烟草业的商业和其他既得利益的影响"。"烟草业的利益与公共卫生政策之间存在根本的和无法和解的冲突"。"像对待其他烟草业一样对待国有烟草业"。

控烟的目标是减少烟草的供应和需求，但这是长期渐进的过程，即使立即采取强有力的措施，烟草的危害仍然会在 20～30 年、甚至更长时间内继续存在。也就是说，今天的烟草危害结果在 20～30 年以前就已经确定了，而控烟的效果可能需要同样长的时间才能逐渐显现。

要烟草还是要健康？这本是一个再浅显不过的问题。但是由于烟草短期内可以带来巨大的利润，而其所致的严重危害却是一个长期缓慢的过程，使这个原本简单的问题变得复杂。人们必须认识到，在控烟和反控烟的较量中，争斗的一方代表的是公众的健康利益，而另一方代表的是烟草业的经济利益。

《公约》序言中指出："需警惕烟草业阻碍或破坏烟草控制工作的任何努力，并需掌握烟草业采取的对烟草控制工作产生负面影响的活动"。本书给予的一个重要启示是，烟草业一直在进行反控烟活动。

你说室内公共场所、室内工作场所和公共交通工具禁止吸烟，烟草业就说要保护吸烟者的权利；

你创建无烟环境，他建设"吸烟环境"，要改善卷烟消费环境；

你提倡文明，他说"文明吸烟"；

你说吸烟有害，他说烟草危害证据不足，鼓吹"降焦减害"；

你要求图形健康警示上烟包，他说漂亮烟包是"中华文化"；

你鼓励慈善捐助，他搞烟草赞助；

你实施希望工程，他建烟草学校；

你禁止烟草广告和促销，他开新产品发布会，烟草广告和促销活动不断翻新；

你说烟草制品成分管制，他用添加物提高卷烟吸引力；

你说积极控烟履约，他说控烟影响稳定、影响就业、影响经济，不能"片面化、绝对化、扩大化"，不能"过激化""妖魔化"；

你说提高烟草税价，他说烟税已经不低，烟草贡献利税不少；

你说中小学校周边禁止售烟，他要售烟点离学校的距离越近越好；

……

当今世界，控制烟草已经成为全球的共识和行动，超越了国家、民族、语言、肤色、地理、文化等一切障碍，汇成了不可阻挡的潮流，在这场人类必将取得胜利的战役中，中国会落后吗？对此，健康中国战略已经给出了回答。《"健康中国2030"规划纲要》要求：全面推进控烟履约，加大控烟力度，运用价格、税收、法律等手段提高控烟成效。深入开展控烟宣传教育。积极推进无烟环境建设，强化公共场所控烟监督执法。推进公共场所禁烟工作，逐步实现室内公共场所全面禁烟。领导干部要带头在公共场所禁烟，把党政机关建成无烟机关。强化戒烟服务。到2030年，15岁以上人群吸烟率降低到20%。《健康中国行动（2019～2030年）》的"控烟行动"提出了更具体的目标。

我们坚信：遵照中央两办《关于领导干部带头在公共场所禁烟有关事项的通知》要求，各级党政机关将建设成无烟机关；全国范围内必将实现室内公共场所、室内工作场所和公共交通工具全面禁烟；图形健康警示一定会上烟包；禁止烟草广告、促销和赞助将更加严格；烟草税价一定还要提高；获取戒烟服务将更为方便。

感谢吴宜群研究员和所有作者为本书的出版所做出的努力，感谢本书给人们以回忆和启示。控烟还在路上，控烟与反控烟的斗争一定不会停止，本书还会有补充和续集，将继续叙述更多控烟路上"不忘初心、牢记使命"的故事。

王克安

2019年9月

中国疾病预防控制中心研究员

原中国预防医学科学院院长

原新探健康发展研究中心主任

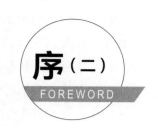
吴宜群教授主编的《火壮则烟微——中国控烟十五年散记》一书，包括 116 篇与控烟相关的叙事。这些叙事记录了中国过去 20 年、特别是世界卫生组织《烟草控制框架公约》（以下简称《公约》）履约以来，中国社会各界推动控烟，以及与烟草业的阻碍、干扰抗争的各种事件和故事。看到这些故事，作为亲历者，犹如重新置身于当时控烟的环境中，为中国签署并批准《公约》而兴奋；为中国代表团中某些烟草业的成员在《公约》缔约方会议上的不良表现而羞愧；为在烟草使用严重危害已经证据确凿的时代，中国工程院居然还将烟草业所谓"降焦减害"的"伪科学"作为科研成果，并将其"鼓吹者"谢剑平评为院士，感到痛心——（此举完全背离了科学，造成帮助烟草业欺骗民众，促销烟草制品的恶劣效果）；同时，也为中国社会各界为推动控烟做了如此长期锲而不舍的努力，感到欣悦与自豪。

20 世纪 80 年代以来，中国医学专家开展了数个烟草危害病例的对照研究和队列研究。这些研究反复证实着中国人群中吸烟对健康的危害。特别是当时由中国医学科学院肿瘤研究所刘伯齐教授组织的，同牛津大学 Richard Peto 教授合作的百万人群病例对照研究和中国预防医学科学院（中国疾病预防控制中心的前身）钮式如、杨功焕教授组织的 25 万人前瞻性队列研究的结果，已经预计了到 2000 年期间，吸烟导致中国每年有近百万人死于吸烟所致的肿瘤、心血管疾病、慢性阻塞性肺疾患等疾病。在科学证据如此确凿的情况下，一般认为，只要让领导、民众充分了解中国的吸烟模式和烟草使用对健康的危害，开展全国性的控烟行动顺理成章。

可惜，事实远非如此。我在《中国控烟》一书中，已经分析和解释了中国控烟的艰难性与复杂性：经济至上的发展理念和绩效评估指标，使一些政府官员对烟草控制的意义认识不深，即或认识到其重要，但对经济绩效的追求，弱化了烟草控制行动；而政企合一的烟草企业利益集团，则处心积虑阻碍和干扰控烟行动，致使中国的"控烟履约"步履蹒跚，尤为艰难。

2016 年 8 月，习近平主席在全国卫生与健康大会上发表讲话，强调要把人民健康放在优先发展的战略地位，必须"将健康融入到所有政策"。这是中央领导关注民生、关注人民健康的重要承诺，一切党政领导干部必须对此有深刻的领悟。须知，没有人民的健康，我们所做的一切有何价值？可见，健康中国必定应该是无烟中国。试想，每年百万民众因吸烟致死的状况若无改变，"健康中国"只是虚妄幻影！如果想真心落实"健康中国"的理念，不可忽视的一个重要措施，就是要切切实实控制烟草使用。

这本书告诉我们，无烟的中国，人民的健康，不会自动实现，需要人们努力争取——为了自身，为了子孙。然而，这一切并不容易。

且看本书讲述的故事：

叙述制定《公约》经过的《观察员手记》，记录了中国政府代表团中的烟草业代表，为阻碍履行《公约》的荒唐表演；

通过"控烟与中国未来"报告撰述的经过，记录了民众对政府控烟执法绩效的评价，以及推动控烟法规出台的过程；

本书还记录了北京、上海、深圳、哈尔滨等城市推动地方政府出台"无烟法规"并促进法规有效履行的行动；

还有"电梯劝阻吸烟无责案"的改判，"无烟列车诉讼第一案"，王府井豪华吸烟室的撤除等，生动描绘了一个个感人至深的控烟故事。

中国的控烟，没有医学界、卫生界的倡导，没有民众和媒体的支持，没有立法、执法、监督部门的协同努力，便难有今天无烟环境的改善。从中可见，控烟深得民心，深合民意。

今天回顾《公约》关于"全面禁止所有烟草广告、促销和赞助"在中国落实的情景，仍旧令人感慨良深。

在广告法修改前，便有专家学者的集体发声，非政府组织的多次呼吁，人大代表的仗义执言。虽然还有一些遗憾，终使《广告法》中禁止烟草广告部分获得比较满意的结果。

本书还记录了多个依据《公约》精神反对烟草业广告和赞助的诉讼事件：上海世博会最终拒收烟草业 2 亿元捐款；"烟草希望学校"烟草广告的撤除；上海烟草博物馆"爱国主义教育基地"等名牌的摘除；"中南海卷烟"冠名的"蓝色风尚，为爱起跑"被罚款，"五叶神卷烟诉讼案"等。这一系列因控烟人士以《公约》为据，揭露、反对烟草业以赞助为名，行营销之实的事件，最终均以烟草业的失败告终这些故事，都反映了烟草业违背《公约》的无孔不入和公益律师、控烟人士的执着坚持。

针对图形警示上烟盒，中国控烟界从 2007 年《公约》在中国生效就开始呼吁，当年全世界还只有 12 个国家 / 行政管辖区采用了图形警示。但到 2019 年，烟草包装上采用图形警示的国家 / 行政管辖区已经达到 118 个，包括中国的香港、澳门、台湾，以及新加坡等华人为主的地区。但在中国大陆，由于中国烟草业无理坚持所谓"图形警示不符合中国文化"等荒谬理由，拼死反对。

在强大的阻力下，由控烟组织、社会各界广泛参与的"我要告诉你，因为我爱你"图片展，以世界各国烟盒上的健康警示为教育的材料，传播吸烟危害健康的知识，让更多的老百姓了解国外的进展。

在揭露烟草制品成分；传播"过年送礼不送烟"理念；创办无烟婚礼等等改变"敬烟、劝烟"的社会陋习的故事中，都告诉了我们一个道理：没有广泛的社会参与，控烟是不能成功的。正是社会各界的广泛参与，中国的控烟才在目前如此艰难的环境下，依然取得了如此傲人的进展。

中国控烟的希望在于从政府到民间，上下同心，共同参与控烟的行动中；在持续不断、坚忍不拔地传播控烟的理念中，在民众的觉醒中。

杨功焕

中国医学科学院

北京协和医学院

基础医学研究所特聘教授

全球控烟研究所中国分中心主任

2019. 4. 28

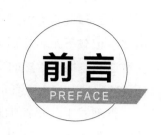

大学，我学的专业是化学。

从复旦大学毕业后的50年，前30年我从事环境保护和职业病防治工作。由于专业背景的原因，多数时间是与分析仪器"对话"。

1995年由于工作岗位的变动，我在中国预防医学科学院从事管理工作。随着工作领域的扩大，有机会向前辈和同行学习如何推动疾病防治工作。

2001年我尚未退休，中国预防医学科学院更名为中国疾病预防控制中心。由于工作中观点的分歧，我放弃了中国疾病预防控制中心副主任的聘任。感谢新任中心主任对我的"放任"，使我有时间做一些自己想做、而在体制内很难开展的工作。

在人大常委会副委员长吴阶平的鼓励下，在老领导陈春明教授、肖梓仁教授的大力支持下，我与中国预防医学科学院最后一任院长王克安研究员筹建了一个民间组织：新探健康发展研究中心（以下简称"新探中心"）。吴阶平副委员长出任我们的总顾问。吴老为新探中心题词："服务于大众健康"。

多年来，围绕"服务于大众健康"的宗旨，新探中心开展了许多预防医学范畴的研究和倡导工作。近十五年来，考虑到中国是一个烟草生产和烟草使用大国，也是吸烟人口最多的大国，吸烟对国人健康造成了极大危害。因此，传播烟草控制理念，成为新探中心的主要工作领域。我们开始了与庞大"烟草世界"的"对话"。这一"对话"无比艰难。它不仅要面对利税庞大的烟草业，而且要面对因烟致瘾的庞大吸烟群体。

相比于同"仪器"对话，同"烟草"对话显得更具挑战性。

许多媒体朋友曾问我，你全身心投入中国的控烟工作，最大的感受是什么？我的回答是这样16个字：喜怒哀乐，酸甜苦辣，道路崎岖，彩虹终现。

在十九年的控烟路上，我看到烟草业因着它们的强势地位不断干扰控烟工作；我看到医学家、公共卫生学专家、法学工作者、媒体工作者以及控烟志愿者们面对强大的阻力，却如此执著、顽强、坚持不懈地为控烟立法奔走呼号；看到中国控烟工作尽管进展迟缓，但一步步在坚实地向前行进。

十几年来，控烟与反控烟的争夺，如同一场场激烈的战斗——虽然没有硝烟，却一样地惊心动魄。

1

在北师大张秀兰教授的信任和帮助下，我决定将这十几年控烟路上发生过的重要事件用文字记载下来，让后人知道，即便完全为了民众健康的工作，由于巨大利益的诱惑，也会遭遇利益集团激烈的反对与干扰。张教授的一句话："相信你会出精品"，使我意识到这个任务的艰巨和肩上责任的沉重。

整理着十几年控烟路上积累的素材，梳理着一桩桩、一件件发生在世界卫生组织《烟草控制框架公约》诞生以来、中国控烟道路上的每一个进展，每一个收获，每一次曲折，每一场争辩，其中的故事与人物，一一清晰地浮现在眼前。我想通过对这些事件的描述，勾画出中国在艰难中行进的控烟历程，体现中国控烟进程中政府的指导和支持的必要性，多领域专家、媒体、NGO 和控烟志愿者们参与的重要性，以及时刻警惕烟草业的干扰的迫切性。

随着对这些并不平淡的事件的回忆与信息的收集、整理，想写的事件、想约的稿件越来越多，原本计划写 40～50 个人物或事件，结果不断延展到了 116 个事件。但仍因篇幅有限，不得不舍弃了一些同样饶有意趣的素材。

致敬

我向为《WHO 烟草控制框架公约》诞生作出过努力的国内外同仁致敬。没有《公约》，也许中国控烟还停留在 20 世纪 90 年代的水平；没有《公约》，也许我还在与"分析仪器"对话；没有《公约》，我不会认识到"控烟"对国人健康的重要和以提高公众健康水平为事业的研究者肩上沉重的责任。也许，年逾古稀的我，会把精力用在旅游观光，含饴弄孙，享受"夕阳"的安逸和快乐；而不是仍在控烟一线工作上奔走。

致谢

感谢北师大张秀兰教授领导的团队对我的鼓励、支持、信任与理解；感谢我的同事们收集资料，积极参与编写。他们的"雪中送炭"让我不能停下行进的脚步；

感谢许多关注控烟的记者和编辑们。他们是我控烟路上始终的支持者和亲密的伙伴，他们也为我笨拙的文字锦上添花，增加了文章的可读性。

感谢王克安研究员审阅文章，把握文章表达的科学性及准确性。

感谢所有的作者，痛快接受约稿，耐心反复修改，出色完成任务。

感谢中国协和医科大学出版社对本书出版所给予的巨大帮助。

致歉

这本书 60 多万言所记述的内容，大部分是对我和新探中心参与过的控烟历程的回顾，并不企图、也无可能反映中国控烟工作的全貌。抛砖引玉，希望有更多为中国控烟作出努力的人加入写作行列。在一个有三亿多吸烟者的国家，通过控烟，提高国民健康水平功在千秋。到了无烟中国基本实现的时候，回首往事，从事这项工作的朋友定当坦然、欣然于此生并未虚度。

本书的内容（1）：

还是以这首配乐的诗朗诵开始：

"有那么一天，无烟……

透过卷烟的烟雾，

我们看到慢阻肺患者的呼吸是那么艰难！

看到癌症患者的目光充满了对生的依恋！

看到脑卒中患者发病时倒地的瞬间！

看到年轻人粉色的肺渐渐向黑色蜕变！

看到有毒的烟雾迷蒙了孩子那纯真的双眼！

看到尚在母腹的胎儿竭力要发出无奈的呐喊！

女士吸烟，原以为能使独立与时尚彰显，

却不料过早被卷烟熏老了俏丽的容颜！

男士吸烟，原本为了增添雄风与魅力

结果却增添了难以启齿的麻烦！

也许你心存侥幸，以为灾难离你尚远，

从你吸食第一支卷烟，

夺走你健康的魔鬼已与你整日为伴！

也许你以为吸烟是不容干涉的权利，

但千万不要漠视，

公共场所的二手烟，侵害了他人的健康权！

别认为个人控烟的力量微不足道，

众志成城，可以倒海移山！

只要吸烟的你能在公共场所控制吸烟的欲念！

只要不吸烟的你能够拒绝第一支卷烟！

只要立志戒烟的你拿出足够的坚韧与勇敢！

只要支持控烟的我们能上前拒绝二手烟！

那么，你，我——我们，

就是在维护生命与健康的尊严！

自律与仁爱就生长在我们的心田！

当你我携手把仁爱播散，

无烟的世界就不再遥远！

我们憧憬，有那么一天，

清新的环境中会展现每个人的笑脸！"

我非常喜欢这首诗，是因为：

1. 它用烟盒包装上的警示图生动地描述了吸烟导致的各种疾病，及患者的痛苦，涉及各种受害者，特别是无辜的胎儿、儿童和妇女等脆弱人群。

2. 朗诵者诚恳地告知警惕吸烟成瘾，明示烟害离你不远。

3. 号召非吸烟者、吸烟者正视烟害，共同维护生命与健康的尊严。

4. 鼓励大家为了清新的环境献出所有的爱。

5. 我喜欢结尾的那个期许——有那么一天，无烟。

这首诗出自湖北省健康教育所的才女夏庆华，湖北省控烟大使谢东升极具吸引力的、磁性的朗诵声和背景音乐合成一气，听者无不被感动。我曾在微博上推荐过这首诗，受到许多"粉丝"的赞美。

本书的内容（2）：

以下的五十个"最"的内容，大部分可在我书中找到更具体的答案

1. 世界上最害人的合法销售的商品。

2. 在烟草流行方面中国有六个"最"。

3. 最广泛被接受的能挽救生命的控烟《条约》。

4. 中国最高领导人出席过的国际控烟会议。

5. 新版"中国公民健康素养66条"中涉及最多的内容。

6. 最多专家共同编写的一本有关烟害的书。

7. 全国人民代表大会署名最多的控烟议案。

8. 中国最早的戒烟歌。

9. 中国最早的控烟漫画。

10. 劝阻违法吸烟，公众最喜欢做的三个手势。

11. 最受大众欢迎的，拒绝二手烟的两个口号。

12. 普及面最广的控烟广场舞。

13. 中国最著名地标物两次为控烟"盛装"。

14. 人数最多的呼吁信。

15. 最饱受诟病的"红头公文"。

16. 最鼓舞人心的控烟诉讼判决。

17. 美国最悲惨的烟草广告代言人。

18. 世界上最贵的邮票。

19. 最不应选为奥运火炬手的人。

20. 世界上最"美丽"的烟盒。

21. 中国代表团获得最丢脸的国际"奖项"。

22. 最多院士反对入选中国工程院院士的人。

23. 最多人陷入的烟害认识误区。

24. 最难做，却做到的，具有国际影响的禁烟公共场所。

25. 最不能容忍的烟草销售方式。

26. 出现在希望学校的最让人揪心的广告语。

27. 2007 年最热播的一部"教唆吸烟"的电视剧。

28. 把烟草广告捧上最高地位的国家级卫生城市。

29. 获得影视剧"脏烟灰缸"奖最多的演艺人。

30. 《广告法》修订过程，建议全面禁止烟草广告，人气最高的一条微博。

31. 2012 年科学技术进步奖公示中，受到最多质疑的有关烟草的项目。

32. 最没有理由不采用的最经济、最有效的烟害教育策略。

33. 烟草业最输不起的诉讼。

34. 中国最大的卷烟品牌广告。

35. 世界上最大的不讲控烟的专业性烟草博物馆。

36. 拒收烟草业最大一笔捐款行动的国际会议。

37. 过健康春节最常用的宣传口号。

38. 中国第一部最接近《公约》要求的控烟法规。

39. 目前为止最严格的公共场所控烟法规。

40. 体现社会共治、应用最广泛的一张图。

41. 创造戒烟成功率最高的单位。

42. 有关戒烟心理学最受欢迎的一本书。

43. 让人最不待见的"法外开恩"——不禁烟的室内工作场所。

44. 最有效的双赢控烟策略。

45. 撤地最快的"豪华吸烟区"。

46. 对控烟社会组织最恶毒的"栽赃陷害"。

47. 使用最多的表情包"戒烟"。

48．全国最先向卖烟给未成年人的商家开出的罚单。

49．美国雷诺烟草公司对"烟害"的一笔最大的赔偿。

50．为控烟风雨兼程、为选择无悔无憾的最令人感动一群人。

看完这本书，这50个"最"的答案一定能找到。（详见尾声）

吴宜群

中国疾病预防控制中心研究员，

原中国预防医学科学院副院长，

原新探健康发展研究中心常务副主任

2019.8.31.

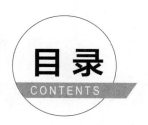

目录
CONTENTS

第一章 《烟草控制框架公约》及中国履约

第二章　采取行动履行《公约》MPOWER 策略

第三章　消除烟草危害的认识误区

第四章 用立法创造无烟环境

第五章　警惕烟草业的干扰

第六章　禁止烟草广告、促销和赞助中的博弈

第七章　倡导健康的文化观

第八章　用法律维护健康权

第九章　用倡导与传播唤起公众参与控烟

第十章　控烟中的社会组织与志愿者

1

第一章
《烟草控制框架公约》
及中国履约

挽救生命的世界卫生组织《烟草控制框架公约》

新探健康发展研究中心

一、烟草致病如水火无情，世界卫生组织《烟草控制框架公约》可挽救生命

21 世纪，全球烟草流行威胁着十亿人的生命。烟草使用对全球健康和经济造成的严重负面影响使得烟草控制成为一个当务之急的公共卫生问题。50 年的时间内，从上万份研究报告中获取了大量的数据，从流行病学、临床医学、病理生理学、细胞生物学等多学科证明了吸烟给健康带来的毁灭性的影响[1]

1995 年第 48 届世界卫生大会首次提出了制定《烟草控制框架公约》（以下简称《公约》）的设想。次年 5 月，第 49 届世界卫生大会通过了 WHA49.17 号决议，正式决定开始制定《公约》。从 1998 年开始，世界卫生组织成立了"无烟行动倡议"（TFI），以循证的原则，总结了世界各国控烟的成功经验，起草了《公约》。《公约》是世界卫生组织首次根据其《组织法》第十九条所规定的权力来促成、由各成员国以国际协定方式达成的烟草控制的国际间法律文件，它是针对烟草的第一个世界范围的多边协议，它的既定目标是实行全面的烟草控制战略。

《公约》于 2003 年 5 月第 56 届世界卫生大会上获得各参与国一致通过后，于 2005 年 2 月正式生效。它是由世界卫生组织主持达成的第一个具有法律约束力的国际公共卫生条约。

制定《公约》的主要目的是提供一个由各缔约方在国家、区域和全球各级实施烟草控制措施的法律条款和框架，以便使烟草使用和接触烟草烟雾持续大幅度下降，从而保护当代和后代免受烟草消费和接触烟草烟雾对健康、社会、环境和经济造成的破坏性影响。《公约》的诞生标志着世界进入了一个烟草控制的新时代。人类在遏制烟草消费带来的死亡和健康寿命损失方面取得了重大飞跃。[2]

二、世界卫生组织《烟草控制框架公约》的特点

烟草流行是一个波及全球的挑战，要求国际和所有国家采取相应行动。认识到全球化正在加速烟草流行的蔓延以及单一国家行动在控制跨越国境公共卫生问题上的局限性。世界卫生组织会员国通过谈判批准了一个特殊的烟草控制公共卫生公约。

（一）权威性

《公约》是世界卫生组织第一个具有国际法约束力的全球性公约，也是第一个旨在限制全球烟草和烟草制品的公约。

（二）原则性

烟草有害且具有成瘾性，这种有害的成瘾性商品，生产越多，越赚钱，对人群伤害越大。因此，《公约》序言第一段就指出："本公约缔约方决心优先考虑其保护公众健康的权力"。挽救生命，这是《公约》的根本原则。

（三）科学性

《公约》是一部以证据为基础的条约。关于吸烟对健康严重危害的证据，已得到世界绝大多数国家和民众的认同，控制烟草危害，顺乎世界之潮流，合于人群之需要。

（四）创新性

《公约》在制定一项处理成瘾物质的管制战略方面体现了一种观念的转变：与以往的药物控制条约不同，《公约》坚持从供应和需求两个方面来考虑烟草控制。这使《公约》成为一项全球的创新公约。

（五）广泛被接受性

《公约》是在世界卫生组织主持下谈判制定的第一份条约，并且在联合国史上是最快、最广泛被接受的条约。在通过的第一天，就有 23 个国家及欧盟签署。截至 2018 年底，世界卫生组织 195 个成员国中的 181 个已经批准《公约》，覆盖全球 90% 以上的人口，成为联合国有史以来得到最大支持和最快响应的国际公约之一。中国所处的世界卫生组织西太平洋地区又是全球率先 100% 加入《公约》的地区。

截至 2016 年底，美国、瑞士、阿根廷、古巴、摩洛哥、莫桑比克、海地 7 个国家已经签署但尚未正式批准《公约》。印度尼西亚、马拉维、摩纳哥、索马里、南苏丹、安道尔、多米尼加共和国和厄立特里亚 8 个世卫组织会员国既未签署也未加入《公约》。

由一个全球性的《公约》，联合全球不同制度的国家，来解决一个全球性严重危及生命的公共卫生问题，是人类历史上前所未有的。它将越来越显示出挽救生命的巨大效益。

三、《公约》的主要内容

《公约》共有十一个部分 38 个条款，分别对烟草及其制品成分管制和监测，提高烟草税收和价格，禁止烟草广告、促销和赞助，防止接触烟草烟雾，治疗烟草依赖，烟草制品包装健康警示，消除烟草非法贸易，大众教育与信息交流，财政资源，法律责任等问题，做出了相应的规定。

这些措施可以分为两大类：一类是试图"减少烟草需求"；另一类是"减少烟草供应"，如表 1。减少烟草需求的措施又可以进一步划分为价格措施和非价格措施。总体说来，减少烟草需求的措施更容易获得成功。其他辅助措施包括支持控烟研究，建立监督和监测体系，系统化的烟草及控烟方面的信息交流，考虑采取法律诉讼以弥补烟草相关医疗费用，与烟草业的斗争和建立基金资助发展中国家。

表 1　减少烟草消费的干预措施^[3]

减少烟草需求的干预措施	减少烟草供应的措施
● 价格措施 提高烟草和烟草制品的价格，主要通过烟草税收 ● 非价格措施 广泛禁止烟草广告和促销 禁止在公共场所和工作环境吸烟的法律 在烟盒上印制醒目和强有力健康警语 帮助希望戒烟者戒烟	● 控制走私 ● 限制未成年人获得烟草 ● 烟草种植替代作物 ● 取消政府烟草种植补贴

四、缔约方大会及《公约》相关条款的《实施准则》

缔约方大会是《公约》的执行指导机构，这一机构将负责解决公约执行过程中出现的技术和财政问题。依据《公约》相关规定，从 2006 年到 2018 年，先后召开了 8 次缔约方会议。

《公约》实施准则由《公约》缔约方会议制定。该会议定期审评《公约》的实施情况，通过广泛的政府间协商进程，汲取业界和学术界的专业知识做出促进《公约》有效实施的必要决定。《实施准则》是《公约》的重要组成部分，是实施《公约》的重要手段，各缔约方都应承认《实施准则》，应不折不扣地实施《实施准则》。

（一）《公约》首次缔约方会议（COP1）

2006 年，COP1 在瑞士日内瓦举行。会议决定在世界卫生组织总部日内瓦设立一个实施《公约》的常设秘书处，指导各缔约国进行烟草控制，协调各国在实施《公约》过程中出现的各种问题。

（二）《公约》第二次缔约方会议（COP2）

2007 年，COP2 在泰国曼谷召开。与会的 147 个缔约方一致通过关于推行室内公共场所全面禁烟的第 8 条《实施准则》——防止接触烟草烟雾。《实施准则》总结了各国和地区在过去几年中根据《公约》精神推行禁烟区的有效经验，为各国各地区政府制定公共与办公场所禁烟的法律和措施等提供了切实可行的依据。

（三）《公约》第三次缔约方会议（COP3）

2008 年，COP3 在南非德班召开。来自 130 个缔约方的 600 多名代表和观察员参加了会议。会议通过了《公约》第 5.3 条的《实施准则》——关于防止与烟草控制有关的公共卫生政策受烟草业的商业和其他既得利益影响；《公约》第 11 条的《实施准则》——关于烟草制品的包装和标签；公约第 13 条的《实施准则》——关于烟草广告、促销和赞助。

（四）《公约》第四次缔约方会议（COP4）

2010 年，COP4 在乌拉圭埃斯特角城举行，会议通过了《公约》第 9 条和 10 条的《实施准则》——烟草制品成分管制和烟草制品披露的规定；第 12 条的《实施准则》——教育、交流、培训和公众意识；第 14 条的《实施准则》——与烟草依赖和戒烟有关的降低烟草需求的措施。

（五）《公约》第五次缔约方会议（COP5）

2012 年，COP5 在韩国首尔召开，会议通过了《消除烟草制品非法贸易议定书》，加强对烟草制品供应链的监管，进而遏制烟草制品的非法贸易。

（六）《公约》第六次缔约方会议（COP6）

2014 年，COP6 在俄罗斯莫斯科召开，会议通过了《公约》第 6 条的《实施准则》——减少烟草需求的价格和税收。会议讨论了《公约》第 17 和第 18 条工作组提出的关于烟草种植替代和环境保护的政策建议，强调各国应根据国情，采取必要的措施，帮助烟草种植者寻求替代。确保社会稳定、烟农健康和环境保护。

（七）《公约》第七次缔约方会议（COP7）

2016 年，COP7 在印度新德里召开，会议回顾了《公约》和《消除烟草制品非法贸易议定书》的实施现状，着重对实施《公约》5.3 条和进一步制定《公约》第 9 条和 10 条《实施准则》进行了讨论。会议要求公约秘书处与世界卫生组织调查烟草业和重要国际组织的交往，提请国际组织拒绝来自烟草业的财政支持，加强对烟草业干预的监测。

（八）《公约》第八次缔约方会议（COP8）

2018 年 10 在日内瓦举行，为期六天的第八届缔约方大会聚集了 1200 多名参会者，包含 148 个参加全球控烟条约的缔约方代表，其中包括联合国机构、其他政府间组织和民间团体的代表。大会在通过一项中期战略框架（MTSF）后闭幕，该框架概述了一项新的行动计划，以加快未来数年的全球控烟议程。MTSF，也称为加速控烟的全球战略，旨在加强FCTC 履约，并制定路线图，指导 2019 年——2025 年期间缔约方、《公约》秘书处和其他利益相关者在控烟方面的工作。COP8 的代表们通过了一系列措施，最大限度地提高透明度，以保护 FCTC 相关会议和议程免受烟草行业代表和利益的干扰。[4]

（九）世界卫生组织召开《消除烟草制品非法贸易议定书》第一届缔约方会议

2018 年 10 月 8 日 | 日内瓦——打击国际烟草黑市的全球条约的缔约方召开了第一届会议，在控烟工作中开辟了新战线。《消除烟草制品非法贸易议定书》第一届缔约方会议（MOP1）标志着实施世界卫生组织《公约》的一个里程碑。烟草业非常擅长采用跨境战略规避国家法规。《议定书》为（烟草）跨国流行提供了全球解决方案。参会者包括 44 个《议定书》缔约国、46 个非缔约国以及民间团体和政府间组织的代表。《议定书》提供了一整套打击非法贸易的工具，包括建立全球监测系统，以追踪和跟踪烟草制品的流通及其法律地位的变更情况。《议定书》还包含促进国际合作的措施，包括制裁和执法。迄今已有 48 个缔约方加入了《议定书》，三分之二的缔约方颁布或加强了旨在打击烟草制品非法贸易的国家立法。[5]

五、六项有效的控烟政策（MPOWER）

《2008 年世界卫生组织全球烟草流行报告》提出六项有效的控烟政策（MPOWER）。该六项控烟策略在《公约》的基础上为世界各国提供了一个路线图，指导各国将这一全球共识转变为全球现实[6]。这六项政策包括：M（Monitor）监测烟草使用；P（Protect）保护人们免受烟草烟雾危害；O（Offer）提供戒烟帮助；W（Warn）警示烟草危害；E（Enforce）确保禁止烟草广告与促销；R（Raise）提高烟税。

这六项措施的落实程度，将检验政府对保护民众不受烟草危害的决心与力度。

六、《公约》在中国生效

2003 年 11 月 11 日，中国常驻联合国代表王光亚在纽约联合国总部代表中国政府签署了《烟草控制框架公约》，我国成为第 77 个签约国。

2005 年 8 月 28 日，第十届全国人大常务委员会第十七次会议决议批准《公约》。

2006 年 1 月 9 日《公约》在我国生效。

2007 年 4 月，国务院批准成立了"履约工作部际协调领导小组"（以下简称领导小组）。领导小组由国家发展改革委员会、卫生部、外交部、财政部、海关总署、工商总局、质检总局、烟草局 8 个部门组成。发改委为组长单位，卫生部、外交部为副组长单位。2008 年国务院机构调整后，组长单位改由工业信息化部担任。

在国务院领导下，领导小组负责协调解决履约工作中的重大问题，提出履约相关法律法规调整意见，研究制定烟草控制有关政策，评估履约工作进展情况，参与《公约》相关议定书谈判和《公约》相关实施准则制定。

国家烟草专卖局（中国烟草总公司）进入控烟履约机制，并负责公约烟草成分管制和批露（9，10 条），警示烟草危害（11 条）的执行。

回顾这 12 年控烟的历程，我们虽取得了一些重要进展，但是与《公约》要求和国际控烟形势相比，与《"健康中国 2030"规划纲要》的控烟目标相比，步伐仍显迟缓，控烟措施落实不力。如不加快控烟进程，中国将继续为烟草流行造成的健康、经济和社会损失，付出日益沉重、甚至是无法承受的代价。

2018 年 3 月落实国务院机构改革方案，履约部级协调小组的组长单位改为与烟草业没有任何利益冲突的国家卫生健康委员会。我们相信新的履约部级协调小组一定会排除烟草业的干扰，斩断与烟草业扯不清道不明的纠缠。我们充满了期待．由卫生健康委员会主导的履约小组，制定和执行全国无烟立法、烟草税价调整、图形警示上烟包等综合措施，为实现健康中国 2030 目标保驾护航。[7]

【当事人感言】- 李新华

吸烟和二手烟暴露会造成死亡、疾病和残疾，相关科学证据汗牛充栋。世界卫生组织（WHO）综合评估后认为烟草是现代危害人类健康最大的可预防的危险因素，为应对烟草流行这一全球性问题，2000 年启动了联合国系统在医药卫生领域第一份国际条约——《烟草控制框架公约》（以下简称《公约》）。

因在原卫生部相关职能部门任职，有幸成为全国唯一全程参与《公约》政府间谈判之人；随后牵头控烟履约，直至今日，仍直接或间接参与控烟履约工作，这就是我与《公约》的缘分。前期牵头完成的主要工作包括：示范性推动创建全国无烟医疗卫生系统，牵头协调国际组织和地方政府圆满实现"无烟奥运""无烟世博"等。

我国政府历来高度重视控烟工作。2000 年 4 月，经国务院批准，成立了由原国家计委为组长单位，原卫生部、原国家经贸委、外交部为副组长单位，财政部等 12 个部、委、局组成的《公约》政府间谈判协调机构积极参与《公约》谈判。2016 年 1 月《公约》在中国正式生效。经过十余年的努力，我国的烟草流行监测体系逐步建立，无烟环境建设取得了巨大的进展，地方立法方兴未艾，公众意识显著提升，吸烟率出现下降趋势。

新时代，中共中央和国务院印发了《"健康中国 2030"发展规划纲要》，明确设定 2030 年我国 15 岁及以上人群吸烟率降至 20% 的目标；以及在 2018 年中央和国家机关机构改革中，明确我国控烟履约领导小组由新组建的国家卫生健康委牵头等，必将进一步开创我国控烟履约工作的崭新局面！

李新华：博士、研究员，2017 年 3 月起担任中国疾病预防控制中心党委书记、副主任。2000～2017 年历任国家卫生计生委妇幼司处长、副巡视员、巡视员。期间：2000～2003 年全程参与 WHO《烟草控制框架公约》政府间谈判；2004～2006 年任中国驻纽约总领事馆科技领事；2011～2017 年援疆任新疆自治区卫生计生委党组成员、副主任，2016 年提任厅长职级。

曾在复旦大学公共卫生学院（原上海医科大学公共卫生学院）、荷兰鹿特丹 Erusmus 大学医学院学习，分别获流行病学专业硕士和理学博士学位。1996～1998 年，在原中国预防医学科学院（现中国疾病控制中心，下同）作博士后研究。1998～2000 年，在原中国预防医学科学院工作，负责筹建该院慢病中心，2000 年破格晋升研究员。在国内外发表相关论文（专著）60 余篇。

信息来源

【1】U.S. Department of Health and Human Services. How Tobacco Smoke Causes Disease：The Biology and Behavioral Basis for Smoking-Attributable Disease：A Report of the Surgeon General. Atlanta，GA：U.S. Department of Health and Human Services，Centers for Disease Control and Prevention，National Center for Chronic Disease Prevention and Health Promotion，Office on Smoking and Health，2010 年。

【2】世界卫生组织《烟草控制框架公约》，瑞士日内瓦，世界卫生组织，2003 年。

【3】刘光远，《世界卫生组织烟草控制基础手册》，人民卫生出版社，2007 年 10 月。

【4】世界卫生组织《烟草控制框架公约》第八届缔约方大会最后提出了加快控烟和加强透明度措施以应对烟草行业干扰的新策略，世界卫生组织网站，2018 年 10 月 7 日 https：//www.who.int/fctc/mediacentre/news/2018/cop8-closing-press-release/zh。

【5】世界卫生组织召开《消除烟草制品非法贸易议定书》第一届缔约方会议世界卫生组织网站，2018 年 10 月 8 日，https：//www.who.int/fctc/mediacentre/news/2018/mop1-opens/zh/。

【6】世界卫生组织，《2008 年世界卫生组织全球烟草流行报告》，日内瓦，2008 年。

【7】控烟履约职能由工信部划出 机构改革推动控烟历程新变化。一财网，2018 年 03 月 15 日，http：//news.sina.com.cn/c/2018-03-15/doc-ifyshqwv1900498.shtml。

法律专家解疑释惑《烟草控制框架公约》及缔约国义务

新探健康发展研究中心

中国政府于 2003 年 11 月 10 日签署了世界卫生组织《烟草控制框架公约》（以下简称《公约》）。该《公约》于 2005 年 8 月 28 日经过全国人大常委会批准后于 2006 年 1 月 9 日对中国正式生效。《烟草控制框架公约》现在已经成为我国控烟工作的重要法律依据和指导性文件。充分认识和正确理解该框架公约在我国的法律地位对我国政府全面和准确地履行该公约至关重要。

新探健康发展研究中心曾向多位法学专家就《公约》本身的法律性质以及缔约国的义务进行了咨询，现将有关专家的见解以问答的形式归纳如下：

一问：《烟草控制框架公约》中"框架"二字的含义是什么？

答：以框架公约形式出现的重要国际条约现在一共只有两个。一个是《联合国气候变化框架公约》，再一个就是世界卫生组织《烟草控制框架公约》。在国际条约名称中冠以"框架"两个字，意味着该条约的主要条款还没有完全达到可操作的具体要求，只是粗线条的规定，还有待各缔约国根据以后彼此达成的新的共识进一步予以充实。就目前情况而言，《烟草控制框架公约》的"框架"性规定是以缔约国会议协商一致通过的《实施准则》的形式予以充实的。

二问：根据《公约》缔约国会议通过的与履约相关的《实施准则》是否扩大了缔约国义务？

答：我们不能说《实施准则》扩大了缔约国的义务。如前所述，《烟草控制框架公约》的名称带有"框架"二字本身就意味着它需要不断补充和完善。因此，制定《实施准则》是完善框架公约的后续行动。不仅如此，《公约》第 7 条规定："各缔约方承认综合的非价格措施是减少烟草消费的有效和重要手段。每一缔约方应采取和实行依照第 8 条至第 13 条履行其义务所必要的有效的立法、实施、行政或其他措施，并应酌情为其实施直接或通过有关国际机构开展相互合作。缔约方会议应提出实施这些条款规定的适宜准则。"因此，通过缔约国会议对相关条款制定实施准则，帮助缔约国履行公约义务，是《公约》本身的明确要求；相应地，缔约国遵守这些由缔约国会议通过《实施准则》也是《公约》的要求，《公约》要求制定《实施准则》的目的正是为了实际执行这些准则。如若不然，制定《实施准则》是没有意义的。

三问：缔约国会议一致通过的《实施准则》是否有法律拘束力？

答：可以说，《实施准则》是《公约》的不可分割的组成部分，《实施准则》的法律效力依附于《公约》的法律效力。例如，2008 年，《公约》缔约国会议通过的实施准则有：第5.3 条防止烟草业干扰与烟草控制相关的公共卫生政策的实施准则、第 8 条防止接触烟草烟雾的实施准则、第 11 条烟草制品包装和标签实施准则、第 13 条烟草广告促销和赞助实施准则。这四个《实施准则》都是经过各缔约国反复磋商讨论后，最后在缔约国会议上，在没有反对意见的情况下一致同意通过的。在国际法上这种方式被称为协商一致的方式。这种以协商一致的方式通过的文件在国际社会特别具有道义上的权威。除此之外，《实施准则》的法律拘束力来自《公约》的法律拘束力，因为《实施准则》是对《公约》的框架性规定的解释和细化。《实施准则》解释了《公约》的框架性规定所包含的缔约国义务，而不是扩大了缔约国的义务。缔约国会议不采取表决方式而采取协商一致方式通过《实施准则》就是为了防止有些缔约国以不同意为由而不执行实施准则。

因此，可以不执行《实施准则》的情况只有一种，即证明该准则明显违背了《公约》的目的和宗旨，不是对《公约》相关条款的正确解释。如果有缔约国认为存在这种情况，则该缔约国必须负举证责任。一个缔约国要证明缔约国会议协商一致通过的《实施准则》违背《公约》目的和宗旨，不是对《公约》相关条款的正确解释，几乎是不可能的。

四问：何为善意履约？

答：我国一位非常著名的国际法专家李浩培先生在其所著的《条约法概论》一书中对此作了清晰的论述。"善意履约"即诚实和正直地履行条约，缔约国不仅要按照条约的文字，而且还要按照条约的精神，以符合条约的宗旨和目的的方式来履行条约，对条约予以不折不扣的履行。对条约的条文进行曲解或不予全面履行都是不允许的。

我国加入的 1969 年《维也纳条约法公约》是关于条约的条约。《条约法公约》中有两个关键的条文，其中第 26 条就专门规定了善意履约问题，它明确要求：凡有效之条约对其各缔约国有拘束力，必须由各该国善意履行。还有第 27 条规定，缔约国不得援引其国内法规定为理由而不履行条约。

WHO《烟草控制框架公约》前言指出：签署公约的会员国表明他们将真诚（善意）地努力批准、接受或核准公约并显示不破坏《公约》所列目标的政治承诺。这是该《公约》本身要求善意履约的内容之一。

五问：《公约》是否属于国际法的范畴？批准或加入该公约后缔约国具有什么样的法律义务？若其与某部国内法相冲突应该怎么办？

答：国际条约是国际法最重要的渊源之一。《烟草控制框架公约》是由世界卫生组织牵头缔结的国际条约，因此肯定属于国际法的范畴，它对所有的缔约国都具有法律拘束力。

既然世界卫生组织《烟草控制框架公约》已经经过全国人大常委会批准并已经在我国

正式生效，它对我国就产生法律拘束力，我国政府有义务全面地履行《公约》的义务。

WHO《烟草控制框架公约》于2005年2月27日自40个国家予以加入、批准、接受或核准后第九十天起生效。从这一天开始，条约的规定对这40个缔约方具有法律约束力。世界卫生组织强调，《公约》必须具有强的约束力，同时还要有明确的履约时间表，和对执行《公约》不力或违背公约的相应措施。

在履约过程中，无论是以积极作为的方式违约还是以消极不作为的方式违约，都是缔约国对其承担的国际法律义务的违背。在国际法中，一个国家的任何职能部门都不能违反国家承担的条约义务，否则该国政府就要承担相应的国际法律责任。

如前所述，《维也纳条约法公约》第27条明文规定，缔约国不得以国内法为理由不履行国际条约。因此，虽然我国宪法并没有专门规定国际法与国内法关系的条款，但这并不等于说我国参加的国际条约必须经过国内法转化才有法律效力，也不等于说，我国政府（包括各政府职能部门）可以以我国的国内法为由不履行我国批准或加入的有关条约的义务。无论我国国内法对于烟草控制有无规定或如何规定，我国政府都应履行《公约》所规定的义务。

六问：《公约》在我国可以直接实施，还是必须转化为国内法才能实施？

答：这里所谓的实施主要是指行政机关和司法机关如何在日常工作中执行或适用国际条约的规定。所谓转化为国内法，是指国内立法机关通过立法的形式把有关国际条约的内容纳入国内立法当中，可以是制定一部单独的与国际条约内容相关的国内法，也可以是修改现有的单行法律法规。所以，缔约国可以通过国内立法行为把国际条约转化为国内法，通过国内法的形式履行国际条约的义务。

国际法，包括国际条约，如何在国内实施，各国的制度并不一样，但不外乎直接适用和转化为国内法予以适用两种模式。例如，美国宪法规定美国批准或加入的国际条约是国内法（联邦法）的一部分，所以其行政机关和法院可以直接执行或适用。虽然我国宪法尚无如此明文规定，但实践中并不影响条约在我国的执行或适用。

我国在实际执行国际条约时主要遵循两种模式。一类是将国际条约转化为国内法后予以实施。比如《联合国海洋法公约》通过后，我国颁布了相应的国内立法，如《中华人民共和国领海及毗连区法》。另一类是不经转化，直接适用或实施我国缔结的国际条约。我国涉及民事和商事的很多法律都规定，我国法律与我国缔结的国际条约规定不一致的，适用国际条约的规定。个别公法类的法律（如《行政诉讼法》）也有类似的法律规定。《行政诉讼法》第72条规定，中华人民共和国缔结或者参加的国际条约同本法有不同规定的，适用该国际条约的规定。

《公约》显然是属于公法性质的国际条约，在我国，法院适用公法性质的条约规定裁判案件的实例相对于适用民商法性质的条约规定裁判案件的实例要少一些。再说《公约》的一些规定是原则性的，并不具体。我国法院要适用《公约》的条款作为裁判依据，确实有一定困难。《烟草控制框架公约》的框架性规定还需要进一步具体化、规范化。其实缔约国会议通过的《实施准则》就是这些框架性规定的具体化。从《公约》中一些条款看出，它也要求缔约国采取和实行有效的立法、实施、行政、司法措施来执行公约。

如果《公约》需要在通过具体的国内立法后才能由我国法院予以适用，我国负有立法职能的机关就有义务通过制定相应的国内法来实施《公约》。我国的行政机关也有义务通过采取行政措施促进公约在国内的实施，如果不这么做，就是没有尽到善意履约的国际法义务。

2008 年我国批准《公约》已经三年多，但我国至今尚未就烟草控制通过相应的全国性立法或行政法规，在履行条约义务上政府好像也不是很积极。 既然我国批准了该《公约》，就应按履约时间表，及早做好相应的国内立法工作，为履约作好准备和创造条件，否则很难称为善意履行。

能使实施《公约》所需的综合性国内立法排上全国人大及其常委会的议事日程固然很好，但要在短时间内实现这一点却不容乐观。在这种情况下，不妨抓住每一次修改立法的机会，将《公约》中相关内容，尽量放到将要修改的各种法律法规中去。如《广告法》《烟草专卖法》《预防未成年人犯罪法》《未成年人保护法》《消费者权益保护法》《公共场所卫生管理条例》以及各地方公共场所禁止吸烟条例等。这些法律法规的修订都是很好的机会，不应错过。在目前情况下，这仍不失为一种比较好的推进世界卫生组织《烟草控制框架公约》在我国得到实施的有效办法。

七问：如何看待《公约》中序言部分的作用？

答：在法学界，对此问题存在一定的争论。应当认为，序言部分是《公约》的有机组成部分，对《公约》的解释和适用具有重要意义。《公约》应按照《公约》的精神、宗旨、目的、原则来履行，既然序言是《公约》宗旨、目的的表述和体现，自然不是可有可无的。《公约》任何条款的解释和适用，都必须以序言为指导，都不得违背序言所包含的公约的目的、宗旨和原则。

【当事人感言】----------------------**赵建文**

烟草控制，是事关国民健康、国家未来的大事。新探健康发展研究中心，从民间视角观察控烟问题，努力凝聚烟草控制的社会共识，长期关注《烟草控制框架公约》在中国的实施，积极促进政府相关部门、烟草行业和社会各界善意履约、把国民健康放在优先地位。环顾全球，中国的控烟事业没有走在世界的前列，已经成为健康中国建设的短板，也有损中国负责任大国的国际形象。只有举国上下共同努力，奋起直追，才有望赶上国际卫生事业的发展步伐。

赵建文： 教授，中国政法大学法学博士。中国社会科学院国际法研究所研究员，国际人权法研究室主任；中国社会科学院研究生院法学系教授，博士生导师。中国国际法学会常务理事、中国国际私法学会理事、中国海洋法学会理事、中国海商法协会会员。

剖析两本书

——看中国烟草业如何应对 WHO 《烟草控制框架公约》

吴宜群　庞应发　李金奎

围绕 WHO《烟草控制框架公约》(以下简称《公约》)[1]，有两本烟草业的书引起了关注中国控烟人士的注意。一本是 2006 年 8 月由经济科学出版社出版的《WHO〈烟草控制框架公约〉对案及对中国烟草影响对策研究》(以下简称《双对》)[2]，另一本是经济日报出版社 2011 年 1 月出版的《全球控烟瞭望报告》(以下简称《报告》)。[3]

本文写于 2012 年，通过对上述两本书中烟草业的"所言"，对照烟草业在《公约》生效六年时的"所行"的剖析，揭示中国的烟草企业怎样弱化《公约》提出的各项控烟措施，淡化《公约》的影响，阻碍控烟的进程。

一、两本书的背景

（一）《WHO〈烟草控制框架公约〉对案及对中国烟草影响对策研究》——《公约》签署前后烟草业的行动纲领

由北京市烟草专卖局局长周瑞增、云南烟草科学研究院副院长程永照两位先生主编的《双对》，全书 60 万字，于 2006 年 8 月由经济科学出版社出版。[2]

一直顺风顺水航行的中国烟草巨轮在 21 世纪初叶遭遇到一场"狂风巨澜"，这就是世界卫生组织《烟草控制框架公约》。

在超越 50 年的时间里，越来越多的无可辩驳的科学证据表明，烟草消费和接触烟草烟雾会造成疾病、残疾和死亡。由是，引发了全球范围对控制烟草使用的普遍关注，控烟呼声日渐高涨。以《公约》为标志，世界范围的控烟行动进入了一个崭新的阶段。这些科学结论和控烟行动，对于追逐丰厚利润的烟草业无疑是致命的。

早在《公约》的起草、讨论阶段，2001 年 5 月第 54 届世界卫生大会通过了 WHA54.18 号决议，强调烟草控制过程中的透明度。于是，《公约》的政府间谈判机构第 2 次会议召开。中国烟草业高层立刻意识到事态严峻和紧迫，立即于 2001 年 7 月成立了《公约》对案研究工作小组。2001 年 11 月，《公约》的政府间谈判机构第 3 次会议召开。两个月后，2002 年 1 月中国国家烟草专卖局和中国烟草总公司迅急联合下达并批准了《双对》研究课题为重大软课题，确定以"做好超前研究，服务领导决策，服务行业需要"为课题的指导思想，"有用、可用、管用"为研究原则，"全局性、战略性和前瞻性"为基本要求。课题组

下设对案、对策、专题、综合研究等不同专题组。[2]（P439-443）

1.《公约》对案小组在《公约》政府间谈判期间搞"对案"

经中国烟草总公司批准，中国烟草业集人、财、物的优势，"边调查、边研究、边出成果，边应用"。2001年7月、2002年2月、2002年8月、2003年1月《公约》对案研究小组召集会议，研究《公约》的政府间谈判机构第三、四、五、六次谈判对案，针对WHO公布的《公约》主席文本每一稿，都精心组织研究人员进行追踪研究，为《公约》政府间谈判机构准备应对方案。从第三次政府间谈判开始，课题组成员奉命派代表国家烟草专卖局参加中国政府谈判代表团的工作。[2]（P439-443）

2.《公约》对策小组在《公约》通过后搞"对策"

2003年5月，第56届世界卫生大会通过了WHA56.1号决议，《烟草控制框架公约》获得通过。2003年8月，根据《公约》即将签署的形势，中国国家烟草专卖局（即中国烟草总公司）《公约》对案研究工作小组调整为国家烟草专卖局《公约》对策研究工作小组，并召开了第一次会议。2003年11月10日中国政府签署公约。2004年3月和8月，《公约》对策研究工作小组第二次、第三次会议分别在在海口市和呼和浩特市召开，国家烟草专卖局《公约》对策研究工作小组又更名为国家局履约工作小组。[2]（P439-443）

总之，本书的所谓"对案"，就是在制定《公约》过程中，怎样尽力使《公约》文本"宽松"，以减少对烟草业的约束；所谓"对策"，就是在《公约》签署后，为烟草业设计应对《公约》的种种策略。本书毫无遮掩地公开了中国烟草业应对《公约》生效后控烟形势的全部意图与策略。

除了"对案"和"对策"，还需要提及到的是：《双对》只是课题组的主打产品，四年中还衍生出一大串的报告、专刊、特刊、通讯等书面文件，这些也都是为应对谈判的谋划，向烟草行业发出了"警讯"，并为烟草业在《公约》签署后的对策，提供了战略和战术方面的思考与支持。

2006年1月9日《公约》在中国生效，烟草业公开出版了这本"应对"《公约》的策略总汇，把他们准备怎样敷衍《公约》，怎样转变手法继续扩张烟草市场，采取怎样的策略削弱或淡化《公约》的影响，和盘托出，并声称这是重大的"科研成果"。这些原本应该是中国烟草业企业机密的谋划，不知出于何种考虑，竟然全部公开。这大概因为在中国烟草业实行"政企合一"的体制，因此烟草业把保护企业利益都当作是在维护"国家利益"。

本书的策划、组织、后援、运转乃至评审均受到中国烟草总公司（国家烟草专卖局）的高度关注，大力支持。中国烟草总公司总经理（国家烟草专卖局局长）特意为此书作序，对其大加赞赏，认为它"服务领导决策，服务行业需要"，"有用，可用，管用"。此书还获得了包括国家发改委、国家烟草专卖局以及相关媒体、学术团体的多个成果应用证明。

从上所述，可知《双对》是政企合一的中国烟草业的一份真实的官方文件。

（二）《全球控烟瞭望报告》——一家烟草研究院院长的观点

这本书由中共云南烟草科学研究院副书记、副院长程永照先生主编，得到同行业众多人士的支持和加盟，动笔于2010年上半年，于2011年1月由经济日报出版社出版。全书

45 万字，据称是《公约》通过以来，第一部对全球控烟情况进行瞭望和观察的专著。作者刻意回避官方背景，强调只是一批研究经济社会烟草控制方面的专家和学者的看法，不代表作者们的供职的单位。这可能是有鉴于《双对》明确的官方背景引来的抨击和责难，因为《报告》的主编程永照先生正是《双对》一书的主编之一。[3]

有理由可以认为，《报告》的作者们在动笔之时很清楚：2006 年 1 月 9 日，《公约》在中国已经生效；2009 年 1 月 9 日起，中国政府就应无条件履约，再明确抵制《公约》实在不合时宜。其表达也远不如《双对》那样直白，但在委婉的表述中仍旧是对履行《公约》的抵制与拖延。其要点是：

1. "只有夕阳的技术，而无夕阳的产业"。世界烟草产业不仅未见衰退迹象，反而在持续发展，烟草革命已经到来，吸烟有"益"健康有期可盼。

2. 对成年人吸烟者而言，吸烟是基本权利，也应受到尊重。烟草产业经济是一个合法产业，烟草制品是一个合法的产品。

3. 吸烟与反吸烟问题已相伴相生几百年。预测未来，吸烟与健康还将作为一个永久的话题争议下去。如果说《双对》提供的是烟草业应对《公约》的策略，那么《报告》提供的就是烟草业应对《公约》的理由。按照这些理由，控烟是不必要的、不合法的、不可能的，是劳而无功的庸人自扰。

《双对》和《报告》均为在烟草行业居于高位且颇有影响的同一组人的著作，两者都具有阻滞《公约》在中国实施的同一企图，前后呼应，相辅为用。

二、剖析《双对》——烟草业反控烟的所言所行

（一）目的：未雨绸缪，争取主动

中国烟草业明了，虽然说中国烟草业是政企合一的体制，行业行为同政府行为往往混同在一起，但是当中国政府签署《公约》并生效之后，履行公约成为政府的责任，而应对《公约》、回避责任，便更多的是国家行为、企业行为了。因此必须高度重视，并积极研究企业层面的应对策略，未雨绸缪，争取主动。

《双对》所言：

"如何在维护国家利益的基础上，根据中国的具体国情，提出实事求是的意见和建议，争取制定一个客观、公正，具有指导性、宽泛性、原则性的《公约》是需要认真对待的重要问题。"[2]（P3）

"目前的《公约》还只是框架性的，体现的影响力不够具体，而今后的议定书则会在《公约》基础上细化和强化。因此烟草业应充分利用此有限的时间，搞好基础研究工作及应对准备。"[2]（P264）

"积极主动向领导机关汇报，争取获得有利于烟草发展的法律环境；必要时可邀请人大代表、人大常委视察，以取得对烟草行业的理解和支持。"[2]（P264）

"研究证明《双对》研究的立项想是超前的，选题具有全局性，传略性、前瞻性……"[2]（P13）

"在掌握大量第一手资料，深入研究《公约》文本提出了反映中国烟草的意见和建议的基础上，从第三次政府间谈判开始，课题组成员奉命派代表国家烟草专卖局参加中国政府谈判代表团的工作，及时了解《公约》谈判进展情况。"[2-P22]

烟草业所行：

在《公约》从谈判到诞生期间，《公约》对案小组对《公约》每一轮谈判前公布的主席文本都精心研究，提出高、中、低对案，其中经国家烟草专卖局研究同意后以专报形式上报、供中国政府谈判代表团修改的意见和建议共128条，有51条意见和建议被中国政府谈判代表团采纳，并写入了中方谈判文本，"不仅反映了中国烟草的观点和立场，而且为最终制订原则、宽泛的《公约》发挥了重要作用。

《公约》在中国生效后，《公约》对策小组设法消极应付，以拖延《公约》在中国的实施 Kauai 维护烟草业的巨大利益，又先后抛出了一百多项"对策"（或建议）。

（二）得到政府一些部门高度评价，从而带来浓厚的官方色彩

《双对》所言：

"三年来，研究工作始终得到了国家局党组及国家局领导的支持。课题组适时向国家局（总公司）领导呈送了一批研究成果。"[2]（P22）

"中国烟草未雨绸缪，组织力量，积极研究《公约》，受到了上级领导的赞赏和肯定。"[2]（P23）

"国家发改委经济运行局出具证明认为：'课题组的一些研究成果在工作中得到了与应用，所承担的任务，受到了领导赞扬'。"[2]（P15）

"国家发改委工业司出具的成果应用证明认为：'课题研究成果为中国政府代表团参与谈判起到了决策参考作用。并为制定形成中国政府主张的原则、宽泛的《公约》起到了重要作用'。"[2]（封底）

烟草业所行：

由于《双对》课题组的"努力"，促成了"宽泛的"《公约》，到2010年初履约5年，绩效不佳，同100多个缔约国比较，各项政策执行情况都排在最后几名。控烟效果微弱，吸烟率居高不下；烟草流行后果严重，成为中国人群健康的"第一大杀手"；控烟履约绩效得分很低[4]。

（三）强调烟草专卖法，坚持政企合一的机制，树立中国烟草业在中国控烟履约行动的主导地位，为履约设置体制性障碍

《双对》中，把《公约》中提及的"国家主管当局"和"政府当局"都诠释为国家烟草专卖局，认为国家烟草控制协调机构应设在国家烟草专卖局，国家烟草专卖局作为政府行业管理部门理应在此机制中发挥主导作用。《公约》1（b）（i）款英文"competent national authority"，意思是"有能力的国家当局"，《双对》研究组参与《公约》谈判代表团成员将中文译为"国家主管当局"，对"有能力的国家当局"的原义进行了指向性地解释。

《双对》所言：

"在我国目前还要依靠烟草为国家增加财富积累，解决部分就业问题的时候，中国烟草

业会进一步巩固和完善国家烟草专卖制度……"[2]（P369）

"强化专卖管理，维护国家烟草专卖制度。实行烟草专卖，是中国政府针对烟草行业的特点所采取的特殊的改革和管理形式，也是……最切实际和最为有力的控烟措施。"[2]（P229）

"实行烟草专卖有利于控烟工作的开展，中国履行《公约》需要烟草行业的积极参与。"[2]（P356）

"包装及警语规定 "……具体应依照烟草专卖法的规定，由国务院烟草专卖管理部门国家烟草专卖局进行规范性的规定后，由烟草企业落实。"[2]（P439）

烟草业所行：

国家烟草专卖局同时又是中国烟草总公司，是一个单位、一套人马，两块牌子。作为国家机关公务员的局、司、处长们，同时又是烟草总公司的高管。他们的既得利益和烟草行业的兴衰休戚与共。巨大的既得利益，必然驱动他们本能地反对控烟。事实也表明，早在《公约》生效前的 2001 年，国家烟草专卖局就组织了专门的小组研究应对《公约》对中国烟草的影响，为烟草公司规避《公约》的约束和影响提出了明确的应对策略。

国家烟草专卖局反对政企分开，反对警示图形上烟包，反对修改《广告法》第十八条，反对室内公共场所 100% 禁烟，保持烟草生产持续发展，大力推销促销烟草产品，干扰和阻碍控烟。

（四）以经济为借口，继续大力扩大烟草生产

《双对》所言：

"……任何对烟草行业发展产生影响的因素，都必须引起高度重视，并慎重应对。吸烟与健康的关系关系到产业的发展、国家的财政、地方的经济、烟民的利益、相关从业人员的利益，因此，全社会应努力为控烟的举措和行为注入更多的理性。"[2]（P47）

"……烟草行业每年上缴的税收对于增加国家财政积累十分重要，在整个国民经济中占有较为重要的地位。"[2]（P33）

"由于烟草业在我国具有重要的经济地位，烟草对推动国民经济发展起着很大的作用，若是生搬硬套国外一些国家的控烟经验或是完全按照《公约》最初拟议内容中的条款来控烟，将会对我国国民经济发展产生重大影响。"[2]（P3）

烟草业所行：

中国的烟草业在前述思想的指导下，以"国家利益"为借口，年年扩大生产，增加销售。在中国政府签署《公约》生效后十二年中，烟草的供应与需求不但没有得到控制与减少，相反卷烟的生产量和销售量却稳步增长，中国每年消耗世界 44% 的烟草，牢牢保持世界第一的纪录。

（五）对《公约》官方中文翻译版本施加影响，弱化《公约》的力度。为此得到了国家烟草专卖局（即中国烟草总公司）的嘉奖

《双对》所言：

"如何在维护国家利益的基础上，根据中国的具体国情，提出实事求是的意见和建议，

争取制定一个客观、公正，具有指导性、宽泛性、原则性的《公约》是需要认真对待的重要问题。"[2]（P3）

"《公约》经过几轮反复谈判修改，有不少一开始比较严厉的条款最终得到了修改。"[2]（P8）

"为了切实提高《公约》对我国烟草业的冲击和影响的认识，从维护国家利益的高度出发，根据我国实际情况，争取制定一个原则的、宽泛的《公约》，国家局领导高度重视《公约》的谈判进程……"[2]（P211）

"《公约》通过后，我国政府代表团承担了《公约》中文文本的审校工作，课题组所属的资料翻译组成员作为国家局参加政府间谈判的代表，积极参与了全部审校过程，并对原《公约》中文本存在的一些术语翻译不恰当问题进行了修改，如英文文本中的'should'和'comprehensive'的中文对应词为'宜'和'广泛'，而不是'应'和'全面'等，均被我国政府代表团采纳。"[2]（P212）

烟草业所行：

这本440多页的书中，至少四处提到烟草业代表对《公约》官方中文翻译版本施加影响。除将英文文本中当译为"应"和"全面"的"should"和"comprehensive"在中文文本中译为"宜"和"广泛"外，"烟草广告、促销和赞助"条款中的"全面禁止（comprehensive）"，在中文文本中也改译为"广泛禁止"。

《公约》中英文"warning"在中文里对等的词是"警告"，健康警告可以是图，也可以是文字。而且，《公约》第11条已经明确指出健康警告可包括图片或象形图。但烟草业代表巧妙地提出提议将"警告"译为现中文文本中的"警语"，使人误以为健康警告只限于语言文字，从而为他们反对图形警告埋下伏笔。

INB5《公约》主席文本提出"烟草制品的每一单位包装盒……带有国家卫生当局批准的说明烟草使用对健康有害后果的明确、醒目、清晰健康警语'，最终将文本'国家卫生当局批准'改为'国家主管当局批准'"。

（六）否定烟草危害的科学证据，淡化吸烟的成瘾性和致命性。强调吸烟的合法性，拖延立法。强调烟草的贡献，动摇立法者的决心

《双对》所言：

"接触烟草烟雾量的大小、个人体质的不同均会得到不同结果，只有通过全面、更具针对性研究才能得出科学而公正的结果。"[2]（P265）

"然而，有许多研究者认为：流行病学研究的局限性是众所周知的，因此流行病学的研究结果只具有统计关系和某些理论性假说，而无明确和最终的答案。"[2]（P312）

"到目前为止，人类对'吸烟与健康'这一特殊领域的认识还有许多许多的知识尚不了解，还有大量的严谨和科学的研究工作要做……"[2]（314）

"从主流烟气中已发现的4850多种主流烟气成分中分析，99.4%的成分对人体无害，0.6%的成分有害。而在这0.6%的有害成分中，只有0.2%是致癌或有可能致癌的成分。"[2]（P318）

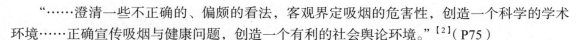

"……澄清一些不正确的、偏颇的看法，客观界定吸烟的危害性，创造一个科学的学术环境……正确宣传吸烟与健康问题，创造一个有利的社会舆论环境。"[2]（P75）

"吸烟是人类的基本嗜好之一，也是吸烟者的基本权利。"[2]（p376）

"让消费者形成这样一种观念：吸烟是成年人一种正常的行为。"[2]（P58）

"国内的一些卫生组织在"控烟"这个具体问题上，没有完全坚持国家利益、人民利益高于一切的原则，没有坚持实事求是的原则，更多的是人云亦云，随波逐流，以致不负责任地制定了一些不符合国情、超越现实、作茧自缚的'控烟法规'。"[2]（P376）

"我国目前已有88个城市出台了本地区公共场所禁烟的法规，如果其余的主要营销区城市也施行相应措施，要考虑其对烟草业发展的潜在影响。因此，烟草业应与当地人大、政府协调好关系，要做好相关立法依据和针对性研究。"[2]（P265）

烟草业所行：

反对科学论断，对"二手烟有危害"这个公众普遍认同的观点提出了质疑。

2009年9月21日，《上海市公共场所控制吸烟条例（草案）》立法听证会上参加听证会的烟草企业某代表辩解：二手烟基本无害，控烟立法要考虑众多吸烟者的习惯和有关权益，还要考虑烟草业目前对经济发展、就业的促进和重大贡献。

2010年国家烟草专卖局对呼吁修改《广告法》第十八条的回应:《广告法》第十八条以及其他法律、行政法规、规章等关于严格限制烟草广告的规定，既不违反《公约》的要求，也符合我国国情和现行法律规定，建议不予修改。

帮助烟草公司出台了不符合《公约》要求的烟草制品包装和标签的规定，被国际舆论批评为"只要漂亮的烟包，不要公民健康"，令我国在控烟履约问题上处于十分尴尬的境地。烟草业及其主管部门对控烟专家呼吁警示图形上烟包的意见不予理睬，继续我行我素。

（七）阻挠控烟信息的传递，制造"降焦减害"的骗局，企图以此掩盖烟草危害

《双对》所言：

在《双对》中，烟草业反复声称:"要继续推进卷烟产品的降焦减害工作，努力为消费者提供"高香气、低焦油、低危害"的卷烟产品。"[2]（P75）

"要充分发掘和利用我国丰富的中医药资源，研究、探索和完善新的生产工艺和配方技术，生产出能够缓解某些疾病的、被消费者所接受的低危害卷烟产品。"[2]（P242）

"中国烟草业应勇于承担社会责任……积极研究开发卷烟降焦减害技术，为消费者提供优质低害安全的卷烟产品，积极有效地解决"吸烟与健康"的矛盾。"[2]（P47）

"加大对烟草和卷烟烟气中有害成分的研究力度，提高吸食安全性，降低对人体的危害，将烟草对健康的危害降至最小，有可能的话将烟草有害健康变为烟草有益健康……。"[2]（P58）

"我们希望有一天科学能够把"吸烟有害健康"变成"吸烟有益健康"，果能如此，将是全人类之大幸！"[2]（P29）

烟草业所行：

几十年来，尽管卷烟制造商从他们自己的研究中明知"淡味"和"低焦油"卷烟不能降低健康风险，但仍对此进行欺骗性的营销宣传。中国烟草业为了行业利益，不断编织"吸烟无害"的幻梦，并不断以所谓"低焦油卷烟""中草药卷烟""生态卷烟"等虚假宣传，模糊使用烟草的危害，迷惑公众认知。

这种欺骗性宣传，不但迷惑了公众认知，还将从事所谓"减害降焦"研究的烟草研究人员推荐为中国工程院院士，给这种欺骗性宣传戴上"科学"的桂冠。

（八）一边夸大提高烟草税的负面影响以阻挠政府提税，一边通过拉大卷烟价格档次，以高价烟的超额利润补贴低价烟，对低价烟实行加税不提价等手段，消解税收杠杆对卷烟市场的影响

《双对》所言：

"课以重税对烟草消费量影响较小，高税的主要作用不是限制生产、消费，而是积累建设资金的主要手段。"[2]（P33）

"政府如果提高税收从而提高烟草价格的话，自然会影响到烟草制品的销量。重税政策不一定能达到控烟目标。还会伴随走私、假冒行为的猖獗。""重税影响烟草企业的积累，导致企业科技进步投入减少，延缓降焦减害目标的实现。其次，重税容易引起走私和制假。《公约》的要求力度是有限的，重要工作应在国内协调。履行《公约》必须充分考虑到各缔约国制定烟草价税政策的主权。"[2]（P34）

"使得在制订烟草发展的税收政策时，让烟草行业能享受到与其他行业同等的待遇，有一个相对宽松的生存和发展环境，确保中国烟草行业实现税利总额保持适度增长的平稳发展。"[2]（P282）

烟草业所行：

2009年烟税调整后，中国烟草行业把增加的约400亿元税负"内部消化"，不提高低价烟的零售价。

由于中国烟草总公司掌握着卷烟定价大权，大力发展高价烟，以高补低，维持总体烟价基本不变，大大消解了税价联动的控烟效应。让低价烟仍旺销不衰；高价烟转身为"公务烟""公关烟""礼品烟"，受到公款消费的公务员和富人的青睐，销售看好。

（九）不断进行广告传播的创新方式，挑战法律法规的底线

在全面禁止烟草广告、赞助和促销问题上，各烟草公司按照烟草专卖局研究制定的对策，大做隐性广告，通过树立"品牌"和"企业"形象，达到推销烟草的目的。这类推销和促销手段已经渗透在影视、传媒、体育、教育以及一些公益活动中。

《双对》所言：

"我国对烟草广告、促销和赞助的管理已经非常严格，已基本达到公约要求，所以无需再提出额外措施"。"我国不能"广泛禁止"，适当的烟草广告在于区别品牌。现行的要求已经符合公约条款。建议与工商管理部门做好协调工作。"[2]（P268）

"谈判最后的结果是将'全面禁止'改为'广泛禁止'。"[2]（P87）

"应首先明确卷烟是合法产品，应有其合理的宣传空间。因此，在履行《公约》时，对烟草广告应是限制而不是禁止。"[2]（P256）

"……根据我国国情，对烟草广告、促销和赞助应该强调以限制为主。"【2】（P228）

"我国关于烟草广告、促销和赞助的法律、法规已基本健全并十分严格，对于广告的场所、内容、发布程度等都有限制。"【2】（P353）

"……北京局参加座谈的同志强调：要把'广告宣传'与'产品宣传和企业形象宣传'分成两个概念来区别对待；另外，应该允许烟草制品作柜台宣传，在柜台里展示自己产品的特色，商品在柜台展示是合法产品的权利。而赞助是烟草业取得一定经济利润后对社会的回报，应该允许烟草业赞助公益事业。"【2】（P63）

烟草业所行：

在游说有关部门不要或推迟出台更为严格的限制措施的同时，烟草企业凭借其雄厚的财力，以树立烟草品牌形象为主，由直接广告转向间接广告和隐性广告，大张旗鼓地开展品牌形象宣传，提升品牌效应。这类广告、促销和赞助手段已经渗透到影视、传媒、体育、教育等一些公益活动中。户外广告，销售点广告，利用路牌、灯箱、霓虹灯等形式在店堂或户外设置烟草广告随处可见；网络也已成作为烟草企业形象展示、品牌广告宣传的重要渠道。此外，烟草业还通过举行"企业社会责任"活动，在体育、文化、教育等领域举办冠名赞助，从中植入烟草企业与烟草品牌的形象，以掩盖其生产和销售致死产品的本质，并对制定和执行公共卫生政策带来的干扰。

（十）竭力淡化烟包警示标识，保住高档卷烟的高额利润

烟草业特别挑明："本条（《公约》第 11 条）为最有实质性影响的条款，应高度重视"。"包装与标签的限制规定直接关系到烟草业的现实利益"明确表明："坚持以我国国情执行卷烟包装警示要求"态度。

《双对》所言：

"包装警语的印刷形式必须符合我国传统文化的价值取向和大众消费心理。只能执行 3 年内达到'不少于主要可见部分的 30%'的要求。"；"警句更换周期宜根据我国国情作相应较宽泛的规定。"；"设计时警语不采用图片形式；不用白底黑框来标注警语。"【2】（P13）

"对于警语的内容，应结合我国国情，不可采取欧盟、加拿大等国所采取的过于偏激的用语。尽量使用诸如'吸烟有害健康''吸烟影响胎儿发育''吸烟有害儿童健康'等科学、合理、易于大众接受的警语。"【2】（P228）

"这一规定还可能使某些目前主要依赖高档卷烟而表现出色的企业的命运从此发生改变，从而可能引发烟草企业及其产品结构意想不到的变局。……我国烟草业利税特别是利润在很大程度上依赖只占总量一成左右的高档卷烟，加上这一措施可能导致的高档卷烟价格的回落，烟草业的利润的下降将可能是巨大的。"【2】（P246）

"加大警语面积和轮换警语的规定，完全破坏了原来包装设计上的具有正向价值的文化和审美内容，烟草制品被包装成可憎的消极物品。"【2】（P35）

烟草业所行：

在中国控烟进程中，争议最大、最激烈的，是关于烟草包装上警语应当如何设置的问题。实际上掌握着中国烟草业走向的烟草专卖局（即中国烟草总公司）为一方，几乎所有

民间的控烟力量为另一方，发生了激烈的争议。

目前中国采用的烟包警示标识根本不能起到警示作用。国家烟草专卖局（中国烟草总公司）坚决反对图形警示上烟盒。迫于舆论压力，分别在2008年、2012年和2016年三次调整烟盒包装警示标识。三次调整连文字警语都未能告知吸烟的具体危害，甚至烟盒包装上用标注低焦油含量误导消费者。中国最美丽的烟盒，消解着警示标识的警示作用，同《公约》精神背道而驰。

但是中国销售至境外的卷烟包装上，警语却大而明确，警示烟草危害的图片也醒目清晰。我国香港、澳门、台湾地区相继出台了烟包警示标识的规定，做到警语大而明确并带有醒目的警示图形，同内地包装绝然不同。

众多公共卫生专家多次致函相关部委，呼吁烟包采用大而明确，醒目清晰的图文警示标识，明明白白告知公众烟草烟雾的危害，指出警语的内容和形式应当由卫生部会同其他相关部门来组织制定。但专家的呼吁没有得到相关部门的回应。

（十一）大肆鼓吹吸烟是成年人合法选择，并将其植入青少年活动中。利用所谓"助学"活动，以拉近感情为手段，培养后备吸烟者

《双对》所言：

"吸烟是成年人的合法选择，要予充分尊重"。"在宣传引导上要注重五个方面……可以大力宣传未成年人别吸烟，特别是中小学生禁止吸烟，吸烟是成年人的选择。我们国家烟草专卖局一直在倡导多年了的太阳花杯活动就是一个例证……要宣传吸烟是已成年人的合法选择。"[2]（P328）

"中国烟草企业秉持真诚回报社会的立场，热心于扶贫、救灾、助残、助学等社会公益事业……捐助了大量的资金，体现企业良好的精神风貌和高度的社会责任感。"[2]（P57）

"在烟草广告越来越受到限制的情况下，可尽量争取以烟草企业冠名的形式举办一些辩论会、捐资助学、体育公益活动……以回报社会，提升烟草企业的形象。"[2]（P68）

烟草业所行：

"无烟花季、健康成长——太阳花杯"在一些地方搞得轰轰烈烈。

起于1997年，最初由英美烟草中国公司和中国烟草总公司等联合举办了"无烟花季、健康成长——太阳花杯活动"至今已有十余年。此项活动初初衷，旨在劝阻青少年吸烟，促进青少年健康成长，但由于烟草业的介入，把"吸烟是成人的合法选择""吸烟是你们这个成长阶段不应该的选择"的概念植入活动，反而产生误导青少年的作用。

烟草业从产品销售的高额利润中拿出极少份额，冠名捐助大型体育赛事、重要国际活动和希望小学，甚至打出"烟草助你成才"口号，名为"慈善活动""企业社会责任"，实为以拉近感情为手段，培养后备吸烟者的营销手段。

北京卷烟厂成立"中南海爱心基金"，鼓动消费者购买带有"您每消费一盒中南海香烟，就向希望工程献一份爱心"标记的卷烟产品，以"品牌＋公益"相结合的形式，成功地达到了烟草业所希望的"双赢"目的。

三、点评《全球控烟瞭望报告》

（一）瞭望和观察所见

1. 看到了各国履约情况并不相同

《报告》所言：

"通过对全球 182 个国家的烟草流行情况和控烟状况进行瞭望，发现当前的情况是：履行《公约》有松有紧，烟草消费有升有降，控烟措施有严有宽。"[3]（P8）

点评：

"有松有紧"，"有升有降"，"有宽有严"在任何时候都是常态。问题是应当"取法乎上"还是"取法乎下"。当前，无论就世界范围看，还是就中国情况看，慢性疾病尤其是癌症、心脏病、慢性肺部疾病和糖尿病，已经取代了传染性疾病，成为当今世界的头号杀手，而烟草使用是当今首要的可预防死因。那么，在"松紧、升降、宽严"之间，就有一个对待民众生死的态度在其中了。《报告》的作者究竟认为应当向谁看齐？

2. 看到了尚有国家未批准《公约》

《报告》所言：

"《公约》生效 5 年多来已经得到了全世界大部分国家的支持，但是也还有少数国家因种种原因尚未批准或加入《公约》。至 2010 年 11 月 30 日止，已签署《公约》的国家还有美国、阿根廷等 11 个国家还没有批准《公约》。卷烟消费量较大的印度尼西亚、烟叶产量较大的津巴布韦、马拉维等国家既未批准也未加入《公约》。"[3]（P3）

点评：

《公约》是联合国史上最快、最广泛被接受的条约。在通过的第一天，就有 23 个国家及欧盟签署。至今，在 195 个世卫组织会员中已有 181 个国家或行政管辖区加入成为《公约》缔约方。中国属于签署并批准了《公约》的国家。这表明中国政府对自己国家民众的健康与生命的关注。《报告》的作者，在控烟措施的力度上，不同履约绩效很好的国家比，也不同《公约》尚未批准但控烟措施有力的国家比，却津津乐道把抵制国际社会认同的控烟措施、既未批准也未加入《公约》的国家引为同调。这种现象，不知应当如何'瞭望'？"

3. 直言增税控烟措施加剧走私

《报告》所言：

"全球烟草税负呈现不断加重的趋势……但是，各国之间卷烟税负的较大差异，也造成了卷烟零售价格的不同，加剧了烟草走私及非法贸易。"[3]

点评：

作者的意思是提高烟税，就会引发走私？但是 20 世纪 80 年代，中国的烟税很低，烟价也很低，何以烟草走私同样猖獗？而现在中国的烟税还是较低，何以烟价如此虚高？走私仍不绝，假烟剧增。那些假烟的原料似乎许多都是地道国产。大凡有暴利之产业，便有走私与造假。作者何不也"瞭望瞭望"？

（二）得出的主要观点

1. 履约要讲究趋利避害

《报告》所言：

"从控烟与法律的关系来看，正确履约需要正确把握国际法在国内运用的问题，应当充分发挥立法在维护国家经济安全及人民健康方面应有的作用，在不违背《公约》义务的情况下趋利避害，维护国家的利益。有关国际组织对控烟的形式、范围、程度应尊重各个国家的不同情况和不同选择。"[3]（P5）

点评：

《公约》缔约的宗旨，是要各缔约方"决心优先考虑其保护公众健康的权利"。是"虑及国际社会关于烟草消费和接触烟草烟雾对全世界健康，社会，经济和环境造成的破坏性后果的关注"。[1]所谓"趋利避害"，就是要趋保护公众健康之利，避烟草对健康、社会、经济、环境破坏之害。背离这个宗旨的"选择"，只是迎合烟草业的利益。

2. 吸烟与健康的争论尚无结论

《报告》所言：

"从历史和现状观察和分析来看，"吸烟与健康"是一个涉及范围非常广泛、各种矛盾错综复杂的问题，从研究的角度看，它涉及多学科、多领域的专业知识和研究技能；从特定疾病发生的角度看，涉及的影响因素很多，且存在复杂的交叉影响。到目前为止，人类对"吸烟与健康"这一特殊领域的认识还存在许多空白，还有大量的科学和严谨的研究工作要做。"[3]（P5）

点评：

同所有科学领域一样，对烟草危害的研究当然要深入，并未终结。但必须指出的是，已有的研究已经足以说明烟草广泛而严重的危害。这些研究的结果为全面控烟提供了足够的证据。《公约》就是建立在证据之上的。用含混其辞的"错综""交叉""复杂"等词语企图否认已有的证据和控烟的必要，是国际烟草业共同的"绝地反击"伎俩。

3. 期盼烟草有"益"健康，依靠科技进步，开拓烟草新天地

《报告》所言：

"从控烟与烟草科技发展的关系来看，烟草科技的发展与烟草控制是相生相伴的，控烟浪潮的兴起激发了烟草科技的进步与发展。在履约新形势下，烟草行业要大力推进科技进步，继续开展降低烟草危害研究；加强与社会各界合作，大力开展烟气对人体健康和环境影响研究，拓宽研究领域，开发烟草新用途。"[3]（P6）

"吸烟与反吸烟问题已相伴相生几百年。预测未来，无疑吸烟与健康还将作为一个永久的话题争议下去。"[3]（序言P3）

"深情地期望，如果能够依靠科学技术，努力将吸烟有"害"健康变成吸烟有"益"健康，真是善莫大焉！不仅是烟草经济界的幸事，也是全人类的福音！"[3]（序言P4）

点评：

大量科学研究已经证明，"降焦"不能"减害"。这种由西方烟草业首先发动的宣传，

已被研究证实为一种欺骗，因为经过了半个多世纪，用各种各样方法生产的"低焦油"卷烟，丝毫没有减少吸烟者的健康风险。中国的"低焦油卷烟"也同样如此。所谓"降焦减害"的"科技创新"策略，实际上是在吸烟危害越来越明了的情况下，为了不失去销售市场的烟草企业"自救"行为，是对消费者的误导，也是对《公约》的公开抵制。

究竟是相信科学的实证，尽早戒烟以珍惜健康与生命，还是继续吸烟等待烟草业允诺的"有益健康卷烟"幻梦出现？

（三）断言烟草的革命已经到来

《报告》所言：

"控烟是好事，禁烟难办到，因为烟草是消灭不掉也铲除不了的！"[3]（序言 P3）

"可以断定，烟草的生产远未到结束的时候，烟草的生产和供给还将长久持续下去！烟草的使命远未结束，烟草的革命已经到来！"[3]（序言 P4）

点评：

作为自然物的烟草，谁也没有要去消灭。但作为吸烟的有害习俗，则已经走向衰颓。为了人民的健康和社会、经济的健康发展，应该努力加速其消亡，而不应为了行业的利益不顾人民健康，想方设法去为吸烟辩护。

四、结语

行文至此，我们已经确切地了解到，《双对》一书是官方的"超前"谋划，《报告》一书则是烟草人的"后续"追加。《双对》也好，《报告》也好，都是应对《公约》的策略总汇，把他们准备怎么样敷衍《公约》，怎么样转变手法继续扩张烟草市场，采取怎样的策略削弱或淡化《公约》的影响和盘托出，并声称这是重大的"科研成果"，维护了"国家利益"和"人民利益"。

由此可知，《公约》序言中所说，"认识到需警惕烟草业阻碍或破坏烟草控制工作的任何努力，并需掌握烟草业采取的对烟草控制工作产生负面影响的活动，"是多么的重要。[1]

中国政企合一的烟草业体制，造就了烟草企业的强势地位，在这种体制下，作为烟草行业管理者的政府部门不但不能约束自身企业行为，而且还会利用国家公权力为烟草企业谋取更大的发展空间，使烟草企业得以挟行政权力和雄厚财力于一身，堂而皇之地阻碍控烟履约，名正言顺地增加烟草产销。这种体制上的缺陷，已经成为中国控烟履约的瓶颈。

让现行的政企合一的烟草公司来主导控烟，无异与虎谋皮。中国要认真履行《公约》必须彻底改变由烟草业掌控一切的现状。

"健康"是公众的最良好的愿望和最宝贵的财富，"利润"则烟商人的终结追求。烟草业的每一分钱都是靠牺牲公众健康获得的，"健康"和"利润"永远是一对不可调和的矛盾。"决不能以牺牲人民的健康和生命换取企业的发展。"是中国政府的原则。

正如世界卫生组织总干事陈冯富珍于 2010 年 11 月在乌拉圭召开的缔约方会议致辞时

说："怀有良好愿望和善意的国家面临重重障碍。毫无疑问，最大障碍是来自烟草业的强烈阻挠……这种较量已经成为保护公众健康和追求企业财富之间一场旷日持久的恶战"。

信息来源

【1】WHO，《烟草控制框架公约》，WHO Press，日内瓦，2003 年。

【2】周瑞珍，程永照，《WHO〈烟草控制框架公约〉对案及对中国烟草影响对策研究》，经济科学出版社，2006 年 8 月。

【3】程永照，《全球控烟瞭望报告》，经济日报出版社，2010 年 1 月。

【4】杨功焕，胡鞍钢，《控烟与中国未来——中外专家中国烟草使用与烟草控制联合评估报告》，经济日报出版社，2010 年。

中国控烟遭遇严冬

——观察员手记之南非第三次缔约方会议所见所闻

吴宜群

一、满怀希望

2008 年 11 月 17 日，世界卫生组织《烟草控制框架公约》（以下简称《公约》第 3 次缔约方会议在南非德班举行。中国代表团由工信部一位副司长为团长，成员包括国家烟草专卖局（即中国烟草总公司）、外交部、财政部、卫生部及香港、澳门等各方代表共 17 人。中国作为缔约方，在《公约》制定过程中曾起过积极的作用。据参加缔约谈判的当事人告知，中央领导当时曾明确指示要积极促成《公约》的签订。中国的态度，给国际社会留下过很好的印象。我能有机会旁听这次会议，希望将延续先前的美好，因为就在今年，温家宝总理"绝不能以牺牲人的健康和生命换取企业的利益和经济发展"的名言，[1]外国朋友听后也为之动容。一位友人同我谈到控烟时，从皮夹中拿出一张卡片给我看，表示十分赞赏。卡片上抄录的便是温总理的这句名言。

二、感到冷落

11 月 18 日，中国代表参加了西太区的协调会，讨论关于《公约》5.3 条《实施准则》草案。《公约》5.3 条的内容是关于防止制定同烟草控制相关的公共卫生政策时，受烟草业的商业和其他既得利益的影响。这一点在《公约》缔约之际，已得到所有缔约国的赞同，在中国人大常委会批准《公约》时又得到中国最高权力机关的确认。这次会议提交讨论通过的，是为实施 5.3 条拟定的《实施准则》。这些准则是为保障《公约》5.3 条得到正确的实行。譬如，《实施准则》指出，"烟草业的利益与公共卫生政策之间存在根本的和无法和解的冲突"。因此，"在处理与烟草业或那些促进烟草业利益者的关系时，缔约方应该负起责任并应保持透明"，"由于烟草业的产品是致命的，不应给予激励措施，使其建立或开展业务"等等。此外，还有不应允许任何受雇于烟草业或任何促进烟草业利益的实体的人员出任烟草控制、公共卫生政策的任何政府机构、委员会或顾问小组成员等建议。

按说，这些原则和建议，只是《公约》5.3 条的细化。不想，中国一位来自国家烟草专卖局的女士代表中国表态，说："经过对 5.3 条《实施准则》草案认真研究后，我们发现其中一些条款对于中国国情不太适应，因为众所周知，中国的烟草 100% 是国有企业，而且我们认为其中的一些条款已经超出了公共卫生政策的范围，所以，5.3 条现有的《实施准则》

草案如果在中国执行的话，我们将会感觉非常困难"。

众所周知，中国的国家烟草专卖局就是烟草总公司。5.3 条就是为了防止在制定与控烟相关的公共卫生政策时受到来自烟草企业的干扰。让一个烟草公司的雇员来代表中国政府反对 5.3 条的《实施准则》，这样的安排本已大为不妥，加上她反对的理由也令人费解，为什么因为中国 100% 烟草企业是国有，就难于执行呢？国有烟草企业生产的也是烟草，国有企业生产的烟草同样有害，而国有烟草公司的利益同公共卫生政策之间也同样存在根本的和无法和解的冲突！难道只是因为它是"国有企业"，就可以干扰控烟公共卫生政策的制定？难道在控烟问题上对国有烟草企业就要网开一面？这番没有理由、确有原因、很难让人理解的发言，令各国代表大为惊讶，因为这样的发言明显不是代表中国政府立场而是烟草企业立场。中国的烟草企业始终在干扰《公约》的实施，要他们执行《公约》第 5.3 条，确实"非常困难"，但对签署《公约》的中国政府而言，排除烟草企业的干扰，应当没有什么困难。后来的发言者没有一个对此表示理解或支持。那位发言的代表一定感受到一种难堪的冷落。最后，因中国代表团骤然改变态度而通过的《公约》第 5.3 条《实施准则》指出："烟草业可能由政府所有、非政府所有、或两者兼而有之。这些准则适用于任何烟草业，无论其所有形式"。

5.3 条《实施准则》的通过，无疑使中国烟草企业倍感失落，因为准则规定："缔约方应保证国有烟草公司的代表不能成为代表团的任何一部分成员，参加缔约方会议，其下属机构或任何其它根据缔约方会议决定成立机构的任何会议。"今后至少在国际上，中国烟草总公司（即国家烟草专卖局）的代表将无缘再参与《公约》缔约方的任何会议。受烟草企业的牵累，工信部也将难于派出代表，因为烟草总公司由它管辖，烟草总公司的总经理是该部领导成员，而烟草生产计划也由该部制定，属于"促进烟草业利益者"。

三、遭遇嘲笑

2008 年 11 月 18 日下午，中国代表对《公约》11 条（烟草制品的包装和标签）的《实施准则》草案表态。我知道，在这次会议之前，国内关于中国烟草制品包装上的警示标识，已经有过热烈的争论。2007 年由国家烟草专卖局（即烟草总公司）主导制定的有关《中华人民共和国境内卷烟包装标识的规定》（国烟科〔2007〕511 号）（以下简称《规定》），遭到了公共卫生专家的强烈反对和质疑。他们认为，《规定》违背了《公约》的基本精神，警示标识既不清晰又不醒目，不能起到警示的作用。公共卫生专家依据中国烟草公司有关对策的内部研究报告指出，这样的《规定》是烟草企业久已蓄谋淡化、消解警示标识作用的结果。他们上书有关部门，要求立即停止这一《规定》的执行，改由公共卫生专家为主导，重新制定有关规定。由于有这个前因，我期待中国代表在这个问题上能够接受国内专家们的意见，在会议发言中有较好的表现。没想到的是，中国代表的发言竟反对《实施准则》中关于使用图形警示标识及其他一系列强化警示标识作用的规定。

代表中国发言的代表来自外交部。他似乎对国内关于烟草包装警示标识的争论一无所知。他的发言十分离奇。他说："我们并不反对使用图形警示标识，但在国内有一些操作上的具体困难，这困难不涉及法律和行政，也不涉及健康，而是涉及文化和民族感情。在中国生产的所有卷烟上的图案代表中国最重要的文化，名山大川，具有历史文化的积淀，也有风景名胜的写照，很难想象在这优美神圣的字眼上，放上难看的图片。这是对广大公众的污辱和不尊重。目前出口的卷烟上打上了类似图，在国内已引起反感，群众向立法机关反映问题，我们不得不重新审视图片问题。从法律上，健康上我们不反对，但从民族感情和文化基础上有保留意见。"

讨论烟盒警示标识，本来就是为了公众健康，怎么能不涉及健康呢？不涉及健康而侈谈烟草包装上的警示标识，岂非偷梁换柱？公众的健康和烟包上的风景图片孰轻孰重，稍知中国政府"以人为本"施政理念的人都应当能够权衡，怎么能在国际会议的场合这样振振有词地公然作违背政府施政理念的发言？何况，在有害的卷烟上印上"中国最重要的文化"，"名山大川"，把这些"历史文化积淀"同危害人民健康的烟草联系起来，岂不更是"对广大公众的侮辱和不尊重"？他的发言引发了会场上一片嘘声。为此，中国得了一个尴尬的奖项——"脏烟灰缸奖"，此奖由与会的非政府组织代表评出，专门颁给控烟不积极的国家。（图1）会议简报上登载了授奖原因：**因其嘲笑公约第11条准则，宁要漂亮的烟盒，不要公民的健康**。同时在简报上登载了题为"软弱的健康警示出现在中国的烟盒包装上"的署名文章，批评中国出台的新卷烟包装警示标识不符合《公约》精神。国际先驱导报特派记者将消息传到国内引起轰动。[2]（图2）

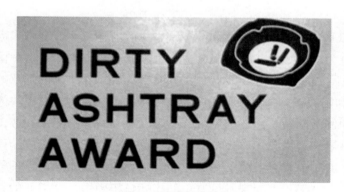

图1 "脏烟灰缸奖"

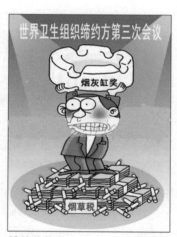

图2 脏烟灰缸奖（漫画）

中国代表的发言遭遇嘲笑虽令我伤感，犹令我伤感得，则是这位代表竟不顾事实、编造民意。明明因为中国出口卷烟有鲜明的图像警示标识而国内的没有，招致了公众的不满，他们反对这种"内外有别"，认为中国人的健康和生命，同外国人一样应该受到保护和尊重，因此国内销售的卷烟也应有清晰、明确的警示图形。怎么到了这位代表嘴里竟成了"放上难看的图片，这是对广大公众的污辱和不尊重"？明明在2008年"两会"上，代表、委员认为一些庄严、神圣的名称不宜作为有害烟草的品牌，怎么成了"目前出口的卷烟上打上了类似图像，在国内已引起反感"？我所受到的教育，形成了一种信念，即在国际会议中，中国始终坚持正义，始终尊重事实。没料到这种信念在德班也遭遇了嘲弄——被我自己祖国代表的发言所嘲弄。

四、不智的恼怒

参加会议的非政府组织发给中国代表"脏烟灰缸奖"，似乎惹怒了代表团。于是在西太区区域会上，中国代表团对NGO（非政府组织）发出了"逐客令"。他们说，NGO参加的规模和范围越来越大，在一定程度上干扰了会议的正常进行。我们请主席团和主席认真考虑，对限制NGO参加会议的规模和范围作出明确界定。不想，这种不智的恼怒遭到其他国家的一致反击。他们提醒中国代表团，《公约》的序言中明确指出了不隶属于烟草业的非政府组织和民间社会其他成员，包括卫生专业机构，妇女、青年、环境和消费者团体，以及学术机构和卫生保健机构，对国家和国际烟草控制努力的特殊贡献，及其参与国家和国际烟草控制努力的极端重要性。由于得不到与会国家的支持，"逐客令"只得作罢。但是这种不深自反省而迁怒于人的做法，失去了中国政府虚怀若谷的泱泱大国之风。这也令人引为憾事。

五、控烟遭遇严冬

几天的会议终于落幕，由于中国代表团最终的转变，《公约》第5.3条、第11条和第13条三项《实施准则》都得以通过。这一顺从绝大多数国家（主体是发展中国家）意愿的抉择，没有令中国失分到底，算是万幸。但已经造成的令人遗憾的印象恐怕一时难于消除了。

24小时的归程，心情一直难以平静。促成签订《公约》是中央政府的意愿。全国人大批准《公约》表明中国最高权力机关对控烟的认同。当《公约》生效时，有媒体采访中国控烟专家杨功焕教授。她很兴奋地说，"这是中国烟草控制的里程碑，标志着中国的烟草控制从专家行为转变为政府行为"。和杨教授一样，很多人都盼望中国的烟草控制能有更快的进展，因为由吸烟和二手烟导致的健康问题、包括肺癌、脑卒中、冠心病等的死亡人数正快速上升。烟草企业不断吹嘘烟草带来的税收，但闭口不谈由烟草带来的疾病所造成的巨大医疗费用和社会负担。鼠目寸光的政治家只看眼下功利，而有远见的政治家则懂得不能牺牲人的健康和生命，不能把大量经济积累消耗到本可避免的疾病负担中去，这损耗的是国家和民族的元气。我想，中央政府促成《公约》的初衷，当是有见于此。

然而，履约的行动令人失望。造成这样局面的主要原因就是国家烟草专卖局（即中国烟草总公司）主导了中国的控烟。这次德班会议上中国代表关于烟草包装警示标识的发言，依然是烟草公司的一贯立场而不是控烟的立场。为什么其他缔约国的政府能以人民健康为重，按照《公约》的要求来设计烟盒上的健康警语而中国做不到？原因就在于中国政府主管烟草企业的部门（国家烟草专卖局）就是中国烟草总公司。由烟草专卖局来控烟，无异与虎谋皮。中国履行《烟草控制框架公约》协调机构，原本是由国家发改委牵头，各方在控烟履约方面还都有一定的发言权，不是烟草专卖局一家可以说了算的。今年成立工信部后，国家烟草专卖局归属工信部管理，履约协调机构也转由工信部牵头，而国家烟草专卖局局长、中国烟草总公司经理姜成康就是工信部党组成员。让烟草公司来牵头履行《烟草控制框架公约》会有什么结果，不问可知。中国代表在德班会议的表现，就是烟草公司主导控烟后的第一次表演。

尽管德班会议通过了 5.3 条《实施准则》，强调烟草企业和促进烟草业利益的机构不得干预有关控烟公共卫生政策的制定，尽管中国烟草公司将无缘再参加《公约》缔约方的任何会议，但 5.3 条在国内究竟能在多大程度上得以实行，还是很大的疑问，如果体制上的障碍不加清除，烟草公司的干扰将无法消除。原本对中国控烟前景乐观的控烟专家杨功焕教授，这次归来表示：中国控烟正遭遇严冬。但她依旧期望着严冬过后的春天。毕竟在 21 世纪的今天，控烟已成国际潮流。中国的控烟是全世界烟草控制的一部分。165 个国家都在积极执行《烟草控制框架公约》，中国能自外于世界控烟的主流吗？中国绝大多数人对烟草危害的认识正在不断加深，最近，中国的癌症研究专家、心血管病研究专家、呼吸疾病研究专家轮番呼吁控烟，足见中国的烟害已经到了令人无法容忍的地步。决策者若是真的以民为本、真心关怀人民的健康，就绝不能不正视现实，也决不能任由烟草公司干扰控烟的进程。

冬天到了，春天还会远吗？

写于 2008 年 12 月

信息来源

【1】就劳动合同法问问劳动监管部门的"责"，人民网，2008 年 09 月 25 日，http://politics.people.com.cn/GB/80291/8104890.html。

【2】中国控烟成世界反面教材，国际先驱导报，2008-11-27，http://news.sohu.com/20081127/n260883532.shtml。

参会过程犹如"看了场电影"

——观察员手记之乌拉圭第四次缔约方会议所见所闻

吴宜群

一、背景

世界卫生组织《烟草控制框架公约》（以下简称《公约》）缔约方第四次大会（COP4）刚刚在南美洲乌拉圭的埃斯特角城顺利闭幕。这是我第二次参加缔约国大会。回到家，会议上绝大多数缔约方积极控烟履约的声音还在耳边环绕，同时会场内外反控烟的画面一时也无法从脑海中抹去。我不是正式代表，只是一个旁听者、旁观者。和 2008 年出席德班第三次缔约国大会归来的心情类似，我想把我所见、所闻、所思、所想写下来，告诉关心控烟的朋友们，控烟有多么艰难，但又有多少关爱生命的仁人志士，在为"一个没有烟草危害的世界"奔走呼号，费尽唇舌，他们有足够的爱心、勇气、耐心和智慧。希望他们的努力能够感动"上帝"，也感动那些为了谋取烟草利益而不惜每年牺牲数以百万计生命的人。

沿用上次缔约国会议后所写文章的标题，依旧叫《观察员手记》罢。

二、第二天——乌拉圭埃斯特角小城景色迷人

经过 30 多个小时的长途旅行，2010 年 11 月 12 日到达会议所在地美丽的埃斯特角城时已是深夜。第二天才领略到当地的风情。乌拉圭，这个对我那么陌生的国度，却又使我感到无比亲切。天那么的蓝，海水也那么的蓝，蓝色的天海之间是一片静谧的花树，花树掩映中，时而露出小屋的一角，屋前屋后，鸟语花香。世界卫生组织《烟草控制框架公约》签署后，世界上已有 171 个缔约方批准了这一公约。一项国际公约得到世界各国如此广泛的拥护，证明它顺乎时代之潮流，合于人群之需要。在这样美丽的地方，召开这样一次商讨控烟的国际会议，应当是一件相当美好的事。

三、第三天——会议将会怎样进行？

大会要 15 日正式开始，14 日一整天我都在阅读文件和相关资料。这次大会将审议并讨论通过《公约》4 个相关条款的《实施准则》。《烟草控制框架公约》之所以称为"框架"，就是因为它需要不断补充、充实公约的内容，使它更为完善、更有利于施行。缔约方会议

通过的《实施准则》和《公约》一样，对缔约方具有法律约束力。这是《公约》中明确规定了的。

这次要讨论的《实施准则》分别是《公约》第9和第10条（烟草制品成分管制和烟草制品披露的规定）；第12条（教育、交流、培训和公众意识）；第14条（与烟草依赖和戒烟有关的降低烟草需求的措施）。据说，关于第12和14条的实施准则可能不会有多大的争议，但第9和第10条的《实施准则》，可能会有较多的争论。争论来自何方？我无法预料。

制定《公约》第9和第10条《实施准则》，目标是支持各缔约方建立有效的烟草制品管制。采取禁止或限制的管制方法，尽可能减少烟草制品的吸引力，削弱其致瘾性（或依赖倾向），或降低其总体毒性，由此促进减少烟草导致的疾病和过早死亡。记得来参加会议之前，媒体上正因有研究表明中国某些品牌卷烟中重金属含量超过加拿大生产的卷烟数倍，掀起一场波澜。[1] 这场媒体上关于烟草重金属含量的争论，表明了消费者对烟草制品成分管制和披露的关注。其实，烟草制品中除了烟丝，还有很多添加物是消费者所不知道的。有的是为了增加卷烟的色香味以吸引消费者的，有的是标榜"有益健康"而实际并无证据甚或可能有害的，如果允许滥用添加物而又不加管制、不予披露，天知道会引出什么样的后果。

从公共卫生角度说，没有理由允许卷烟使用调味剂等成分。因为烟草有致瘾性，有毒性。加上各种调味、调色、调香的添加剂，是为了使卷烟更为诱人，从而令人亲近卷烟。一旦亲近，就会上瘾，产生依赖，从而受到毒害，致病、致死。所以，对烟草制品成分加以管制和披露，是一项保护消费者，尤其是儿童、青少年和妇女，让他们远离烟草的有力手段。

我想，这一《实施准则》的通过肯定会得到关爱国民生命、关爱人民健康的政府和民众的支持。中国政府早就宣示施政要"以人为本"。中国总理早就表明，"决不能以损害人民生命健康来换取企业发展和经济增长。"[2] 那么，谁会反对呢？只有烟草业，只有他们才会冷漠地追求财富，而毫不顾忌烟草制品对健康造成的危害。各缔约方，当然包括中国政府，一定会积极推进第9和第10条《实施准则》的通过，为世界控烟作出贡献。

我期待着大会的开幕，也期待着中国代表团的建设性贡献。

四、第四天——期待和意外，中国代表团又分享了"脏烟灰缸奖"

开会了，场外设立的"死亡钟"显示，（图1）自1999年《公约》成立第一个工作组以来，全球死于烟草相关疾病的人数已超过5100万。死亡钟毫不留情，每5.8秒，数字跳动一下，意味着又有一人死于烟草。随着这无情跳动的数字，我的心已无法平静，惊人数字警示各缔约方采取强有力控烟措施已刻不容缓。我期待的心情也更加迫切。

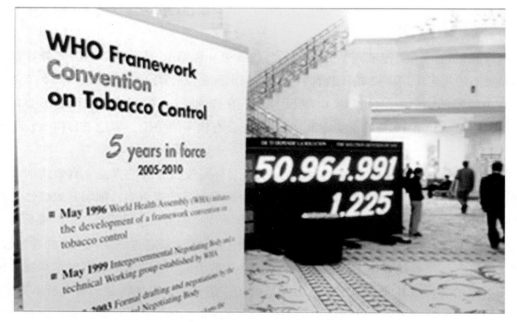

图 1　场外设立的"死亡钟"

正如媒体报道的，20 人组成的中国代表团是所有缔约方代表团中最为庞大的。20 人中有 5 人来自国家烟草专卖局，占代表团人数的 1/4。众所周知，国家烟草专卖局就是中国烟草总公司。《公约》第 5.3 条及其《实施准则》告诉我们，烟草业的利益与公共卫生政策之间存在根本的和无法和解的冲突，各缔约方应采取行动防止受烟草业的商业和其他既得利益的影响。所以，缔约方会议是不允许烟草企业的代表参加的。各国烟草公司来人，只有在对外开放的会议上，坐在指定的座位旁听，没有发言的资格。但是中国烟草业政企合一的体制，使烟草公司的代表得以政府代表的身份参加会议。他们到底代表中国政府还是代表中国烟草业？谁能说得清？但我还是期待中国代表团是代表政府控烟立场而来的。

第一次的地区会议，在世卫组织六个区域中，唯独中国代表团所在的西太平洋地区会议，非政府组织要求旁听的请求遭到拒绝。令人吃惊的是，其原因就是中国代表团独家的坚决反对。尽管《公约》明文强调不隶属于烟草业的非政府组织和民间社会其他成员对国家和国际烟草控制努力的特殊贡献，及其参与国家和国际烟草控制努力的极端重要性，我们仍吃了"闭门羹"，在门外苦苦站了 2 个多小时。

完全没有想到的是，第一天的大会，在讨论议事日程时，中国代表的发言就暗示通过《公约》第 9 条和第 10 条《实施准则》是不可能的。发言者称，"将 5.1、5.2 和 5.3 条（注：5.2 就是第 9 条和第 10 条准则）的审议都放入议事日程是不现实的。我们设立的 adoption（通过）或 consider adoption（考虑通过）这么一个目标，有没有可能实现？在进入正式工作之前，提醒所有与会代表要注意这个问题。不然到最后谈判时，有的缔约方就说我们必须通过，那样就会使会议无序，也会陷入争端。所以我们必须务实地来考虑这个问题，哪些工作我们可以做，哪些还有困难，可能要设立另外一个路线图为下次缔约方会议或缔约方会议之前的会议设立方案"。还没有讨论就预言没有可能实现，而且事先就论定希望通过这一《实施准则》的缔约方要承担"使会议无序"或"陷入争端"的责任，也完全不像在国际舞台上中国自周恩来时代就开启的求同存异、仁厚谦和之风。

当晚，非政府组织将脏烟灰缸奖授予了代表团队伍中混有烟草业人员的缔约方，理由是他们违背了《公约》第5.3条的精神。（图2）我不知道还有哪些国家的代表中混有烟草业人员，据说菲律宾有，但确实知道中国代表团中有烟草业的人员，因为国家烟草专卖局就是中国烟草总公司已尽人皆知。不敢说中国代表团独得了这份"奖励"，但说中国代表团分享了这个奖项，是不会有误的。

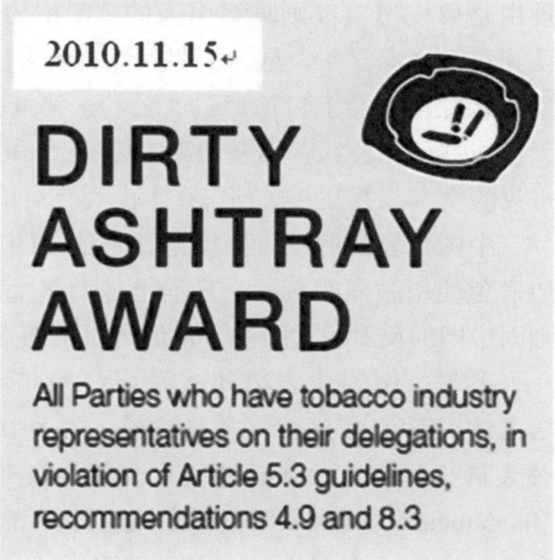

图2　2011年11月15日简报有关
"脏烟灰缸奖"的报道

五、第五天——阴转晴，气氛稍得缓和

果如事先所料，《公约》第12条与第14条的《实施准则》，没有多少意见分歧。中国代表也支持无修改通过《实施准则》。对《公约》14条的《实施准则》虽然提出了删除免费提供戒烟药物的修改意见，但又旋即收回，使这条《实施准则》也顺利通过。前日咄咄逼人的气氛略有缓和。

我的担心并没有因此而消失，因为在会馆外，国际烟农协会抗议活动仍在继续。烟草企业知道，如果《公约》第9和第10条《实施准则》通过，意味着缔约方应以禁止或限制的方式来管制可能用于提高烟草制品可口性的成分，如糖料和甜味剂、调味物质，香料和草药等；以禁止或限制的方式来管制可能用于提高卷烟着色性能的成分；禁止可能让人误认为有健康效益的成分；禁止声称与能量和活力有关的成分。这样，会使卷烟减少可口的吸引力，从而帮助消费者，尤其是妇女和少年儿童远离烟草。这对公众是大好事，但烟草业却是他们不愿看到的。因此他们挑唆并花钱组织不明真相的烟农前来"抗议"，打出口号"对禁止组成成分（禁止加入增加卷烟吸引力的成分）说不，否则百万农民将失去工作和生计"。会场外是这样，会场内又将如何？谁会代表烟草业的利益发难呢？

我等待着明天第9和第10条《实施准则》草案的审查通过。真不希望这将会是一场鏖战。

六、第六天——谁料到会是中国

没想到，对第9和第10条《实施准则》草案首先发难的会是中国。一开始，中国代表团就要求推迟对这一准则的审议和通过，把它推迟到两年后的下一次缔约方会议或更迟。

理由是要先澄清准则草案引入的"吸引力"概念，提供"吸引力"的概念的来源和依据。认为草案文本存在大量的不明确性。认为目前的文本草案距离审查通过还有很长的路要走，反对在此次在会上讨论通过《公约》第9条和第10条《实施准则》，建议让上一次缔约国大会成立的《公约》第9和第10条工作组继续工作，力争下次缔约方大会前形成可供讨论审议的文本，并又一次预言在本次大会讨论这个议题不会得出结论。

中国代表团的发言屡屡把日本代表团引为反对这条准则的盟友，但日本代表却躲在旁边避免使用激烈的言辞。日本也是烟草生产大国，有一半的烟草业属于国有，如果此条准则因中国的反对而被否决，他们可以不担责任而坐收"烟"利。

下午，中国代表第四次发言："所有参与的国家都非常支持控烟的所有举动。只要它是有益的、有效的、可实施的、有依据的。下午的讨论，很明确，大家原则上都有这种共识。但是，对目前提交的这份草案有原则上的分歧，就像日本代表提出的，是一些'fundamental（基本的）'的分歧，像尊贵赞比亚代表、马拉维代表都指出的，某些原则和规则会影响到整个国家的经济和社会发展，这些问题不是在一个晚上，公布一些基本的，没有依据的，少数国家的介绍可以解决的。这不是一个信息的交换。这是涉及我们国家如何去执行、实施这些准则，所以我希望尊敬的主席从会议实际出发，作出明智的决定。也就是说，这个是不是值得在大会上，或者是通过一个少数的小组进行不可能有结论的讨论。"

看来中国代表是要从根本上否定准则草案，将它束之高阁。但是到会的130多个缔约方，只有少数几个反对，准则就会因此无疾而终吗？我怀疑。

七、第七天——鏖战在继续

上午的大会上，中国代表团再次重申反对意见。他们说："草案中的基本概念是不成熟的。目前出台一个不成熟的导则是不恰当的。另一方面，导则是一个整体，如果致毒性、致癌性没有进行研究，相反，对不存在的，有争议的概念设立一个前提的条件，其实是对各国控烟努力和资源的偏离和误导。第9条和第10条涉及技术问题，面对一些国家而言，实施它将付出大量的人力和财政负担。我们不认为一个试验品，一个研究的东西可以来指导各国的工作，因此我们不支持。"

还是日本及马拉维和赞比亚等国代表发言支持中国的观点，但这些观点却受到许多缔约国代表团的抨击。

由于分歧的存在，本着协商一致的原则，成立了专门小组，在当天晚上举行了长达3小时的辩论。中国代表不顾其他国家多次要求发言，不断重申已经说过多次的否定意见。

参会者累了，我也听得累了。我不明白一项对消费者远离烟草有好处的《实施准则》，何以中国代表必欲除之而后快呢？限制或禁止在卷烟中添加那些增香、着色、添味以及标榜可以治病强身的东西，究竟对谁不利呢？吸烟使中国每年丧失100余万鲜活的生命，连烟农组织都承认"是否加入添加成分卷烟都一样有害"，那么，减少卷烟的吸引力，帮助人们远离烟草，有什么不好呢——"以人为本"呀！

今天非政府组织的会上中国代表团多次被提名获脏烟灰缸奖，但最后还是将该奖项空缺，原因是，大家仍对中国存在着期待和愿望，相信中国政府代表团不会最终为烟草业左右。次日的简报上，脏烟灰缸奖图标下写着：**我们正看着你们，我们知道你们是谁**。

八、第八天——日本斡旋，意外的转机

上午，昨晚成立的第 9 条和第 10 条《实施准则》的工作组会议继续开会。中国代表发言仍然坚持先前的观点。在绝大数多数缔约国的要求下，对文本进行了逐字逐句的讨论，空气是民主的。中国代表也参与了具体条款的讨论和修正。在讨论中，中国代表发言要求将草案中多处出现的 Should（应）改为 May（可），在遭到其他缔约国反对后，建议："即使英文版用 Should（应），中文版能否用 May（可）。如，在准则"遵守和执行"的第 4.2 条中，建议将"各缔约方应考虑确保为监督遵守情况和开展执法活动建立必要的基础设施"改为"各缔约方可考虑确保为监督遵守情况和开展执法活动建立必要的基础设施"。类似这样的改动建议有好几处。当然这个建议没有被采纳。另外，中国代表多次建议将多处"采取禁止和限制的措施"中"禁止"二字子去掉，只保留"限制""。显然，这是弱化条款的举动，同样未被其他缔约方采纳。不管怎样，我觉得中国代表是改变主意了。如果提案条款的修订达成一致，通过文本应该不成问题。

当大多数缔约方对草案文本基本达到共识时，想不到的事情又发生了。中国代表忽然又抓住"吸引力"不放，批评它的概念没有依据，不是前几届缔约国会议赋予工作组的任务，是个方向性错误，如果这一准则通过是一个导向性错误，是违反科学和法律的等。于是，在接着召开的甲委员会上，又继续准则条款的辩论。大多数国家无法忍受中国代表的这种做法，纷纷发言支持草案通过。有的国家要求采取投票表决的方式。会议似乎陷入僵局。这时，日本出面斡旋，要求给中国代表团时间，以求达到协商一致的目的。于是，会议宣布休会 15 分钟。再开会时，日本提出中国同意通过草案的前提是（1）必须指明这次通过的准则只是通过"部分"案文，（2）准则中必须加上如下的句子"铭记本准则是暂定的，有必要根据科学证据和国家经验定期重新评估"。无奈，为了让准则顺利通过，寻求共识，各缔约方同意中国的意见。于是经过艰苦的工作，《公约》第 9 条和第 10 条《实施准则》部分案文终于获得通过。这几句话何以就能改变中国代表团的态度呢？中国代表团争取的究竟是什么利益呢？或许，在不能左右大多数缔约方的情况下，这个"暂定"和"重新评估"，又可以成为中国烟草业在国内不实施"准则"的借口吧。但那样，受伤害的是谁？得利者又是谁呢？

会场外是烟草业组织的"抗议"，会场内又是这样"硝烟弥漫"。正像世界卫生组织总干事陈冯富珍的大会致词中所说："怀有良好愿望和善意的国家面临重重障碍。毫无疑问，最大的障碍是来自烟业的强烈阻挠。这种较量已经成为保护公众健康和追求企业财富之间一场旷日持久的恶战。这是在冷漠地追求财富，而毫不顾忌烟草制品对健康造成的危害。防止烟草业干扰公共卫生政策是《公约》的基石，对履约工作至关重要"。[3]

令我奇怪的是和 2008 年德班会议一样，中国代表团都是在最后的一刹那，突然转变。

正如有参会者说，当晚讨论的激烈与戏剧化程度犹如"看了场电影"。但草案以这种方式通过，一周来的所有的苦与累都值了。至于中国代表团为什么最后改变态度，我不知道，也不想知道。真是因为日本的斡旋？未必。也许出现投票的局面会使中国代表团更为尴尬，而投票结果是可以预料的，那样对中国代表团来说就会十分难堪了。然而，我宁愿相信尽管中国的烟草业力图维护自己的利益，但中国政府并没有放弃在签署《公约》时对国际社会的承诺。那时，代表中国签署《公约》的王光亚大使曾说："通过签署公约，中国再次向世界表明了它对世界卫生组织工作的支持和中国政府对控烟工作的重视。中国政府愿在公约的框架下加强同各国的合作，应对公共卫生领域的挑战，进一步完善中国的控烟工作。"[4]

当天，非政府组织将原先准备给中国代表团的脏烟灰缸奖改为了兰花奖，但并非授予中国，而是表扬甲委员会的，因为该委员会打破了僵局，寻求到了共识。

九、第九天——希望

参会的《公约》130 多个缔约方代表顶住来自烟草业的强大压力，本着公民健康权优先的原则，通过了旨在加强烟草制品成分管制与披露的《公约》第 9 条和第 10 条《实施准则》部分案文。烟草业输了，公共卫生赢了，各国代表团终于可以满意地回家了。

我想，中国代表团在会议上的某些表现只能看作是代表烟草业的表演，而不是一个签约国政府的行为。中国烟草业的政企合一体制，使烟草业的代表合法地进入了中国代表团，并影响了代表团的态度，干扰了中国和世界的控烟工作。他们把企业利益混同于国家利益，把企业行为混同于政府行为，给控烟工作设置种种障碍，在国际会议中的表现，损害了中国政府和人民的形象。这种政企合一的体制一定要改变。我希望两年后将在韩国举办的第五次缔约方大会上，再也看不到中国烟草业的身影，那时，我国代表团的声音将是真正以人为本、优先考虑保护公众健康权利的声音，让世界看到中国政府真正的控烟立场。

注 1：大会分成甲、乙两个委员会，且两个委员会会议同时进行。甲委员会主要讨论议题包括：援助资源和机制、报告和信息交换、拟订减少烟草需求的非价格措施和烟草制品成分管制准则、拟订相关议定书等；乙委员会主要讨论议题包括：缔约方会议议事规则、秘书处的运转安排、财务预算等。

写于 2012 年 11 月

信息来源

【1】媒体称白沙红塔山等 13 个品牌香烟重金属超标，人民网，2010 年 10 月 09 日，http://news.sina.com.cn/c/2010-10-09/120621239517.shtml。

【2】就劳动合同法问问劳动监管部门的"责"，人民网，2008 年 09 月 25 日，http://politics.people.com.cn/GB/80291/8104890.html。

【3】世卫组织总干事陈冯富珍博士的讲话，FCTC/COP3/DV/3，2010 年 12 月 18 日，http://www.docin.com/p-109250634.html。

【4】中国政府代表签署联合国《烟草控制框架公约》中国新闻网，2003 年 11 月 11 日，http://www.sina.com.cn。

给中国控烟"打分"

——记《控烟与中国未来——中外专家对中国烟草控制联合评估报告》发布

杨功焕

一、引言

2011 年 1 月 6 日，还有两天就是 WHO《烟草控制框架公约》生效 5 周年的日子。对于中国疾病预防控制中心控烟办公室来说，这一天是个不寻常的日子，因为《控烟与中国未来——中外专家对中国烟草控制联合评估报告》（以下简称《联合评估报告》）[1] 将在今天发布。得到内部信息的一些媒体，已纷纷来到发布会场。看到越来越多的参会者，想到今天要发布的报告以及过去一周多发生的事情，作为这个发布会主持人的我，心里感觉沉甸甸的。

鉴于这份报告坦率、直白地指出了中国烟草控制的问题，批评中国控烟履约不力，**原卫生部某些领导因担心发表这份报告可能会带来"负面影响"，本不同意发表**。六天前的下午，元旦假日前夕，中国疾病预防控制中心主任被请到卫生部谈话，要求他劝我不要发表这份报告，而控烟办的同事那时正在印刷厂等我的电话，决定是否开印这份报告。

发表还是不发表？生还是死？我遇到了一个"哈姆莱特"式的问题。

这份报告基于中国疾病预防控制中心的"烟草流行病学调查""吸烟所致的健康风险评估和经济评估"等多项研究成果。在此基础上，我们按照世界卫生组织提出的 MPOWER 政策工具包，[2] 使用 10 项定量指标，对烟草控制的 5 项主要政策（保护人们免受二手烟危害；提供戒烟帮助；警示烟草危害；全面禁止烟草广告、促销和赞助；提高烟草税）的执行情况进行了评价，分析中国控烟缓慢的原因。[3] 联合评价报告初稿完成后约请了国内外多位专家审阅。

形成这样一份诊断中国控烟为什么缓慢的科学报告，是为了据此寻找如何才能推动中国控烟进程的办法。这份报告凝聚了科学家所能贡献于中国控烟、贡献于保护民众的心血与智慧，我们必须发布这份报告。因为既然有关部门提出不能以中国疾病预防控制中心名义发表，那么，不得已而求其次，便决定以我和清华大学胡鞍钢教授牵头的联合专家组的名义发表。专家的学术研究报告，政府部门就无须、也不便硬加干预了。

2011 年 1 月 6 日上午 9 点，《控烟与中国未来——中外专家中国烟草使用与烟草控制联合评估报告》发布会在北京召开。我和胡鞍钢教授代表医学、公共卫生、经济和法学等不同学术领域的 58 位专家介绍了报告的主要发现和政策建议。来自公共卫生、法律、经济等领域的众多专家及国内外 80 多家媒体共 200 多人参加了本次发布会。此时，中国疾病预防控制中心主任也正通过视频在日内瓦关注着这次发布会议。（图 1）

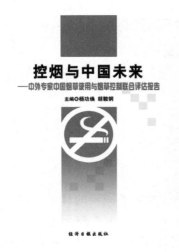
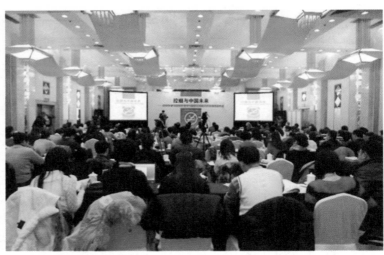

图 1　发布会现场

二、为什么发布《联合评估报告》？

为什么要坚持发布《联合评估报告》？第一，从健康的角度，烟草使用危害甚烈。报告指出，"过去 30 年来，中国男性吸烟人群和全人群二手烟暴露，一直维持在高水平，因此也成为世界上最大的烟草消费国，更是世界上因烟草使用而导致死亡人口最多的国家"。更重要的是，第二，从国家发展的角度，烟草业是全世界最大的"健康危害型产业"，而中国是世界上最大的烟草生产国，这与中国的发展方向背道而驰。为了中国的未来，转型烟草产业是必须的。这就是此次联合评估报告的主题：控烟与中国未来。为了中国人民的健康，为了我们子孙后代的健康，为了中国未来的繁荣富强，必须有效控烟。《公约》在生效 5 年之际，我们有责任向公众告知，中国控烟履约的成绩和不足，让全社会了解中国目前控烟履约工作最主要的困难和障碍是什么，以及导致这些困难和障碍背后的原因，为下一步推进控烟履约奠定基础。

三、《联合评估报告》说了些什么？

《联合评估报告》从经济和健康的关系出发，系统回顾了从 2006～2011 年 5 年间的控烟与反控烟活动；评价了控烟立法的现状和执行效果；描述了人们对烟草危害健康的知晓状况、态度的变化，以及人群吸烟、二手烟暴露和戒烟意愿的变化；估算了中国烟草流行带来的疾病负担和社会经济成本。在此基础上，对中国未来的烟草控制提出了八项政策建议。

简言之，《联合评估报告》说了四句话：

1. 烟草流行是中国慢性病快速上升的主要危险因素，而中国目前的吸烟率仍居高不下；

2. 烟草流行后果严重，已成为中国人群健康的"第一大杀手"；烟草业已成为中国最大的"健康危害型"产业，虽然在现阶段是"纳税大户"，但其付出的社会成本很大；

3. 至 2011 年，公约生效 5 周年时，中国的控烟效果微弱，实际控烟履约绩效得分很低，仅为百分制的 37.3 分；

4. 烟草业阻挠控烟工作是导致控烟效果不佳的根本原因。

《联合评估报告》指出，分析显示过去 10 年控烟工作虽有进展，但与《公约》要求差距很大。与其他缔约国的进展相比，中国的位置处在全球所有国家/地区的后 20%，极大落后于全球控烟进程。这种排名，与中国这样一个大国目前的社会经济发展状态非常不相称。

《联合评估报告》提出了八点建议，概括为三类：第一类是依据国家领导人的公开政治承诺，党政领导人应带头在公共场所禁烟；第二类是将控烟目标纳入《国家"十二五"规划纲要》，对全面控烟作出重大决策和战略部署，制定《国家全面控烟专项行动计划》，以及全国人大尽快制定《室内公共场所和工作场所免受二手烟烟雾危害法律》；第三类是改革烟草行业政企合一体制，限制烟草产业发展、促进全面转型。简单说来，就是公开政治承诺，制定控烟的国家行动计划，改变烟草业的政企合一的体制，促进烟草业转型。

《联合评估报告》最引人注目的是对中国政府控烟履约绩效的量化评估："5 项政策履行的平均分为百分制的 37.3 分，同 100 多个《公约》缔约国比较，各项政策的执行情况均排在最后几名"。该报告指出了导致如此槽糕履约的原因是利益集团的绑架："烟草业阻挠控烟工作是导致控烟效果不佳的根本原因"。报告还明确指出，烟草产业和环境污染产业一样，是"健康不安全"的产业。放任烟草流行，中国将成为最大的"健康危害型经济体"。中国要发展经济，成为世界强国，必须从"健康危害型经济"转向"健康友好型经济"。是否保护人民健康、有利人民健康，应当成为产业结构调整和经济转型的重要标准。只有这样，中国才有未来。这正是报告的主题：控烟与中国未来。

四、《联合评估报告》的反响

《联合评估报告》引起了社会强烈的反响。中央电视台及各主流媒体对此作了大量报道。中央电视台长达 24 小时的滚动报道，把该报告的主要结论传递到全国各地。据中国人民大学公共传播研究所《公约履约 5 周年专题监测报告》显示，短短半个月，对报告发布的报道总量达到 4227 条，删去重复报道后共计 437 条，平均转载率为 9.7 次/条。从"中国加入控烟公约 5 年仅得 37.3 分"、"中国失约"等新闻标题及论坛、微博的相关讨论表明，中国签署 WHO《烟草控制框架公约》5 年来的不理想表现已引发了广泛的社会关注。[4] 各主流媒体对该报告的结论均做了报道，有的以"我国控烟 5 年面临爽约，社会效益降至负600 亿"为题，全面报道了报告的内容；更多的媒体直接问责政府控烟乏力，如中国经济周刊的报道题目是《中国公布控烟成绩：37.3 分》等。

《联合评估报告》起到了很好的政策倡导作用。2011 年 3 月，"全面推进公共场所禁烟"写入中国社会经济发展十二五规划；2011 年 3 月，卫生部出台《公共场所卫生管理条例实施细则》，并于 5 月 1 日开始实施；2012 年末，中国控烟行动计划出台；2013 年 11 月，卫生计划生育委员会向国务院提交了《国家公共场所禁止吸烟（草案）》；2013 年末，中共中央办公厅和国务院办公厅联合发布了《关于领导干部带头在公共场所禁烟有关事项的通知》。[5]虽然这些进展不能都归功于"联合评估报告"，但是"联合评估报告"对控烟工作确实起到了推动和促进作用。

应当承认，一份报告并不能根本改变控烟无力的状况，控烟是一项综合的社会工程。这一份《联合评估报告》可以起到呼吁、警醒、促进、推动的作用，但根本改变中国控烟迟缓的状况，还有待于政府真正转变对烟草业利税的盲目依赖和社会非科学习俗的根本改观。否则，一时的压力和门面的应付，都无法改变控烟整体的软弱消极态势。

五、反思

《联合评估报告》的发布，一度使控烟成为一个社会议题，得到广泛关注，政府各部门也对专家学者的批评采取了积极回应的态度。这无疑是中国控烟履约历史中的一个亮点，一个高潮，也是中国控烟履约历史上的一个转折点。

为什么《联合评估报告》的发布得到社会的关注？因为讲了真话，而且坦率直白地讲了真话：给政府的履约绩效打了 37.3 分，直接批评了政府控烟履约不作为，指出利益集团的干扰。这和中国通常的公共卫生官方评估报告不同，这不是自上而下由官方布置的工作，而是由国内外公共卫生专家、医学专家、法律专家、经济学家、媒体记者的鼎力合作，是按照中国政府批准的 WHO《烟草控制框架公约》的标准，在科学调查基础上得出的结论。这个评价的权威性毋庸置疑。但这也是民间社会对促进烟草控制的一项公益行动。这是保证中国烟草控制取得胜利的最重要的基础。

《联合评估报告》的成功发布，让国家烟草专卖局（中国烟草总公司）很不高兴，有人说，"什么专家个人行为，难道还是专家个人出资开的会吗？"并希望国家卫生计生委予以追究，卫计委未曾理睬。国家卫生计生委在会议前曾要求不要发布报告，但最终并未阻止中外专家公开发布这一研究报告的科学评估结果。他们懂得，科学研究的成果是不能受某些利益集团阻止的。这应当是政府行为的底线。

《联合评估报告》发布已经过去了 7 年。7 年来，中国在控烟履约的道路上有了很多进展，但比起中国政府对履行《公约》的承诺，比起世界上大多数国家在控烟、保护人民健康方面所做的努力，依然存在很大的差距。

截止到 2016 年底，采用图形警示包装措施的国家 / 司法管辖区已达 105 个，覆盖世界人口的 58%。而中国的烟盒依然"美丽"如故；烟盒上的健康警语还是不传达任何有关吸烟所致健康危害的具体信息，更不用说把图形警示印上烟包了。卫计委 2013 年 11 月向国务院提交的《禁止室内公共场所吸烟条例（送审稿）》，至今已搁置了 4 年。中国烟草业依然政企不分，反控烟活动不断。中国的烟草控制需要更多《联合评估报告》这样自下而上的活动，以推动和促进烟草控制。也期盼政府按照健康中国的愿景，更加积极主动地控烟履约。

信息来源

【1】Yang GH，Hu AG，Tobacco Control and China' *Furniture-The Chinese and Foreign Expertise Joint Assessment Report on Tobacco Use and Control in China*"，Economic Time Press，Jan，2011，Beijing.

【2】WHO Report on the Global Tobacco Epidemic，2008：The MPOWER package. Geneva，World Health Organization，2008。

【3】Yang GH，Li Q，Wang CX，et al. Findings from 2010 Global Adult Tobacco Survey：implementation of MPOWER policy in China. Biomed Environ Sci. 2010 Dec；23（6）：422-9.

【4】中国人民大学公共传播研究所，《烟草控制框架公约》五周年专题监测报告，2011年1月。

【5】中共中央办公厅、国务院办公厅印发《关于领导干部带头在公共场所禁烟有关事项的通知》，新华网，2013年12月29日。

挺控烟·再十年

——中国签署 WHO《烟草控制框架公约》十周年

新探健康发展研究中心

一、背景

烟草致命如水火无情，控烟已成为全人类的共识和意愿！2003 年 5 月，挽救生命的 WHO《烟草控制框架公约》（以下简称《公约》）诞生了，这是世界卫生组织第一个具有国际法约束力的全球性公约，也是针对烟草的第一个世界范围多边协议。2003 年 11 月 10 日，中国政府签署了《公约》。《公约》的签署表示中国政府完全认同烟草流行是一个对公众健康具有严重后果的全球性问题，决心优先考虑保护公众健康的权利；《公约》的签署扬起了控烟远航的风帆。

2013 年我们迎来了《公约》十周年纪念。十载光阴荏苒，回顾过去，十年风雨，十年追求。这十年是政府和各界人士逐步认识烟草危害的十年，这十年是我们为遏制中国烟草流行趋势顽强拼搏的十年。

二、"挺控烟·再十年"研讨会

2013 年 11 月 18 日，由新探健康发展研究中心和中国医学科学院基础医学研究所联合主办的"挺控烟再十年——中国签署 WHO《烟草控制框架公约》沙龙"在京举行。[1]数十位公众人物、法律专家、公共卫生界专家及媒体工作者参加会议。与会者共同回顾了中国控烟走过的十年历程，为下一个十年如何在排除烟草业的干扰，加快控烟步伐，遏制烟草流行方面取得实质性进展出谋划策。

（一）呼吁控烟要"同心协力 坚持不懈"

新探健康发展研究中心主任王克安发言"发达国家，例如美国，几乎用了 40 年的时间使吸烟率降低了一半，即到今天的 20% 以下。我们通过努力，是否也可以在 2025 年，也即我国人大批准《公约》20 年之际，使我国吸烟率降到 20% 甚至更低。世界卫生组织已经提出了行之有效的控烟综合措施（MPOWER），关键是如何去落实"。他强调，控烟需要全社会的参与，需要卫生、法律、经济、大众传媒界的参与，需要科技、教育、文艺体育、工商界的参与，需要民间组织、公众人物、意见领袖的参与"。

新探健康发展研究中心的官方微博"控烟集结号"[2]自 2013 年 5 月开通以来得到了各方的积极响应，希望通过微博这样的新媒体形式，动员更多的人来参与和支持控烟，本次会议特别邀请了一些大V（公众人物）和专家，会上举办方感谢了大家对控烟工作的关注，并表示敬意，也希望大家今后对控烟工作给予更大的支持，让"控烟集结号"吹得更嘹亮。

（二）杨功焕教授回顾十年控烟历程

她将十年的履约过程总结为：有进展、有纠结，有艰难，也有欣慰。

1. 进展：控烟力量逐渐壮大，控烟氛围逐渐浓厚。政府机构对控烟的意识逐渐增强：无烟环境建设项目促进社会风气改善，地方无烟环境立法开始显现效果，无烟环境意识逐步深入人心。但是这些进展，远低于人们的期望。

2. 纠结：控烟步伐缓慢，在国际舞台上中国控烟表现黯然无色。多项评估显示我国控烟干预措施落实不力，控烟履约绩效很差。由于烟草业反对图形警示上烟包，从国际会议上捧回了脏烟灰缸奖。现行《广告法》不能有效约束烟草业行为，烟草广告促销赞助随处可见，且借助新媒体有愈演愈烈之势。公共场所至今尚无有效全面的禁烟措施，7.4亿人饱受二手烟危害。

3. 艰难：控烟的阻力来自多个方面。首先，中国烟草业无孔不入的产品营销和对控烟工作的各种干扰活动已经变得更为隐蔽，也更为猖狂和肆无忌惮。而我国烟草业政企不分的体制更是当前控烟工作的最大障碍。烟草业的反控烟凸显利益集团无视公众健康权，逆潮流而动。烟草业对控烟的严重干扰给控烟履约设置了重重障碍，使得控烟的道路崎岖不堪，步履艰难。其二，我国这样一个烟草生产和消费名列世界第一的大国，要改变吸烟、敬烟、送烟陋习涉及到移风易俗，需要时日；其三，巨额烟草利税使一些决策者难以"忍痛割爱"。

4. 欣慰：人们高兴地听到了来自最高层"关注民生，以人为本"的声音：我们看到地方政府创建无烟城市的决心；我们看到越来越多不同领域的专家参与控烟；我们看到大众传媒对控烟表现了极大关注；我们看到了社会组织和广大志愿者在执着地为推进控烟而努力。

（三）下一个十年做什么？

基于中国不令人满意的控烟现状，与会者一致认为，国民健康既是实现"中国梦"的基础，也是"中国梦"的重要组成部分。控烟正是为了提高国民的健康水平，控烟工作的好坏也体现了社会的文明和进步。遏制烟草流行需要社会各界的关注与支持。更需要政府部门展现改变现状的意愿和决心。

为了有力推进中国控烟进程，与会专家一致认为，在当前履约环境下，唯有完善控烟法制才能从根源上控制烟草流行。并就"构建无烟环境"及"禁止烟草广告促销赞助"进行了热烈讨论。专家们认识到，摆脱烟草经济需要远见，创建无烟环境需要决心。控烟远航遇风浪，控烟道路有曲折，但前进方向永远不会改变。为了保护当代和子孙后代避免由于烟草消费和接触烟草烟雾而遭受毁灭性的健康、社会、环境和经济后果，必须坚定控烟信心，排除万难，去争取胜利。军号早已吹响，战鼓声声不断，需要的是同心协力和坚持不懈！

与会者呼吁尽快出台国家层面的无烟环境法规，让每一个公民享有安全、健康的生活和工作环境。立即修改现行《广告法》，全面禁止所有的烟草广告、促销和赞助。

在写有"挺控烟再十年""禁止烟草营销""给我们的孩子一个无烟的未来"等的倡议板上，参会嘉宾和专家郑重地签上了自己的名字。

他们热切期望：下一个十年，中国能和世界其他发达国家比肩！成为国际控烟履约的模范。

信息来源

【1】挺控烟再十年——中国签署 WHO《烟草控制框架公约》十周年。新探中心网站，2013 年 11 月 18 日，http：//www.healthtt.org.cn/Item/Show.asp?d=2858&m=1。

【2】微博"控烟集结号"，https：//weibo.com/tobaccofreeassembly?topnav=1&wvr=6&topsug=1&is_all=1。

人民大会堂的"红"与"黑"

新探健康发展研究中心

在天安门广场的西侧，就是人民大会堂。第五版人民币的百元大钞的背后，展现着人民大会堂的雄姿。人民大会堂是一座最具政治意义的建筑，是我国的最高权力机构——全国人民代表大会办公的场所和开会的地方。她代表着我们国家的形象，成为全世界瞩目的焦点。这个全国人民景仰和向往的地方、全国各族人民心中的神圣殿堂，见证了WHO《烟草控制框架公约》在中国的生效，助推了中国履行WHO《烟草控制框架公约》（以下简称《公约》）进程。无烟两会消除死角，行使人民当家做主权利的人民大会堂传递着风清气正。然而红色的人民大会堂，如今还是卷烟商标，红色的本底被烟熏火燎，留下的是浓浓的烟味，还有拭不掉的黑色。人民大会堂不容抹黑。

一、人民大会堂见证了中国履约的进程

中国烟民数量世界第一，不容置疑。中国政府对人民健康的关注，同样不容置疑。

（一）"烟草：不断蔓延的瘟疫"

这是在北京，在人民大会堂凝聚的共识。

1997年8月24日，世界烟草或健康大会在北京人民大会堂举行。

中国国家主席江泽民出席，来自世界一百零三个国家和地区的一千八百多名代表参会。本届大会由中国吸烟与健康协会和中华医学会承办，全国人大常委会副委员长吴阶平担任大会主席。[1]

（二）中国控烟从人民大会堂起步

1. 2005年8月28日，人民大会堂召开第十届全国人大常委会第十七次会议

会议决定批准于2003年5月21日经第56届世界卫生大会通过的世界卫生组织《烟草控制框架公约》。我国成为第77个签约国，10月11日正式向联合国交存了批准书，90天后《公约》在我国生效。这是由世界卫生组织主持制定的第一部全球性公约，为各国提供一个综合性烟草控制措施的框架，以便使烟草使用率和接触烟草烟雾持续大幅下降，从而保护当代和后代免受烟草消费和接触烟草烟雾对健康、社会，环境和经济造成极具破坏性的影响。

2. 2005年10月13日，中国政府履行《公约》启动仪式在人民大会堂隆重举行

作为世界第一大烟草生产和消费国，中国政府表明控烟的坚定态度。时任国家发展改革委副主任欧新黔说："中国政府一贯支持国际社会采取控烟措施，积极参与并推动《公约》的形成。中国政府将进一步完善烟草控制的有关法律法规，坚决控制烟草的破坏性影响。"

庄严雄伟的人民大会堂，见证了《公约》在中国的生效，助推了中国履行《公约》进程。

3．2007 年 5 月 29 日，世界无烟日主题会议"创建无烟环境"在北京人民大会堂举行

世界卫生组织驻华副代表司徒农博士向中国疾病预防控制中心副主任杨功焕教授、新探健康发展研究中心主任王克安教授、北京朝阳医院院长兼 WHO 烟草或健康合作中心副主任王辰教授颁发世界卫生组织世界无烟日纪念奖证书和奖章，以表彰他们多年来为中国控烟事业所做的贡献。

4．2007 年 12 月 15 日，中国控烟与履约高层研讨会在北京人民大会堂召开

会议主题为"推动履行《公约》，创建无烟办公环境"。全国人大常委会副委员长韩启德、卫生部部长陈竺、中华预防医学会会长王陇德、WHO 驻华代表处克里斯·塔诺（Cris Tunon）博士发表重要讲话。包括陈竺和六位中国科学院院士在内的百余位专家，联名签署了"政府以身作则，共创无烟环境"的中国控烟与履约高层研讨会倡议书，与会专家一致呼吁：国家机关各部委办公场所率先做到全面禁烟，鼓励各级政府办公机构制定政策，全面禁烟。国家机关各部委应严格要求所有工作人员遵守在公共场所和工作场所禁止吸烟的规定，鼓励并帮助吸烟者戒烟。国家机关认真全面履行《公约》，带动全社会创建 100% 室内无烟环境。[2]

5．2008 年 10 月 21～22 日，第二届两岸四地烟害防制交流研讨会在北京人民大会堂举行

大会由中国控制吸烟协会、台湾财团法人董氏基金会、香港吸烟与健康委员会和澳门戒烟保健会两岸四地的非政府组织共同主办，旨在为两岸四地控烟非政府组织、专家、学者和志愿者搭建一个交流的平台，分享控烟信息与经验，推动两岸四地的控烟工作。

6．2012 年，中国红十字会与盖茨基金会联合在人民大会堂启动"创建无烟环境"项目

与会者呼吁通过政策倡导和改变公众习惯，减少烟草烟雾危害，保护生命健康，加大履行 WHO《烟草控制框架公约》力度，包括提高烟草税和烟草价格，全面禁止烟草赞助、广告、促销以及促进开展室内公共场所禁烟等。[3]

7．2014 年 12 月 17 日，中国企业职工控烟教育项目在人民大会堂启动

该项目由中国疾控中心控烟办等支持，以工作场地为基础，以职业人群为对象进行综合性控烟教育和干预研究，目的是创建健康的工作环境，增强员工的健康意识，形成"追求健康，放弃吸烟"的群体共识，为吸烟者创建支持的社会文化戒烟环境。通过对企业职工进行吸烟有害健康的教育以及科学戒烟的理念，让更多的人明白戒烟的必要性，通过戒烟，有效的保证了工作环境的控烟效果，将烟雾的危害降低最低，使得人们身体更加健康。[4]

二、无烟两会的是与非

"请撤掉两会会场的烟灰缸！""人大代表、政协委员应带头戒烟！"无烟两会的倡议，在彰显人民最高权力的地方——人民大会堂启航。"无烟两会"，是指在"两会"期间，一切会议场所、工作场所和所有室内场所，实现百分之百无烟。无烟两会说起来容易，做起来并不容易。

2010 年，在"两会"即将召开之际，新探健康发展研究中心发起，15 位致力于控烟工作的卫生健康领域的著名专家致函全国人大第十一届三次会议大会主席团和全国政协第十一届三次会议大会主席团，向"两会"的代表 / 委员倡议，把本届"两会"开成一次"无烟两会"。[6]

2011 年"两会"即将召开之际，致力于推进全面无烟环境的 34 个城市向大会主席团、"两会"代表和委员们发出"无烟两会"倡议。[7]倡议书写道：希望两会主席团能号召参加"两会"的代表、委员以及所有工作人员做到不在室内吸烟；拒绝任何形式的烟草赞助；拒绝将烟草制品作为礼品送给参会人员，希望无烟的"两会"，成为健康中国的新起点。

无烟两会的建议提出数年，执行并不理想。全国政协委员方来英回忆，2013 年的全国政协会议开幕式前，多位委员聚集在人民大会堂东门，以及驻地走廊上、电梯间内抽烟的情景，被媒体拍下照片在网上流传。[8]

新曙光在 2013 年年末出现。中办、国办印发《关于领导干部带头在公共场所禁烟有关事项的通知》，对领导干部不能在公共场所吸烟、应劝阻他人吸烟，各级党政机关公务活动中严禁吸烟等提出明确要求和规范。无烟两会真的开始了吗？

"禁烟"看似具体细微，其实折射作风大问题。中国预防医学会等 8 家非政府组织发出倡议：把 2014 年的两会开成真正的"无烟两会"，以此保护人民健康，提倡良好社会风尚，推动无烟环境建设。[9]

2014 全国两会期间，搜狐健康特别发起"无烟两会•出彩中国"倡议和专题报道，钟南山院士、张伯礼院士、吴以岭院士、王陇德院士等两会代表委员和社会知名人士参与"无烟两会•出彩中国"公益宣传短片的拍摄，同时邀请多位代表委员拍摄控烟宣传照片；并开放网络上传平台，征集网友关于日常生活中不文明的"二手烟"行为和控烟好榜样，征集网友的控烟建议。"无论是人民大会堂前的台阶立柱处，还是广场上，已经很少有人吸烟了。"已连续 7 年关注控烟的全国人大代表、江苏省盐城市疾控中心主任沈进进说，"我们要的不仅是无烟两会，更要的是全国无烟环境，将国家无烟环境上升为法律层面。"在北京、天津、吉林、山东、深圳、南昌、杭州、郑州等多个省、市级两会，已率先实践无烟两会。会场驻地公共场所看不到烟灰缸，代表委员的文件袋中多了一份严禁在公共场所吸烟的规定。

2015 年，无烟两会传递"指尖儿"上的清新会风。中国控制吸烟协会、新探健康发展研究中心两家控烟机构联合向全国人大、全国政协寄出《关于将 2015 年两会办成"无烟两会"的倡议书》，[10]倡议书内容主要包括：建议"两会"期间实现百分之百无烟。2015 年两会实行严格控烟，人民大会堂洗手间也绝不允许抽烟。而白岩松在人民大会堂开会时，在洗手间却发现烟头和浓烟味。白岩松吐槽："怎么说呢？在小处都不能忍耐自己那一点点瘾，在谋国家大略方针的时您能去谋好吗？"

2015 年 6 月 1 日，被誉为全国最严厉控烟"法令"的《北京市控制吸烟条例》，明确室内公共场所、工作场所、公共交通工具内以及人员密集的室外公共区域和行人主要通道

100% 禁止吸烟。2016 年的全国两会，能否做到 100% 无烟，是"无烟北京、健康北京"最好的试金石。全国人大要求来北京履职的全国人大代表自觉遵守 2015 年 6 月实施的《北京市控制吸烟条例》。往年各驻地会议室外的吸烟角已经被取消，代表们被告知在公共场所吸烟需要到室外。人民大会堂大堂休息区等公共区域，都不再摆放烟灰缸等物品，就连代表们的住房内，也都不摆放烟灰缸。全国人大常委会秘书处还将派出暗访组，对会议现场禁烟情况进行调查，一旦发现吸烟行为将予以通报批评。

三、烟盒商标的罪与罚

（一）定格中国控烟履约的人民大会堂，让人匪夷所思的是，它竟然还是一种卷烟品牌

新中国成立后，人民大会堂入选当时的全国 10 大建筑，营口卷烟厂即以人民大会堂为商标进行注册。专用年限自 1960 年 11 月 30 日起，至 1980 年 11 月 29 日止。这份带有历史见证的"中央工商行政管理局商标注册证"至今被该厂保存完好。因商标文字、图形改变等原因，至今已分别注册了 4 次，并在 1995 年 2 月 15 日至 2005 年 2 月 14 日获得续展有效期限。[5]（图 1）

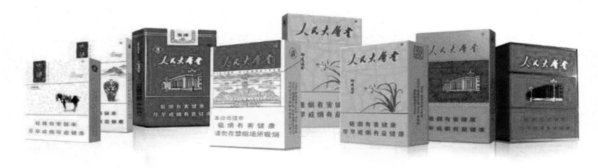

图 1 "人民大会堂"卷烟

（二）"人民大会堂"作为卷烟商标备受公众质疑

人民大会堂作为全国人民乃至世界人民所熟知的特定建筑物，是国家威严的精神象征，不应成为民法意义上财产权的客体，更不应商业化使用。从维护国家法律威严和国家权威的角度出发，国家商标局应当依职权对"人民大会堂"以及类似商标予以撤销。国有资产监管部门负有就"人民大会堂"商标许可使用所获利益查明去向的职责。

中国人民大学法学教授刘俊海表示，人民大会堂是国家权力机关权力运转的一个重要的工作场所，容易使人联想到国家机关。这一用语的商业性使用一直以来饱受质疑，对于在广告中打上如"人民大会堂专用"等字样是否合法。

"人民大会堂"被注册为商标是与我国《商标法》的相关规定抵触。我国《商标法》第十条规定："下列标志不得作为商标使用：同中华人民共和国的国家名称、国旗、国徽、军旗、勋章相同或者近似的，以及同中央国家机关所在地特定地点的名称或者标志性建筑物的名称、图形相同的"，作为全国人民代表大会召开会议的地点以及其他重要国事活动举办地，人民大会堂当然属于所引法条中的"特定地点的名称或者标志性建筑物的名称、图形"。

《公约》第 11 条关于烟草制品的包装和标签明确规定："烟草制品包装和标签不得以虚假、误导、欺骗或可能对其特性、健康影响、危害或释放物产生错误印象的手段推销一种烟草制品，包括直接或间接产生某一烟草制品比其他烟草制品危害小的虚假印象的任何词语、描述、商标、图形或任何其他标志……"。

全国人大代表、惠州市科协主席黄细花建议，工商部门应对烟草制品的商标及名称重新审核。禁止使用"中华""中南海""人民大会堂"等关系国家、民族和党中央、国务院荣誉的商标品牌，也不得使用"黄鹤楼""黄山""熊猫"等国家文化标志性景物等名称作为商标品牌。

（三）烟草业借"人民大会堂"不择手段地做广告

"'人民大会堂'一包真正好抽的烟"——销售终端散发的烟草广告。（图 2）

2017 年，红塔辽宁烟草有限责任公司微信公众号"人民大会堂"发布"千万豪礼，为爱袭来：3.19 相约香格里拉婚博会"一文，其中有红塔辽宁烟草有限责任公司生产的"人民大会堂"卷烟品牌烟草广告。

新修订的《中华人民共和国广告法》第 22 条已经规定"禁止在大众传播媒介或者公共场所、公共交通工具、户外发布烟草广告"。《互联网广告管理暂行办法》第五条规定：禁止利用互联网发布处方药和烟草的广告。红塔辽宁烟草有限公司利用微信公众号发布烟草广告，违反了《广告法》和《互联网广告管理暂行办法》的规定。对于这样违法和违规的行为，有关部门不能灯下黑。

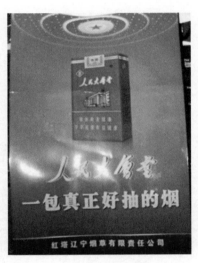

图 2 "人民大会堂"卷烟广告

人民大会堂是中国的政治舞台，也是全国人民敬仰和向往的地方，不应成为民法意义上财产权的客体，更不应商业化使用。人民大会堂当作卷烟商标，该是叫停的时候了！

信息来源

【1】1997 年 8 月 24 日世界烟草或健康大会在北京举行，中国共产党新闻网，1997 年 8 月 24 日，http://cpc.people.com.cn/GB/64162/64165/68640/68664/4725147.html。

【2】共创无烟环境 政府作表率，科学网新闻中心，2007 年 12 月 20 日，http://news.sciencenet.cn/sbhtmlnews/20071221050511140197287.html。

【3】中国红十字会与盖茨基金联合启动"创建无烟环境"项目，新华网，2012 年 2 月 22 日，http://news.163.com/12/0222/18/7QSV43A300014JB5.html。

【4】"中国企业职工控烟教育项目"正式启动，新华网，2014 年 12 月 19 日，http://sn.ifeng.com/shanxidifangzixun/xianyang/medical/detail_2014_12/19/3312284_0.shtml。

【5】老品牌遭遇新困惑"人民大会堂"商标面临争议，人民网，2002 年 1 月 10 日，http://news.sohu.com/32/57/news147625732.shtml。

【6】重磅专家联合倡议：两会会场应该百分之百禁烟，搜狐健康，2010 年 3 月 2 日，http：//health.sohu.com/20100302/n270530790.shtml。

【7】全国 306 家单位共同倡议"无烟两会"，新华网，2011 年 2 月 28 日，http：//www.ce.cn/ztpd/xwzt/2011lh/xinwen4/201102/28/t20110228_1497720.shtml。

【8】多名代表委员将联名倡议无烟两会，新京报，2014 年 2 月 29 日，http：//finance.ifeng.com/a/20140228/11767212_0.shtml。

【9】"无烟两会"为控烟做示范，新民网，2014 年 3 月 4 日，http：//finance.ifeng.com/a/20140304/11796213_0.shtml。

【10】16 个城市制定公共场所禁止吸烟法律，法制日报，2015 年 2 月 28 日，http：//www.china.com.cn/legal/2015-02/28/content_34912208.htm。

"两会"总有控烟的一席之地

李金奎

一、背景

"两会"是对自 1959 年以来历年召开的中华人民共和国全国人民代表大会和中国人民政治协商会议的简称。全国人民代表大会是最高国家权力机关，人民代表大会制度是实现人民当家做主的根本政治制度。根据《宪法》的规定，全国人民代表大会具有全权的和最高的地位，中国人民政治协商会议主要职能是政治协商和民主监督，组织参加政协的各党派、团体和各族各界人士参政议政。"两会"召开的意义在于将"两会"代表/委员将从人民中得来的信息和要求进行收集及整理，传达给党中央。"两会"代表/委员是代表着广大选民的利益，向政府有关部门提出选民们自己的意见和要求。

烟草是人类健康的致命杀手，为遏制烟草流行，WHO《烟草控制框架公约》（以下简称《公约》）呼吁所有国家开展尽可能广泛的国际合作，控制烟草的广泛流行。《公约》为中国的控烟工作带来新的机遇与挑战。时至 2019 年，《公约》在中国生效已满 13 年。在这 13 年间，两会控烟的呼声日益高涨。而在"两会"期间全国人民大表和政协委员关于控烟的建议将有力地推动中国控烟进程。

二、两会建议推动控烟政策出台

两会是推动政策出台的最佳契机。因此，自 2007～2019 年，民间控烟机构新探健康发展研究中心每年都在两会前组织各领域专家召开控烟政策建议讨论会，提出控烟政策建议。然后举办座谈会，邀请关心公众健康、关注控烟的"两会"委员和代表召开座谈会，交流听取民众有关控烟的建议，以期控烟建议和提案能走进"两会"。十二年来，参加座谈会的人大代表和政协委员近 180 人次。（图 1）

2007 年首次提出《关于制定〈烟草危害控制法〉的建议》，并通过与两会代表/委员向两会递交控烟相关提案和议案。截至 2019 年，连续 13 年共向全国两会代表/委员提出控烟政策建议达 130 条次。建议主题涉及：全国控烟立法、烟草政企分开、图形警示上烟包、调整控烟履约机制、出台国家控烟规划、修订广告法、慈善法、禁止烟草广告促销和赞助、提高烟草税收和价格、倡导无烟两会、无烟影视、加强烟草制品成分管制及披露等十几个方面。每年都有代表/委员积极地向大会提出促进中国控烟履约的相关建议和提案。（图 2）

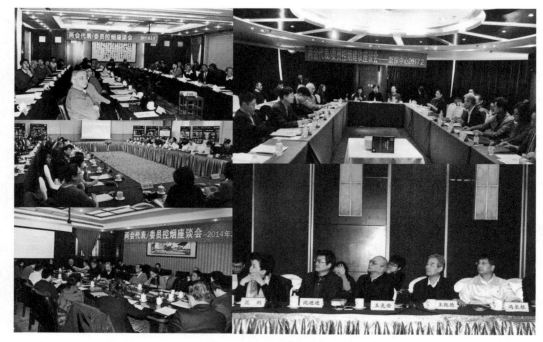

图 1　历年两会代表 / 委员座谈会

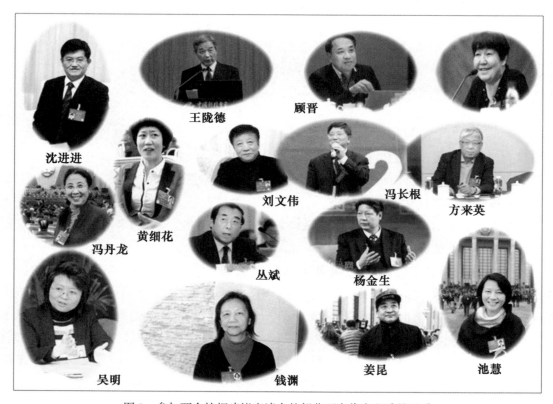

图 2　参加两会控烟建议座谈会的部分两会代表和委员风采

三、控烟信息走进两会

（一）两会特刊——控烟工作专辑

2010～2012 年连续 3 年，由中国新闻周刊、中国疾病预防控制中心、新探健康发展研究中心合作编写了《两会特刊——控烟工作专辑》，送达两会驻地，向更多的两会代表／委员大力进行控烟宣传和倡导，发放专辑达 6000 余册。（图 3）

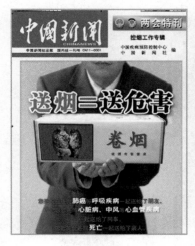
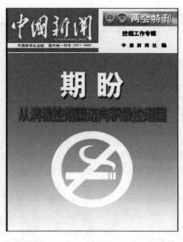
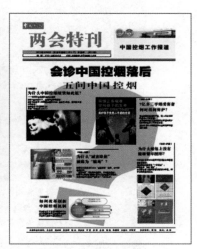

2010年   2011年   2012年

图 3　2010～2012 年《两会特刊—控烟工作专辑》

1. 2010 年《两会控烟特刊——工作专辑》

从烟草的危害、我国控烟履约工作取得的成绩和面临的挑战三个方面，论述了我国控烟履约工作仍有很长的路要走，需要政府和各界的积极努力，才能保障人民的健康和履行一个负责任大国的庄严承诺。

提出吸烟是中国严重的公共卫生问题：吸烟导致慢性病快速上升、加重疾病负担；我国人群吸烟和二手烟暴露处于高台期，持续不降；烟草对我国青少年的危害令人担忧；吸烟严重影响了社会和经济的发展。政府及社会各界积极支持控烟履约工作，但中国控烟履约形势依然严峻：国家层面控烟立法缺位，现行相关法律执行不力；控烟工作缺乏强有力的协调机制；烟草企业利用政府的公权力，消解控烟履约协调机制的职能和效力；国家对控烟履约的投入严重不足。

政策建议：在国务院层面建立控烟履约领导机构；出台国家烟草控制中长期规划；推进国家层面的控烟立法工作并推动有效实施；推动行政管理体制改革进程，促进烟草业政企分开；强化国家、省级政府和相关执行机构的控烟能力建设；定期向人大报告控烟履约进程。

2. 2011 年《两会控烟——工作专辑》

该专辑指出了中国控烟现状：控烟效果微弱，吸烟率居高不下。烟草流行后果严重，成为健康"第一大杀手"。解析控烟履约绩效低的根本原因是烟草业干扰。就如何从消极控烟国转变成积极控烟国，提出了9点建议（图4）。

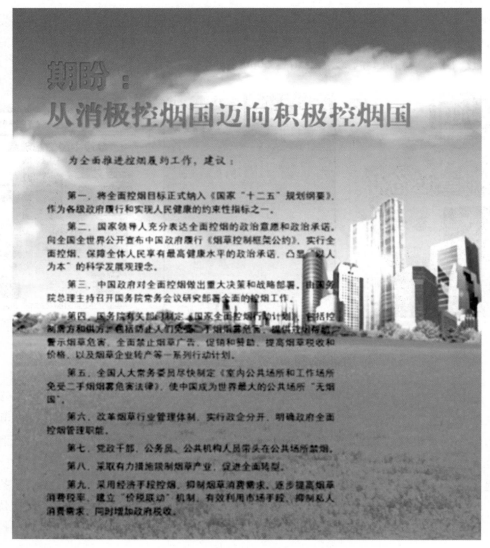

图4　为全面推进控烟履约工作建议

3．2012年《两会控烟——工作专辑》

八个整版围绕"会诊中国控烟落后"这个主题，五问中国控烟：一问为什么中国控烟绩效如此低？二问为什么烟包上没有健康警示图形？三问为什么"减害降焦"被称为"骗局"？四问如何改革创新中国控烟机制？五问7亿多二手烟受害者何时得到保护？

（二）2017年两会期间人民政协报控烟专版

2007年3月7日人民政协报以专版形式，整版刊登了新探健康发展研究中心编撰的两篇控烟专题文章（图5）。

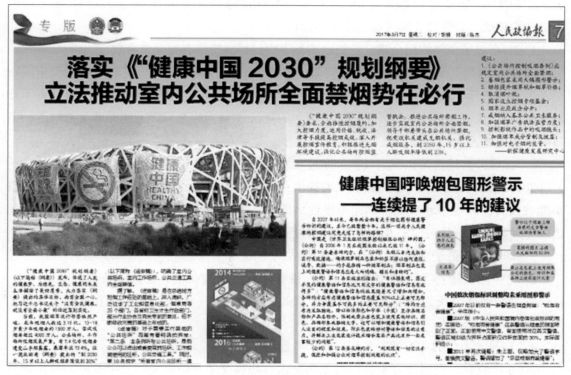

图 5 人民政协报控烟专版

1. 落实《"健康中国 2030"规划纲要》，立法推动室内公共场所全面禁烟势在必行

要点：①可喜的进步：2014 年《公共场所控制吸烟条例（送审稿）》明确了室内公共场所、室内工作场所、公共交通工具内全面禁烟。②可能的大倒退：2016 年版《征求意见稿》与 2014 年版《送审稿》的主要差别是室内公共场所是否要全面禁止吸烟。③民望和决心：禁烟立法只能进步，全面无烟成为共识。

2. 健康中国呼唤烟包图形警示——连续提了 10 年的建议

要点：自 2007 年以来，每年的两会都有关于烟包图形健康警示标识的建议，至今已经整整 10 年。这样一项关乎人民健康的控烟建议究竟走过了怎样的路程？呼吁国家相关部门要确定烟草制品包装上的图形警示内容，并尽早在所有卷烟制品包装上印制大幅图形警示。

四、两会的控烟声音和烟草业的狡辩

（一）代表/委员积极支持控烟

2017 年全国"两会"期间，全国人大代表、贵州省文联副主席姚晓英建议国务院法制办本年度尽快发布并实施《公共场所控制吸烟条例》，她连续两年在全国"两会"上提交与控烟相关的建议；全国政协委员冯丹龙、杨金生等也提出了希望《公共场所控制吸烟条例》能够尽快颁布的建议。全国人大代表顾晋领衔提出议案，建议尽快制定《中华人民共和国吸烟控制法》。全国人大代表、江苏盐城市疾病预防控制中心主任沈进进多次提出警示图形上烟包的建议。各位代表同时还提出 9 项建议：

1. 一个提了十年的两会建议：警示图形上烟包提醒吸烟有害非常有效

2017 年两会上全国人大代表、江苏盐城市疾病预防控制中心主任沈进进在接受中国网记者采访时表示，自己长期以来关注控烟问题。"我国控烟工作在向前迈进，但有些方面却停滞不前。"沈进进多次提出警示图形上烟包的建议："这对提醒吸烟有害是非常有效的，但目前没有进展。"

2. 加快公共场所禁止吸烟条例公布迫在眉睫

2017 年 3 月 7 日，两会代表姚晓英提出：加快禁烟条例公布迫在眉睫；公众健康权益不能被损害，因吸烟和吸二手烟而患慢性病的人，生活现状让人担忧，这是对他们幸福指数的一种破坏，也是对国家人力资源的一种伤害。

3. 单包烟不低于 10 元：对青少年控烟尤为奏效

2017 年两会政协委员刘文伟介绍说，税收和价格手段在世界各国的控烟政策运用中，已经被经验性地公认为是最有效的单项控烟政策措施，这一手段对青少年和低收入人群尤为奏效。

4. 冯丹龙委员的"控烟"系列提案"六连环"

2016 年两会，全国政协委员冯丹龙向全国政协提交了 9 份提案，其中 6 份涉及控烟及戒烟服务相关内容，被称为控烟系列"六连环"。重点建议"戒烟服务纳入社区慢病管理模式"和"将戒烟服务纳入社会医疗保险报销范围"两项提案，还提出《关于进一步提高烟草税和烟草价格的提案》和《关于在烟草税中设立一定比例，用于补充医疗保险不足和开展控烟相关活动的提案》。用烟草税治疗烟草相关疾病，保证国家在控烟工作上有持续和稳定的投入。"六连环"中的最后一环，也是"闭合环"，是《关于加快实现控烟履约，加强对全国公共卫生公益热线 12320 的戒烟服务宣传的提案》。

5. 全国人大尽快制定和实施公共场所禁止吸烟法

2014 年两会中，北京团共有方新、闫傲霜、高丽朴 3 位代表领衔提出 4 件议案，其中方新等 37 名代表联名提出议案，建议全国人大尽快制定和实施中华人民共和国公共场所禁止吸烟法，切实保护公民健康免受烟草和二手烟的伤害。代表们认为，立法是推进控烟工作的最有效手段。尽快推进控烟立法，把中央的控烟号召以法律形式固定下来，现在正是最好的时机。

（二）烟草业的反控烟狡辩

1. 烟盒上印警示图标不符合中国文化传统

2016 年两会，针对一些国家立法规定在烟盒上印制烂肺、烂口、骷髅等"重口味"警示图形，全国人大代表、烟草专卖局副局长段铁力表示，在烟盒上印警示图标不符合中国文化传统，且目前没有增加图标的打算，此举引起了社会广泛质疑。[1]

【媒体评论】选摘：

《北京青年报》2016.03.16

以"不符合中国文化传统"为由反对在烟盒上印制"重口味"警示图标，并不是烟草管理部门的一个新鲜说辞。如早在2008年《烟草控制框架公约》缔约方会议上，中方代表团就曾有代表表示："这涉及文化和民族感情"。这被视为"宁要漂亮的烟盒，不要公民的健康"，一度引起较大争议。可尽管并不新鲜，这种拿"文化"说事的反控烟说辞，仍明显缺乏说服力。烟盒上的警示图标，能与"中国文化传统"扯上什么关系？将"重口味"警示图标印上烟盒究竟哪里不符合中国文化传统了？如果说健康警语上烟包有悖于我国的民族文化和传统习俗，那我们的文化与香港特区、台湾地区文化有什么不同？囿于巨额烟草税收，基于自身利益，烟草部门无意采取像在烟盒上设置警示图标这样更严厉有效的控烟措施，当然并非完全不可理解。问题是，目前我国烟草管理部门不仅是烟草的生产经营者，也是肩负控烟使命、代表广大社会利益的公共管理者，岂能只维护部门利益，而不顾广泛社会公共利益。

2．禁烟可能会影响社会稳定

2007年3月全国"两会"期间，全国政协委员、中山大学公共卫生学院教授方积乾指出控烟是中国政府的郑重承诺，关系到中国政府的国际形象。中国政府控烟力度不足，收效不佳，以致烟草需求与供应两方面都不降反升，呼吁加大禁烟力度。时任国家烟草专卖局副局长的张宝振说："我们很重视吸烟有害健康，但没有烟又影响稳定。本人加一句，还会影响和谐社会的建设。"[2]

【媒体评论】选摘：

《搜狐新闻》2007年03月09日：禁烟影响社会稳定？

禁烟影响稳定？如果此逻辑成立，禁止赌博、腐败也影响社会稳定，岂不荒唐！吸烟危害健康，人的健康没了，家庭的稳定也就没了，推而广之，社会也就不稳定了。也就是说，禁烟力度不大，放任尼古丁肆虐，才影响社会稳定呢！……从社会效益看，禁烟利绝对远远大于弊，也因为此，很多国家与地区不断出台越来越严厉的禁烟措施。加大禁烟力度，禁烟究竟影响谁的"稳定"？不言自明。

五、领导干部禁烟令刮起两会控烟新旋风

（一）无烟两会进行时

1．有利的背景

《公约》在我国生效以来，许多地方都在创建无烟城市，立法禁止在室内公共场所和工作场所吸烟。

2008年北京市在制定公共场所禁止吸烟规定后，成功地举办了"无烟奥运"。

2009年上海市完成公共场所禁烟立法后，2010年成功地实现了"无烟两会"。

2．全国两会理应成为典范

全国人大是最高立法机关、全国政协是最为重要的参政议政机构。每年的"两会"举国瞩目，专家们倡议把"两会"开成"无烟两会"，是希望最高立法、参政机构，以其示范行动履行《公约》，对良好公共道德发出倡导，为正在和即将针对公共场所禁止吸烟立法的全国各地方城市做出表率。两会代表／委员来自全国各地，是各界精英。可说是言为民则，行为世范。"两会"推行不在公共场所吸烟的文明风尚，将由代表、委员带往全国各地，推广开来，形成全国的文明风尚。

3．无烟两会的倡议

2010年2月28日新探健康发展研究中心联合15名健康专家联名倡议开"无烟两会"，向2010年两会主席团提出了"无烟两会倡议"书。

2011年两会前夕，新探健康发展研究中心起草了《关于把全国及地方"两会"开成无烟会议的建议》。

2011年3月全国两会召开在即，致力于推进全面无烟环境的20个省34个城市308个项目单位向大会主席团、两会代表和委员发出倡议：请无烟开"两会"。

2013年12月中共中央办公厅、国务院办公厅底印发的《关于领导干部带头在公共场所禁烟有关事项的通知》，被控烟业内称为"有史以来对官员的最强禁烟令"，该"禁烟令"要求党员领导干部身体力行带好头，率先垂范控好烟，在公共场所和有"禁止吸烟"标志的地方均不得吸烟，成为中国控烟的里程碑，同时也在全国刮起两会控烟新旋风。

控烟专家认为，"无烟两会"或成扭转中国控烟困局的转折点，无烟的地方不只是会场，还会有更多的公共场所规定禁止吸烟。

2014年10月，新探健康发展研究中心、中华预防医学会、中华医学会、中国医院协会、中国医师学会、中国控烟协会、中国防痨协会、中国健康与促进教育协会八家社会组织联名递交了"关于响应两办《通知》，把两会开成'无烟两会'致全国人大及全国政协的呼吁信"。

4．"无烟两会"动真格，这是2015年"两会"的新亮点

2015年两会控烟新规定：有屋顶的地方不能抽烟。全国政协委员报到时，都收到一份禁止吸烟的文件，规定会议及休息区域、各委员驻地的室内区域以及人大常委会规定的区域一律禁止吸烟，不摆放烟缸、火柴等烟具，并增设"禁止吸烟"标识，不得设置烟草广告。人大代表们也得到提醒，今年两会新增一条规定：禁止在公共场所吸烟。

5．夯实全国无烟两会的基础

2016年两会时间，新京报联合世界卫生组织驻华代表处、中国疾病预防控制中心、新探健康发展研究中心、中国控烟协会、北京控烟协会等机构共同向5000余位两会代表、委员发出倡议：（图6）

（1）请支持国家公共场所禁烟立法早日出台。

（2）以身作则，不要在一切会议场所、工作场所和其他所有室内场所（包括驻地宾馆

及房间内）吸烟。

（3）不用公款买烟，送烟；不敬烟，并主动劝止他人在室内公共场所吸烟；拒绝接受任何形式的烟草礼物或赞助。

我们希望，今年全国人大和全国政协会议能成为 100% 的"无烟两会"。

（二）带动地方无烟两会

2014 年 1 月，各地"两会"相继开幕，"无烟两会"令人欣喜。据中国消费者报记者了解，许多地方在参会代表委员的房间放置了禁烟的温馨提示，报到和接待室、电梯口、会议室内也不摆放烟灰缸，而且还贴上禁烟的宣传海报，有的地方还将原本摆放烟灰缸的地方"变身"为摆放薄荷糖，帮助减少烟瘾。有的委员干脆戒了烟，一些委员则表示，烟暂时戒不掉，但对公共场所禁烟举双手支持，绝对做到带头不吸烟。

2016 年在北京"两会"召开之际，部分人大代表委员发出"无烟两会"倡议：

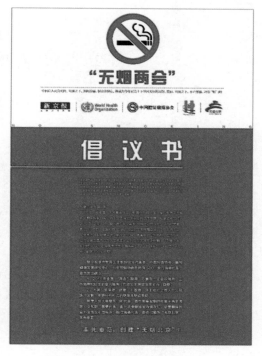

图 6 2016 年无烟两会倡议书

参加北京"两会"的所有代表、委员都要严格遵守《北京市控制吸烟条例》的要求，在所有室内工作场所、公共场所和公共交通工具内不吸烟，在驻地房间和就餐包间内也不吸烟。主动接受卫生监督人员、控烟志愿者的巡视和检查并接受媒体监督。对违法吸烟的行为要带头给予制止、举报或投诉。两会驻地杜绝一切烟草广告、促销和赞助活动。[3]

清新的无烟两会是民心所向。上至全国两会，下至地方两会都具有极强的榜样力量，无烟两会不仅可以用实际行动告诉人们我国落实控烟工作的诚意，同时还在整个社会起到良好的示范作用，为推动全社会室内公共场所全面禁烟无疑有着积极的意义。

信息来源

【1】国家烟草专卖局副局长："烂肺"警示图标不上烟盒，中研普华财经，2016 年 3 月 16 日，http：// finance.chinairn.com。

【2】我国无烟奥运遇阻 百姓意识薄弱政府地位尴尬，新浪网，2007 年 08 月 13 日，http：//news.sohu. com/20070813/n251552242.shtml。

【3】代表委员倡议"无烟两会"，搜狐网，2016 年 1 月 22 日，http：//www.sohu.com/a/55924767_162758。

卫生工作者控烟"双十"行动

刘 霞

2009 年，为推动我国履行世界卫生组织《烟草控制框架公约》（以下简称《公约》）的步伐，切实发挥卫生工作者在控烟工作中的率先垂范作用，全国人大常委会副委员长、北京大学医学部主任韩启德院士与全国人大常委、中华预防医学会会长王陇德院士倡议，全国 10 所知名大学的医学院校和国内 10 个有影响力的医学社团共同发起卫生工作者控烟"双十"行动（以下简称"双十"行动）。此行动旨在通过医学院校和社团创建"无烟校园""无烟医院"和"无烟社团"，以自身的实际行动支持履约，承担起"拒绝烟草，引领健康"的时代重任，影响更多的机构和人群参加到控烟工作中来，推动无烟环境建设。

2010～2012 年，在美国中华医学基金会的支持下，"双十"行动发挥医学科技社团和医学院校的学术影响力，联合举办"中国控烟论坛""两会代表/委员控烟座谈会"控烟能力培训班、多媒体宣传以及创建无烟大学、无烟医院和无烟社团等活动，探索和尝试了中国医学界参与和推动控烟的新机制和新路径，对推动我国控烟历程起到了非常积极的作用。

一、控烟论坛掀起年度控烟报道高潮

2010 年 6 月 13 日，2010 卫生工作者控烟"双十"行动高层论坛在北京举行。[1]全国人大常委会副委员长韩启德院士、原卫生部副部长刘谦、美国中华医学基金会主席 Lincoln Chen 和中华预防医学会会长王陇德院士出席开幕式并讲话。受大会邀请的 WHO FCTC 秘书处秘书长 Haik Nikogosian 博士、澳大利亚维多利亚州癌症研究所 Ron Borland 教授、香港特别行政区卫生署林文健主任以及上海瑞金医院吕安康教授作了学术报告。

全国人大常委会副委员长韩启德指出，我国控烟形势严峻，面临着巨大的挑战。为了遏制烟草使用，保护人民群众的健康，迫切需要加强控烟立法的制定和烟草危害的宣传教育，医务界要成为控烟的楷模，积极推动控烟，率先拒绝烟草[2]。

王陇德表示，"双十"行动发起单位目前还没有完全实现百分之百室内无烟的目标，在2011 年之前要兑现创建无烟大学、无烟医院和无烟社团的承诺。作为卫生工作者，应该主动承担起时代所赋予的历史使命，成为我国控烟工作中的中流砥柱。

与会代表认为，全国各类医学院校作为培养未来医疗卫生工作者的摇篮，全国各级医学社团作为我国医疗卫生工作者的团结纽带和自律组织，应该带领广大医疗卫生工作者拒绝烟草，并以自身的示范，影响广大群众珍爱生命，远离烟草。为此，他们发出倡议，"全国医学院校和医学社团全面禁烟"。人民网对会议进行全程直播，28 家主流平面媒体对会议进行报道，并被其他报纸和网络媒体进行转载，一时成为社会关注的热点。[3]

2012 年 7 月 12 日，为凝聚控烟力量，控制烟草使用，减轻因吸烟导致的疾病负担，卫生工作者控烟"双十行动"和中国健康促进联盟在京联合召开 2012 年中国控烟论坛。全国人大常委会副委员长韩启德院士在讲话中指出，我国控烟履约工作距离世界卫生组织《烟草控制框架公约》（以下简称《公约》）要求差距很大，需要采取控烟立法、提高烟税、禁止烟草广告、烟盒包装上图形警示、提高烟草有害健康的认识等综合措施控制烟草危害。原卫生部部长陈竺讲话中特别强调烟草带来的沉重疾病负担和社会负担远大于烟草税收对国家财政收入的贡献。清华大学胡鞍钢教授、中国疾病预防控制中心梁晓峰副主任、世界卫生组织驻华代表兰睿明（Michael O'Leary）博士、北京医院王辰副院长和北京中医药大学王琦教授分别从"控烟与中国健康发展""烟草危害的疾病负担与经济负担""抵制烟草业对控烟的干扰""吸烟对健康的危害与医学界责任""中医药与控烟"等方面做大会报告。会议倡议全国人民"关爱你我健康，远离烟草危害"，倡议"吸烟者在公共场所不吸烟、不吸烟者树立自我保护和维权意识、社会保护青少年远离烟草危害以及大家做到不吸烟、不敬烟"。人民网（网络媒体）对会议进行全程网络直播，33 家主流平面媒体对会议进行报道。[4]

二、控烟政策研讨会致力推动控烟立法

2010 年 9 月 25 日，中华预防医学会、新探健康发展研究中心和中国癌症基金会在京联合举办"积极履行公约，拒绝烟草捐助"研讨会，揭示烟草企业捐助活动的本质、烟草业公益＋营销的策略；呼吁社会组织拒绝任何形式的烟草企业赞助，抵制"隐形"烟草广告对公众的不良影响。会上，45 家来自医学、公共健康、环保、疾病控制等领域的民间组织共同呼吁社会组织应履行《公约》抵制烟草企业以冠名文体赛事、捐资助学的名义做"隐形"烟草广告的行为，并承诺拒绝接受烟草企业任何形式的赞助。[5]

2011 年 1 月 18 日，中华预防医学会和新探健康发展研究中心在京举"2011 年烟草控制政策建议专家研讨会"，组织专家起草包括控烟立法、税收、慈善捐助、广告、烟盒包装、青少年控烟等 13 个方面的控烟政策建议。

2011 年 2 月 27 日，中华预防医学会、新探健康发展研究中心和中国控烟协会在经举办"2011 年两会代表／委员控烟座谈会"。全国人大常委王陇德、人大代表和国务院参事马力、政协委员金大鹏等 22 位两会代表／委员和 10 多位控烟专家参加了会议。

2012 年 2 月 25 日上午，中华预防医学会、新探健康发展研究中心和中国控制吸烟协会在北京举办了"2012 年两会代表／委员控烟座谈会"，全国人大常委王陇德、人大代表和国务院参事马力以及两会代表／委员和控烟专家共 50 余人参加了会议。会议围绕就如何推进我国控烟履约进行了广泛、深入的讨论。

三、"双十"行动发起反对评选"烟草院士"等活动

2012 年 4 月底，中华预防医学会和新探健康发展研究中心就谢剑平当选中国工程院院士一事，起草了致中国工程院周济院长、旭日干副院长及其他各位院领导的一封信。5 月

7日，中华预防医学会、中华医学会、中国医师协会、中国医院协会、中国防痨协会、中国健康促进与教育协会等"双十"行动医学社团和新探健康发展研究中心联合致函中国工程院领导，呼吁中国工程院尽快重新审议谢剑平的院士资格，纠正失误，向公众表明控制烟草危害的决心，昭示科学和实事求是的精神，以挽回中国工程院以至我国科学界的声誉。5月中旬中国工程院来电，希望学会提供进一步说明，并表示将提交中国工程院领导和6月份召开的中国工程院第11次院士大会。5月11日，新华网等多家媒体报道"中华预防医学会等函请工程院重审'烟草院士'资格"。[6]

2012年4月初，针对3月23日科技部网站公示"中式卷烟特征理论体系构建及应用"（以下简称"中式卷烟体系"）通过2012年度国家科学技术进步奖的形式审查一事，中华预防医学会联合中华医学会等8家国家级医学社团和北京大学医学部、北京协和医学院等14所医学院校联名反对"中式卷烟体系"参加国家科学技术进步奖评选，并呼吁有关部门和评审专家以人民健康为重，以国家形象为重，以中国科学界的声誉为重，坚守《国家科学技术进步法》的理念，遵守《公约》的规定，取消烟草业为推销卷烟产品而开展的任何研究或成果的评奖资格，今后不再受理此类报奖申请。同期包括我们提交的异议书，国家科学技术奖励工作办公室一共收到"中式卷烟特征理论体系构建及应用"异议书33件。在众多专家、专业机构和媒体的努力下，2012年度国家科学技术奖受理项目5月2日结束公示时，"中式卷烟特征理论体系构建及应用"的推荐部门即国家烟草专卖局提出不继续参加评审。

四、加强媒体宣传营造控烟氛围

媒体在中国控烟工作中起着重要的作用。为发挥媒体的信息传播快、影响大的效应，"双十"行动非常注重媒体对控烟学术活动的报道，同时注意与政府官方网络媒体合作，利用网络平台开展控烟宣传。

2009年6月1日，中华预防医学会与人民网共同发起成立"公众教育与临床控烟专家委员会"。[7]全国人大常委会委员、中华预防医学会会长王陇德担任主席，委员由呼吸、心血管、肿瘤、药物依赖及精神、疾病预防控制等医学专家以及从事卫生领域报道的新闻工作者共同组成。该委员会利用人民网的平台开展以"拒绝烟草、引领健康、创造无烟中国"为主题的专家访谈、控烟校园行、网上控烟征文、网上控烟知识竞赛等多项活动，旨在通过媒体的力量放大专家的声音，营造宣传控烟的良好社会氛围，推动我国控烟工作。

2010年和2011年世界无烟日前夕，"双十"行动与人民网合作开展多场控烟在线访谈节目。中华预防医学会王陇德会长、中华中医药学会曹正逵秘书长和中国医院协会王吉善副秘书长围绕"中国控烟与履约挑战"进行专家访谈。北京大学医学部党委副书记李文胜、兰州大学第一医院党委书记郭琦和中国医科大学医务处何维林教授围绕如何创建"无烟大学""无烟医院"和医学生控烟教育发表观点。控烟专家吴宜群教授和支修益教授结合2010年世界无烟日主题"性别与烟草——抵制针对女性的市场营销"作客人民网，揭露烟草公司营销本质，呼吁女性关注自身健康，远离烟草危害。每场专家访谈的点击量都超过

200 万次。[8]

此外，2010～2012 年，为更好地分享各单位创建无烟校园、无烟医院和无烟社团的经验，推动"双十"行动深入开展，编辑印刷了《卫生工作者控烟"双十"行动》简报，在中华预防医学会网站进行发布和在有关控烟会议上分发。

五、加强控烟能力建设，促进无烟环境创建

2010 年和 2011 年，"双十"行动组织 13 所医学院校和 10 家医学社团先后赴香港和台湾考察当地控烟机构和单位，了解香港和台湾控烟立法、社会实践以及医学控烟教育，提高医科大学和医学社团控烟的实践能力，拓展控烟政策倡导的思路和推动医学控烟教育的开展。此外，"双十"行动还组织成员单位参加了 2011 年 8 月中国疾病预防控制中心举办的创建无烟医疗卫生机构领导能力培训班，提高卫生工作者控烟"双十"行动发起单位创建无烟大学、无烟医院和无烟社团的能力。

2010 年世界无烟日，"双十"行动在北京大学医学部举办"创建无烟校园项目启动及培训会"，邀请中国疾病预防控制中心控烟办公室姜垣副主任等专家做报告。当天还在校园内进行控烟科普宣传活动：控烟知识展板展示、发放控烟科普材料、开展戒烟签名活动。活动中，志愿者发现吸烟现象，便主动上前进行控烟宣传，并用备好的口香糖换取吸烟者手中的卷烟。

"双十"行动项目实施期间，各发起单位加强了无烟环境制度建设，制定了无烟医院、无烟大学和无烟学会的管理办法；开展了无烟环境建设，在病房、办公室、会议室、实验室、楼道、卫生间等公共场所设置清晰的禁止吸烟标识。很多学校开展了形式多样的控烟活动，北京大学医学部开展了主题为"无烟世界，清新一片"控烟宣传活动；复旦大学学生社团"禁烟协会"发起上海大学生控烟联盟；四川大学华西医院开展"戒烟之星"大型评选活动等。

在短短 2 年的项目期间，"双十"行动凝聚和整合了多个部门、多种机构的资源，开展了内容丰富和形式多样的控烟学术会议、政策倡导研讨会、媒体宣传活动和机构无烟环境创建活动，成为一个生动鲜活的控烟品牌，切实发挥了积极推动作用，得到了多方的认可和肯定。

信息来源

【1】2010 卫生工作者控烟"双十"行动高层论坛，2010 年 06 月 12 日 15：31，来源：人民网——人民电视 http://tv.people.com.cn/GB/43911/11866246.html。

【2】"双十"行动高层论坛倡议：全国医学院校和医学社团于 2010 年底全面禁烟，科学时报，2010 年 6 月 25 日，http://news.sciencenet.cn/sbhtmlnews/2010/6/233583.html。

【3】2010 卫生工作者控烟"双十"行动高层论坛，人民网，直播全文，http://live.people.com.cn/note.php?id=823100612165037_ctdzb_001。

【4】"2012 年中国控烟论坛"在京举办关爱你我健康，远离烟草危害，中华人民共和国国家卫生和计划生育委员会，2012 年 7 月 12 日 www.moh.gov.cn。

【5】中国 45 家民间组织呼吁抵制烟草企业赞助，新华网，2010 年 9 月 26 日，http：//news.163.com/10/0926/09/6HGEK95C00014JB5.html。

【6】工程院回应不会撤销"烟草院士"已当选没法改，中国青年报，2013 年 3 月 08 日，http：//health.sina.com.cn/news/2013-03-08/100775287.shtml。

【7】"公众教育与临床控烟专家委员会"，人民网卫生频道，2009 年 10 月 29 日，http：//www.360doc.com/content/09/1029/22/128200_8066994.shtml。

【8】中华预防医学会与人民网共同举办控烟系列在线访谈节目，中国公众健康网，2010 年 9 月 2 日，http：//env.people.com.cn/GB/9702705.html。

需要加强的联合，需要扩大的 "专家共识"

——37 家机构联名发布 "加速中国控烟履约专家共识（2017）"

新探健康发展研究中心

一、背景

（一）烟草对发展的威胁——中国烟草流行影响态势严峻

吸烟带来疾病，疾病影响发展；控烟保护健康，健康促进发展。

2017 年 5 月 31 日是第 30 个世界无烟日，本次世界无烟日的主题是 "烟草——对发展的威胁"，我国的活动主题是 "无烟·健康·发展"。

2017 年 4 月，世界卫生组织和联合国开发计划署联合发布报告《中国无法承受的代价——烟草流行给中国造成的健康、经济和社会损失》[1]。该报告探讨了烟草对于中国发展所造成的健康、社会和经济损失，及概述了可以避免数百万人死亡的控烟措施。中国是烟草流行的重灾区，因而成为全球遏制烟草流行工作的主战场。

（二）国际、国内控烟形势证实——中国落后了

控烟已形成国际共识。世界卫生组织《烟草控制框架公约》（以下简称《公约》）中许多条款都在不断地推出最佳实践和解释性的《实施准则》，并在缔约方大会上获得绝大多数国家的支持。为了遏制烟草造成的致命流行，包括中国在内，全球已有 181 个国家批准了《公约》。国际控烟形势的发展，以及中国目前的控烟现状，给健康中国战略目标带来了紧迫感！中国成人吸烟率仍居高不下。国家层面无烟立法久拖不决，烟包至今不采用说明烟草具体危害的图文健康警示，烟草广告、促销和赞助依然存在，戒烟服务发展缓慢，烟草税价的提升远未达到世界卫生组织的要求。控烟决策迟疑、措施不力、进展不大，成为社会治理的短板，也损害了中国政府的形象。要实现《"健康中国 2030" 规划纲要》吸烟率降到 20% 以下的目标，任务艰巨！

二、动议

鉴于中国控烟的严峻形势，新探健康发展研究中心作为中国民间控烟机构，深知烟草流行给公民健康带来的灾难以及给国家带来的沉重负担，决心联合多方力量为加速中国控烟履约，保护公民健康做出努力。

2017 年 4 月 26 日，新探中心组织近三十名专家，召开了世界无烟日主题报告专家谈论会，探寻如何有效地推进中国控烟工作和控烟履约进程，形成了 "加速中国控烟履约进

程——专家共识"初稿。经过近三个月的反复修订和完善，2017 年 8 月，"加速中国控烟履约进程——专家共识（2017）"（以下简称"专家共识"）最终达成一致意见。37 家机构表示，坚决支持"专家共识"，并同意联名发布。

三、发布会

2017 年 8 月 23 日，37 家社会组织和机构联名签署的"加速中国控烟履约——控烟专家共识（2017）"发布会在京举行。[2] 参加本次发布会的有世界卫生组织驻华代表处、世界卫生组织烟草控制与经济政策合作中心、中国疾病预防控制中心控烟办公室、新探健康发展研究中心、中华预防医学会、中国控制吸烟协会、北京、上海、深圳三市控烟协会、十几个省市疾控中心、健康教育所、公卫专家、法律界、经济界等领域专家学者、媒体记者以及全国各地控烟志愿者团体和代表共计 180 余人。

四、"专家共识"：为什么要控烟，控烟的意义和重要性

（一）控烟，只有控烟，才是应对烟草危害的良方

烟草流行已成为危害公众健康并带来严重后果的全球性问题，也是中国面临的一个极为严重的公共卫生问题。吸烟是主要慢性非传染性疾病的共同危险因素，心脑血管疾病、癌症、糖尿病、肺部疾患等慢性非传染性疾病已经成为主要健康杀手。

我国因慢性病导致的死亡已经占到总死亡的 85%。政府积极控烟履约，才能有效减少慢性疾病的负担。由吸烟带来的健康危险是可预防的，其预防之本，便是厉行控烟。

（二）漠视烟草危害就是漠视生命

中国的烟草消费量占世界烟草消费总量的 44%，吸烟率居高不下，每年因使用烟草而导致的死亡超过 100 万人。这不是耸人听闻，而是确凿的事实。

（三）没有全民健康就没有全面小康

健康中国必须是无烟中国。控烟政策是提升中国国民健康水平最为有效的措施。控烟的成败，关系到能否实现"健康中国"的战略目标的实现，也关系到医疗卫生体制改革和医疗保险制度改革的成败；关系到每个人的切身利益，更关系到社会的文明和进步。

（四）控烟履约就是挽救生命

为了遏制烟草造成的致命流行，包括中国在内，全球已有 180 个国家批准了世界卫生组织《烟草控制框架公约》（以下简称《公约》），这是控制烟草危害、挽救生命的《公约》。《公约》及其实施准则所规定的一系列减少烟草供应和需求的措施，都是在国际社会已经证明行之有效的措施。

回顾中国控烟历程，虽然取得了一些重要进展，但是与《公约》要求和国际控烟形势相比，与《"健康中国 2030"规划纲要》的控烟目标相比，步伐仍显迟缓，控烟措施落实不力。如不加快控烟进程，中国将继续为烟草流行造成的健康、经济和社会损失，付出日益沉重、甚至是无法承受的代价。要使人人都知道，尤其要使领导干部都知道：吸烟带来疾病，疾病影响发展；控烟保护健康，健康促进发展。

五、"专家共识"：如何加快控烟进程，面临的挑战及其应对措施：

（一）利益冲突、阻碍控烟

为了最大限度获取利润，烟草业干扰和阻挠控烟的策略不会改变，国营烟草企业也一样；为了保护民众的健康，科学界、卫生界专家和一切关注民生者坚持控烟的决心也不会改变。正如《公约》第 5.3 条指出：烟草业的利益与公共卫生政策之间存在根本的和无法和解的冲突。"烟草业干扰政府决策是许多国家促进健康与发展的一个致命障碍"。

我国政府的烟草主管部门是唯一至今仍旧政企不分的部门，"中国烟草总公司"的另一块牌子就是"国家烟草专卖局"。这使烟草业得以政府部门身份参与控烟政策与控烟措施的制定与施行。让卖烟的来控烟，必然造成利益冲突。这已成为中国履行《公约》、实施控烟的主要障碍。必须排除烟草业对控烟的干扰。

应对：

应调整《烟草控制框架公约》履约工作部际协调领导小组的成员组成，在中国烟草业未能实行政企分开之时，国家烟草专卖局应退出八部委控烟履约协调机制。

（二）政府控烟、当仁不让

控制烟草流行，保护公众健康，是政府当仁不让的职责。面对当前控烟形势，政府各部门应当有更为出色的表现。

应对：

政府优先考虑保护公众健康的权利。应当遵照《公约》及其实施准则，采取强有力的行动，不折不扣地落实 MPOWER 系列控烟政策，运用价格、税收、法律等手段提高控烟成效。国家卫生计生委作为主管控烟的政府部门，应当进一步加大控烟工作的力度，担起责任、落实措施，彰显控烟的信心与决心，充分发挥控烟履约的引领作用。

（三）公共场所、全面无烟

《公约》第 8 条及其《实施准则》明确要求：缔约方应当在《公约》生效 5 年内，依据普遍保护原则、100% 室内无烟原则，确保在所有室内公共场所、室内工作场所、公共交通工具和其它可能的《公约》要求立法保护的场所，使公众免受室内二手烟的危害。

应对：

保护所有中国公民呼吸无烟空气的权利，毫不迟疑地通过强有力的、全面的国家无烟立法，同时配套有足够经费支持的实施方案，警惕烟草业干扰和阻碍立法进程。2014 年向社会公开征求意见的国务院《公共场所控制吸烟条例（草案）》应迅速获得通过并全面实施，不留任何例外和漏洞。

（四）警示图形、必须采用

烟害警示图形是覆盖面最广、最经济有效的烟害健康教育方式。目前在烟草包装上采用图形警示标识的国家 / 司法管辖区已达 105 个国家，覆盖全球 58% 的人口；中国的烟草包装却因烟草业的阻挠，维持着"美丽烟包"的形象和温和含糊的"文字警语"。中国的烟草包装没有理由拒绝采用大而明确的图形，以有效警示烟害。

应对：

烟草包装健康警示标识应当由最清楚烟草对健康危害的国家卫生计生委主持设计，而不能由烟草企业自行设计。应采用图形警示占烟盒面积85%的平装形式，明确警示烟草危害，指令烟草企业使用，并由国家质检总局监督施行。

（五）成分披露、事关维权

真实披露卷烟成分，关系到消费者的知情权。除了烟盒上的一氧化碳、烟碱和尼古丁含量外，中国烟草业从未向公众详细披露烟草制品的成分及释放物。相反，为了营销目的，在烟盒上标注并大肆宣传所谓"低焦油"以误导消费者。

应对：

应有独立的第三方实验室对烟草制品进行监督抽检，向政府和社会公布结果，防止烟草业发布欺骗性信息，维护公众对烟草危害的知情权。

（六）烟草广告、必须严禁

全面禁止烟草广告、促销和赞助是控制烟草使用的重要策略。现行《广告法》对此已有明确的禁止。但实施以来，烟草业仍然钻山打洞，想方设法，通过网络媒体和烟草零售点向消费者发布和变相发布烟草广告，以烟草新产品发布、品牌推介、品牌展示、品牌有奖活动等花样翻新的形式，进行烟草广告和促销。

应对：

全面落实《广告法》，严格监管。针对烟草业的"擦边球"，立法和执法监管机关应制定相应的实施细则，加大对烟草广告的监管和执法力度，鼓励和动员社会监督。需明确在所有的公共场所和大众媒介包括烟草销售点和网络媒体禁止烟草广告，推销烟草；禁止烟草业以企业社会责任或慈善名义的赞助活动，特别是针对女性、儿童和青少年的烟草促销和赞助活动，应严格控制影视中的变相烟草广告，大力倡导无烟影视。

（七）提高税价、减少需求

目前卷烟的价格偏低，卷烟税收占零售价格的比重，离世界卫生组织要求的75%目标仍有距离。卷烟实际支付能力在持续增强。

应对：

提高价税，增加购烟成本，控制消费，减少需求。要以确保卷烟支付能力持续下降为目标，进一步提高烟草消费税，并设置卷烟最低价格，有效预防青少年尝试吸烟。

（八）戒烟服务、不可或缺

烟草依赖是一种慢性成瘾性疾病。控烟的成效，体现于戒烟需求的提高。戒烟服务的完善，可以促进和巩固戒烟的效果。

应对：

应当将戒烟纳入国家基本公共卫生服务，不断提高戒烟服务的可得性和易得性。完善由简短戒烟服务、戒烟门诊和戒烟热线构成的戒烟服务体系，使有戒烟意愿者得到戒烟帮助，切实做到戒烟干预融入日常诊疗服务。针对特定人群多途径开展宣传，将戒烟干预服务切实落实到基层。戒烟药物和戒烟咨询等干预服务应列入国家医疗保险报销目录，并制定合理的报销比例。

（九）社会共治、全民参与

中国目前公众的控烟意识不强，吸烟者戒烟愿望薄弱，领导干部吸烟问题和政府办公楼内禁止吸烟仍是控烟的难点。公众对吸烟和二手烟危害的认识不足，并存在严重的认识误区，男医生吸烟率高达50%，青少年吸烟情况亦不容乐观。

应对：

控烟需要社会共治的合力，需提高公众对控烟的正确认识。公务员，特别是领导干部，以及医生、教师都要发挥表率作用。要全面贯彻落实《关于领导干部带头在公共场所禁烟有关事项的通知》精神；广大医务工作者应积极站在控烟前线，做控烟先锋和戒烟模范。要宣传健康理念、倡导健康生活方式，提高公众健康素养。吸烟者不在公共场所吸烟，人人主动维护无烟环境。大力创建无烟单位、无烟家庭保护儿童、青少年，使他们远离烟草。

六、专家寄语

"专家共识"：控烟是一项重要的健康工程，关系于民众的福祉，国家的未来。它需要政府主导和民众参与，需要社会共治和资源投入。控烟是一场斗争，只有同心协力、不断克服困难和排除干扰，才能实现《"健康中国2030"规划纲要》的控烟目标。

世界卫生组织驻华代表处技术官员凯文（Kelvin）：我们庆祝北京、深圳、上海，控烟条例的成功，我们为禁止烟草广告法鼓掌，2015年的提税时烟草零售价增加，给予了我们信心。中国的烟草流行形势严峻，中国需要更强有力的控烟政策，我们需要一部规定室内公共场所100%全面禁烟的全国无烟立法。

中国疾控中心流行病学首席科学家曾光教授：中国控烟是有进展的，只不过现在的进展太缓慢了。要使我们国家最高决策层意识到这个问题。我希望把"专家共识"的内容让更多的人听到。告诉他们世界上还没有这样一个先例——因为控烟摧毁一个国家的经济。

中国经病预防控制中心控烟办主任姜垣：健康中国已经成为国策，我们有了非常明确的控烟目标，只要大家充满信心，利用这个前所未有的好时机，实施六项有效控烟策略（MPOWER），举全国之力，用13年的时间，将中国的人群吸烟率下降到20%的目标一定会实现。

中国控制吸烟协会高级顾问许桂华：中国控烟进展缓慢最根本原因是烟草企业太强大，反对控烟的人和主张控烟的人向上层传达的信息是不对称的。呼吁坚决要求中国烟草企业政企分开。

全国政协委员、中国疾病预防控制中心邵一鸣教授：我们在健康上不能再犯和环境一样的错误了。烟草行业的实力非常大，要知己知彼，百战不殆。烟草业要退出控烟机制。百姓最大的利益是健康，这是大家的高度共识。

解放军总医院副院长、中国老年医学学会会长范利教授：国家制定政策的时候要看民心民意。我们不仅要联名，也要联合。应在宣传教育这方面多下力气，多联合搞一些大型的公益宣教。

中华预防医学会副会长孔灵芝："我希望专家共识能在更大范围的情况下动员。第一，我们要寻找更有话语权的人；第二，希望下次的共识是一个社会的共识，而不只是专家的共识。我们要跳出自己的圈子寻求更大范围领域的合作。"

国家卫生计生委发展研究中心主任杨洪伟：把控烟更紧密的和 2030 年的健康战略结合起来。要把健康放在优先发展的地位，要把控烟放在健康发展的优先战略地位。全人口，全方位，全生命周期的为人民群众提供控烟服务。要把控烟融入所有的政策。

七、影响

中国网、中华网、新浪新闻、人民政协网、健康报、国际在线、上海观察网等近 30 家主流媒体进行了深入报道，在社会上引起了强烈反响，称为"八月共识"，并被评为"2017 年媒体关注的中国公共卫生十大新闻热点"之一。[3]

信息来源

【1】中国每年超百万人死于吸烟相关疾病 该如何控烟，中国新闻网，2017 年 4 月 15 日，http：//www.chinanews.com/sh/2017/04-15/8199949.shtml。

【2】控烟面临九大挑战，健康报，2017 年 8 月 28 日，http：//www.jkb.com.cn/news/publicHealth/2017/0828/416705.html。

【3】2017 年媒体关注的中国公共卫生十大新闻热点揭晓，中国日报网，2018 年 2 月 12 日，http：//www.chinadaily.com.cn/interface/toutiaonew/53002523/2018-02-12/cd_35692831.html。

我们见证中国控烟的起步
——《中国控制吸烟报告》（2006—2013）

姜 垣

2006年1月9日世界卫生组织《烟草控制框架公约》（以下简称《公约》）在中国生效，为了加快控烟履约的步伐，加强控烟的宣传力度，卫生部建立了中国控制吸烟报告制度，其目的是引起政府有关部门以及社会各界对烟草控制的重视，以便于制订政策遏制烟草的流行。这也是中国政府对于烟草控制的重要举措。从2006年至2013年，每年围绕着一个主题发布《中国控制吸烟报告》（以下简称《报告》），发布机构各有不同，发布主题大部分和当年世界卫生组织所选定无烟日主题一致。

一、《2006年中国控制吸烟报告》——控烟与肺癌防治

进入新世纪，癌症、心脑血管疾病和呼吸系统疾病已经成为中国城乡居民的主要疾病负担。其中肺癌的危害令人瞩目，吸烟是肺癌的主要危险因素，高居不下的男性吸烟者是肺癌发病率不断攀升的主要原因，控烟和肺癌防治是关系到人民健康非常重要而又紧迫的事情，关系着全面建设小康社会目标的实现和民族的强盛。

第一本《报告》选定"控烟与肺癌防治"为主题，由中国癌症基金会和中国疾病预防控制中心组织发起，组织专家撰写，在2006年无烟日之际由卫生部发布。这本《报告》既反映了政府对控烟的决心和态度，同时也反映了众多组织和民众控烟的意愿。也是因为中国居民肺癌快速上升，希望政府出台更严格的控烟政策，唤醒民众意识，远离烟草。

《报告》首先论述了吸烟和多种疾病的关系，特别是和肺癌的关系；不仅是吸烟、二手烟同样危害居民健康；中国有三亿吸烟者，有远远超过这个数量的人每天生活在的二手烟环境中；全球每年因为使用烟草而死亡超过500万人，其中中国死于烟草相关疾病的超过100万人。2002年全国烟草流行病学调查显示，中国男性吸烟率高达66%，青少年、女性吸烟率都有上升趋势，也因此，肺癌的发病死亡不仅仅快速上升，而且有年轻化趋势，肺癌发病顺位也从20世纪70年代第三位上升到第一位；多个国家的数据表明，在烟草消费上升20到30年以后，烟草消费的后果就开始显现。中国从20世纪80年代烟草消费开始增加，烟草造成的健康后果开始显现。

该《报告》也指出肺癌的临床诊治效果不佳，确诊肺癌病人5年生存率远远低于癌症的平均5年生存率；烟草控制对于降低由烟草带来的发病和死亡是非常有效的措施，虽然由烟草带来的肺癌发病率和死亡在上升，但是戒烟就可以降低肺癌的发病，即便吸烟者中

年戒烟，也可以降低患病的风险。烟草控制是一个复杂的系统工程，需要政府的立法，在公共场所全面禁烟，需要增加烟草税，需要政府的各个部门联合作战，比如烟草销售监管、在烟草产品的包装上印制健康警示，这些也需要全社会的支持，开展全民教育、制定政策，让青少年远离烟草等。只有由上而下、由下而上，才能逐步控制烟草的流行，使肺癌的发病率和死亡率逐步下降。

《报告》中还提出四个建议：第一，制定并颁布公共场所禁止吸烟的全国性法规；第二，要重视戒烟的紧迫性，建设戒烟服务网络，提高卫生系统提供戒烟服务能力，帮助吸烟者戒烟；第三，加强癌症等疾病发生及死亡的信息收集与相关危险因素的监测，为科学决策及评价提供依据；第四，加强肺癌的早诊早治的研究，制订并推行肿瘤临床专业设置准入标准及肺癌临床诊治指南，以使患者得到更好的临床服务。

二、《2007 年中国控制吸烟报告》——创建无烟环境

2007 年，《公约》第二次缔约方大会在泰国曼谷召开，会议通过《公约》第 8 条的《实施准则》。其内容主要包括：要建立 100% 的无烟环境，特别强调 100% 无烟环境之外的任何做法都是无效的，二手烟没有安全暴露水平；所有室内工作场所、室内公共场所和公共交通工具内都应该是无烟的；必须以立法的方式以防止公众接触烟草烟雾；第 8 条实施准则是《公约》第一个通过的《实施准则》，当年世界卫生组织为积极推动各国政府按照《公约》的要求，制定相关的法律，禁止在公共场所吸烟，把无烟日主题选定为"创建无烟环境"，为了提高公众对二手烟危害的认识，推动中国政府出台相关政策，2007 年《报告》主题选定为：创建无烟环境、享受健康生活。《报告》是以卫生部控烟履约领导小组办公室名义在无烟日之际发布的。

这份《报告》首先介绍了《公约》第 8 条及其《实施准则》以及全球进展。列举了二手烟对健康危害的科学证据，阐述了中国人群遭受二手烟危害的严重性，公众对公共场所禁止吸烟的态度以及立法现状，并在此基础阐明了如何应对相关的挑战。

该《报告》建议尽快通过全国立法，在全国范围实现室内公共场所、工作场所、公共交通工具全面无烟。积极创建无烟行业，政府办公场所、医疗卫生机构、各类学校应该率先建成无烟场所。保护不吸烟者免收二手烟危害。

该《报告》发布以后，越来越多的民众知道烟草对中国人健康的危害，我国有超过 3 亿的吸烟者，约占全球吸烟人数的三分之一；遭受被动吸烟危害的人数是 5.4 亿；每年死于吸烟相关疾病的人数约为 100 万，因吸"二手烟"导致死亡的人数已超过 10 万。我国烟草控制工作有了一些进展，表现在政府增加了对控烟的投入；对创建"无烟奥运"的不懈努力；继香港之后，北京、上海等重要城市相继颁布或制定新的公共场所禁烟法规；大众传媒对烟草危害的知识普及和加强烟草控制的呼声日益强劲；各级人大代表、政协委员提出的控烟议案和提案明显增加；民间倡导控烟的行动正在拓展。无烟环境与健康生活正在成为中国人民自觉的追求。

三、《2008 年中国控制吸烟报告》——禁止烟草广告和促销，确保无烟青春好年华

尼古丁具有极强的成瘾性，一旦吸烟成瘾，很难摆脱。开始吸烟的年龄越早，成为常吸者的可能性越大，成年后的吸烟量也越大，受烟草的危害也就越大，戒烟的可能性越小。烟草广告、促销和赞助，将烟草与运动、成功、独立、性感等相联系，美化了烟草形象，对青少年开始吸烟有极强的诱导作用。为了保护青少年免收烟草的危害，世界卫生组织 2008 年无烟日的主题就是"无烟草青少年"，口号就是"禁止烟草广告促销和赞助，确保无烟青春好年华"。

鉴于中国是世界最大的烟草生产国和消费国，中国烟草制品的产量和销量近几年中仍在快速增长，鉴于令人忧虑的吸烟人群低龄化趋势，当年《报告》也选定了同样的主题。《报告》是在无烟日期间以卫生部控烟履约领导小组办公室名义发布。目的就是让尚未接触烟草的青少年免受烟草危害。

烟草的成瘾性，已经使我国三亿吸烟者沉溺其中而难于自拔。癌症、心脑血管疾病以及慢性阻塞性疾病等与吸烟相关疾病的死亡快速上升，多项研究显示，到 2025 年，每年大约有 200 万人将死于与烟草有关的疾病，到 2050 年，这个数字会增加到 300 万。到本世纪中叶，累计死亡总数将达一亿，其中有一半将在 35~69 岁死去，他们正是今天花样年华的儿童与少年。从这个意义上说，控制烟草就是拯救生命，加强控烟才能让青少年安然度过美好年华。

让青少年远离烟草危害，应从多方面着手，无烟环境的创建、成人示范的效应、健康教育的加强、鲜明的警示标志、税收和价格手段，都是必要的措施，禁止各种性质的烟草广告、促销和赞助手段，更是国际经验证明为普遍有效的措施。《公约》第 13 条指出，各缔约方应在公约对其生效后的五年内，采取适宜立法的、行政的和其他措施，广泛禁止烟草广告、促销和赞助。

2008 年《报告》描述了我国青少年吸烟的状况，分析了诱使青少年吸烟的各种因素，提供了让青少年远离烟草的各种可供选择的措施，也介绍了国外相关的成功经验。该《报告》的发布，进一步引起社会对这一问题的重视和关注，研究并采用教育的、法律的、行政的、价格的多种有效措施，使青少年远离烟草的危害——为了青少年的未来，为了国家与民族的未来！

四、《2009 年中国控制吸烟报告》——图形警示揭露烟害真相

2008 年 10 月在南非德班召开第三次缔约方大会，通过了《公约》第 11 条《实施准则》，对烟盒包装健康警示做了更为详细的规定，包括：警示应位于烟盒包装的上端；应尽可能大，占主要可见部分 50% 及以上；应使用图形方式的警示；应为彩色，并且文字与背景为对比色；应轮换使用；应涉及一系列的信息；使用辖区内一种或多种主要语言；标明信息来源；应列出烟草和释放物的成分，但不标明数值。为了敦促各缔约国尽快履行公约，

在烟盒包装上印制图形方式的警示，世界卫生组织把 2009 年无烟日主题定为"图形方式，挽救生命"。2009 年《报告》选择了相同主题"图形警示揭露真相"，以中国疾病预防控制中心控烟办公室名义在无烟日期间发布。

自 2008 年以来，《公约》在各缔约国已先后生效达到三年，也就是《公约》提出的第一个履约时间——在烟盒包装上印制符合《公约》及其《实施准则》要求的健康警示。烟盒上的健康警示是向公众宣传烟草危害的重要手段。国际经验表明，文字加图形方式警示最为有效。虽然烟草的广泛流行已是一个对公众健康具有严重后果的全球性问题，但设计时尚、华丽并具有吸引力的烟盒往往掩盖了吸烟导致疾病和死亡的真相；公众不清楚烟草消费和接触烟草烟雾造成的健康后果、成瘾性和致命威胁，因此必须强调使用"图形警示揭露烟害真相"。揭露烟草危害有多种方法，其中带有图形加文字方式的烟草包装警示是一种最具有成本效益的手段，图形方式更能揭示烟害真相，更清楚地传达健康风险，促进烟草使用者戒烟，减少其烟草消费，也有利于改变"敬烟文化"。中国每年生产大约 1 千亿盒卷烟，如果在烟盒上都印上健康警示标识，将是世界上最大规模的控烟健康宣传。

2009 年的 1 月 9 日是《公约》在中国生效三周年的日子，世界卫生组织要求缔约国在《公约》生效三年之后，要应用新的符合《公约》要求的健康警示。

2008 年 4 月 2 日，国家烟草专卖局和国家质量监督检验检疫总局联合发布了《中华人民共和国卷烟包装标识的规定》。该规定对各类烟盒包装的警示标识提出了具体要求，但与《公约》及其实施准则的要求还有相当大差距。中国作为《公约》的缔约国，有责任认真履行《公约》中的各项义务。

该《报告》介绍了为什么图形方式的烟盒健康警示是控制烟草流行的最重要、最有效的手段之一；履行《公约》在烟盒健康警示方面应当达到的要求；世界各国履行《公约》的情况以及简要分析中国履约现状。烟草控制既是政府的责任，也是百姓自己的事情。希望全社会一起行动起来，为了每一个人的健康权利，为了子孙后代的幸福，为了国家和民族的富强，共同关注并促进《公约》的有效履行。

五、《2010 年中国控制吸烟报告》——抵制烟草公司针对女性的营销

在很多国家都会看到，先有男性吸烟率的上升，之后 20 年就是与吸烟相关的疾病在男性吸烟人群中高发。之后是女性吸烟率的升高，烟草公司成功的营销，使得很多国家女性吸烟率接近男性。女性吸烟对身体的损害超过男性；烟草公司把目光盯到了女性，特别是发展中国家的女性，他们要沿用他们曾经在发达国家使用过的，被证明是有效地促销手段，在发展中国家开拓女性吸烟的市场。

为了抵制烟草公司对女性的营销。2010 年世界无烟日主题是"烟草与性别——抵制烟草公司对女性的营销"。当年的《报告》选择的同样的主题，希望女性吸烟问题能够引起社会的重视。这份《报告》由中国疾病预防控制中心发布。

在新中国成立以前，中国烟草市场主要被国际烟草公司占有，当时他们曾经在女性中开展促销活动，知识女性吸烟率一度高达 20%。新中国的文化是不赞赏女性吸烟的，女性

吸烟率逐渐低于 5%，但随着改革开放，先进的生产技术引进，同时进来的是文化理念，女性吸烟已经开始逐渐变得能够让人接受。中国目前有超过 3 亿的吸烟者，其中大多数是男性，吸烟带来的危害已经显示出来了，与 20 世纪 70 年代相比，男性肺癌死亡率上升了 4.65 倍，不论是城市地区还是农村，癌症已经成为第一位死因，在癌症中，第一位就是肺癌。与十年前相比，冠心病发病提前，慢阻肺高发都与中国男性这种吸烟模式相关。如果没有实施有效地综合措施，中国女性吸烟率将会上升。女性吸烟相关疾病的发病会快速上涨。

该《报告》也呼吁全社会都来关注女性吸烟和被动吸烟的问题，按照《公约》的要求，立即采取综合措施，遏制烟草在女性中的流行。

六、《2011 年中国控制吸烟报告》——《烟草控制框架公约》

2011 年《公约》在全球生效已经六年，为了推动各国政府全面实施《公约》，世界卫生组织把当年无烟日主题定为"《公约》挽救生命"，宣传口号是"烟草致命如水火无情，控烟履约可挽救生命"！2011 年《报告》选择了同样的主题。《公约》在中国已经生效 5 年。全面实施《公约》才能遏制烟草的流行，才能救生命于水火之中。

我国 2008 年全国死于火灾的人数是 1385 人；2006 年是近 20 年水灾最为严重的年份，因水灾死亡 5840 人，而目前每天有超过 3000 人死于吸烟导致的相关疾病，我国 2005 年因烟草死亡人数达 120 万。制定控烟政策，全面履行《公约》能够最大限度挽救生命，世界卫生组织呼吁，在 2011 年世界无烟日及随后的日子里，各国应该积极行动，把履行《公约》作为重中之重，积极采取各项措施，全面遏制烟草流行。

《公约》是世界上最重要的烟草控制手段，是在世界卫生组织主持下完成的第一个全球性具有法律意义的公共卫生条约，是公共卫生发展的标志性成就。到 2011 年它已经成为联合国历史上迅速、广泛地被 170 多个国家和地区认同的条约之一。作为一个以循证为原则的条约，它重申了所有人拥有最高标准的健康权益，并为缔约国在烟草控制方面提供了新的法规依据。如同其他条约一样，《公约》赋予缔约国一系列法律义务，这些法律义务包括：防止公共卫生政策受商业和其他烟草业既得利益者的影响；采取价格和税收措施以减少烟草需求；保护人们免受二手烟暴露；对烟草制品的成分进行管制；按照规定披露烟草制品；利用烟草制品的包装警示烟草使用的危害；全面禁止烟草广告、促销和赞助；帮助吸烟者戒烟；打击烟草制品非法贸易；禁止向未成年人销售和由未成年人销售烟草；在经济上为烟草替代提供支持。

2010 年全球成人烟草流行调查显示，我国有 7.4 亿非吸烟者遭受二手烟暴露，公共场所是遭受二手烟暴露最严重的地方。公共场所全面禁烟是《公约》第 8 条及其实施准则的要求，是保护人们健康权的重要举措，"全面推行公共场所禁烟"已被写入国民经济和社会发展第十二个五年规划纲要。

2011 年 4 月《柳叶刀》杂志发表的文章将烟草控制确定为控制日益严重的慢性疾病的最为紧迫、需立即行动的优先干预措施，并提出了 2040 年消除烟草危害的宏伟目标（烟草制品使用率低于 5%）。

在 2011 年的无烟日到来之际，中国疾病预防控制中心发布这份控烟《报告》，在呼吁全面履约的同时，尤其强调公共场所禁烟。希望当年成为中国公共场所禁烟的奠基之年，并由此切入，在中国全面实施《公约》要求的各项措施，以保护国人免受烟草消费和烟草暴露所带来的对健康、社会、环境和经济的破坏性后果，保护我们的现在和将来。

七、《2013 年中国控制吸烟报告》——全面禁止烟草广告、促销和赞助

为了遏制烟草流行，世界卫生组织确定 2013 年世界无烟日主题为："禁止烟草广告、促销和赞助"，唤醒全社会认识烟草广告、促销和赞助的作用，鼓励各国实施《公约》第 13 条及其《实施准则》，全面禁止烟草广告、促销和赞助；抵制烟草业破坏控烟的活动，让更多的人，尤其是青少年远离烟草的危害。实践已证明：全面禁止烟草广告、促销和赞助是最符合成本效益的控烟措施之一。2013 年《报告》选定了同样的主题。

《公约》要求所有缔约方"广泛禁止所有的烟草广告、促销和赞助"。"所有"，就是无例外，就是一切形式的广告、促销、赞助均在禁止之列。烟草业一切广告、促销、赞助的唯一动机，就是要在更大范围内更大规模地推销烟草制品——而这，正是民众健康的灾难。烟草使用的严重危害，已使全球每年付出近 600 万鲜活的生命，其中包括中国的 100 多万人。对烟草使用造成严重后果的任何忽视或漠视，都将使更多的人无谓地死亡。

随着履约步伐的加快，世界上已经有越来越多的国家开始禁止烟草广告促销和赞助活动。各国烟草业也前所未有地疯狂抵制禁止烟草广告、促销和赞助的行动。例如：在销售点设置烟草产品广告；打着科学的幌子，误导消费者；利用新媒体技术，开展促销活动；向法院或者国际贸易组织起诉用立法强制烟盒包装必须使用图形警示的政府。与此同时，烟草业使用了赞助，特别是企业社会责任策略来欺骗公众，造成他们"努力承担社会责任"的企业形象，以图改善公众对烟草的恶感。烟草企业甚至还采取行动，影响政治和立法过程。

面对新的挑战，各国政府也出台了更加严厉的法律和政策，保护公众的健康。

禁止一切烟草广告、促销和赞助、需要制定严格的法律。我国目前的相关法律规定已经远远不能满足实施必要的公共卫生政策所必需的法制环境，不能适应有效保护公众健康的需要。今日传播媒介的发展，使烟草业广告、促销、赞助的空间大为拓展。传统媒体（我国法律禁止烟草广告的五类媒体、四类公共场所）的广告还随处可见，互联网的发展，更使烟草广告遍及网站、博客、微博、微信。再加上假公益之名的赞助，明目张胆的品尝会促销，社交网站的互动式促销，中国烟草广告促销和赞助，几乎无处不见，无处不在，令人深深忧虑。

禁止所有的烟草广告、促销和赞助，是挽救生命的需要，是促进健康的需要。关注民生，就要关注控烟；促进健康，就要促进控烟。在一个有 3 亿多吸烟者、7 亿 4 千万二手烟受害者的国家中，禁止一切烟草广告、促销和赞助，显得尤为重要。

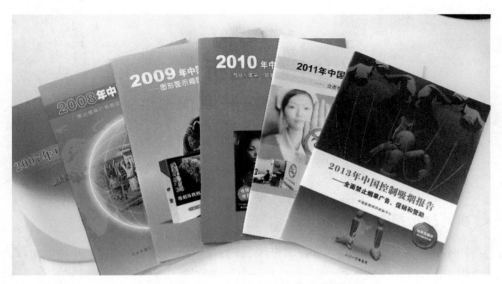

图 2007～2013 年的《中国控制吸烟报告》

七年，七本《报告》呼应世界无烟日的主题，提供了国内外控烟进展的大量信息。无烟日前后，通过媒体宣传系列《报告》的内容，让百姓了解烟草的危害，推动政府积极履约。

2019 年，《公约》在中国生效 13 年，但是由于种种原因，中国控烟并没有实现预期目标。为了实现健康中国的目标，我们一定要付出百倍的努力，实现无烟中国、健康中国的目标。

【当事人感言】- 姜垣

中国控烟起步于医学专家行为，随着烟草在中国的流行，吸烟所导致的危害首先是被医学专家认识到的，1986 年专家们成立了民间控烟机构—中国控烟协会，开展了数项控烟研究和民间活动，推动了政府出台了一些控烟政策。1999 年中国加入了世界卫生组织《烟草控制框架公约》谈判，建立了跨部门的控烟履约协调机制，2006 年 1 月 9 日《公约》在中国生效，这也标志着控烟从专家行为变成了政府行为，政府主导制定国家控烟规划、加强控烟网络能力建设、各大城市纷纷出台政策公共场所全面禁烟、加大对控烟的投入，特别是在《健康中国 2030 规划纲》要中明确提出了控烟的措施和目标。在 2006～2013 年间，以卫生部或控烟专业机构的名义前后八年发布《中国控制吸烟报告》，每年选定一个主题，介绍国际上控烟经验，比较中国的不足，提出相关政策。《报告》是在以政府为主导的控烟的起步阶段，见证了中国控烟的历程。

姜垣：1987 年毕业于北京医科大学公共卫生学院。1990 年获得中国疾病预防控制中心医学硕士学位，专业为卫生统计；1997 年获得泰国朱拉隆宫大学理学硕士学位，专业为卫生经济。

从 2002 年开始从事控烟工作。曾担任中国疾病预防控制中心控烟办公室主任。现担任中国控烟协会副会长，北京控烟协会副会长。

十年民间视角透析中国控烟
——《中国控烟观察——民间视角》报告

李金奎

一、撰写这份报告的初衷

自从中国政府签署 WHO《烟草控制框架公约》（以下简称《公约》）并经最高权力机关批准、在中国生效后，中国的控烟就进入了一个新的阶段。

从此，控制烟草危害成为中国政府认可的一项重要公共卫生政策，政府表态赞同并将履行《公约》关于控烟的原则与各项措施，以实施控烟，这应当是中国政府在控烟问题上的原则立场，是以人为本、坚持科学发展观的正确立场。

但是，中央政府确定的这一立场，并不是中国政府所有部门都真心认可并坚决实践的立场。尤其是在中国，烟草业的生产、管理、销售，都是在中国政府这个特殊部门的旗下进行。

十几年来，中国的控烟虽有一定进展，但步履缓慢。如何对待在中国控烟，如何评价中国控烟的真实现状，如何促进和加快履约进程，是摆在中国政府和公众面前的一个重要问题。

《公约》序言指出：

强调不隶属于烟草业的非政府组织和民间社会其他成员，包括卫生专业机构，妇女、青年、环境和消费者团体，以及学术机构和卫生保健机构，对国家和国际烟草控制努力的特殊贡献，及其参与国家和国际烟草控制努力的极端重要性，认识到需警惕烟草业阻碍或破坏烟草控制工作的任何努力，并需掌握烟草业采取的对烟草控制工作产生负面影响的活动。

这是对社会组织在烟草控制方面应该负起责任的充分肯定。

新探健康发展研究中心是以促进中国公民健康为宗旨的社会组织。关注民生健康，必然关注中国控烟进程。因此，每年都从民间的角度，通过观察中国控烟工作的进展、问题与前景，撰写出一年一度的《中国控烟观察——民间视角》报告（以下简称《民间视角》），力图客观真实地肯定成绩，评述难点与症结，希望以此推动中国控烟进程。

二、《民间视角》编写者的用心

《民间视角》报告封面醒目的一只大眼睛代表着我们在观察；眼睛前面的缕缕烟雾与蜿蜒的长城，表示我们观察着烟草烟雾在中国的存在与扩散、危害与蔓延；封底放大镜下的烟叶，是希望以此唤醒人们关注烟草使用给人类、给国人带来的危害。（图1）

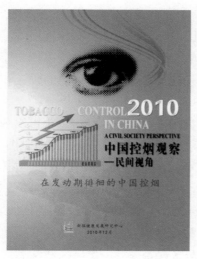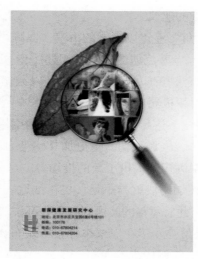

图 1　报告封面封底设计

　　这本已经延续十年的民间报告，诉说着中国近 10 年的控烟历程；每一期封面底色的变化，暗示着对无烟环境的期望与控烟进展的评估：如暗紫色是揭露烟草业对控烟的阻挠；蓝色是期待拥抱无烟霾的蓝天；用绿色表示健康、洁净的无烟生存环境在一些地区得以实现，当然，我们更期待能用红色表示吸烟率的大幅下降，无烟中国的到来。从每一份民间报告，读者便可以感受到中国控烟的艰辛、行进、努力与期盼。（图 2）

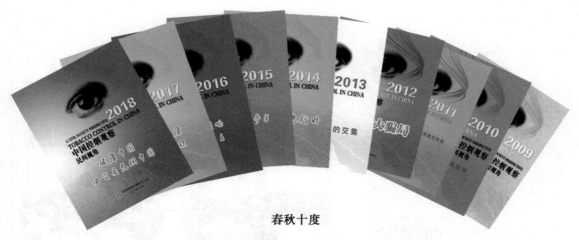

春秋十度

图 2　2009～2018 年十期民间视角报告

三、十年报告的共同点

　　《民间视角》逐年聆听各界专家的意见，认真思考：如何准确观察世界控烟的进步；如何真实评估中国控烟的进程；如何坦诚地提出中国控烟的不足；如何鼓励控烟参与者的内在热情；如何毫不留情地揭露、批判严重干扰中国控烟的烟草业；如何按照《公约》精神提出控烟关键的建议。

《民间视角》逐年以确凿的事实，回顾当年国内外控烟形势，分析高层领导对控烟的态度，揭示控烟与反控烟的博弈；记述了专家学者、医务工作者、公益律师、控烟志愿者以及公众媒体推进控烟的发声和传播；以数据显示中国大众对控烟认识的改变和行动，实事求是地提出对积极履约的建议。

《民间视角》逐年从民间的视点和角度进行盘点，对中国控烟的进程可以观察得更加客观、更加具体、更加真切，也更加具感染力。不仅为中国既往的控烟行动提供了新的视角，也为今后的中国控烟提供了新的推动力。这一来自民间的控烟观察和点评，立体地展示了十几年来中国控烟的成就与不足，更精准地表达了中国控烟的实际与民意。除2009年第一份年度报告外，此后每年的《民间视角》都添加副标题，力求有重点地表达控烟的进展和问题。

《民间视角》逐年在岁末举办报告发布会，解读报告，剖析控烟大事，专家点评，媒体问答，并邀请各界代表、专家、学者、媒体、志愿者等参会，出席人数均超过百人。世界卫生组织驻华代表每年会出席并发表讲话，我们由衷地感谢世卫组织对民间组织控烟的支持和鼓励。

"实话实说"便是各界人士对《民间视角》最高的评价！

四、十年报告的主要内容

（一）2009年《民间视角》报告：开篇发布！

2009年7月新探健康发展研究中心首期《2009年中国控烟观察——民间视角报告》发布了！这是一份集中了众多公共卫生和控烟专家意见的中国控烟观察报告。（图3）

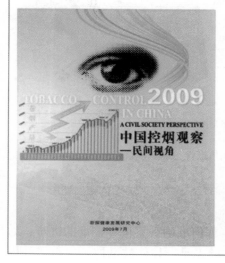
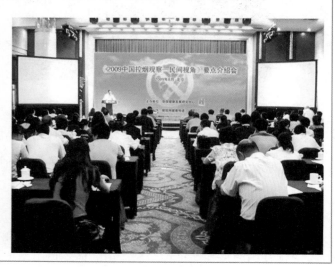

图3　2009年报告发布现场

参加发布会的有来自中国公共卫生界、经济界、法律界及媒体界的专家学者近 200 人。中国 CDC 流行病学首席科学家曾光教授、国家控烟办公室主任杨功焕教授、北京协和医学院流行病学黄建始教授对报告给予了精彩点评。

报告回顾了中国签署《公约》后的控烟形势；签约的历史意义；政府部门为控烟做出的努力；活跃的民间控烟力量；并指出烟草企业主导的控烟履约机制成为中国控烟进程的主要瓶颈；

报告就如何解决控烟"瓶颈"问题提出了两项建议： 一是尽快实行烟草政企分开，保证各种控烟举措不受烟草业利益的影响和干扰；二是要立即在国务院领导下，制定出保护人民健康，加速履约步伐的烟草控制战略规划。

（二）2010 年《民间视角》报告：在发动期徘徊的中国控烟

从 2010 年开始，报告增加了副标题，以求重点突出当年的中国控烟形势！（图 4）

报告指出：2010 年的中国控烟仍然在发动期徘徊不前。控烟主要还只是由专家、媒体、控烟组织在奔走呼号，传播烟草危害的信息；而国家层面控烟立法缺位，《公约》有效的控烟措施基本上没有实行。

中国烟草业在 2010 年度的表现，概括说来就是反对和阻挠实行《公约》措施，其手法可以**"六字诀"**概括，即：反、拖、缠、骗、篡、消。能反对的就反对；反对不掉，就拖；不断玩弄概念，胡搅蛮缠，寻找逃避履约的空间；利用一些虚假的概念欺骗、蒙骗消费者；再有，就是篡改公约的涵义和消解控烟措施的功能。

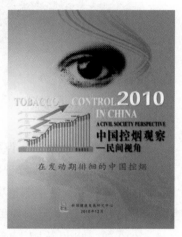

图 4 2010 年《民间视角》报告

报告建议： 控烟履约协调机制应由国务院直接领导；将控烟工作纳入国家"十二五"规划；尽快制定国家中长期控烟规划；启动控制烟草危害的立法程序；授权国家食品药品监督管理局管制烟草制品成分及烟草制品成分和释放物的信息披露。呼吁采取实际措施控制烟草危害，敦促履行《公约》。

（三）2011 年《民间视角》报告：防制烟害，挽救生命：政府责无旁贷

这是新探健康发展研究中心第三次发布《民间控烟》报告（图 5）。

报告指出： 用立法规范公共场所禁烟是保护公众健康权利的最有力措施；明白告知烟草使用严重后果是政府职责。

履约五年效绩不佳，政府现有作为不足以保护公众。2011 年 3 月发布《十二五规划纲要》写入了"全面推行公共场所禁烟"十个字，但至今仍未见政府负责部门制定实施的规划与步骤。

阻力究竟来自何方？——我国控烟在很多情况下，主导和影响控烟政策的是国家烟草专卖局，而它既是政府部门，同时又是烟草商——中国烟草总公司。尽管社会各界，人大代表、政协委员连年呼吁改变这种政企合一的体制，但这些呼吁始终得不到回应。

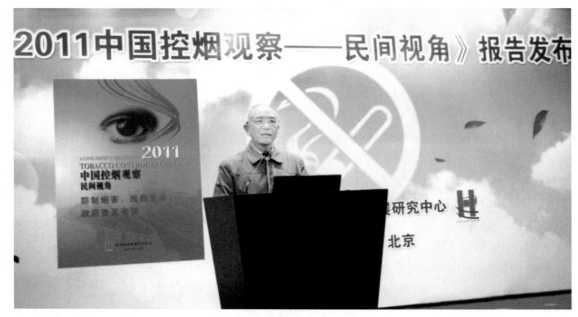

图5 2011年报告发布会现场

政府的当务之急——保护公众免受烟草烟雾危害是政府职责所在。国家层面公共场所禁烟立法不能再拖！政府理应担负重任，制定国家控烟行动计划。政府有责任应采用最为有效的告知手段——把图形警示标识印在卷烟包装上。

（四）2012年《民间视角》报告：揭烟草营销大骗局

2012年是世界范围内烟草控制取得重大进展的一年，也是在激烈斗争环境中艰难前行的一年。

2012年12月召开《2012年中国控烟观察——民间视角》报告发布会。报告介绍了2012年5月卫生部发布的《中国吸烟危害健康报告》；揭露了中国烟草业的大骗局：烟草业以否定烟草使用严重危害为前提，制造"低害卷烟"的幻梦；以"烟草院士"和"烟草科技评奖"为后续，骗取"科学桂冠"；以使用"科学"的名义销售所谓"低害卷烟"的虚假"概念"；通过广泛的新品卷烟促销活动，打开"低害卷烟"的市场。

报告从民间视角提出了五点希望：

1. 要加快制定国家层面的控烟法律，首先是在所有室内公共场所、室内工作场所和公共交通工具实行全面禁烟，保护大多数非吸烟者免遭烟草危害；

2. 要禁止中国烟草业继续玩弄"降焦减害""中式卷烟"的骗局；

3. 要禁绝一切公务用烟和烟草贿赂；

4. 要尽快在所有卷烟包装印上图形警示标识；

5. 要提高各级政府和全体官员对控烟的认同，建议各级党校以及干部培训工作，都应开设控烟专题讲座。

（五）2013 年《民间视角》报告：失望和希望的交集

2013 年是中国控烟失望与希望交集的一年；是依旧步履维艰的一年。

控烟十年，中国的卷烟产量增加了近 50%，已占全球产量的 43%。控烟十年，中国的吸烟人数和二手烟暴露人数，仍居高位，没有什么改变。中国每年因吸烟相关疾病死亡人数达 140 万，占全球三分之一。

据世界卫生组织报告，在公共场所与工作场所实行全面无烟政策方面，中国在评估的 16 类公共场所中仅在医疗和教育系统两类场所有全面无烟政策规定，属末尾 10% 之列；在禁止一切烟草广告、促销和赞助方面，中国得分为 0。

2013 年 12 月 3 日，《2013 年中国控烟观察——民间视角》信息交流会在北京举行。报告回溯 2013 年："烟草院士"之争；"警示图形"之争；"烟草营销"之争；公共场所禁烟的曙光；"警示图形烟包展"在全国巡回展出取得的成效。

报告提出了控烟履约当前亟需立即就做的几件事：烟草业必须实行政企分开；调整我国控烟履约协调领导机制；加快制定国家层面的《公共场所禁止吸烟法》；图形警示上烟包不能再拖延；"减害降焦"的骗局不能再继续；禁止烟草广告、促销和赞助；政府官员应当成为控烟的表率。

（六）2014 年《民间视角》报告：依法控烟进行时

2014 年 12 月，第 6 年度《民间视角》报告发布。

报告指出：2014 年控烟有一个很好的开局；2013 年 12 月 29 日由中共中央办公厅、国务院办公厅印发《关于领导干部带头在公共场所禁烟有关事项的通知》，要求领导干部带头在公共场所禁止吸烟；18 个城市制定了公共场所控烟法规；北京通过了被称为"史上最严控烟令"——《北京市控制吸烟条例》；国家卫生计生委起草的《公共场所控制吸烟条例（送审稿）》已在网上公开征求意见，明确规定"所有室内公共场所一律禁止吸烟"；《中华人民共和国广告法（修订草案）》进入了修订程序。

但是，依法控烟之路还很漫长：烟草警示图形未见曙光，烟草广告、促销与赞助依旧泛滥；修订中的《广告法》是否能够如所希望的那样"禁止所有的烟草广告、促销和赞助"？《公共场所控制吸烟条例（送审稿）》能否如愿通过颁行；《关于领导干部带头在公共场所禁烟有关事项的通知》，各级领导干部能否切实遵行？这一些需要大家共同努力。

专家呼吁：控烟要从国情出发，采取以税控烟是最有效的路径之一，让税负高至烟草公司难以承受，倒逼提价，或改革烟草专卖体制，完善烟草价格定价机制，实现价税联动。

（七）2015 年《民间视角》报告：控烟艰难 喜忧参半

2016 年 1 月 26 日，新探健康发展研究中心在北京召开了 2015 年的《中国控烟观察——民间视角》报告发布会。世界卫生组织驻华代表处施贺德博士到会致辞。（图 6）

报告提出：2015 年《公约》在中国正式生效整整十年。2012 年 12 月，中国第一个《烟草控制规划（2012–2015）》到了收官之时。

报告对照 WHO 控烟 MPOWER 六项策略，作出点评，结论：喜忧参半。

1. 监测烟草信息系统初步建成，但是监测结果尚未得到决策部门的足够重视，未能根据监测得到的结果及时调整各项控烟措施。

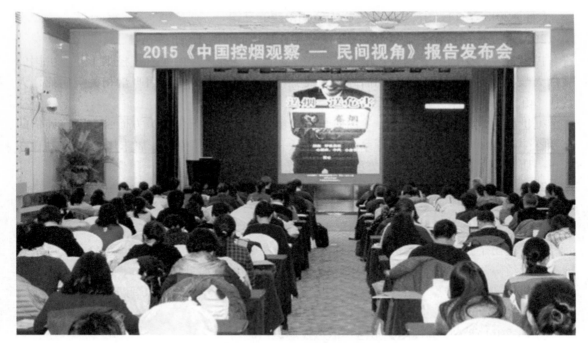

图 6　2015 年报告发布现场

2．公共场所禁烟有较大进展，但距全面推行尚远。

3．新修订的《广告法》，事实上排除了烟草业对《公约》的篡改，如果得到准确、认真地执行，中国将基本实现禁止所有烟草广告。但仍要警惕烟草业对《广告法》作有利于烟草营销的歪曲解读。

4．《慈善法》（草案）可点可评。对照《公约》及其《实施准则》的精神，专家们仍坚持：应当对烟草赞助全面禁止。

5．提高烟税，价税联动，需再接再厉。

6．烟包图形警示远远落后，中国烟草业竭力阻挠。

7．戒烟服务面临困境。

要加快控烟进程，应当把控烟看作一项关系人民健康的大事，以正其心；真正为挽救国人的生命去履约去控烟，以诚其意。需要加快国家层面控烟立法、立即制定新的控烟五年规划、提高控烟领导机构工作效能，烟草包装上印制说明具体危害的图文警示。

（八）2016 年《民间视角》报告：烟霾预警拉响，行动必须跟上

2017 年 1 月 10 日，《2016 中国控烟观察——民间视角》报告发布会在北京举行（图 7）。

报告指出： 2016 年，控烟列入了《"健康中国 2030"规划纲要》指标；习近平主席在全国卫生与健康大会上宣示健康是国家战略；北京控烟法规实施一年半，政府导向，民众支持，监督有力；深圳为室内场所 100% 全面禁烟已做好准备；上海市修订了《上海市公共场所控制吸烟条例》，明确规定：室内公共场所、室内工作场所、公共交通工具内禁止吸烟；全球健康促进大会在上海召开；中国控烟得到世界卫生组织点赞！

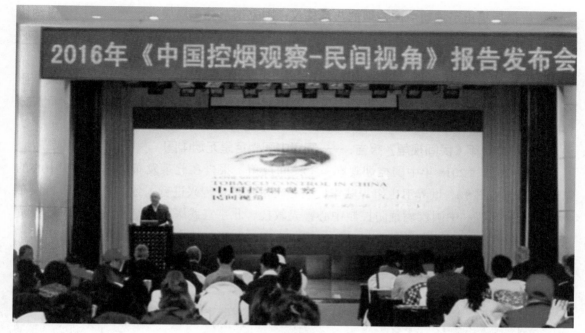

图 7 2016 年报告发布现场

2016 年国务院法制办公布了《公共场所控制吸烟条例（草案征求意见稿）》，与 2014 年底的《公共场所控制吸烟条例（送审稿）》相比，发现了其中一些明显的变化：一是室内允许设吸烟区；二是室内工作场所共用区域禁烟。这种倒退引起国内外的一片质疑声。

报告还以事实阐述了控烟与反控烟的博弈：疯狂的终端营销；烟草业的"细支""爆珠"新陷阱与新骗局；警示图形印上烟草包装还遥遥无期，中国成为国际后进生。

报告提出六点建议：国家应尽快出台室内百分百禁止吸烟的《公共场所控制吸烟条例》；国家烟草专卖局应立即退出国家履约部际协调小组；中国烟盒印上图形警示；出台《广告法》实施细则，加强烟草广告的监管；取消烟叶税，继续提高烟草税价；戒烟纳入国家基本公共卫生服务。

（九）2017 年《民间视角》报告：公众期望健康 控烟决策迟疑

2017 年 12 月 28 日，由新探健康发展研究中心编写的《2017 年中国控烟观察——民间视角》在京发布。

报告分析：国际控烟形势的发展以及中国的控烟现状，给健康中国战略目标带来了紧迫感！国家层面无烟立法久拖不决，烟包至今不采用说明烟草具体危害的图文健康警示，烟草广告、促销和赞助依然存在，戒烟服务发展缓慢，烟草税价的提升远未达到世界卫生组织的要求。控烟决策迟疑、措施不力、进展不大，成为社会治理的短板，也损害了中国政府的形象。公众期盼着控烟进入新时代：将健康融入所有政策，控烟不例外。

世界卫生组织驻华代表处无烟草行动技术官员许传兴在发布会上提出："世界卫生组织再次向中国呼吁，期待让国家层面 100% 无烟的控烟条例尽快获得通过。"

报告最后提出了推动中国控烟的八条建议：国家烟草专卖局应退出八部委控烟履约协调机制；尽快出台《公共场所控制吸烟条例》，并规定室内公共场所全面禁烟；卷烟包装必须采用大而明确、醒目和清晰的图文健康警示；持续不断地提高烟草税和烟草价格，降低卷烟支付能力；禁止所有烟草广告、促销和赞助，加强烟草广告执法监管力度；将戒烟服务纳入国家基本公共卫生服务；社会共治，加强对青少年学生的控烟教育；加强烟草成分管制及其释放物信息披露，禁止"低焦低害"及中草药卷烟减害的虚假宣传。

（十）2018年《民间视角》报告：——健康中国必定是无烟中国

12月26日《2018年中国控烟观察——民间视角》报告在北京发布。这是新探中心的第十份报告（图8）。世界卫生组织驻华代表处技术官员许传兴进行了致辞。并对报告发布十周年表示祝贺。中国疾病预防控制中心曾光教授、北京宣武医院支修益教授、对外经贸大学郑榕教授、中国社会科学院赵建文教授、中国控制吸烟协会高玉莲秘书长等也出席了本次发布会并进行了深度点评。

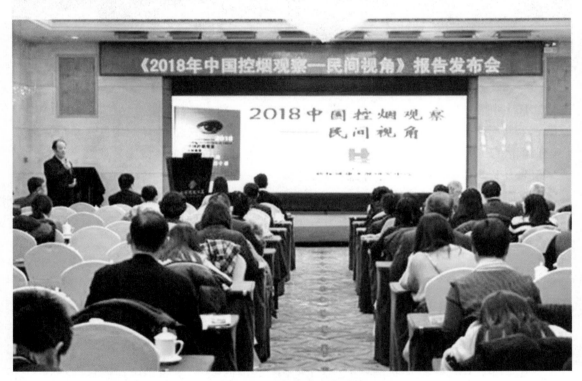

图8　2016年报告发布现场

报告肯定了中国控烟十三年来的进展，并指出社会共识已经凸显：两会控烟呼声热烈；履约职责划归国家卫健委，控烟迎来新契机；全国至少有20个城市相继出台公共场所禁止吸烟的地方性法规；国家层面法律对控烟有了积极态度；青少年控烟力度加强；城市控烟立法、执法在前进；公众参与控烟积极支持控烟立法。

《中华人民共和国基本医疗卫生与健康促进法（法案）》二次审议稿尽管将国家采取价

格税收措施控烟写入草案，但是有关控烟的这一条款仍与《烟草控制框架公约》的要求有较大差别。

报告还分析了目前中国控烟形势的严峻：全面禁止在所有室内公共场所和工作场所吸烟的全国性控烟法规迟迟未能出台；烟草包装图形健康警示得不到实施；卷烟销量居高不下；零售终端的烟草广告、促销和赞助还在继续；"减害降焦"挑战科学，烟草特色营销快速增长，其中细支烟、中支烟、短支烟和爆珠卷烟尤为突出；有些地方连"无烟政府机关"的创建也一度被叫停；烟草业打造"文明吸烟环境"为公共场所违规吸烟"背书"。

报告中期待着新的控烟履约协调领导小组能排除烟草业的干扰，积极履行《公约》，保护公民健康，彻底改变中国控烟履约进展缓慢的国际形象。

五、结语：控烟在路上——健康中国必定是无烟中国

梳理《中国控烟控烟观察——民间视角》报告的内容与历程，自 2009～2018 年，十个春秋十份报告，虽是出自"民间"，却真实记录与评析了从中国政府签署 WHO《烟草控制框架公约》后，政府、民间互动的艰难控烟履约进程，以及烟草业力图阻挠、延缓控烟进程的种种干扰。《民间视角》还观察到与控烟履约相关各部委落实控烟意愿、履行《公约》义务的实际情况。《民间视角》还反映了中国公众对控烟认识的改变和觉醒、对无烟环境的认同与期待、对健康生活的向往与追求。

《中国控烟观察（民间视角）》的出刊，是一个新的尝试。它在每年终岁尾发布，既是对过去一年的回顾，又是推动来年控烟新的出发。控烟，在路上！控烟人，在路上，艰难而又漫长！

注：这十期《中国控烟观察（民间视角）》原文可登陆《烟草控制资源中心网站》http://www.tcrc.org.cn/ 阅读和下载

倾己之力，推进中国控烟履约

——中华预防医学会王陇德会长控烟记事

刘　霞　田传胜

自 2006 年 1 月世界卫生组织《烟草控制框架公约》（以下简称《公约》）在我国正式生效以来，我国控烟履约进程艰难、道路曲折。为加快中国控烟履约工作，切实保护民众远离烟草危害，各界控烟人士做出了不懈努力。中华预防医学会会长王陇德院士基于对烟草危害的深刻认识，本着对人民健康和社会长远发展高度负责的精神，坚持预防为主的卫生工作方针，近 10 多年来领导各界控烟力量，倾己之力推进控烟立法和营造控烟氛围，当之无愧地成为中国控烟履约的开路先锋，为中国控烟事业做出了重要贡献，2014 年被世界卫生组织授予"世界无烟日奖"。

一、凝聚共识，建言献策，推动中国控烟履约进程

（一）向人大提交议案，推动控烟立法

王陇德会长作为第十一届和第十二届全国人大代表，自 2008 年起，每年两会期间都会向全国人大提交有关尽快制定控烟法律的议案和建议，如"关于尽快制定《烟草危害预防控制法》的议案""关于尽快制定和实施《中华人民共和国公共场所禁止吸烟法》的议案""关于新修订的《广告法》应明确规定'全面禁止烟草广告、促销和赞助'的建议"等。2011 年，他牵头提交的"关于尽快制定《烟草危害预防控制法》的议案"获得了 540 多名人大代表的共同署名，据悉创造了人大议案署名最多的历史记录，同时也说明我国控烟立法已成为各界的共识。正是由于王陇德会长和一大批控烟有识之士的努力，对 2016 年国务院法制办公室发布《公共场所控制吸烟条例（草案征求意见稿）》起到了关键作用。

（二）振臂高呼，力推广告法修订案出台全面禁止烟草广告

在 2014～2015 年修订《广告法》期间，王陇德会长成为推动"全面禁止烟草广告"的最强音。王陇德会长不仅亲自在《人民日报》刊发题为《烟草广告"限"不如"禁"》的署名文章，称应堵上烟草广告的口子否则后患无穷；而且在全国人大常委会第十二次会议分组审议广告法（修订草案）会议中，王陇德委员发表全面禁止烟草广告的审议意见后，"我附和王委员的意见"，这句话成了诸多与会委员和列席会议的全国人大代表的开场白。

（三）向高层领导建言，推动控烟履约行动

2012 年 4 月，王陇德会长组织 30 位全国人大代表给温家宝总理和刘延东国务委员写信，反映当前中国控烟工作情况，提出自己的建议和看法。2013 年 6 月底，针对领导干部

在公共场所吸烟普遍存在、严重影响中国控烟进程的现状，王陇德会长发动 40 多位院士联名向国家主要领导建言献策，得到领导的重要指示，促成了中共中央办公厅、国务院办公厅于 2013 年底联合发布《关于领导干部带头遵守在公共场所禁止吸烟等有关规定的通知》，有力地推进了中国的控烟工作。

（四）开展实地调研，完成加快推进中国控烟立法报告

2014～2016 年，经中国红十字会总会与比尔及梅琳达·盖茨基金会"创建无烟环境项目"支持，中华预防医学会在王陇德会长的领导下开展了"加快推进中国控烟立法项目"。

1. 组织近 20 位全国知名控烟专家系统梳理《公约》及全球控烟政策进展，对比研究中国控烟立法现状与公约要求，提出调整公约协调机构、推进《公共场所控制吸烟条例》等 9 个方面的政策建议，历经一年多经过七易其稿方完成《加快推进中国控烟立法研究报告》。该报告因其内容全面、系统，深受控烟专业人士的认可。

2. 王陇德会长带队前往深圳、兰州等城市进行调研，深入了解具有代表性的城市在地方控烟立法制定、执法过程中的成功经验、问题和建议，完成的"部分城市公共场所无烟立法和执法调研专题报告"，将为国家公共场所控烟立法的出台提供实证支持。

3. 针对我国烟草政策调整及政策效应分析，组织专家撰写"中国烟草税制度变迁和政策评析专题报告"为下一步我国烟草税价改革提供了政策性建议。

二、积极呼吁，多方动员，营造控烟良好氛围

（一）发起控烟"双十"行动，推动无烟环境建设

2009 年，为切实发挥卫生工作者在控烟工作中的率先示范作用，全国人大常委会副委员长、北京大学医学部主任韩启德院士与全国人大常委、中华预防医学会会长王陇德院士倡议由全国 10 所知名大学的医学院校和国内 10 个有影响力的医学社团共同发起了卫生工作者控烟"双十"行动（参见本章第十篇）。

此外，王陇德会长积极倡导每年的全国人大代表和政协会议开成"无烟两会"，多次接受媒体采访呼吁创建无烟企业、无烟家庭，还参与拍摄"被吸烟我不干"等公益宣传片。

（二）反对评选烟草院士，督促相关部门采取行动

中国烟草总公司郑州烟草研究院谢剑平研究员当选 2011 年度中国工程院环境与轻纺工程学部院士一事，受到多方质疑，并成为"知识中国 2012 年度十大热点事件"。

为督促中国工程院尽快采取措施，挽回负面影响，王陇德会长除个人致函（2011 年 12 月）中国工程院领导外，还参与了院士联名向中国工程院主席团致信的行动（2012 年 1 月、2012 年 5 月），中华预防医学会也联合中国控烟协会等多家社团多次致函中国工程院（2012 年 5 月，2013 年 4 月）及党的群众路线教育实践活动中央督导组（2013 年 9 月），呼吁积极主动应对，捍卫科学良知。虽然谢剑平院士称号还未被撤销，但中国工程院已明确表示今后的院士增选将不再受理烟草科技领域的候选人的提名或推荐。

（三）联合抵制烟草技术相关研究申报国家科技奖

2012 年 4 月，针对国家烟草专卖局（中国烟草总公司）推荐的《中式卷烟特征理论体

系构建及应用》参评国家科技奖一事，在王陇德会长的领导下，中华预防医学会联合卫生工作者控烟"双十"行动各发起单位（计20家），向国家科技奖励办公室提出异议。经过社会多方的努力，最终成功抵制了这一有违科学伦理和相关规定的卷烟相关技术参评国家科技奖。

此外，针对科技部曾批准的"降低卷烟烟气中有害成分的技术研究"（2004年）和"卷烟危害性评价与控制体系建立及其应用"（2010年）两项国家科技进步奖存在造假之嫌，中华预防医学会联合相关社团致函科技部，建议撤销这两项奖项。

面对烟草使用对我国人民群众生命健康与社会经济发展所带来的严重危害，不管是作为卫生事业的参与者和管理者还是一名严谨的学者，王陇德会长都能够勇于担当、身先士卒，积极推进中国控烟立法和控烟工作实践，为中国卫生事业奋斗不息，为人民群众的健康做出卓越贡献。

【当事人感言】---------------------- 王陇德

抵制烟草危害已成社会共识，但控烟立法仍需社会各界共同努力。实现"无烟中国"是建成"健康中国"的重要内涵之一！

王陇德：中国工程院院士，中华预防医学会会长。原国家卫生部党组副书记、副部长，第十一届、十二届全国人大常委会委员，第十二届全国人大教科文卫委员会副主任委员。现兼任国家卫生健康委员会疾病预防控制专家委员会主任委员、健康促进与教育专家指导委员会主任委员、脑卒中筛查与防治工程委员会副主任、科技创新战略顾问等职。

在《新英格兰医学杂志》等国内外学术期刊发表论文百余篇，主编多部专著。曾获国家科技进步二等奖、联合国艾滋病规划署"应对艾滋病杰出领导和持续贡献"奖、世界卫生组织结核病控制"高川"奖和世界卫生组织"世界无烟日奖"等奖项。

他们是著名的医学家，他们支持控烟

——吴阶平－保罗·杨森奖中为控烟做出贡献的获奖者们

吴宜群

一、吴阶平－保罗·杨森奖（以下简称"吴杨奖"）

"吴杨奖"设立于1994年。这一以我国著名医学家、医学教育家吴阶平与比利时著名化学家、药学家保罗·杨森冠名的奖项，旨在表彰、奖励在医药卫生领域努力钻研并独立作出突出贡献、被社会及同行广泛认可的60岁及以下优秀医药卫生工作者。

"吴杨奖"名誉主席为十一届全国人大常委会副委员长桑国卫院士；专家委员会共同主席为全国政协教科文卫体委员会副主任、原卫生部副部长黄洁夫教授和北京大学医学部药学院张礼和院士。截至2018年，已有404名杰出医药卫生工作者获得这一荣誉，其中方圻、吴蔚然、陈春明、陈竺等12位德高望重的医药学大家获得特殊贡献奖。获奖者中还包括25位院士。

1994年至今，"吴杨奖"走过二十四年的历程，鼓励了优秀的中青年医药卫生工作者，有力推动了医药卫生事业的发展，成为社会力量支持医药卫生事业发展的成功典范。

二、近距离感受"吴杨奖"

2014年，陈春明荣获当年"吴杨奖"的特殊贡献奖。由于那时她的行动已经不便，我就充当了一次"贴身保镖"。颁奖时，我用轮椅将她推到台上，然后在侧幕后站着，近距离观看和聆听了颁奖会的全过程。那时，我才对"吴杨奖"有了一个较为完整的了解。

"吴杨奖"专家委员会的共同主席之一是黄洁夫教授，曾任卫生部副部长、中国控制吸烟协会会长。他一直是中国控烟进程的积极推动者。

近两年由于工作关系，参加了两次颁奖大会，让我与"吴杨奖"的组织者（国家卫健委国际合作与交流中心）、专家委员会共同主席，评审专家以及获奖者都有了零距离接触，更深入了解"吴杨奖"工作委员会的工作方式、评审专家的严谨态度以及获奖者们的精神风貌。这一奖项，每年会在基础医学、临床医学、药学和公共卫生四大领域评选出不多于14名获奖人和一位特殊贡献奖。

21世纪，全球烟草流行威胁着十亿人的生命。烟草使用对全球健康和经济造成的严重负面影响使得烟草控制成为一个当务之急的公共卫生问题。50年的时间内，从上万份研究报告中获取了大量的数据，从流行病学、临床医学、病理生理学、细胞生物学等多学科证明了吸烟给健康带来的毁灭性的影响。

由于 15 年来我的大部分精力投入到烟草控制，看到在药学、基础医学、临床医学的研究和实践中做出突出贡献的专家们，他们同样对控烟工作给予了支持。我由衷地敬佩他们。这里，我想简要地记述我所熟悉的他们支持控烟的劳绩。

三、他们是医学家，但是他们关注控烟

（一）2006 年钟南山获"吴杨奖"的"特殊贡献奖"

中国工程院院士钟南山，作为呼吸科的权威专家，2003 年抗击"非典"中，他不顾生命危险救治危重病人，奔赴疫区指导医疗救治工作，倡导与国际卫生组织合作，主持制定我国"非典"等急性传染病诊治指南，为战胜"非典"疫情作出重要贡献。他主动承担突发公共卫生事件代言人角色，向公众普及卫生知识，积极建言献策推动公共卫生应急体系建设，为夺取应对甲型流感、H7N9 禽流感等突发公共卫生事件的胜利发挥了重要作用。[1]

由于他多年来一直呼吁戒烟，并带动身边的医生、朋友加入戒烟行列。钟南山表示，越来越多的科学研究提供了充分翔实的吸烟危害健康的证据，呼吸系统首当其冲，其中慢性阻塞性肺疾病、肺癌等疾病的发生与吸烟关系最为密切。[2]

钟南山院士说："医生是最能影响患者的人，在控烟工作中，医生要成为带头人！"2010 年，他曾力劝中国工程院院士袁隆平戒烟。被媒体报道后，一度传为美谈。2012 年作为牵头人，他和中国工程院院士秦伯益联合其他 28 名两院院士，致信《中国科学报》，反对"中式卷烟"项目入围国家科技进步奖。

（二）2011 年翁新植院士荣获"吴杨奖"的"特殊贡献奖"

中国工程院院士翁心植是我国"博"与"精"兼备的临床内科学家。行医六十余年来，在普通内科、寄生虫病、心血管病和呼吸疾病等多个领域都取得了创造性的成就与贡献。他在国际上首次发现雄性激素水平低下是老年男性罹患冠心病的独立危险因素，为防治提出了新的思路。他组织了全国肺心病防治协作研究，系统制订具有我国特色的肺心病诊断与治疗方案，率先将肝素用于肺心病治疗，在国内开展了危重症监护的早期实践。[3]

翁心植院士以其对民族和人民健康的深切责任感，在国内最早倡导并艰苦推动控烟工作。1984 年他主持了全国 50 余万人的吸烟情况基线调查，首次全面地描述了全国的吸烟情况，为控制吸烟的科研和宣传教育工作提供了有说服力的第一手资料。1987 年，翁院士亲自参与创办了全国第一个控烟社会组织——北京市吸烟与健康协会（现改名为北京市控制吸烟协会）。

翁院士与世界卫生组织合作推动国内外控烟运动，两度获得世界卫生组织颁发的控制吸烟金质奖章，被誉为"中国控烟之父"[3]

（三）2014 年陈春明教授荣获"吴杨奖"的"特殊贡献奖"

德高望重的陈春明教授曾任中国预防医学科学院院长。20 世纪 80 年代初，她创建了中国预防医学科学院，组建了预防医学国家队，在迎战传染病和慢性病双重挑战中功勋卓著，并推动了我国制定一系列营养与健康的科学决策。她兢兢业业，克己奉公。退休后，她组

建了"新探健康发展研究中心",并连续担任三届理事长。在她担任理事长期间,"新探中心"主要的工作领域就是烟草控制。控烟道路漫长而崎岖,在陈理事长的带领下,新探中心在控烟方面做出了贡献,获得国内外好评。积极从事控烟传播与教育的新探中心,多次受到民政部的奖励。

（四）2017 年陈竺院士荣获"吴杨奖"的"特殊贡献奖"

陈竺是上海交通大学医学院附属瑞金医院终身教授、中国科学院院士。

陈竺在人类白血病的研究中,对阐明全反式维甲酸（ATRA）和三氧化二砷治疗急性早幼粒细胞白血病（APL）的细胞和分子机制做出了重大贡献,提出的白血病"靶向治疗"观点,为肿瘤的选择性分化、凋亡治疗开辟了全新的道路,得到国际学术界的高度评价。作为主要负责人之一主持我国人类基因组研究计划的运筹、组织和管理工作,组建了我国第一个国家级的基因组研究中心——国家人类基因组南方研究中心以及上海系统生物医学中心,领导展开和推动了该领域研究的发展。[4]

2018 年 4 月 13 日下午,中国科学家陈竺和法国科学家安娜·德尚、于克·德戴在瑞典首都斯德哥尔摩获颁 2018 年舍贝里奖,表彰三位科学家"阐明急性早幼粒细胞白血病的分子机理并开创革命性疗法"。[5]

这位攻克"癌症"基础性研究的"大家"同时也是我国的控烟进程的"推手"。

2009 年国家卫生部部长陈竺和包括六位中国科学院院士在内的一百多位专家,签署"政府以身作则,共创无烟环境"倡议书,呼吁国家各级政府机关带头禁烟,推动全国创建百分之百无烟工作场所。[6]

2012 年 3 月 31 日,一场名为"慢性非传染性疾病防治策略"研讨会在上海举行,卫生部部长陈竺就中国控烟问题发表演讲。令人意外的是,这位一贯温文尔雅的医学专家对"烟草"二字表现出相当强烈的"愤怒"。他说:"我不明白,为什么所谓的烟草科研在我国还能获得有关奖项?为什么'低焦油等于低危害'之类的说法大行其道,甚至成为烟草公司推销产品安全性的理由?国际上大量研究已经证明这都是伪科学!"[7]

2012 年 7 月,世界卫生组织总干事在北京为中国卫生部长陈竺颁发了世界无烟日总干事特别奖,以表彰陈竺和中国政府卫生部在控烟履约工作中取得的成绩,并赞赏陈竺在抵抗烟草使用的工作中取得的成就,以及他对全球终止烟草引发死亡和疾病负担的运动做出的努力。[8]

2012 年原卫生部发布"中国吸烟危害调查报告"。卫生部部长陈竺院士亲自担任《报告》编委会主任委员。

（五）公共卫生领域专家对控烟所做出的努力:

我参与了 2016～2018 年"吴杨奖"评审工作,非常高兴地看到多位公共卫生领域专家对控烟所做出的贡献。

1. 梁晓峰——2017 年公共卫生领域"吴杨奖"的获奖者

梁晓峰主任在疾病预防控制领域踏实奋斗 30 年,践行"预防为主,服务大众"的理念,为国家免疫规划的实施和儿童预防接种做出了卓越贡献,是当之无愧的"儿童健康保护神"。他追求科学、探索真理，领衔甲型 H1N1 流感疫苗等新疫苗研发工作，开展疫苗的临床评价和组建不良反应监测系统，领衔乙肝重大专项研究等，在制定国家免疫接种政策发挥了关键作用。他经常深入基层，踏实的足迹遍布祖国各地

梁晓峰主任是中国疾病预防控制中心副主任，2012～2017 兼任任中国疾病预防控制中心控烟办公室主任。在他的领导下，作为全国控烟技术支撑的控烟办公室协助国家卫生计生委和履约协调机制，推进中国的履约和控烟工作；协助相关部门拟订并实施国家烟草危害控制工作计划和实施方案；制定烟草控制规范和指南；建立烟草流行、二手烟暴露情况及对世界卫生组织《烟草控制框架公约》相关控烟政策有效性的综合监测、干预和评估体系；为制定烟草控制相关的法律、法规、规章、政策、标准和规划等提供科学的循证依据和政策咨询。

2. 郭航远——2017 年公共卫生领域"吴杨奖"的获奖者

他是绍兴市人民医院心脏中心的院长。作为医学临床工作者，他积极致力于公共卫生科普宣传和健康促进、传播健康理念工作。他运用各种新媒体对公众开展健康教育、健康指导和健康提醒工作，不断拓展健康教育方式和受众层面。他结合临床实践，建立和形成了一套慢病综合防治新模式，对慢性病的一级预防和医疗资源节约做出了突出贡献。

针对当今严重公共卫生问题之一的烟草危害，他撰写的《中国医师控烟手册》由浙江大学出版社两次出版；扩大医疗服务外延，大力推进和开展院内外健康促进与教育活动。他多次受行业主管部门和专业委员会邀请，作大会主题发言或专题报告。我在中国控烟协会举办的学术研讨会上曾聆听到他的精彩演讲。2011 年，在全省无烟医院暗访中，他领导的医院是被暗访的 333 家医院中唯一获得满分的医院。

3. 阚海东——2018 年公共卫生领域"吴杨奖"的获奖者

阚海东是复旦大学公共卫生学院副院长。他在空气污染、全球气候变化与健康领域开展了系统的研究：阐明了大气颗粒物粒径谱、化学组分与健康危害的关系，为我国颗粒物防治政策提供了基于健康的证据；他在我国 272 座城市完成了迄今全世界最大规模的大气污染健康效应调查，其成果被应用于全球疾病负担与大气污染评估工作，并为 WHO 确定大气污染为人类 I 类致癌物提供了唯一的发展中国家证据。

他的研究发现粒径在 0.25～0.50 微米范围内的颗粒物数浓度对居民健康的危害，尤其是与心血管疾病风险的关系最为明显，且颗粒物粒径越小，对健康危害越大。[9-10]上述结论让我们不得不重视室内吸烟造成的烟霾。烟草烟雾中的颗粒物直径远远小于 2.5 微米（0.1～0.5 微米）。[11]因此室内吸烟危害性更大。阚海东的研究结论提示我们，不能对雾霾谈虎色变，而对烟霾视而不见。吸烟和大气环境 PM2.5 均是重大健康挑战，而无论在我国还是全球，吸烟导致的死亡甚至高于大气污染。

"吴杨奖"十几年来的获奖者中，还有许多为控烟做出贡献的获奖者，不能在此一一列举。感谢这些科学家对控烟的支持，感谢"吴杨奖"以其科学、严格的评选程序，严肃、认真的评审态度，确立了它在医药卫生领域的荣誉和地位，成为我国医药卫生工作者努力争取的一项殊荣。

四、感想

为何那么多药学、基础医学以及临床医学的著名专家也会关心控烟、支持控烟，为我国控烟做出巨大的贡献。我想是因为吸烟是心血管疾病、癌症、慢性呼吸性疾病、糖尿病等疾病的首要的可预防死因。不同领域的专家都深知预防疾病的重要性。

有人说：也许正因为他们是医生出身，才更深悉"烟草"对百姓健康的危害。"烟殇"——这是每一个有科学良知的学者都无法容忍的痛。

"吴杨奖"是国内医学界分量很重的一个奖项，评奖过程不仅重贡献、重成绩，而且还很重视人品医德，颁奖的同时也树立了典型和榜样，对广大医务工作者来说，具有激励和鞭策的作用。

信息来源

【1】重温"改革先锋"事迹，传承与弘扬"南山风格"，广一医院，2018 年 12 月，http：//www.sohu.com/a/283062121_456105。

【2】我国控烟工作任重道远钟南山院士呼吁从国家层面加强控烟，科技日报，2018 年 05 月 31 日，http：//mini.eastday.com/a/180531130852668.html。

【3】翁心植：中国控烟之父，新华网，2018 年 11 月 12 日，http：//www.xinhuanet.com/science/2018-11/12/c_137605863.htm。

【4】基本"治愈"这种白血病 陈竺院士再获国际大奖，上海瑞金医院官网，2018 年 3 月 6 日，http：//www.sh12320.com/shrjyy/yyxw/131189.html。

【5】陈竺获颁舍贝里奖，新浪网，2018 年 04 月 15 日，http：//news.sina.com.cn/c/2018-04-15/doc-ifyuwqfa1388209.shtml。

【6】卫生部长陈竺等百余专家倡议政府机关带头禁烟图，中国网，2007 年 12 月 16 日 china.com.cn，http：//www.china.com.cn/policy/txt/2007-12/16/content_9388011.htm。

【7】卫生部部长陈竺痛陈控烟进程迟缓积弊，丁香园，2012 年 04 月 09 日，www.thelancet.com。

【8】中国卫生部长陈竺获世界卫生组织控烟奖，人民网，2012 年 07 月 18 日，http：//politics.people.com.cn/n/2012/0718/c70731-18546093.html。

【9】PM0.5 危害更甚于 PM2.5 颗粒物越小越吸附有害物质，东方网，2013 年 10 月 28 日，http：//sh.eastday.com/m/20131028/u1a7738319.html。

【10】阚海东等，中国城市中分粒级的粒子数浓度与每日死亡率，《环境与健康展望》中文版，2013 年第 6 期（12 月刊）。

【11】华山等，《卷烟烟雾中不同尺度颗粒物分布特征》，解放军预防医学杂志，2013 年 12 月第 31 卷第 6 期。

2

第二章
采取行动履行《公约》
MPOWER 策略

事实"触目"结论"惊心"

——记国家卫生部首次发布《中国吸烟危害健康报告》

肖　丹

一、《中国吸烟危害健康报告》的发布，是政府部门履行《公约》的实际行动

（一）《中国吸烟危害健康报告》的发布

2012 年 5 月 30 日，在第二十五个世界无烟日到来前夕，卫生部首次发布《中国吸烟危害健康报告》（以下简称《报告》），这是我国第一部系统阐述吸烟危害健康的权威报告，凝聚了国内外一百多位相关领域权威专家的智慧和心血。[1]

（二）卫生部网站公布关于《报告》的答问

在《报告》发布的同时，有关《报告》的 20 个答问在卫生部网站公布。

"答问"包括了以下内容：《报告》的编写目的；《报告》引用的大量研究文献是如何收集和筛选的；中外专家在《报告》编写工作中发挥的作用；关于"低焦油卷烟"及"中草药卷烟"同样危害吸烟者健康的结论；我国公众对烟草危害健康的认识程度；吸烟可以导致哪些恶性肿瘤、呼吸系统疾病、心脑血管疾病、生殖和发育异常；二手烟的危害；吸烟的成瘾性问题；如何评估吸烟者的烟草依赖程度，以及有效的戒烟方法等。[2]

（三）印刷出版

《报告》发布的同时，由人民卫生出版社印刷出版 33 万字《报告》全文；4 万字的《报告》内容概要和仅 2 千多字的《报告》事实清单。

（四）《中国吸烟危害健康报告》的解读

2012 年 7 月 16 日，《报告》解读会在北京举行。这次会议由世界卫生组织烟草或健康合作中心、中国控制吸烟协会医院控烟专业委员会主办。世界卫生组织驻华代表处、美国疾病预防控制中心，世界卫生组织《烟草控制框架公约》秘书处、国际抗痨和肺疾病联合会的代表，中国控制吸烟协会医院控烟专业委员会委员、专家与媒体朋友一百多人参会。会上，世界卫生组织烟草或健康合作中心主任、中国控制吸烟协会医院控烟专业委员会主任委员王辰教授对《报告》的产生背景、编写过程、主要结论、主要特点等方面进行了深入解读。他说"《报告》的目的是将关于吸烟危害健康的科学证据展示给大家，让事实'触目'，结论'惊心'，进而产生积极的控烟行动。"[3][4]

由于《报告》对吸烟危害健康相关问题进行了较为系统和深入的阐述，学术内容丰富，传递信息权威，一经发布，便成为多领域控烟培训教材必不可少的参考资料。《报告》拥有广泛的读者，对于提高公众的科学认知，推动我国控烟工作发挥着重要的作用。

（五）提炼《控烟健康教育核心信息》

2013 年 8 月 14 日，根据《中国吸烟危害健康报告》，国家卫生计生委组织专家编写《控烟健康教育核心信息》，以卫生计生委卫生厅的《通知》形式下发各省、自治区、直辖市卫生厅局（卫生计生委），新疆建设兵团卫生局，供传播使用。经过专家反复讨论，从《报告》中提炼出 30 条基本事实，形成了简明扼要、便于大众传播的《控烟健康教育核心信息》。该《核心信息》的发布，使《报告》的主要结论得以广泛传播。

二、《报告》产生背景

（一）巨大的需求催生《报告》

1. 烟草流行带来了高额的医疗账单

中国是烟草使用危害的第一大国，成为国际控烟战场的中心。2012 年，中国种植的商用烟草占全球 43%；全球每年生产的 6 万多亿支卷烟中有 2.3 万亿支产自中国。巨大的产能背后，是中国人群中归因于烟草使用的死亡每年已达 120 万人的事实[5]。这个残酷的数字带来的健康、经济和社会问题已极其严重，容不得再迟钝犹疑、缓慢盘算了。

2. 公众对吸烟和二手烟危害认识不足的现状令人担忧

烟草业为了销售的利益，长期淡化吸烟与二手烟的危害，并鼓吹"低焦油烟低危害"、"中草药烟可减害"等谎言，致使公众包括医生、教师、干部等重点人群，对于吸烟危害健康这一重要的科学事实缺乏认知，许多人甚至采取视而不见乃至自欺欺人的错误态度，导致控烟的觉悟与动力不足。为此，需要普及科学知识，使人们深刻认识吸烟对健康的严重危害，自觉积极参与控烟行动。

3. 签约就是承诺

2012 年，我国签署的世界卫生组织《烟草控制框架公约》正式生效已经 6 年。签约就是承诺，承诺就要落实。要动员全社会参与控烟，必须先提高对烟草危害的认识。健康教育的知、信、行，首要的是"科学知识"，它是行为改变的基础。借鉴美国经验，编写一部关于烟草危害健康的权威性报告意义重大。

（二）它山之石，可以攻玉

美国自 1964 年始，连续多次发布了《烟草与健康：卫生总监报告（Tobacco and Health：report and advisory）Committee of the Surgeon General of the Public Health Service》，权威医学人士揭示之吸烟有害健康的科学结论，引发了美国和全球医学界人士以及民众对吸烟观念的大转变，成为美国控烟史上里程碑式的事件。1964 年发布的该报告被纽约公立图书馆评选为 100 年来 10 部最具影响力的著作之一。此后，美国疾病控制与预防中心网站几乎每年发布卫生总监有关烟草和健康的报告。

WHO 驻华代表处于 2010 年 11 月与世界卫生组织烟草与健康合作中心（中国）王辰主任商讨，并与原卫生部国际合作司接洽，希望在中国也形成类似关于吸烟有害健康的权威报告，并建议以卫生部的名义发布。

（三）领导的支持和鼓励

世界卫生组织烟草或健康合作中心主任王辰 2011 年 3 月 24 日致函原卫生部陈竺部长，建议由卫生部组织呼吸、肿瘤、心血管、精神、外科、妇产、儿科、眼科、耳鼻、口腔等临床医学和流行病学等相关学科专家组成专家组，分学科清晰阐明吸烟及二手烟对健康的严重危害，系统地写出中国版的关于吸烟及二手烟危害健康的报告，由卫生部以权威形式发布，并在全国医务界以及民众中进行教育普及。

很快，王辰主任的请示获得陈竺部长的肯定和支持。原卫生部对于《报告》的编写工作给予高度重视，卫生部部长陈竺院士亲自担任《报告》编委会主任委员，黄洁夫、刘谦、尹力三位副部长任编委会副主任委员，妇幼保健与社区卫生司、国际合作司、疾病预防控制局三个司局负责人参与工作。编委会下设办公室。同时，卫生部指示 WHO 烟草或健康合作中心（中国）具体负责《报告》编写工作。

三、《报告》形成过程

（一）千锤百炼的"中国证据"

《报告》核心使命是以科学的证据揭示吸烟及二手烟暴露与疾病之间的关系。撰写并发布《报告》的宗旨是：从科学证据入手，将吸烟和二手烟危及健康与生命的"触目"事实及"惊心"结论公之于众，令人警醒，促人深思，从而转化为积极的控烟行动。

由于《报告》涉及的专业领域众多，如何协调好专家并对写作过程进行有效的组织至关重要。《报告》采用了项目管理的方式，首先由医学信息学专业人员对国内外吸烟与二手烟暴露危害健康的相关研究文献进行检索、汇总、归纳，共收集研究文献 3 万余篇；然后在此基础上，根据证据评估方法进行文献筛选及研究证据评价，从而确定了《报告》所采用的 1200 余篇中外主要科学文献。

在文献筛选和写作过程中，特别注意采用针对中国人群的研究文献，其数量占采用文献总量的近 20%。在大部分章节中，都对有关于中国人群的研究进行了专门阐述。由于吸烟及二手烟暴露对健康影响的研究方法主要是基于对人群的流行病学研究，其中涉及大量的流行病学专业问题，课题组还专门邀请流行病学专家对引证的流行病学结果和数据进行了仔细审核。

课题组根据相关研究结果中，吸烟及二手烟暴露与特定疾病间联系的一致性、强度、特异性、时间顺序及连贯性五个方面，对吸烟及二手烟暴露与疾病之间的因果关系做出等级评估。系统阐述了吸烟及二手烟对健康的危害，科学分析了烟草依赖的原因，介绍了戒烟策略与措施。

（二）《报告》的主要特点

1. 科学性：《报告》编写过程充分利用医学信息学方法，文献收集全面翔实，证据评估细致严格，为《报告》的科学性提供了坚实的基础。

2. 前沿性：《报告》采用大量近年来发布的科学研究成果和统计数据，体现了吸烟危害健康相关领域的最新进展。

3. 权威性《报告》由原卫生部编写发布，汇聚了国内外控烟领域专家学者的集体智慧，是我国迄今为止最具权威性的吸烟危害健康报告。

（三）《报告》是集体努力的结晶

1. 卫生部各级领导对《报告》的编写工作高度重视，这是《报告》顺利完成的保证。

2. 《报告》的编写得到了世界卫生组织和澳大利亚国际发展署等有关国际组织及专家的大力支持和悉心指导。

3. 中国医学科学院信息所的医学信息专业人员在《报告》参考文献收集及科学证据评估、写作方面做出了大量的、卓有成效的工作。

4. 《报告》的编写工作得到了控烟领域以及包括呼吸、肿瘤在内的十余个相关学科资深专家的大力支持。专家组中上百位国内外权威专家通力合作，为《报告》付出了辛勤的劳动。他们精益求精，观点鲜明。针对烟草业淡化烟害，大张旗鼓地用低焦油卷烟、中草药卷烟误导公众的行径，专家们提供了"烟草烟雾至少含有 69 种致癌物；烟草依赖是一种慢性成瘾性疾病；低焦油卷烟、中草药卷烟不减害；不存在无害的烟草制品"等重要证据信息，将其写入《报告》，为揭露了烟草业的欺骗伎俩，提供了翔实的科学证据。

5. 人民卫生出版社的领导及编辑人员在短时间内克服了编辑、出版工作中的诸多困难，保证了《报告》的顺利出版发行。

6. 项目组人员付出了艰辛劳动。从 2011 年 6 月 1 日启动，2012 年 5 月初《报告》定稿，到 2012 年 5 月 30 日世界无烟日前夕政府发布，只用了短短一年的时间。这部"精雕细琢、百炼成钢"的《报告》凝聚了项目组全体人员的心血。

专家组办公室主任和核心写作专家肖丹教授记录道："我有幸在王辰院士领导下，全程参与策划并组织《报告》编写工作；邀请世界卫生组织专家来华，学习《美国卫生总监报告》的开发流程；计划《报告》的开发流程和重要时间节点，向澳大利亚国际发展署申请立项；综述国内外三万多篇科学文献；汇总科学问题，撰写初稿；邀请包括相关专业领域的院士、中华医学会相关专业分会主任委员及国内外著名控烟学者在内的 100 多位专家参与《报告》编写工作；分专业或领域对书稿进行多轮同行审议和高级科学审议，并根据审议意见逐步完善稿件，直至定稿、成书……多少个不眠之夜，经常是抬起头来天已见鱼肚白，微微打盹后，新的一天开始，又要完成既定的新的工作任务。"

《报告》项目组的成员全身心投入工作，几乎没有喘气的时间。肖丹教授回忆道："2012年 4 月份，课题组长王辰老师几乎每日修改、完善《报告》，连日辛劳使腰痛发作。在这个过程中，他忍着疼痛，梳理并完善了《报告》的理论框架和相关内容。"

她还回忆道，"《报告》成书前一天，我们凌晨两点钟从郊外人民卫生出版社的印刷车间出来，徘徊在街头，打不到出租车回家的烦恼已被内心的喜悦替代。国外 100 个人干三年的活儿，我们超越极限，在一年的时间内，完成了这项几乎不可能完成的使命！"

如同在对感染性疾病和职业疾病的防治中产生了感染病学与职业病学一样，关于吸烟危害健康的研究与防治实践正在逐步形成一个专门的学科体系——烟草病学（tobacco medicine）。

　　《报告》体现了烟草病学的学科架构及主要内容，汇聚了国内外控烟领域专家学者的集体智慧，是我国第一部、也是迄今为止最具权威性的吸烟危害健康报告。

信息来源

【1】卫生部首次发布《中国吸烟危害健康报告》人民日报，原卫生部网站，2012 年 5 月 30 日，http：//www.gov.cn/jrzg/2012-05/31/content_2149305.htm。

【2】卫生部关于《中国吸烟危害健康报告》的问答，原卫生部网站，2012 年 5 月 30 日，http：//www.nhfpc.gov.cn/zwgk/jdjd/201304/c69b0309ac414e9cbdc703ed258334da.shtml。

【3】《中国吸烟危害报告》解读会在京举行，《中国卫生产业》，2012 年第 23 期。

【4】《中国吸烟危害报告》解读会在京举行，医学论坛网，2012 年 7 月 17 日。

【5】杨功焕，胡鞍钢，控烟与中国未来，经济日报出版社，2010 年。

中国烟草流行监测

肖　琳

随着国民经济的发展，我国人民的疾病谱和死亡谱发生了很大的变化。当初危害人民健康最严重的传染病、寄生虫病已得到了很好的控制，与环境、生活方式有关的疾病，如心脑血管疾病、恶性肿瘤等慢性病的发病率和死亡率却大大上升。在这些疾病的各种致病因素中，吸烟是危害最大、危害最广的因素。

世界卫生组织把吸烟比作 20 世纪的鼠疫，认为它和"到 2000 年人人享有卫生保健"的目标背道而驰，因此将积极推进控制吸烟作为自己的主要任务之一。

1979 年 7 月卫生部、财政部、农业部和轻工业部联合发出"关于宣传吸烟有害于控制吸烟的通知"，阐明了我国政府控制吸烟的立场。全国爱国卫生委员会和卫生部多次就控制吸烟问题发出通知，推动全国控制吸烟的工作。[1]

国内陆续出现了一些散在的吸烟调查报告，但有些调查的设计不够严谨，方法也不统一，有的只限于某一地区、某一职业人群，结果差异较大。中国人群的吸烟率有多高，呈现出何种流行特点，应该如何针对性地开展控烟工作，成为迫切需要回答的问题。

一、全国范围内的烟草流行专项调查

（一）1984 年第一次全国范围内的烟草流行专项调查

在中央爱卫会和卫生部的支持下，翁心植教授等人于 1984 年组织开展了第一次全国范围内的烟草流行专项调查。[2]

1. 调查规模

该调查覆盖了除港澳台外的所有省、自治区和直辖市，样本量 51，9600 人。各省、自治区、直辖市的城市与农村居民抽样比例与各地城市和农村人口的比例一致。

2. 具体抽样方法

城市地区随机抽取 2～3 个城市，每个抽中城市随机抽取 1～2 个或若干个区，每个区随机抽取 1 个街道居委会；农村地区随机抽取 10% 的县，每县随机抽取若干个生产大队；最后，以居委会和生产大队为基本调查单位，逐户调查 15 对及以上的家庭成员。

3. 调查结果

中国 15 岁及以上人口的平均吸烟率为 33.9%，其中男性吸烟率 61.0%，女性 7.0%。男性 15～19 岁组相对较低，20～24 岁组陡然上升至 69.7%，45～49 岁组最高，达 76.7%。女性吸烟主要以 50～60 岁的中老年女性为主，青年女性吸烟率极低（25 岁前小于 1%）。不吸烟者每日被动吸烟 15 分钟以上的比例为 39.8%。人群戒烟率男性为 4.2%，女性为 9.7%。

4．发挥的作用

该调查结果首次全面地描述了全国的吸烟情况，为控制吸烟的科研和宣传教育工作提供了有说服力的第一手资料。此后，越来越多的专家开始关注控烟，推动控烟工作。

（二）1996年第二次全国吸烟行为的流行病学调查

1996年在卫生部和全国爱卫会的支持下，由杨功焕教授等组织开展了第二次全国吸烟行为的流行病学调查。[3]

1．调查规模

该次调查是在全国30个省（市、自治区）的145个疾病监测点开展的。在每个监测点通过三阶段随机抽样，每个监测点各抽取1000个家庭，每户再抽取15岁以上成员1名。该调查有效样本量122,700，其中，男性65,000多人，女性57,000多人。城市42,000多人，农村80,000多人。

2．调查结果

人群总吸烟率有所上升，从1984年的33.9%上升至1996年的35.1%。男性吸烟率由61.0%上升至63.0%，平均吸烟支数从13支上升至15支，开始吸烟年龄从22.4岁提前至19.7岁。女性吸烟率有所下降，从1984年的9.7%将至1996年的3.8%。另外，此次调查发现53.5%的非吸烟者每周至少有1天以上吸入吸烟者呼出的烟雾超过15分钟，这一比例较1984年上升了14.3%。说明中国人群吸烟状况和非吸烟人群的二手烟暴露都日趋恶化。

3．发挥的作用

这次调查不但了解了中国不同人群吸烟水平状况，而且了解到中国12年间烟草流行的变化趋势和影响因素。

（三）2002年中国慢性病及其危险因素监测

1．2002年中国慢性病及其危险因素监测发挥的作用

2005年中国政府认识到了控烟的重要性，签署了世界卫生组织《烟草控制框架公约》（以下简称《公约》）。2016年1月经全国人大批准，《公约》在中国正式生效。按《公约》要求，各缔约国在《公约》生效后两年，应向公约秘书处提交国家履约报告，其中一个重要的部分就是烟草流行水平。当时，履约报告撰写小组回顾了既往所有含吸烟率这一指标的调查，并对各项调查的方法学、质量控制方法以及吸烟率指标做了严格的比对，认为2002年中国慢性病及其危险因素监测的结果最为可靠，也相对接近报告提交时间。最终，该数据被作为中国第一份履行《公约》的国家报告数据提交世界卫生组织公约秘书处。

2．调查报告的结果[4]

中国男性吸烟率为66.9%，女性吸烟率为4.2%，人群总体吸烟率为37.6%。使用2000年人口普查数据标化后，发现2002年中国人群吸烟率比1996年下降了1.28%，男性和女性分别下降3.1%和1.0%。然而，由于人口的增长，2002年较1996年增加3000万吸烟者。另外，非吸烟者发生二手烟暴露的比例没有发生明显改变。

（四）2010年全球成人烟草调查

1．背景

《公约》诞生后，世界卫生组织提出MPOWER系列控烟政策，首当其冲的M（monitor）

就是监测。《公约》第 20 条也明确要求，"缔约方应将烟草监测规划纳入国家、区域和全球健康监测规划，使数据具有可比性，并在适当时在区域和国际层面进行分析"。因此，开展国际可比的烟草流行监测就变得重要起来。

2. 调查方法

2010 年，在世界卫生组织的支持下，中国作为首批参与全球成人烟草调查的国家，采用全球统一的抽样方法和调查问卷，在全国 100 个县（区）内开展，使用绘图列表的技术定位调查家庭，掌上电脑完成现场数据采集，最终样本量 13,557。该调查由中国疾病预防控制中心杨功焕教授等组织实施。[5]

3. 调查内容

调查问卷涉及烟草使用、戒烟、二手烟、烟草经济、烟草广告促销、控烟宣传以及公众对烟草使用的知识、态度和认知等内容。

4. 调查结果

调查结果显示，2010 年中国人群吸烟率为 28.1%，男性 52.9%，女性 2.4%。用 2000 年人口普查数据标化后，与 2002 年比较下降 0.4%，男性人群吸烟水平依然处于高平台期，未出现明显下降。此次调查的所有非吸烟者中，暴露于二手烟的比例为 72.4%。由此推算，我国约有 7.4 亿非吸烟者每周至少有 1 天接触过二手烟。由于此次调查的问题没有限定暴露时间（15 分钟以上），该结果无法用于与既往调查结果比较。

5. 发挥的作用

该调查结果成为客观评价我国履约进展的重要依据。由于该调查是《公约》在中国生效后的第一次全国性的烟草流行专项调查，其结果发布后，引起了社会各界的强烈反响，37.3 分的履约评分更是轰动一时。该调查结果成为推动后来一系列控烟政策和活动的重要依据。随后，杨功焕和胡鞍钢等人据此调查发布了《控烟与中国未来》，深刻阐述了中国控烟的现状、面临的困境，以及未来控烟方向。

（五）2015 年中国成人烟草调查

2015 年，在国家卫生和计划生育委员会的支持下，中国再次开展了成人烟草调查。[6]

1. 调查范围

该调查覆盖中国 31 个省（市、自治区），按照各省的人口规模分配 8～16 个区 / 县，全国共抽取 336 个区 / 县。每个区 / 县内随机选择一个居委会 / 行政村，每个居委会 / 行政村内随机选择 50 个家庭户，每个家庭户内随机抽取 1 名 15 岁或以上的调查对象，最终样本量 15,095。该调查由中国疾病预防控制中心姜垣研究员等组织实施。

2. 调查结果

调查结果显示，中国人群吸烟率为 27.7%，男性吸烟率仍高达 52.1%，未见显著下降。考虑到人口的自然增长，2015 年较 2010 年增加吸烟人口 1500 万。二手烟暴露情况有所改善，公众支持无烟政策。

3. 发挥的作用

由于调查采用了类似 2010 年全球成人烟草调查的简化版问卷，其主要结果指标与 2010

年具有良好的可比性，且能用来客观评估中国控烟政策的执行效果，成为衡量过去 5 年履约进展的重要依据。

（六）其他调查

从 1984 年以来，国内陆续还有一些调查涵盖了人群吸烟率这一指标如：全国卫生服务调查 1993、1998、2003、2008，中国居民营养与健康状况调查 2002、2012，慢病行为危险因素调查 2002、2004、2007、2010 等。

随着近年来越来越多的控烟活动在城市水平开展，如：中国已有 18 个城市出台了公共场所控制吸烟的地方性法规。城市对于烟草流行监测和控烟活动评估的需求越来越高。2014 年，中国疾病预防控制中心杨焱研究员等在十余城市组织开展了简化版的成人烟草调查，为城市控烟工作评估奠定了基础。

国内对于青少年吸烟的调查有很多，但限于局部地区，如 1998 年北京医科大学孙江平教授等在中国 4 省组织开展的第一次全球青少年吸烟调查，[7] 2003 年中国疾病预防控制中心姜垣研究员等在 4 个城市组织开展的第二次全球青少年烟草调查。[8] 全国范围的调查仅有 2005 年中国青少年健康相关危险行为调查 [9] 和 2014 年全球青少年烟草调查。[10] 北京市 2005～2015 年青少年吸烟使用情况调查。[11]

二、中国青少年健康相关危险行为调查

（一）2005 年中国青少年健康相关危险行为调查

2005 年中国青少年健康相关危险行为调查是第一次全国性的包含青少年人群吸烟情况的调查，由北京医科大学季成叶教授等组织开展。[9]

1. 调查人群

调查对象为 11～23 岁的城市大、中学生，其中，中学生共计 176,056 名，包括初中 1～3 年级，高中 1～3 年级，职业高中 1～3 年级。其中职业高中为初中毕业生的职业高中，普通中专和普通技校，不包含成人高中和成人中专。

2. 具体抽样方法

全国选取了 18 个愿意开展本调查的省份，在各省内按照经济状况"好""中""差"分三个片区，将各城市所有的初中学校、高中学校分别归入重点初中、普通初中、重点高中、普通高中和职业高中五种类型。在初中和高中的每种类型学校内，采用系统抽样的方法随机选取 3～6 所学校为观察单位，每个城市随机选择 3 个职业高中为观察单位。每个学校的各年级使用简单随机抽样的方法，选取 2～3 个班级；被选中班级的所有学生经知情同意后参加调查。该调查中，现在吸烟的定义为：在过去 30 天，吸过完整一支烟的发生率。

3. 调查结果显示

中国在校初中生的现在吸烟率为 7.1%，男生和女生分别为 10.9% 和 2.7%；在校高中生现在吸烟率为 17.7%，男生和女生分别为 29.0% 和 4.9%。高中学生的吸烟率明显高于初中学生，初三是吸烟率急速上升的阶段。职业高中的吸烟率明显高于普通高中，普通高中高于重点高中。

（二）2014年中国青少年烟草调查

2014年青少年烟草调查是中国首次针对青少年人群开展的烟草专项调查。该调查由中国疾病预防控制中心肖琳博士等组织开展。

1. 调查对象

在校初中学生。调查采用全球青少年烟草调查统一的抽样方法和调查问卷，在中国31个省（市、自治区）的336个区/县开展，1020所学校的155,117学生参加了调查。其调查结果兼具省级代表性和国家代表性。现在吸烟者指过去30天内吸过烟者。

2. 调查结果显示

我国19.9%的初中学生尝试过烟草制品，男生为30.1%，女生为8.7%。初中学生现在烟草使用率为6.9%，男生为11.2%，女生为2.2%。由于该调查内容包括烟草使用、烟草依赖及戒烟、二手烟暴露、烟草制品获得与价格、控烟宣传、烟草广告和促销、对烟草的认知和态度等情况，为评估各项控烟政策对青少年的影响奠定了基础。在后来的《广告法》修订过程中，青少年调查结果对于推动全面禁止所有的烟草广告起到了重要的作用。

经过不懈地努力，中国现在基本形成覆盖了城市和农村、青少年和成人的烟草监测体系，全面地描述了中国人群烟草流行水平，评估了各项控烟政策的执行效果，为全国及城市水平控烟工作提供了详实可靠的数据支撑。

【当事人感言】----------------------- 肖琳

建立有效的监测、监督与评价体系，监测烟草使用情况，获取具有全国代表性的、针对青少年和成年人烟草使用关键性指标的周期性数据至关重要。这是世界卫生组织《烟草控制框架公约》(《公约》)明确赋予各缔约国的职责，也是世界卫生组织大力倡导的最有效的控烟六大策略（MPOWER系列政策）的重要组成部分。

中国烟草流行调查从1984年第一次全国吸烟情况调查发展至今，调查的内容不断丰富，从简单的知、信、行发展到控烟履约的全面评估；数据采集的手段不断更新，从纸质问卷发展到掌上电脑；质量控制的手段不断升级，从传统的三级调查质控发展到绘图列表定位家庭、电脑端实时数据监控。特别是2010年以来，从前期的抽样设计和调查问卷，到后期的数据清洗和加权分析均采用了全球烟草流行监测体系的标准方法，使中国的烟草流行监测迅速与国际接轨。

为了保障数据具有良好的国家代表性，中国烟草流行调查的设计一直是严谨而苛刻的。不允许置换、入户调查选中的家庭和个人，使得调查的难度成倍增大。为了提高应答率，调查员往往需要在中午、晚上和周末开展调查，需要多次上门入户。为了获得全国代表性的样本，每次调查都会抽中一些偏远的、人口稀少的地区，因为居住在这里人们可能具有某种特定的行为习惯和特征，但这无疑给现场调查工作带来了巨大的挑战。为了获取一个调查样本，调查员可能会花上一天甚至几天的工夫。中国烟草调查工作的顺利开展，离不开各级调查工作人员的共同努力，在这里，我对他们致以深深的敬意！

经过几代人几十年的努力，中国基本形成覆盖了城市和农村、青少年和成人的烟草监测体系，可以全面地描述中国人群烟草流行水平，评估各项控烟政策的执行效果，且具有良好的国际可比性。我愿意把这些调查比作控烟工作的侦察兵，希望更多的决策者能够看到并使用这些数据，合理调配卫生资源，有效地推动全国及城市水平的控烟工作。

肖琳：博士，研究员，就职于中国疾病预防控制中心控烟办公室。现任中国控制吸烟协会理事、专家委员会委员，中华预防医学会慢病分会青年委员会副主任委员。组织多次全国成人和青少年烟草流行监测，开展无烟环境创建及其效果评价，参加多项重要的控烟相关国家报告撰写工作，参与了《公共场所控制吸烟条例（送审稿）》起草和论证，《广告法》修订全面禁止烟草广告、促销和赞助等控烟政策推动工作。此外，作为中国代表参加世界卫生组织召开的第七次缔约方大会、烟草广告、促销和赞助工作组会、打击非法贸易谈判、澳大利亚平装烟包诉讼案第三方听证大会等国际控烟活动。

信息来源

【1】关于控烟的法律与经济思考——关于制定全国统一控烟法律的报告，《理论视野》，2012 年 10 期，http://www.wanfangdata.com.cn/details/detail.do?_type=perio&id=llsy201210010。

【2】翁心植，1984 年全国吸烟抽样调查资料汇编，北京，人民卫生出版社，1988。

【3】杨功焕，1996 年第二次全国吸烟行为的流行病学调查，北京，中国科学技术出版社，1997。

【4】杨功焕，中国人群死亡及其危险因素流行水平、趋势和分布，北京，中国协和医科大学出版社，2005。

【5】杨功焕，2010 年全球成人烟草调查——中国报告，北京，中国三峡出版社，2011。

【6】梁晓峰，中国成人烟草调查报告，北京，人民卫生出版社，2016。

【7】中国青少年吸烟状况令人担忧，新华网，2008 年 5 月 8 日，http://www.yongyao.net/newshtml/2e98210c-b3cf-4fda-8e88-82893c86e17c.htm。

【8】Global Tobacco Control of U.S.Center for Disease Control and Prevention. https://nccd.cdc.gov/GTSSDataSurveyResources/Ancillary/DataReports.aspx?CAID=1。

【9】叶季成，中国青少年健康相关/危险行为调查综合报告，北京大学医学出版社，2005。

【10】肖琳等，中国初中学生烟草使用及其影响因素研究，中华流行病学杂志．2017，38（5）：567-571。

【11】北京中小学生吸烟调查：26.5% 的尝试吸烟者小于 7 岁，凤凰健康，2017 年 05 月 31 日，http://fashion.ifeng.com/a/20170531/40261996_0.shtml。

十二年之痛：烟盒上的拉锯战
——图形警示上烟包

吴宜群　　魏国平

一、引子：一段让人感到羞耻的往事

十年前的 11 月，南半球一座海滨城市里，一场事关全球 60 多亿人口未来健康的重要会议正在紧张进行中。某会议厅内，一位中国的代表团官员，面带怒容，慷慨陈词：中国使用图形警示标识有困难，称卷烟包装上名山大川的图案代表了"中国最重要的文化"，如果放上难看的图片，将是"对公众的污辱和不尊重"。[1] 这位中国官员的荒唐发言，遭到了全场嘲笑。当晚中国代表团毫无悬念地拿下了"脏烟灰缸奖"。

这一天是 2008 年 11 月 19 日，这场会议是世界卫生组织《烟草控制框架公约》（以下简称《公约》）在南非德班举行的第三次缔约方会议，当时正在讨论的是《公约》第 11 条的《实施准则》。

到会的新华社《国际先驱导报》记者报道：11 月 22 日，在南非德班举行的世界卫生组织（WHO）《烟草控制框架公约》缔约方第三次会议落下帷幕。在这次会议上，中国得了一个尴尬的奖项——"脏烟灰缸奖"，此奖由与会的非政府组织代表评出，专门颁给控烟不积极的国家。中国"获奖"的原因是，"宁要漂亮的烟盒，不要公民的健康"。[1]

十二年过去了。我们欣慰地看到，经过这些年的努力，《公约》绝大多数缔约国都在努力推进控烟并取得积极成效。在全球，控烟已经成为不可逆转的大趋势。一切负责任的国家领导者都意识到了烟草的巨大危害，在世界各国的共同努力下，2015 年全球成人吸烟率下降至 21%。[2]

可惜，我们是一个例外。2010～2015 年，中国成人吸烟率居高不下，吸烟人口不但没有减少，反而还增加了 1500 万。导致这种结果的最主要的一个原因是中国烟盒包装至今未采用图形警示，仅有的文字警示看不到有关吸烟导致的具体疾病的信息，起不到告知烟害、防止误导的作用。

全世界已经有 118 个国家要求烟盒印制图形警示，为什么唯独中国做不到？

在回答这个问题之前，让我们先回顾一下为什么要推行图形警示上烟盒。

二、《公约》形成了有效传递烟草健康风险的国际行动基础

（一）《公约》代表着全球领导者的控烟努力

2003 年 5 月，在日内瓦召开的第 56 届世界卫生大会上，世界卫生组织《烟草控制框架

公约》获得一致通过。这是世界第一个旨在限制全球烟草和烟草制品的公约。它是由世界卫生组织主持达成的第一个具有法律效力的国际公共卫生条约，也是针对烟草的第一个世界范围多边协议。

我国于 2003 年 11 月 10 日签署了《公约》。2005 年 8 月 28 日，第十届全国人大常委会第十七次会议正式批准《公约》。2006 年 1 月 9 日，《公约》在我国生效。

（二）《公约》第 11 条

《公约》第 11 条主要是对烟盒包装的健康警示标签，提出了一套强有力的、明确的法定标准，并要求各缔约方在《公约》生效三年内，对管辖区销售的所有烟草制品或者其他方式分发的产品上都按照国际标准设置健康警示标识。

其核心要点如下：[3]

1. 要求所有有效的烟草警示标记：不得出现以任何虚假、误导、欺骗或可能对其特性、健康影响、危害或释放物产生错误印象的手段推销一种烟草制品，包括直接或间接产生某一烟草制品比其他烟草制品危害小的虚假印象的任何词语、描述、商标、图形或任何其他标志，包括"低焦油""淡味""超淡味"或"柔和"等词语。

2. 在烟草制品的任何外部包装和标签上带有说明烟草使用有害后果的健康警语，要求：应经国家主管当局批准，应轮换使用，应大而明显、醒目和清晰，宜占据主要可部分的 50% 或以上，不少于 30%，可以使用图片形式。[3]

（三）《公约》第 11 条《实施准则》

"证据表明，健康警语和提示的有效性与他们的大小成正比"；

"带图片的大号字体警语，比只有文字的小号字体提示更有效"；

"缔约方应当要求健康警语和提示尽可能大地覆盖主要可见部分"；

"缔约方应当要求使用彩色的图片警语"；

"建议各缔约方应使用通用的平装烟盒，限制使用商标，品牌形象和促销信息，品牌名称和产品名称应以标准的颜色和字体风格显示"。[4]

（四）《公约》第 12 条

缔约方应使所有政府分支机构和公众获得信息并开展教育活动，使他们了解烟草制品成瘾性和危害性性质；烟包警示的受众之广泛超过任何一种宣传和交流方式。[3]

（五）MPOWER 综合控烟策略

世界卫生组织为支持各缔约国实施《公约》而出台六项有效的综合控烟措施（MPOWER）中，大面积的图形健康警示标识（W），也强调了烟草健康警示在提高公众对吸烟危险性的认识方面所起到的重要作用，相比其它措施，能给最多人提供保护。[5]

三、一图胜千言

（一）图形警示的作用

图形警示削弱卷烟品牌形象的影响，消除卷烟包装的广告作用，降低整体吸引力；引起更强烈的认知和情感反应；更有效地劝阻人们不要开始吸烟和增强戒烟意识；有助于改变"敬烟""送烟""公务用烟"的陋习。

2017 年中国卷烟年产量约为 2 万 3 千余亿支。如果在烟包的正反面印上不同的图形警示，就等于印发 2300 余亿份免费的烟草危害告知书或健康教育宣传画。（23000 亿支 ÷ 20 × 2）这是最广泛、最经济和最有效的控烟健康教育措施。有利于国、有利于民。

（二）烟盒印制图形警示成为世界大趋势

对烟草包装强制采用说明具体危害的大面积图形警示乃至平装，减少"美丽烟盒"的欺骗，降低烟草制品的吸引力，增加烟盒包装警示的有效性，以减少烟草使用。已成不可阻挡的国际趋势。

1. 图形警示的国家和地区越来越多

2018 年底，全世界已有 118 个国家 / 司法管辖区，最终确定烟草包装须采用图片警示要求，覆盖了世界人口的 58%。（图 1）[6]

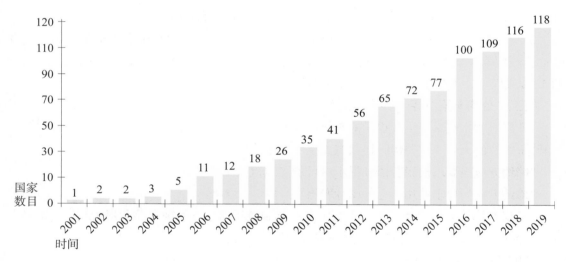

图 1　国际上要求在卷烟包装上采用图形警示的国家 / 司法管辖区数目

2. 图文警示占烟盒面积越来越大

更大的尺寸和图片呈现方式，可增加健康警告的有效性。图文警示占烟盒正反面的平均面积从最初的 30% 增加到目前的 92.5%。东帝汶成为世界上第一大烟草产品包装健康警告最大的国家，达到 92.5%，领先于尼泊尔和瓦努阿图的 90%，印度和泰国的 85%。[6]（图 2）香港特区政府于 2018 年卷烟包装警示图文面积扩大至 85%，并要求轮流使用 12 种警示图片。

3. 看看别的国家和地区是怎么做的

中国周边的 20 个国家，除日本、阿富汗、朝鲜、不丹、塔吉克斯坦外，其余 15 个国家等都采用了图形警示。

1.	90%	尼泊尔	（正面90%，北面90%）
1.	90%	瓦努阿图	（90%，90%）　（2017）
3.	85%	印度	（85%，85%）
3.	85%	泰国	（85%，85%）
5.	82.5%	澳大利亚	（75%，90%）
6.	80%	斯里兰卡	（80%，80%）
6.	80%	乌拉圭	（80%，80%）
8.	75%	文莱	（75%，75%）
8.	75%	加拿大	（75%，75%）
8.	75%	老挝	（75%，75%）
8.	75%	缅甸	（75%，75%）

图 2　健康警告尺寸最大的国家，按占包装正反面平均比例排序

比中国更发达的欧盟，烟盒印制图形警示，他们做到了……

经济实力比中国落后的尼泊尔、泰国、缅甸，斯里兰卡，烟盒印制图形警示，他们做到了……

跟中国人口一样多的印度，烟盒印制图形警示，他们做到了……

跟中国一样是社会主义制度的越南，烟盒印制图形警示，他们做到了……

跟中国一样是中华文化主导的台湾、香港、澳门、新加坡，烟盒印制图形警示，他们做到了……

中国最大的邻国俄罗斯，烟盒印制图形警示，他们做到了……

中国边境线最长的邻国蒙古人民共和国，烟盒印制图形警示，他们做到了……曾经被烟草专卖局作为不上图形的借口的韩国，烟盒印制图形警示，他们做到了……

甚至全世界最贫穷落后的弹丸小国东帝汶，烟盒印制图形警示，他们也都做到了……[6]

（三）澳大利亚为平装烟做出榜样

平装又称标准化包装，是指烟草制品包装除了大面积的图文警示外，烟草品牌采用统一的颜色、字体、字号，去掉品牌特性。禁止用包装品牌形象来推销产品。烟草产品的"平装包装"是为了防止烟草业把烟盒用作促销工具。平装包装将遏制烟草业把包装作为广告阵地，降低烟草制品的吸引力，增加包装上健康警告的有效性，减少包装上的欺骗，减少烟草使用。

《公约》第 11 条及其《实施准则》建议缔约方考虑采用平装包装。目前国际上有 9 个国家已经采用平装包装，另有至少 16 个司法管辖区正努力制定、实施这一措施。[6]

2012 年 12 月 1 日，澳大利亚成世界上首个实施卷烟平装的国家。澳大利亚要求烟草商在简单的橄榄绿色包装上，印制大而清晰的图形警示；取消卷烟的品牌特征，禁止使用烟

草公司的品牌设计元素、颜色和标志；除标明品牌名称和生产厂家外，禁止一切产品说明。（图3）从此，烟草工业公司不得随意设计卷烟的包装，与卷烟营销联系在一起。实施平装包装后，澳大利亚吸烟率从34个月前的19.4%降低至17.2%，据称，此次降低是由于全面使用平装包装。[7]

目前国际上有9个国家已经采用平装包装，另有至少16个司法管辖区正努力制定、实施这一措施。

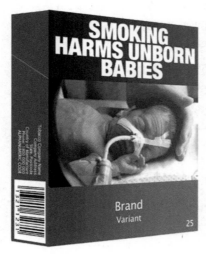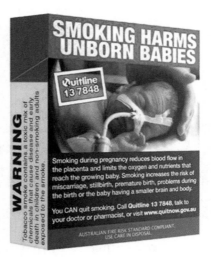

图3　澳大利亚的平装烟盒

世界卫生组织，在2016年5月31日世界无烟日的主题定为"为平装包装做好准备"。WHO总干事陈冯富珍博士，在这个日子一语道破天机："去掉烟草制品包装上的迷人外表和华丽包装，还剩下什么？每年夺去约600万人生命的产品。烟草包装是广告和促销的一种形式，常常误导消费者，掩盖烟草使用致命的现实……平装包装是奏效的。"[6]

四、中国履行《公约》第11条现状

制定和履行《公约》过程争议最大、最激烈的，是关于烟草制品包装上放不放图形警示的问题；实际上掌握着中国烟草业走向的国家烟草专卖局（即中国烟草总公司）主导着这一关键政策的制定，原卫生部门有决定权。

（一）烟草公司的拒绝图形警示的理论基础

在《公约》的谈判中和《公约》诞生后，烟草业认为"对烟草包装的规定可能使某些目前主要依赖高档卷烟而表现出色的企业的命运从此发生改变，从而可能引发烟草企业及其产品结构意想不到的变局。"[8]

在《公约》的谈判中，烟草业直言不讳地表示，"综合分析《公约》的具体义务，对烟草业未来几年能够产生实质性影响的有'烟草制品的包装和标签'，以及'烟草广告、促销和赞助'等条款的有关规定，对烟草行业来说，前者产生的影响会更大，因此如何在有关规定生效之前有所准备，将其影响降低到最小，显得非常重要"[8]

"由于卷烟是节假日、聚会、庆典、婚宴等特定场合的传统必备消费品，如果烟盒上印上大而醒目的健康警语，将难以被广大消费者接受，对烟草行业产生直接影响，需要引起高度重视。"[8]

"'国家主管当局'应为国家烟草专卖局。警语内容应结合国情，不可采取欧盟、如拿大等过于偏激的用语。'其他适宜信息'是可以有发挥空间的，可做一定的研究。另外，是否可以尝试采用其他方法，如颜色、标志等来区分'低焦油''淡味''超谈味'或'柔和'卷烟。警语底色最好应与原包装色统一。警语面积达到 30% 的底线即可。我国不采取图片或象形图的形。"[8]

上述如此赤裸裸地表达，原本应当是烟草企业的"私房话"，但他们竟然将它公诸于世，比起西方烟草业，中国的烟草业似乎过于有恃无恐，根本不在乎老百姓会怎样想。

（二）烟草业坚决反对图形警示上烟盒的行动

2013 年义派律师事务所依据《政府信息公开条例》要求我国控烟履约工作部际协调领导小组的八个部委公开对图形警示上烟盒的态度。

从这次公益法律行动得到的信息表明，八部委中至少有四个部委明确表示支持"警示图形上烟包"。有两个单位认为不属政府信息工作范畴，未作回答。工信部回避正面回答，但承认需要不断强化，提高警示效果。唯国家烟草专卖局声称已经达到《公约》要求，明确表示不支持。（图 4）

《政府信息公开条例》

	是否支持在国内推广"警示图形上烟包"
卫生计生委	完全支持在我国推广'警语图形'上烟包的建议
外交部	支持按照《烟草控制框架公约》有关规定在烟包上使用警语或警示图形
财政部	支持按照《烟草控制框架公约》有关规定在烟包上使用警语或警示图形
海关总署	支持按照《烟草控制框架公约》有关规定在烟包上使用警语或警示图形
工商管理总局	此问题不属于政府信息工作范畴
国家质监总局	此问题不属于政府信息工作范畴
工信部	回避正面回答，但承认需要不断强化，提高警示效果
烟草专卖局	目前的警语已"符合《公约》规定的要求"

图 4 政府信息公开条例

2016 年两会期间，全国人大代表、烟草专卖局副局长段铁力表示，在烟盒上印警示图标不符合中国文化传统，且目前没有增加图标的打算。[9]

（三）中国的烟盒，全世界她最美

烟盒包装是中国烟草业营销策略中的一个重要组成部分：

一是用美丽的外表吸引购买者；

二是用美丽外表加强品牌形象，弱化吸烟风险。

从一开始，中国的美丽烟盒就是为了增加卷烟吸引力。

中国烟盒披着文化的外衣，或攀附名胜，或植入民俗，或迎合名位，做得精美绝伦，全世界最美。

中国内地的烟盒包装，哪个不是精美绝伦，哪个不是充满艺术气息？

烟草业让人们通过美丽的烟盒联想到文化、科学、健康、时尚、名位、富贵、浪漫等与烟草不相干的事物，唯独不让你想到危害！

看了这么美的烟盒包装，吸烟者们怎么会有试图戒烟的决心？

看了这么美的烟盒包装，非吸烟者怎会没有尝试吸烟的欲望？

（四）中国的烟盒，出境后不再美

中国美丽的烟盒出境后，却纷纷"换了装"……

以下是几种主流卷烟品牌出口到境外后的烟盒包装（图5）。

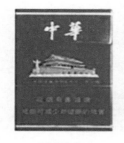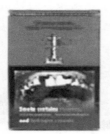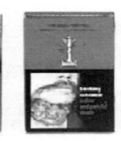

中国境内　　　　　　　　　　中国境外　　　　　　　　　　台湾

图5　我国卷烟在内地、境外和台湾的包装警示标识比较

中国烟草业的这种双重标准受到专家和公众的强烈质疑。

为什么中国的烟盒包装"内外有别"？

为什么烟草商在中国大陆极力淡化和弱化吸烟的危害？

凭什么烟草商剥夺中国大陆公民的知情权和健康权？

中国烟草业这样"任性"，拼命反对图形警示上烟盒，是因为他们把持着烟草包装警示标识的主导权！烟草业对图形警示的拼命反对，正说明了警示图形对控烟的有效！

五、国家烟草专卖局弱势履约：敷衍了事的三次烟盒改变

在国际履约和国内卫生部门的双重压力下，过去十年间，国家烟草专卖局象征性地进行了三次烟盒包装警示标识改变。

（一）中国烟盒的第一次改变——"吸烟有害警示语"艰难地从侧面转为正面

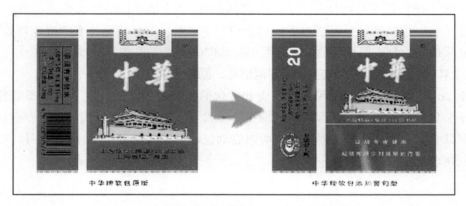

图6 2008年前和2008年后的烟盒上的健康警语

2007年，国家烟草专卖局和国家质检总局联合发布了《中华人民共和国境内卷烟包装标识的规定》（以下简称"2007版《规定》"）。

2008年10月，中国烟盒做了第一次改变：（图6）[10]

- 警语增加：新的警语有两组，"吸烟有害健康，戒烟可减少对健康的危害"和"吸烟有害健康，尽早戒烟有益健康"；
- 警语位置变化："吸烟有害警示语"从侧面转为正面，分别在正面和背面用中英文显示

评价：根据"2007版《规定》"改装的烟包警示标识用相近的颜色、极小的字号、毫无变化的内容和毫无冲击力的形式，消解了警示标识的警示作用。

（二）中国烟盒的第二次改变——去掉了英文警语，字号加大

在舆论批评质疑之下，2011年8月中国烟草总公司发布《中国烟草总公司关于进一步加大卷烟包装警语标识力度的通知》（中烟办〔2011〕141号），对卷烟包装标识进行了调整。[10]

警语增加：撤销英文警语，以另一套中文警语（含义相同）替代，并量化了警语区背景色差的色差值。（图7）

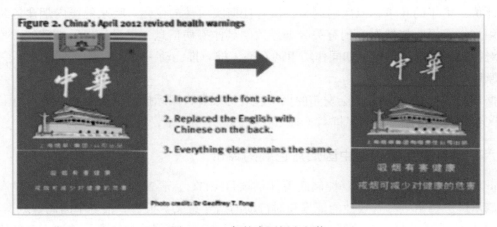

图7 2011年的中国烟盒包装

评价："中烟办"公布的警语调整内容，是一个欺世盗名、换汤不换药的方案。按照这个方案，除了把警语字号稍加放大，没有任何进展。"中烟办"的通知无视《公约》。结合烟草业在广告、促销和赞助等诸多方面的表现，不难看出这绝不是什么"行业自律"，而是烟草业在采取先发制人的拖延战术，企图干扰我国的控烟工作。

（三）中国烟盒的第三次改变——警语增加，面积略微加大

截至 2015 年 12 月，不同民族、历史和文化的国家都用实践证明了实施图形警告的可行性。平装包装开始推行。在国内强大的舆论压力下，2015 年 12 月国家烟草专卖局和国家质检总局联合发布了《中华人民共和国境内卷烟包装标识的规定》。2016 年 9 月，中国烟盒做了第三次改变（图 8）：

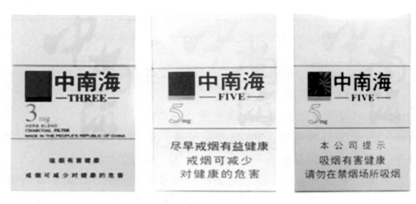

图 8　2016 年的中国烟盒包装

- 警语字号加大（条、盒包装上的字体高度应不小于 7.0 毫米和 4.5 毫米）；
- 警语区背景色差的色差值略有提高；
- 警语面积从 30% 增加到 35%。

警语增加到三组："吸烟有害健康，请勿在禁烟场所吸烟""尽早戒烟有益健康，戒烟可减少对健康的危害""劝阻青少年吸烟，禁止中小学生吸烟"。[10]

评价：十年的斗争，三次的调整，没有任何实质性的变化。唤来的境内烟盒包装仍然只使用文字警语，依然看不到有关吸烟导致的具体疾病信息，更没有揭示烟害的图片。烟草业对待图形警示上烟包，如同作坊里的石磨，推一推，动一动！不推，不动！推了半天，还在原地绕圈！

据 2018 年加拿大癌症协会发布的烟草包装健康警告国际排名报告显示，206 个国家和 / 或地区卷烟包装健康警告国际排名（共 160 名，有并列）中，中国大陆列为 122 名。[6]

六、世界卫生组织对中国烟盒包装的评价

世界卫生组织与国际烟草控制政策评估项目（ITC）于 2014 年 4 月 8 日在京发布《中国的烟草健康警示——有效性的证据和对行动的指导意义》报告。报告中的调查数据显示，从 20 个国家使用的烟盒上的健康警示有效性指标来看，中国的健康警示传递烟草健康危害

的效果非常弱。"吸烟有害健康"这几个字几乎没有起到警示的作用。[11]

　　结论非常明显：在促使吸烟者戒烟的有效性以及劝说青少年不要开始吸烟的有效性方面，醒目图形警示有效性最高，而中国大陆使用的纯属敷衍了事的纯文字警语有效性最低。

　　一项在成人吸烟率最高的6个国家（包括中国）中的调查显示：近90%的中国儿童能识别至少一种卷烟商标，在6国中比例最高。[12]

　　在北京的一项青少年调查显示，仅有6%的被调查者知晓烟草的具体危害，而93.4%的学生最少能列出1种烟草品牌，最多者能列出9种，平均为3种。[13]

七、十二年之痛——警示图形上烟包曙光未现

（一）中国的失信，具体体现在：

　　中国的文字健康警语未指明具体健康危害；烟盒上依然显示烟草成分和释放物的定量说明，如焦油、尼古丁和一氧化碳，暗示一些卷烟是"柔和""淡味"的，暗示其危害性低于其他品牌卷烟；未在烟盒上印制图形警示。

（二）图形警示上烟包的推动从未间歇

1. 两会代表 / 委员，建言献策推动政策出台

　　2007～2018，连续十二年向两会代表 / 委员提交相关建议，召开座谈会。代表 / 委员们建议履行《公约》，在对国内销售的卷烟包装主要位置印上健康警语或警示图形，应该尽快停止使用"中华""中南海"这样代表国家、民族形象的品牌商标。

　　2012年，新探健康发展研究中心、中国疾控中心与中国新闻周刊合作编写两会特刊——控烟工作专辑《五问中国控烟》（图9）。其中有一问问道："为什么境内烟包上没有健康警示图形？"特刊送达两会驻地向更多的两会代表 / 委员，大力进行控烟宣传，发放专辑6000余册。

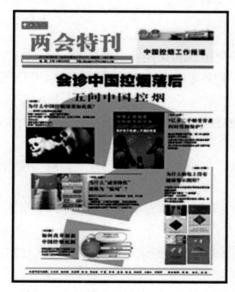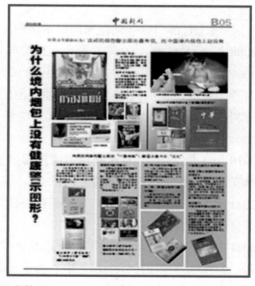

图9　两会特刊

2017年3月7日人民政协报以专版形式，整版刊登了新探健康发展研究中心编撰的两篇控烟文章，其中一篇题为《健康中国呼唤烟包图形警示——连续提了10年的建议》。（图10）

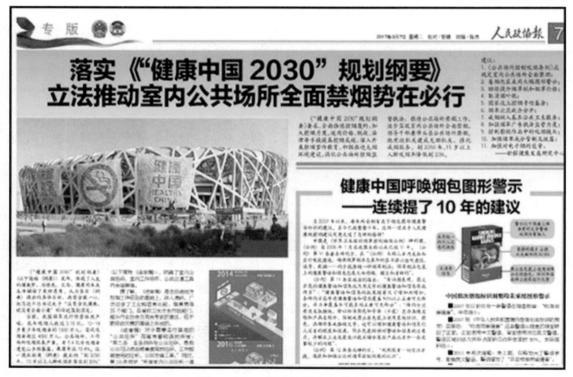

图10　2017年政协报专版进会场

2. 致信主管部门呼吁烟包采用警示图形

2008年9月25日，40位专家致函相关部门，呼吁烟包采用警示图形。

2009年5月31日十位法律专家致函全国人大常务委员会，建议审查该《中华人民共和国境内卷烟包装标识的规定》的合法性。他们希望全国人大常委会从国家全局的高度，克服部门利益对国家利益的侵蚀，运用《立法法》的权限，撤销该《规定》，维护国内法制的统一性。

2010年3月23日，专家就卷烟包装标识引发的争议再致有关部门：立即取消境内外的双重标准，严格按照《公约》规定。

2011年8月10日，70位专家致函相关部门，指出由烟草总公司来制定烟草包装警语设计，不合理也不合法。

2011年12月全国40个城市的公共卫生专家及关注公众健康的各界知识分子1525人联合签名，为呼吁警示图形印上烟包事，再致函有关部门。

烟草专卖局对医学和公共卫生专家们的质疑未有正面回应，对所发布的《规定》也未作一字之修改。

3．大力开展控烟健康传播，营造社会氛围

2008 年至今，控烟组织举办或联合举办呼吁图形警示上烟包的媒体会议超过 20 次。

在互联网上开展"图形健康警示的征集活动，通过广泛的征集、公众的参与，专家的评选，使民间社会对图形警示上烟盒更具有认同感。2009 年 2 月 16 日"迈向无烟中国"项目、新探健康发展研究中心、"视觉中国"同搜狐网合作，发起"警示图片上烟包"网上征集意见活动，在短短十余天中，有 40 万网民投票响应，要求烟包警语应当有大而明确、醒目清晰的警示烟草危害的图片。[14]

4．开展社会动员

用一种公众欢迎，效果显著的方式告知烟草危害，动员社会力量推进图形警示上烟包的策略。由新探健康发展研究中心联合中国医学科学院基础医学研究中心、中国疾病预防控制中心控烟办公室等专家团队发起——"我要告诉你，因为我爱你"图形警示上烟包，控烟倡导活动。巡展活动历时 5 年，遍布 31 个省市自治区 300 多个城市。在各城市巡展 3000 多次，并辅以专家的讲解与咨询，吸引了 1500 万余观众，取得了空前的成功。（图 11）

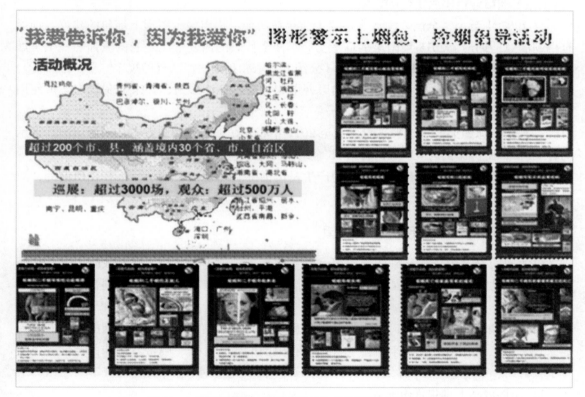

图 11 "我要告诉你，因为我爱你"图形警示上烟包巡展

巡展自上而下逐步推进，从省→市→县→乡村；巡展几乎涵盖了所有类别的公共场所，并通过网络等新媒体媒介进行更加广泛的传播。巡展所到之处，公众聚集，驻足观看，参

与互动，拍照转传。活动受到媒体的极大关注，报纸、杂志、电视、网站积极给与流播。巡展得到卫计委的充分肯定并将其列入各地世界无烟日的活动。

2011～2012年对11002人问卷调查统计分析结果表明：图形警示上烟包平均支持率：85.4%；一半以上城市，包括北京的支持率高达90%。[15]

为了推动我国尽快在烟盒包装上采用图形警示，2016年新探健康发展研究中心还发布"警示图还原真相·烟之害无处隐藏"的系列展板。展板采用了各国正在使用的带有图形警示的烟盒，表述了十种吸烟和二手烟导致的重大疾病。在世界无烟日期间，这套展板在全国广场、公园、社区、医学、车站、商场、科技馆、图书馆等公共场所展出。[16]

为响应2016年世界无烟日"为平装烟包做好准备"，及国家卫生计生委"拒绝烟草的危害"的主题，中国控制吸烟协会青少年控烟专业委员会、中国疾控中心控烟办、北京大学儿童青少年研究所和中国学校卫生杂志社联合举办全国中小学生及幼儿园儿童的父亲节"爸爸我爱你，我要告诉你"烟盒警示套设计大赛。征集中小学生及幼儿园儿童设计的烟盒警示套图案，以青少年向父亲等长辈提醒的视角出发，设计出饱含对父亲及长辈关爱和劝诫的烟盒警示，同时向广大学生宣传平装烟盒作用，促进学生主动了解烟草危害。[17]

（三）烟草业甘当后进生的理由

自2007年至今，全国人大代表连续十二年在两会上提出警示图形上烟包的建议，均没有得到满意的回应。2018年国家烟草专卖局对两会代表的回复依然是老调重弹——中国烟草业声称我国采取的健康警示措施符合《公约》要求和我国法律法规的规定。

一是《公约》并未限定各缔约方健康警语和信息的标注形式，并未强制规定必须使用图片警示。

二是从全球图形警示进展来看，截至2017年底，在181个缔约方中，未使用图片警示的有78个，所占比例为43.1%，有约55个缔约方卷烟包装上没有任何健康警语。

三是健康警语"内外有别"现象的产生是由国际贸易规则决定的，不存在所谓的"双重标准"问题。[18]

八、图形警示上烟包的前景展望

以大面积警示图形为基础的健康警示烟草包装是一项国家战略，是有效减少烟草使用的措施。方寸之地的烟盒，是控烟战役的前沿阵地，博弈双方是烟草商的利益与公众的健康权利。

中国吸烟率的居高难下，国家烟草专卖局难辞其咎。让生产、销售卷烟的烟草专卖局的家长——工业和信息化部来承担《公约》在中国的履行，是一则带着苦味的笑话，更违背了《公约》中第5.3条"缔约方有责任保证烟草控制免受烟草业干扰"的规定。

1. 图形警示上烟包理由充分

● 人大通过，生效12年的FCTC的要求；

● 两会代表/委员的议案/提案；

● 超过85%的公众诉求；

- 科学评估现有文字警语标识无效；
- 国际上多国的实践经验；
- 国际舞台上中国表现黯然失色；
- 关注民生就应该关注健康和生命；
- 十多亿中国人的健康和生命因烟草使用而流失。
- 告知公众，远离烟草，这是使命，更是责任！

2. 打赢这方寸之地的斗争并不难！因为：

- 有法律——《公约》的要求；
- 有政府的承诺——优先考虑保护公众健康的权利的共识；
- 有民意——公众的呼吁；
- 有氛围——媒体的倡导；
- 有压力——世界在前进；
- 有保证——政府不需花一分钱；
- 无忧虑——不会影响经济。

关注民生就应该关注健康和生命；烟包是否采用图形警示代表了两种不同的利益，也是判断政府是否真正"把人民健康放在优先发展的战略地位"的试金石。告知公众，远离烟草，这是使命，更是责任。

2018 年，由新组建的国家卫生健康委替代工信部接盘《公约》的履约职责，标志着我国的《公约》履约机制开始斩断与烟草业扯不清道不明的纠缠，彰显了健康中国前行之路上不容任何障碍的决心。[18]我们相信调整后的履约牵头单位——国家卫生健康委员会——能排除烟草业的干扰，让"美丽"的烟盒变得符合它的实际品性。

在 2016 年的全国卫生与健康大会上，习近平总书记也提出"推进健康中国建设，是我们党对人民的郑重承诺。"将《公约》的履约职责交给负责健康的部门，不仅是对国际承诺的尊重，更是兑现国民健康承诺的重要一步。

九、尾声

2016 年 5 月，新探健康研究中心对 1265 个成年人的拦截调查发现，68% 的成年人没见过带有图形警示的烟包，70% 的人同意目前烟盒上的精美图案是烟草促销手段，91% 的人认为图形警示烟包能直接明白告知烟草危害。如果国内烟包印上警示图形，81% 的吸烟者打算戒烟或减少吸烟，84% 的不吸烟者会劝家人朋友戒烟及自己拒绝吸烟。86% 的成人将不再选择把烟作为礼物赠送给他人。71% 的受访者表示，支持我国采用图形警示。因此，无论是国外的实践，还是国内的调研，都充分证明在烟盒上印制图形警示，是成本最低、效果最好的控烟措施。[19]

一件能拯救数亿吸烟者，并阻止数亿青少年成为新吸烟者的举措，为什么唯独中国做不到？

我们期待看到积极的变化！

信息来源

【1】世卫会议：中国控烟成为世界反面典型，国际先驱导报，2008年11月27日，http://finance.ifeng.com/news/hgjj/20081127/226836.shtml。

【2】我国成人吸烟率高达27.7%，新华网，2018年12月26日，http://www.bj.xinhuanet.com/tp/sjxt/2018-12/26/c_1123907953.htm。

【3】世界卫生组织烟草控制框架公约，世界卫生组织，2003年。

【4】世界卫生组织烟草控制框架公约第11条（烟草制品的包装和标签）实施准则，世界卫生组织，2008。

【5】MPOWER：扭转烟草流行系列政策，世界卫生组织，2008，ISBN：978 92 4559663-9。

【6】卷烟包装健康警告国际现状报告第五版，加拿大癌症协会，2018。

【7】健康中国呼唤烟包图形警示，人民政协网，2017年03月07日，http://www.rmzxb.com.cn/c/2017-03-07/1391363.shtml。

【8】周瑞珍 程永照《WHO〈烟草控制框架公约〉对案及对中国烟草影响对策研究》经济科学出版社

【9】2006年8月烟草局副局长：烟盒印警示图标不符合文化传统，新浪网，2016年3月15日，http://news.sina.com.cn/c/nd/2016-03-15/doc-ifxqhmve9218438.shtml。

【10】《中华人民共和国境内卷烟包装标识的规定》解读，国家烟草专卖局网站，2016年7月1日，http://www.tobacco.gov.cn/html/27/2703/4916673_n.html。

【11】世卫组织发布《中国烟草健康警示》报告，人民网，2014年4月10日，http://scitech.people.com.cn/n/2014/0410/c1007-24869412.html。

【12】烟草广告多 近九成中国儿童认识香烟商标，人民网，2013年10月1日，http://finance.people.com.cn/n/2013/1001/c1004-23094042.html。

【13】全国控烟立法有望弯道超车？专家热议"基本医疗卫生法"，财新网，2018年11月28日。http://china.caixin.com/2018-11-28/101352841.html。

【14】"无烟行动·创意中国""警示图片上烟包"网民意见征集活动在京启动。

【15】NGO推动中国控烟运动——第九届全球健康促进大会案例，卫健委网站，2016年12月18日，http://www.nhfpc.gov.cn/xcs/s3582/201611/cdfdf0d424c1443da9b260aa79c7db09。

【16】警示图还原真相，烟之害无处隐藏"展板发布会，生命时报，2016年5月16日，https://m.huanqiu.com/r/MV8wXzg5MzY3MzBfMTI4MF8xNDYzMzg2MTQw。

【17】爸爸我爱你，我要告诉你——烟盒警示套大赛作品展，搜狐健康，2016年9月22日，https://www.sohu.com/a/114881281_422235。

【18】2018中国控烟观察——民间视角报告，新探健康发展研究中心，2018年12月26日。

【19】烟盒上的拉锯战：中国烟草制品平装还很遥远，财经综合报道，2016年5月31日，http://business.sohu.com/20160531/n452152032.shtml。

健康与利益之争

——烟草提税步履蹒跚

田 鹏

一、背景

600 万人，这是烟草每年在全球大约会造成死亡的人数，中国每年约有 100 万人因烟草死亡，占全球数目的六分之一，且该数字呈上升趋势。在 2014 年 5 月举办的一场烟草税收研讨会上，有与会专家提出：2000 年，中国烟草使用归因死亡人数为 60 万，2005 年达到 120 万，其中 33.8% 的人在 40~69 岁死去，损失 20~25 年的寿命。如果目前的烟草使用模式不改变，2020 年，中国烟草归因死亡的人数将达到 200 万人，2030 年将达到 350 万人，占世界预测烟草归因死亡人数的 43.75%。[1]

在和死亡相关的各种可控危险因素中，烟草是最主要的可控因素。从理论界和全球其他国家的实践看，通过精密地设计烟草税和烟草价格一直是抑制烟草消费最有效的政策。但在中国，这一手段的使用和推进始终显得有些迟缓。

根据世卫组织的估计，若通过提高烟草税将烟草制品价格提高 10%，可使高收入国家的烟草消费减少 4%，使低收入国家的烟草消费减少 5%。也因此，2014 年世界无烟日的主题便被定为：提高烟草税。数年前，世界卫生组织就起草了《烟草控制框架公约》（以下简称《公约》），号召各国执行有关的税收和价格政策，以协助实现旨在减少烟草消费的卫生目标。该组织建议，各国烟草制品的税率应至少占零售价格的 70%，而中国的卷烟税率远低于这一比例。[2]

提税显然是一个双赢措施。"提高烟草税是既能有效控烟又不减少国家税收的双赢手段，应该说是一个非常好的措施。"原中国疾病预防控制中心副主任、中国控烟协会副会长杨功焕说，烟草税能够增加政府收入，而增加部分可用于国家的卫生事业发展或政府的其他优先事项。

2005 年，中国批准了《烟草控制框架公约》，该《公约》次年在中国生效，包括中国在内的许多《公约》缔约方，都不同程度地提高了卷烟税负水平。中国分别在 1994 年、1998 年、2001 年、2009 年、2015 年五度调整了烟草消费税。历次税收调整并未都对控烟取得成效，中国的吸烟率相比其他国家仍居高不下。其部分原因在于烟草行业是纳税大户，行业利益盘根错节，给政府提税提价带来层层阻力。

二、烟草税制的构成

中国的烟草税主要指对卷烟征收的税，涉及烟叶税、增值税、消费税、城建税和教育费附加，发生在生产、批发、零售等环节。其中烟叶税和消费税是针对烟草制品所征收的税种。作为唯一合法的烟叶购买方，中国烟草总公司向地方政府缴纳 20% 的烟叶税作为地方政府税收收入，对地方政府起着激励作用，以保证烟叶的生产满足卷烟生产需求。[3]

人们所说的提高烟草税通常指的提高烟草消费税，这是卷烟产品的特有税种，也是调控卷烟产品供需的最佳税种，能够对征收对象起到"寓禁于征"的作用，征税程度和征收方式都具有较大的政策调节的灵活性。

这种消费税主要包括从价消费税和从量消费税两类，前者按卷烟价值征收，如按照零售价、生产商价格（即出厂价）或到岸价格等的一定比例征收。后者则按卷烟的数量单位（如每包、每条、每支或重量）征收固定数额，从价和从量两种计征办法各有利弊。中国采取了将两者结合起来的复合征收办法。

实行从量定额计征，征管简便，适应于卷烟价格差距和变化都不大的、较为成熟的市场，往往对低价卷烟影响较大，不足之处是与物价没有直接挂钩，不能保证政府烟税收入的稳定增长。

实行从价计征，则适应于卷烟价格差距和变化都比较大的市场，烟税收入随着卷烟价格的上升而稳定增加，但对税务管理能力和技术水平有较高要求。如果仅征收从价税，可能会加剧价格竞争，进而降低平均价格，引起低估产品价值以降低产品应税价值的现象。国际上在卷烟消费税的征收方面通常采用从价和从量结合的复合计税方法或全部采用从量定额征收，较少采用从价计征。

由于我国卷烟生产企业数量众多，每家企业生产多种规格和牌号的卷烟，完全由税务机关来核定每一家企业、品牌、规格的计税价格，计税价格的确定可能不是很准确，加之价格一旦确定，一般一年以上不再变动，行政调整常常严重滞后于市场变化，造成税负不公和竞争扭曲。因此，有学者建议，应当将复合计税方式改为完全从量计征，降低征税成本的同时，消除计税价格变动对企业的不利影响，这也是国内烟草税制的一个发展方向。相反，如果仅采用从价消费税时，税一旦提高，将提高消费者改吸低价品牌卷烟的可能性，进而降低政府征收烟草税的公共卫生效益。[4]

不过，在中国的烟草专卖制度下，卷烟价格并不是完全放开的，烟草税变化究竟会如何传导到消费者所面临的卷烟价格上，存在一定不确定性。在后续的烟草税收改革中，政策制定者也需考虑这个因素。

三、为何要提税提价？

大量来自国内外的实证研究证明了吸烟会给全社会带来沉重的经济负担，并且使许多不吸烟的人一定程度上承担这一社会成本。这也是学界对控烟话题的热情始终高涨，呼吁控烟的呼声由来已久的原因。

程郁和张小林 2004 年所做的研究显示[5]，吸烟对社会生产力造成的损失有三个方面：一是因病而导致的病休，可以直接用当日工资来衡量；二是带病工作造成的工作效率的降低；三是吸烟早亡带来的生产力损失。根据测算结果，2001 年吸烟造成的误工、旷工的生产力损失高达 394 亿元，到 2010 年，这一数据已增长到 911 亿元。除了直接吸烟者外，还有数量庞大的被动吸烟者，主要构成为妇女和儿童。计算结果显示，2001 年，被动吸烟的社会成本约为 142.09 亿元。

此外，流行病学调查发现，吸烟不仅可引起支气管和肺损伤，而且可以引发人类最可怕的疾病肿瘤和死亡率最高的心脏病。据美国调查，在各种癌症死亡中，约有 30% 是由于吸烟引起的。[6] 被动吸"二手烟"的人们，不自觉地吸进吸烟者吐出的烟雾尘粒和各种有害物质，卷烟消费的成本处理吸烟者购买卷烟付出的价格外，还包括给别人的健康带来隐患或损害等外部成本。

具体来看，人均烟草消费量每增加 1 支，则人均门诊病人医疗费会增加 0.332 元；人均烟草消费量每增加 1 支，则人均住院病人医疗费会增加 22.38 元。由吸烟而产生的医疗费用和吸烟导致的生产力损失正在逐年增加，而且增加的幅度持续不断扩大。

美国加州大学伯克利分校卫生经济学教授、被业界称为"世界烟草控制经济学第一人"的胡德伟曾对中国做出过烟草税方面的测算。他提出，烟税每包增加 1 元，会引导中国 410 万人戒烟，可挽救 100 万人的生命，同时可使政府税收增加 854 亿元。他的研究还认为，低收入人群更易因加税而戒烟或少吸，他们节省下来的开支可被转用于对家庭、教育、医疗方面的投入，改善其生活境况。[7]

从宏观经济的角度审视，鼓励烟草行业发展的国家和地区最终也会为医疗费买单。胡德伟和四川大学华西医院教授毛正中的研究指出，2008 年中国 35 岁及以上成人归因于吸烟的三类疾病（癌症、心血管疾病和呼吸系统疾病）的总经济负担已达到 2237.2 亿元。[7]

目前，高收入国家烟草税占烟草零售价格的比重平均约为 65% ~ 75%，欧盟国家普遍达到 75% 以上，许多西欧国家甚至一部分东欧国家，如保加利亚、波兰、斯洛伐克等，均达到 80% 以上。中国的这一比重在 2009 年烟草消费税调整之前不到 40%，大致相当于低收入国家的平均水平。[8]

虽然此后的烟草税收改革继续提升了这一比重，但我国提升烟草税的空间依然巨大。尽管卷烟税负水平远超人们日常生活所需的其他商品，但与国外相比，我国烟草税负仍处于较低水平。

随着控烟理论研究的深入和实践的推进，越来越多关心人类健康的机构和个人也加入了控烟行列。世界卫生组织作为其中最具代表性的组织，制定《烟草控制框架公约》号召各国执行有关的税收和价格政策，以协助实现旨在减少烟草消费的卫生目标。

同样由世界卫生组织发起的《西太平洋区域无烟草倡议行动计划（2010 ~ 2014）》明确建议，到 2014 年，成员国和地区的烟草税率应达到 60% 以上。目前缅甸烟草税率为 75%，泰国烟草税率为 79%，2010 年，日本在 64% 烟草税率的基础上，决定对每支卷烟再加收 3.5 日元消费税。在该计划面向的地区，只有柬埔寨、老挝和中国等 12 个国家的烟草税率低于60%。[9]

已有研究表明，用经济手段控烟是有效的方法之一。烟草制成品的消费是一种理性的嗜好，通过提高税赋水平，使烟草制成品的价格提高，可减少人们参与吸烟的概率和吸烟者的消费量。

2003年，毛中正、胡德伟、杨功焕三名学者利用中国疾病预防与控制中心在1996年收集的全国的吸烟调查数据进行了研究，发现收入越低的群体对吸烟价格更为敏感，价格的增加能够显著地降低低收入者参与吸烟的概率。如果通过提高烟草税来提高烟草价格，低收入群体会有更多人放弃吸烟，增加的税收便主要由中高收入群体承担。[9]

当然，中国控烟事业的推进仅仅依靠单一的提税措施是不够的。胡德伟认为，中国政府可以考虑将一部分额外增加的烟草税收用于补助烟农转产，补助他们从卷烟工业转到其他行业的职工再培训。此外，政府还可以考虑把额外增加的税收用于低收入人群的医疗保障和用于支持控烟活动，使控烟效果达到最佳。

政府如何使用烟草消费税税收收入，在很大程度上决定了民众对烟草税的支持力度。从世界上许多国家的经验做法来看，从烟草税所得的政府税收收入，都有相当一部分专款专用于全社会的医疗费用和公共卫生支出，如奥巴马政府最近一次对烟草的增税就是主要用于美国儿童健康保险计划。也有一些政府专门拿出一部分烟草税收入用来推动控烟项目，如实施戒烟规划、进行吸烟有害健康的广告宣传和开展与吸烟有关的癌症治疗研究等。

在学者提供卓越的研究成果之外，一些社会人士对控烟话题也表现出了长期关注，连续八年都有两会代表围绕提高烟草税收的话题撰写提案。如2015年全国两会举办期间，全国政协委员冯丹龙提交了进一步提高烟草制品税率，实行税价联动的提案，指出中国已成烟草危害负担最重的国家，慢性非传染性疾病导致的死亡约占我国所有死亡的83%，并仍呈上升趋势。她建议进一步提高卷烟税率和价格，综合利用税价杠杆手段进行控烟，并将增加的财政收入用于支持健康促进和烟草控制等卫生工作。[10]

四、五次烟草提税

提高烟草税是一项技术性较高的工作，它和国内近年来税收制度的变革息息相关，国内的政府和专家花了多年时间逐渐作出持续的调整和探索。自1994年起至2015年，我国卷烟消费税经历了五次调整，每次烟税调整都对烟草行业及卷烟市场产生了深远的影响。[11]

前三次提税发生在中国批准通过《公约》之前。三次调税虽然对行业影响不小，但控烟没有起到任何影响。

随后对烟草税的继续提高还陷入了数年停滞。2006年10月的"北京论坛"上，香港大学教授林大庆呼吁，中国政府应进一步增加对烟草企业的税收，提高烟草价格，使经济拮据的人群减少吸烟，但如此一条善意的建议却激起了互联网空间中强烈的舆论反弹。[12]

2008年12月16日，由中国控制吸烟协会牵头组织、由中外经济学家共同研究并撰写的《烟草税和其在中国的潜在影响》研究结果发布会在北京举行。会上，美国加州大学柏克利分校胡德伟教授指出，当时中国的卷烟总税率仅约为零售价格的40%，远低于国际上卷烟税率的中数范围，即 65%～70%。如果将烟草税率提高到零售价格的 51%，每包卷烟增加 1 元的从量消费税，吸烟者人数将减少 1370 万，政府税收将增加 649 亿元。[13]

在各方力量的推进下，2009 年 5 月，中国又一次大幅提高了卷烟消费税：在生产环节，在征收从量定额税的基础上，又分别将甲、乙两类卷烟的比例税率分别由 45% 和 30% 提高到 56% 和 36%。同时，在批发环节还征一道从价税，税率为 5%。不过，此次调整被视为官方应对 2008 年金融危机之举，主要目的是增加财政收入，意不在控烟。[14]

这次增税没有起到减少烟草消费的作用，原因在于烟草行业通过牺牲自身的利润来消化增税影响，确保零售价不涨。烟草专卖局调整了卷烟分类标准，50～70 元/条的甲类烟调整为乙类烟，税率随之从原来的 45% 下调为 36%。现行的专卖制度使烟草部门对零售价形成了强大的控制能力，财政部、国家税务总局负责调税，而国家发改委和烟草专卖局负责调价，"以税控烟"未成为政府各个部门的公示，其效益因而大打折扣。

2010 年 1 月，清华大学国情研究中心主任胡鞍钢教授上书国务院，提出应在提高烟草税的基础上相应上调卷烟价格，税价联动，才能保持财政增长的同时减少烟草危害，保护公众的健康和利益。[15]据专家测算，中国 2009 年税率调整后，烟草制品的税收仍然只占其零售价的 40%～43%。2012 年，多位政协委员指出我国烟草税率偏低不利控烟，他们建议国家在"十二五"期间采取有效措施，逐步将烟草税率提高到 60% 以上。每包卷烟再增加 1 元从量税，就能使卷烟税率能够提高到 51% 左右，政府烟草税收将增加近 649 亿元。按照 2005 年相关调查数据推算，吸烟人数减少 410 万，意味着能拯救 102.5 万个生命。[16]

虽然烟草行业的利益强大，但烟草提税的步伐并没有中止。2015 年 5 月 8 日，财政部宣布提税和采取其他多项控烟政策，此时正值中国加入《公约》十周年。卷烟批发环节从价税税率由 5% 提高至 11%，并按 0.005 元/支加征从量税。[17]这种提税方式使得低价烟的提税幅度高于高价烟，进而使得低价烟的提价幅度相对高于高价烟，突显了政策调整的控烟意图。

同时，本次调税的重点在于实现"税价联动"，国家烟草专卖局规定，所有在售卷烟在批发价格上提价 6%，而这 6% 最终会传导至零售端的消费者，使得烟草税和零售价格均得到了一定的提高。无论是从促进公共卫生的角度，还是从增加政府税收收入的角度，抑或是从烟草行业自身发展的方面来评估，这次政策调整都堪称"三赢"。以郑榕教授领衔的世界卫生组织烟草控制与经济政策合作中心研究团队开展的初步评估表明，在促进公共卫生方面，本次卷烟提税政策增加了 1200 亿元中央政府财政收入，使得卷烟零售价格提高了 10 个百分点，至 2015 年底，卷烟消费量下降了 2.36%。据测算，2015 年烟草税上调后的 12 个月内，吸烟者总数有望下降 500 万左右。本轮调税还将一部分增加的税收顺移到批发价中，在零售环节将增加的所有税负反映到零售价格中，相对均衡了卷烟税负在生产、批发和零售环节的分配。[18]

五、提税三年后卷烟消费再度抬头

2018 年数据显示，上一轮烟草提税，烟价上涨，控烟效果只持续了两年。卷烟消费减少的控烟红利已经彻底消失殆尽，卷烟消费再度抬头。

2015 年卷烟消费下降只是一个短促的拐点，并非预示未来的趋势。烟草专卖局的官方数据显示，2017 年中国卷烟销量绝地反弹，止跌反升，2017 全年卖出 4737.8 万箱，较 2016 年增长 0.8%。据官方数字，2018 年一季度的卷烟销量较去年同期增加了 4%，销售额也已经达到了历史的最高水平，比 2015 年还要更高。一名研究烟草控制的经济学学者说："2015 年烟草严冬后，春天立马就来临了。"

世界卫生组织烟草控制与经济政策合作中心主任、对外经济贸易大学郑榕教授专门做了研究：通过加权平均，2015 年提税后的卷烟价格增加了 10%，烟草产品税负相应增加了 4%。2016 年，卷烟价格又提高了 0.23%，2017 年增加了 3%"但如果剔除了物价指数上涨的因素，2016 和 2017 年的卷烟价格较 2015 年实际已经出现下降了"。[19]

六、批驳烟草业怪论

中国当前 56% 的烟草税负从全球范围来看并不高，但对于提高烟草税负，国内不乏反对意见，这些声音主要来自烟草行业内部。总体上看，反对意见可归结为三个方面：

第一，烟草是国家的支柱产业，是创利大户，烟草行业每年上缴的税收对于增加国家财政积累十分重要，在整个国民经济中占有较为重要的地位。仅在 2014 年，烟草行业就上缴国家财政总额 9110.3 亿元，占当年全国财政收入的比重为 6.49%。[20]"十二五"期间，烟草行业累计上缴国家财政 4 万亿元，年均增长 13.6%。[20]

批驳：当一包卷烟经过生产和流通环节到达购买卷烟的消费者手中，其在流转过程中所负担的所有税金最终都由买烟者所承担。换言之，2015 年烟草行业 8404 亿元的工商流转税的真正贡献者并不是烟草行业，而是中国的 3.5 亿吸烟者。由吸烟者负担的烟草税收占到烟草行业上缴财政税利总额的近八成，烟草行业将税利捆绑在一起的目的是为了混淆视听，夸大其对政府财政收入的贡献。

同时，还应当把烟草消费而产生的一系列医疗成本、生命损失、生产力损失等社会成本纳入考虑中。2013 年 1 月举办的"控烟导向下的中国烟草产业转型研讨会"期间，国家发改委产业经济研究所副所长杨玉英等学者发布的一份报告显示，2005 年，烟草行业的利税总额和保守估计的吸烟直接成本、间接成本相抵，所带来的社会净效益为负的 126 亿元，2010 年，烟草产业带来的社会负效益扩大到 618 亿元。[21]

第二，税收过高，会导致买烟的人减少，烟草行业要的税变多，还会流失现有的客户，进而影响国家税收。而烟草对解决就业问题举足轻重，养活了 2000 多万烟草人，特别是 1500 多万穷苦的农民。[22]

批驳：烟草提税未必会减少国家税收，许多发达国家的实践也证明了这一点。由于烟草需求的变化弹性不大，同时零售价格中的总税负仍然不高，即使考虑消费量减少这一因素，提高烟税仍然至少可以在短期或中期内增加国家税收。

在中国，烟草种植、烟草工业的经济价值和烟草工业的就业贡献也被高估，如果农民转向种植其他经济作物，可能会获得比种植烟草更多的收入。

第三，提税未必能显著地抑制烟草消费。高档烟的礼品意味很重，抽的不买，买的不抽，价格弹性极小，可能越涨价购买意愿越强。此外，由于具有上瘾性，香烟是价格弹性很小的商品，一般消费者不会因为价格提高就放弃吸烟。提税提价可能会引起非法卷烟市场反弹，导致消费者改吸手卷烟、旱烟，继而影响国家税收。

批驳：需要注意的是，利用税收手段进行控烟并不是近几年的事情。自上世纪五十年代科学界证实烟草对人类的危害以来，一些发达国家早就把提高烟草税收作为控烟的重要手段之一。

"提高税收进而提高烟草及烟草制品价格，是减少吸烟的最有效手段"，是世界卫生组织在总结各国近几年履行《公约》的经验后所指出的。烟草价格提高会减少吸烟人数，并促使吸烟者减少每日吸烟量。

而且，高烟税对于预防或减少青少年和贫困人群吸烟具有特别效果。价格上涨以后，青少年与低收入者戒烟或减少吸烟的概率是其他人群的二至三倍。同时，针对非法贸易问题，政府可以通过更加严厉的执法手段来打击香烟走私。

七、尚未完成的期待

回顾中国控烟历程，虽取得了一些重要进展，但是与《公约》要求和国际控烟形势相比，与国务院印发的《"健康中国2030"规划纲要》的控烟目标相比，步伐仍显迟缓。若不加快控烟进程，中国将继续为烟草流行造成的健康、经济和社会损失，付出日益沉重、甚至是无法承受的代价。

2017年，《中国无法承受的代价——烟草流行给中国造成的健康、经济和社会损失》——一份由世界卫生组织和联合国开发计划署合著的突破性报告正式问世。[23]其中就提到，如果不采取严肃行动解决烟草对于中国的巨大威胁，我们将无法实现可持续发展目标，及其创建更公平、健康和可持续的世界的愿景。提高烟草税恰恰是减少烟草使用最有效的途径之一，同时也为健康和其他基本项目带来大量收入，并最终惠及全人类。政府应采取行动，优先考虑保护公众健康的权利，采取强有力的行动，运用价格、税收、法律等手段提高控烟成效。

遗憾的是，《公约》在中国生效至今，中国仍保有世界最大的烟草生产国和消费国的地位。

2010和2015年两次《中国成人吸烟调查》的数据显示：5年间中国成人吸烟率只降低了0.4%，从28.1%降至27.7%，吸烟人口反倒增长了1500万，达到3.15亿。而在《"健康中国2030"规划纲要》的展望中，到2030年，15岁以上人群吸烟率要从目前的27.7%降低到20%。这样的愿景一方面需要政府采取强力行动，一方面还需要全社会取得共识，共同努力推进。

当前的控烟阻力依然主要来自烟草行业本身。中国疾病预防控制中心原副主任杨功焕曾评论道，在烟草行业主导出台的《中国烟草控制规划》中，恰恰对"提高烟草制品税率和价格"绝口不提。

烟草行业的综合税负究竟几何？经许多专业人士测算，中国的烟草税负尽管调整多次，但依然偏低。

2016年4月，对外经济贸易大学教授，世界卫生组织烟草控制与经济政策合作中心主任郑榕撰文解释，以2015年国内卷烟批发销售额计算，平均一包烟中税占批发价格的比重为59%。扩展到零售环节，平均每包烟的零售价格达到12.82元，一包烟中税占零售价格的比重为56%，相当于中高收入国家的平均水平，而世界卫生组织推荐这一比重应达到75%的水平。

简单地提高税率并不够，对中国来说，在控烟的路上还可以采取更多措施。

胡鞍钢曾经公开指出，应启动对国家《烟草专卖法》的修订，废除专卖法中"保证国家财政收入"的目的，并取消烟叶税，加大财政转移支付，切断地方政府推动烟叶生产激励机制。此外，国家烟草专卖局是烟草产业中最大的利益主体，在新一届国务院机构改革方案中，应加快推进国家烟草专卖局和中烟总公司的政企分离，使国家烟草专卖局转变为国家控烟局。[24]

胡鞍钢主持的课题组曾披露他们向国家相关主管部门提交的报告。这份名为《全面控烟与烟草产业转型》的报告显示，目前我国卷烟产量仍以每年4%左右的速度增长，但产业转型已经具备可行性。各级财政和地方经济对烟草产业的依赖度在下降，云南等传统烟草大省已在着手改变烟草一家独大的产业结构，逐步降低烟草在全省经济中的比重，种烟的比较收益大幅下降，大部分烟农只是将种烟作为副业，烤烟种植净收入甚至低于外出务工净收入。

【当事人感言】-----------------------**郑榕**

自2005年签署世界卫生组织《烟草控制框架公约》起，中国政府已采取一系列措施解决烟草使用问题，包括禁止烟草广告，在北京、上海等城市实行公共场所和工作场所无烟立法等措施。2015年，我国对卷烟消费税进行了自1994年以来的第四次政策调整。2015年的烟草消费税政策调整证明税收和价格手段在中国同样有效，是一项能够有效地提高政府收入并同时减少烟草消费的"双赢"策略。

尽管2015年和2016年中国卷烟生产量和销售量下降，但这种下降并没有形成趋势性下降，2017年卷烟销量在2016年基础上增长了0.8%。根据烟草行业已公布数据，2018年卷烟生产量和销售量继续增长。为防止中国烟草消费展开新一轮的趋势性增长，中国当前迫切需要果断采取强有力的税收和价格措施，包括①持续提税，保证每年价格增长超过收入增长幅度；②优化卷烟消费税制结构，加大从量税比重（至少占消费税70%以上），设置最低烟价，对所有卷烟实行一档税率；③逐步降低中央政府对烟草行业税利贡献的依赖和地方政府发展烟草行业的积极性；④适时推行烟草税专款专用制度；⑤对新型烟草制品征消费税。

　　郑榕：经济学（财政学专业）博士，对外经济贸易大学国际经济贸易学院，教授。主要研究方向为财政税收理论与政策、国际税收，烟草税与烟草控制，卫生经济学。郑榕教授为落实世界卫生组织《烟草控制框架公约》，长期以来为降低中国的吸烟率，积极推动政府的烟草税制改革，增加烟草税，税价联动做出了贡献。

信息来源

【1】《控烟与中国未来》，北京：经济日报社，2011。

【2】中国的烟草税，世界卫生组织网站，2014年5月27日，http://www.wpro.who.int/china/mediacentre/factsheets/tobacco_taxation/zh/。

【3】郑榕：反对烟叶税立法 呼吁取消烟叶税，时代周报，2015年5月19日，http://finance.eastmoney.com/news/1348, 20150519507989424.html。

【4】廉春慧，我国卷烟消费税政策的变化及改革建议，2013年5月29日，http://www.chinaacc.com/new。

【5】程郁，张小林，我国烟草的社会成本与效益综合评估及政策建议，经济科学，2004年。

【6】伊冰，吸烟与癌症，国外医学（卫生学分册），1983年05期。

【7】提烟税后更要禁烟，新民周刊，2015年5月15日，http://www.cnnsr.com.cn/cszx/html/2015051509014497751.html。

【8】郑榕，烟草行业税利贡献的迷局与真相，财新网，2016年4月2日。

【9】中国青少年吸烟状况堪忧 提高烟草税或为有效控烟措施，新华网，2014年5月29日，http://news.163.com/14/0529/19/9TEFMLFB00014JB5.html。

【9】毛正中，胡德伟，杨功焕，不同人群的卷烟需求及图稿税赋对他们的影响，中国循证医学杂志，2005年第5卷第4期。

【10】冯丹龙委员建议提高烟草制品税率 实行税价联动，中国财经网，2015年3月7日，http://finance.huanqiu.com/roll/2015-03/5843352.html。

【11】烟草税上调背后经济博弈：对冲财政减收压力，三联生活周刊，2009年7月10日，http://news.sina.com.cn/c/sd/2009-07-10/095918194567.shtml。

【12】"提价控烟"像春运涨价，法制晚报，2006年10月30日，http://news.sina.com.cn/c14210361663s.shtml。

【13】媒体评论：提高烟草税控烟是"抱薪救火"，中国新闻网，2008年12月17日，http://news.sohu.com/20081217/n261267481.shtml

【14】财政部和国家税务总局联合下发《关于调整烟产品消费税政策的通知》（财税[2009]84号）。

【15】90%城市无相关无烟法规 专家建议卷烟每包提高1元，中国网，2017年12月2日，http://media.china.com.cn/cmyw/2017-12-02/1181795.html。

【16】中国吸烟成本最低 委员建议烟草税提至6成以上，广州日报，2012年3月13日，https://news.qq.com/a/20120313/000656.htm。

【17】世卫组织：中国增加烟草税可减少烟草消费，中国新闻网，2016年5月10日，http://www.chinanews.com/gn/2016/05-10/7865446.shtml。

【18】中国2015年上调烟草税：朝着正确方向迈出的一步，世界银行，2016年11月28日，http://www.catcprc.org.cn。

【19】上一轮提税控烟红利殆尽，专家称再度提高烟草消费税时机已成熟，南方都市报，2018年6月2日，http://www.360doc.com/content/18/0602/09/200041_759024279.shtml

【20】从2016年工作报告看中国烟草的责任与担当，烟草在线，2016年1月29日，http://www.tobaccochina.com/revision/takematter/wu/20161/2016127114623_710239.shtml。

【21】专家称烟草消费税全部上缴中央 地方控烟不积极，经济参考报，2013 年，2 月 4 日，http：//news. sohu.com/20130204/n365434515.shtml 日。

【22】"烟草业贡献"中究竟有多少伪贡献，中国妇女报，2016 年 6 月 2 日，http：//finance.qianlong.com/ 2016/0602/650992.shtml。

【23】世界卫生组织，联合国开发计划署《中国无法承受的代价 烟草流行给中国造成的健康、经济和社会损失》，世界卫生组织网站，2017 年 4 月 15 日，http：//www.wpro.who.int/china/publications/2017-tobacco-report-china/zh/。

【24】胡鞍钢建议烟草专卖局变为控烟局 加快政企分离，经济参考报，2013 年 01 月 28 日，http：//jingji. cntv.cn/2013/01/28/ARTI1359328854092821.shtml。

中国戒烟大赛及其优秀案例

杨 焱

你听说过戒烟大赛么？你知道一群想戒烟的人在一起戒烟是什么活动吗？

一、国际戒烟竞赛

国际戒烟竞赛，英文叫"Quit and Win"，是一项旨在通过奖励来支持和鼓励人们戒烟的活动。最早由芬兰国立公共卫生研究院于 1994 年发起，并由芬兰国立公共卫生研究院和世界卫生组织组成竞赛的国际组委会，芬兰国家公共卫生研究院负责竞赛的协调和评价。竞赛与世界卫生组织的无烟行动倡议，以及其它地区性的控烟活动相联合，在世界范围内发起，每次均有多个国家参加。

自 1994 年开始，每两年举行一次。国际组委会让每个国家和地区的组织机构遵循共同的规则来安排自己的竞赛活动，即可以在全国也可以在限定地区的范围内开展竞赛。通常情况下，每次活动于当年 5 月举行，之前会给想戒烟的人一个月的报名时间，5 月起要求所有参赛的吸烟者戒烟时间维持 4 周，也就是 28 天，并于当年 5 月 31 日世界无烟日前后结束。随后，组委会会通过抽奖的形式抽取获奖者，并对参赛者进行鼓励。

国际戒烟竞赛作为一个切实可行的国际控烟活动，具有低成本和高效益的优点。从 1994～2004 年，国际戒烟竞赛得到快速发展壮大。

- 1994 年有 13 个国家和地区的 6 万人参加了戒烟竞赛；
- 1996 年发展到 25 个国家和地区的 7 万人；
- 1998 年发展到 48 个国家和地区的 20 万人；
- 2000 年有来自 71 个国家的 42 万人参加了戒烟竞赛；（图 1 为此次竞赛中国区海报）
- 2002 年约 100 个国家的 67 万吸烟者参加；
- 2004 年，已有 100 多个国家和地区 70 万人参加。（图 2 为此次中国地区海报）

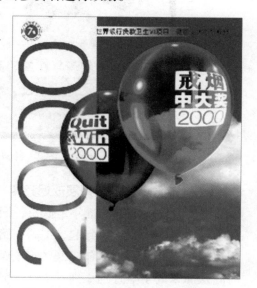

图 1 2000 年国际戒烟大赛中国区海报

二、中国戒烟竞赛

（一）国际戒烟竞赛由世界银行卫生Ⅶ项目引入中国

国际戒烟竞赛最早于 1996 年由世界银行卫生Ⅶ项目引入中国。1996 年是第二届国际戒烟竞赛，也是我国首次参加国际戒烟竞赛，中国正式成为国际戒烟竞赛的中国赛区。

从 1996 年到 2000 年，是国际戒烟竞赛在我国发展的早期阶段。在这个阶段，我国共参加了 1996 年第二届、1998 年第三届和 2000 年第四届国际戒烟竞赛，参加的城市从最早仅三个城市—北京、天津和上海，逐渐发展到更多的城市。尽管当时还未扩展到全国范围，但是随着参加城市数量的增加，我国的参加人数也在不断上升，从 1996 年第一次中国赛区的 1.5 万参赛者，到 2000 年达到 3.17 万参赛者。

（二）有领导有组织地参与国际戒烟竞赛

2002 年，在原卫生部的领导下，中国疾病预防控制中心成立了控烟办公室（以下简称（控烟办），自此，中国正式具有了国家级控烟专业机构。自 2002 年控烟办成立以来，中国国际戒烟竞赛成为国家级控烟工作中的一项重要活动，每届都积极参加，由原卫生部和中国疾病预防控制中心组成中国赛区组委会，在全国范围内发起竞赛活动，制定工作方案，从国家层面到参赛省市一级，层层制定工作要求，竞赛活动不断发展。

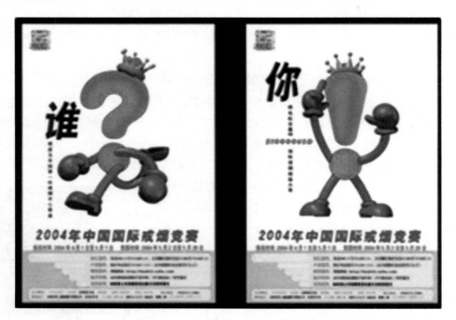

图 2　2004 年中国国际戒烟竞赛海报

（三）中国开始独立开展戒烟竞赛

随着全球吸烟率的逐年走低及各国控烟活动的深入，2008 年世界卫生组织宣布不再开展国际戒烟竞赛。2008 年起，中国开始独立开展此项活动，并创立"中国戒烟大赛"，由我国独立组织开展。2008 年、2010 年分别举办了两次。为了更有效地预防戒烟者复吸，竞赛时间从原来的 1 个月延长到 6 个月，努力营造全社会控烟的氛围，同时鼓励各省开展本省的大赛活动。根据原卫生部要求，各省组织开展省内大众戒烟大赛活动的同时开展医务人员戒烟大赛活动。2008 年中国戒烟大赛参与省份为 29 个，参加人数 26 余万人，达到历史最高数字。其中，参赛大众人数达到 196,913 人，医生人数 64,267 人。

2013年，戒烟大赛又以更加丰富多彩的形式展现出来。全国多个城市以及不同行业的戒烟大赛层出不穷。以北京为例，戒烟竞赛成为了北京控烟的主要活动，先后开展了无烟机关、无烟单位百日戒烟大赛、出租司机戒烟大赛等。

三、戒烟竞赛意义

（一）戒烟竞赛是一项低成本、高效益的控烟运动

在历届国际戒烟竞赛中，多数参与国家均使用了有限的资金和资源成功地开展了戒烟竞赛。国际戒烟竞赛这种低成本的控烟运动对许多中低收入国家早期开展控烟工作尤为重要。这也是戒烟竞赛能够在全世界不同文化背景国家取得如此巨大成功的一个主要原因。

（二）对社会的广泛动员

戒烟大赛除具有低成本、高效益的优势外，还具有另一个现实意义，那就是对社会的广泛动员。在戒烟大赛的报名、启动、戒烟、抽奖、颁奖和总结的各个阶段，媒体在传播戒烟竞赛有关信息，引起公众关注烟草与健康过程中都起着至关重要的作用。大赛通过广泛的宣传和信息的传播，有效地提高了公众对吸烟危害的认识以及对戒烟服务的了解。

（三）能力建设

戒烟大赛的另一个重要作用在于建立和加强了不同组织和部门在控烟工作中的协作。通过这种协作，能使政府意识到控烟工作的重要性。戒烟竞赛是一个非常好的活动，所有非政府组织都可以参与。同时可以使医疗部门做些实际的工作，加强他们的控烟力度。所有这些合作都可以在其它控烟工作中发挥作用。

目前，随着《公约》在我国生效，我国的控烟工作也得到了更为强有力的政府承诺以及政策支持。2014年以来，有了财政的大力支持，我国的戒烟服务体系初见规模，简短戒烟干预、戒烟门诊、戒烟热线等能够为想戒烟的人提供更为专业化的戒烟服务，现如今的"戒烟大赛"更应适应当代的需求与发展，在广泛动员的同时，衔接多项控烟策略，最终降低吸烟率，遏制烟草流行。

四、戒烟大赛的案例

（一）领导带头戒烟——2017年河北省省直无烟党政机关戒烟大赛

大赛于2017年5月启动，共有河北省省民政厅、省水利厅、省农业厅、省总工会、省发展改革委员会、省公安厅、省卫生计生委等7家单位39名职工报名。按照活动方案要求，百日戒烟大赛期间分别由石家庄市12320卫生热线和石家庄市中医院戒烟门诊负责提供戒烟帮助。经过首诊、随访、药物干预等过程，最终有6人入围河北省省直无烟党政机关百日戒烟大赛并通过体内一氧化碳及可替宁（尼古丁代谢物）唾液检测，获得抽奖资格。河北省人民政府网上公布了获奖者的信息。[1]

（二）医务工作者率先戒烟——上海医务人员戒烟大赛

为充分发挥卫生计生系统在控烟履约工作中的带头作用，进一步深入推进和巩固无烟卫生计生系统创建的成果，积极推动无烟上海建设，上海市健康促进委员会、上海市卫生

和计划生育委员会在 2017 年组织开展"上海市医务人员戒烟大赛"活动。上海全市医务人员目前正在吸烟且烟龄在 1 年以上，有戒烟意愿者均可报名参加。

特色：线下戒烟主题活动 +12320 戒烟热线 + 戒烟门诊综合戒烟服务网络；微信群：戒烟门诊专家、戒烟热线专家坐席、戒烟者、互动互助、答疑解惑；通过每日微信打卡，记录自己的戒烟经历，了解戒烟过程中的科普知识，同时获得积分奖励；参加戒烟大赛的参赛者，经戒烟门诊评估需要进行戒烟药物治疗者，活动可提供为期 1 个月疗程的免费药物治疗。[2]

（三）规模最大的戒烟大赛——2016 年健康北京戒烟大赛

2016 年健康北京戒烟大赛于 5 月 31 日世界无烟日在北京鸟巢正式启动，6 月 1 日开始报名，共有 8857 人报名参加。7 月 1 日大赛正式启动，7 ~ 10 月大赛 100 天期间，组委会提供了 12320 戒烟热线及短信戒烟咨询；北京 16 家戒烟门诊的戒烟服务信息；控烟协会公众号的戒烟大本营交流平台；北京市健康教育所组织建立了两个戒烟微信群，群内数名医生 24 小时回答戒烟者的问题；12320 热线平台举办了戒烟者心得座谈会；好太太网为戒烟者开展亲子互动活动。许多参加者表现出了极大的戒烟热情和意志力，互相鼓励监督，也得到周边许多同事和亲友的支持，提高了戒烟成功率。本次大赛共有 656 人申报成功戒烟，经技术部门检测确定，在北京市长安公证处的公证下，摇号产生获奖人，大赛对获奖者颁发证书并给予物质奖励。[3]

（四）连续时间最长的戒烟大赛——苏州连续 12 年举办戒烟大赛

苏州市是唯一一个每年都开展戒烟大赛的城市。2017 年苏州市第十二届戒烟竞赛共有 4331 人报名参加，参赛者年龄最小 19 岁，最大 93 岁，平均烟龄为 18 年。经回访调查统计，三个月后 46.6% 的参赛者戒烟成功。[5]

2004 年苏州市举行了首届戒烟竞赛，到 2017 年共成功组织了 12 届，累计有 44940 人报名参赛，参加戒烟竞赛者在活动开始前填写报名表，在竞赛开始后半年以 14% 的比例抽取随访对象，填写随访问卷，统计戒烟率。12 年戒烟大赛平均戒烟率为 36.9%。[4]

持续十几年的戒烟竞赛产生了持久有效的影响。自首届戒烟竞赛至今，苏州市 18 岁以上居民吸烟率呈逐年下降趋势。[5]

（五）无烟城市立法过程的戒烟大赛——2016 年西安市首届百日戒烟大赛

"2016 年西安市首届百日戒烟大赛"在世界无烟日 5 月 31 日启动。戒烟大赛面向全市招募年满 18 周岁的吸烟者，参赛者从 2016 年 6 月 8 日起开始戒烟，维持至少 100 天。共有 561 人报名参加。竞赛期间，面向全市开设 5 条戒烟热线和 4 家戒烟门诊，为参赛者全程提供免费的戒烟咨询指导服务 2000 余人次。通过组建微信、QQ 群、举办戒烟座谈会等多种形式交流推广戒烟经验。戒烟门诊向每位参赛者提供半个月、一个月、三个月的随访，随访过程中使用呼出气一氧化碳检测器初步评估戒烟成果，并于 2016 年 11 月 21 日，经西安市疾病预防控制中心权威检测唾液中尼古丁代谢产物含量后，最终确定 22 名参赛者戒烟。[6]

（六）烟草大省的戒烟大赛——云南省 2017 健康云南戒烟大赛

云南省戒烟大赛面向全省 18 周岁以上、烟龄一年以上，在云南居住的正在吸烟人士（包括雪茄等烟草制品），重点面向卫生计生人员、教师和公务员。要求戒烟时间维持至少一百天，即在 2017 年 7 月 1 日——2017 年 10 月 8 日期间不吸烟，就算戒烟成功。在参赛者戒烟期间，各级健康教育机构和各地戒烟门诊会提供技术支持，组织戒烟夏令营、戒烟团体辅导、戒烟讲座等活动帮助吸烟者戒烟。戒烟成功者可于 2017 年 10 月 9 日～15 日，到各州市县指定疾控中心或健康教育所做尼古丁试纸检测验证，测试成功者即可参与全省统一抽奖，抽中奖项的由当地工作人员对获奖者相关信息进行再确认，即可获得奖励。[7]

五、结语

戒烟大赛是一种综合的戒烟方法，具有极高的效益成本比，不但为吸烟者提供了更多的戒烟机会，而且对戒烟的各个阶段都提供了帮助，与其它戒烟方法相比，戒烟竞赛能够产生巨大的社会轰动效应，动员众多的吸烟者在特定时期内共同戒烟。

这项始于国际戒烟竞赛的活动被引入中国，却在中国得到了发扬光大。它不但具有低成本、高效益的优势外，还有一个现实意义，那就是对社会的广泛动员以及通过戒烟大赛建立和加强了不同组织和部门在控烟工作中的协作。

信息来源

【1】河北省省直无烟党政机关百日戒烟大赛结果公示，河北省人民政府网，2017 年 11 月 13 日，http://info.hebei.gov.cn/hbszfxxgk/329975/329988/330156/6760228/index.htm。

【2】"上海市医务人员戒烟大赛"报名开始啦～让我们"助"您戒烟成功！搜狐健康，2017 年 8 月 25 日 http://m.sohu.com/a/167224001_375953。

【3】22016 健康北京戒烟大赛：700 多人成功戒烟 100 天，北京晚报，2016 年 12 月 26 日 http://health.people.com.cn/GB/n1/2016/1028/c404177-28817000.html。

【4】韦晓淋，张正姬，胡一河，2006-2017 年苏州市戒烟竞赛情况以及戒烟成功的影响因素分析，中国健康教育，2018 年 03 期。

【5】12 届戒烟竞赛 逾三成参赛烟民"真戒了"，苏州日报，2017 年 12 月 29 日，http://www.subaonet.com/2017/1229/2126150.shtml。

【6】西安首届戒烟大赛鸣金，三秦都市报 – 三秦网，2016 年 11 月 26 日，http://www.sanqin.com/2016/1126/260346.shtml。

【7】云南启动戒烟大赛成功戒烟 100 天可获万元奖励，昆明信息港，2017 年 6 月 1 日，https://www.kunming.cn/news/c/2017-06-01/4641682.shtml。

创建无烟单位、树立健康形象

——鞍山房产行业"全员戒烟、科学戒烟、终身戒烟"

辽宁省鞍山市房产局

　　编者按：2013 年 12 月 4 日，鞍山市房产局局长胡谷会在北京参加了全国控烟工作经验交流大会，并作为全国唯一一家基层单位，作题为《创建无烟单位，树立健康形象，全面提升鞍山房产行业干部职工文明素质》的主旨演讲。胡谷会局长全面介绍了鞍山市房产局系统戒烟工作的成功做法和先进经验。

　　会议期间，与会的全国人大原法工委行政室副主任张世诚、中国政法大学教授王青斌等多位国内知名控烟专家学者，都对鞍山市房产局深入开展的戒烟活动和取得的突出成绩给予了充分肯定和较高赞扬。会后，胡谷会局长还接受了中央国际广播电台、《中国政协报》《经济日报》《中国经济时报》等多家中央新闻媒体的联合采访。上海市爱卫会副主任唐琼在新浪网发表的微博中称："鞍山市房产局胡谷会局长介绍无烟单位创建经验，真抓实做，令人震撼。"评价。[1]

　　尽管戒烟是落实《公约》有效的六项综合策略之一，由于烟草是一种成瘾性慢性疾病，尼古丁的成瘾性、社会烟文化习俗的影响，我国吸烟者戒烟欲望不强，复吸率高。一个企业能挑战戒烟的难关，实现企业内"全员戒烟、科学戒烟、终身戒烟"。许多人质疑，这是真的吗？以下鞍山市房管局的经验介绍告诉你，这确实是真的。他们不仅赢得荣誉，更重要的是他们保护了企业职工的健康，提升了企业职工的文明素质。

2012 年年初以来，为了消除和减少吸烟危害，倡导健康的生活方式，提高自身的文明水平，鞍山市房产局积极响应国家、省、市控烟号召，在市控烟工作领导小组的组织下，鞍山作为"中国控烟伙伴——无烟城市项目"第二期的参与城市，深入贯彻落实以市长令颁布的《鞍山市公共场所控制吸烟规定》，突出"全员戒烟、科学戒烟、终身戒烟"的特点，在全局系统开展了大规模戒烟活动。目前，全局系统 2126 名干部职工中的513 名吸烟者全部参与并成功戒烟，参与率、成功率和巩固率均达到 100%。全局系统 13个局直属单位和 35 个基层房管所全部被鞍山市爱卫会授予"无烟示范单位"称号。特别是"无烟城市——盖茨中国控烟项目"考察团和珠海市控烟工作参观团到我局现场给予了积极肯定和较高评价。戒烟活动收到了单位满意、本人满意、家庭满意和社会满意的综合效果。

一、做好宣传发动，提高吸烟者主动戒烟自觉性

鞍山市房产局肩负着全市百姓房屋维修、冬季供暖、物业管理、产权办理等职能，是直接面向百姓服务的窗口单位。经统计，戒烟活动开始前我局系统 513 名吸烟的干部职工中，一线职工 342 人、占吸烟总人数的 67%，烟龄 30 年以上的 113 人、占吸烟总人数的 22%，女职工 15 人吸烟。针对吸烟人员数量多、烟龄长、范围大等实际，局领导主要基于爱护职工身体、关心职工健康、树立文明形象、创造文明环境的考虑，在全局系统干部职工中开展了戒烟活动。戒烟活动之初，我们就立下目标："活动不仅要实现全员控烟，更要实现真正全员终身戒烟"，这一目标显示了我们坚定的决心和信心。我们体会到，落实责任制度、做好宣传发动、提高思想认识、自觉参与戒烟，是开展戒烟活动、创建无烟单位的重要前提。为此，我局重点抓好以下四项工作：

（一）积极组织，落实责任，夯实了戒烟活动的组织基础

我们成立了领导小组，制定下发方案。落实第一责任人，明确了各级党政主要领导为戒烟活动的第一责任人。全局系统各级领导干部在戒烟活动中都能针对与中心工作之间的冲突、吸烟职工的心理障碍、社会外部的环境影响等实际，想法子、找点子、抓方子、亲身示范、亲自检查、亲力督促，坚决做到不走过场、不搞形式、不图虚名，为戒烟活动的顺利开展打下了坚实的组织基础。

（二）积极发动，层层动员，提高了戒烟活动的思想认识

我们通过自上而下、分期分批、逐步推开的方式，全局共召开四批大规模动员大会、70 多次基层单位座谈会，局系统吸烟职工全部参加，举手表决自愿参与戒烟活动。局主要领导亲自挂帅、亲自组织、亲自动员，使广大吸烟者深刻认识到戒烟活动的实际意义，即"六个需要"：一是响应国家讲文明、树新风控烟号召的需要，二是我市创建全国文明城市的需要，三是关心、关爱、关怀干部职工的需要，四是满足吸烟者尤其是吸烟者家属戒烟愿望的需要，五是净化环境和风气的需要，六是提高干部职工文明素质的需要。特别是我们的戒烟口号得到了普遍赞同，即"一时痛苦，终身幸福；延长生命五年，自己给自己涨五级工资。"

（三）积极宣传，点面结合，营造了戒烟活动的舆论氛围

我们组织发放了戒烟教材和戒烟宣传资料 1200 多份，在各单位张贴悬挂《鞍山市公共场所控制吸烟规定》等宣传画、宣传标识 200 多张，在节假日前夕发送劝导戒烟的短信 2000 多条，在《行风简报》中开辟戒烟专栏 180 多期，通过局网站、政务微博和新闻媒体报道戒烟成果 60 多次，向吸烟职工宣传吸烟对人体和公共健康产生的危害，介绍提早戒烟的好处，普及科学的戒烟方法，传播正能量，树立新风尚，形成了积极的舆论导向，营造了良好的戒烟氛围。

（四）自发参与，自我调控，激发了戒烟活动的参与热情

我们通过戒烟活动的逐步展开、戒烟宣传的逐步深入，广大干部职工都充分认识到戒烟的好处，即"八个有利于"：有利于身心健康、有利于文明素质提高、有利于他人健康、

有利于家庭和谐、有利于减少支出、有利于净化环境、有利于防火安全、有利于我市文明城市创建。戒烟活动既体现民情，又贴近民意，更深得民心，全局系统513名吸烟者都纷纷自愿参加戒烟这项大规模、全方位的群众活动。

二、采取有力措施，推进戒烟活动取得实效性

戒烟活动中，我们就郑重承诺："戒烟务必讲求实效，坚决不走形式过场"，这就要求我们要采取科学有效的方法和手段。我们体会到，突出承诺、交流、监督和激励等强有力的措施，是实现戒烟活动取得成功的重要手段。为此，我局重点抓好以下四个环节：

（一）突出承诺环节，签订永不吸烟承诺书

自愿参与戒烟活动的职工，在规定的三个月内戒烟成功后，召开签订承诺书大会，郑重签下承诺，从此永不吸烟。承诺书一式三份，其中局机关、戒烟者所在基层单位领导、戒烟者家属分别保留一份。全局系统13个单位513名吸烟者全部签订了戒烟承诺书，戒烟率达到100%。

（二）突出交流环节，召开戒烟经验座谈会

我们坚持每月召开一次戒烟职工座谈会，谈感受，讲变化，表决心，从而巩固了戒烟工作成果。主要领导带领班子成员先后70多次到基层单位参加座谈会，与一线干部职工交流戒烟经验和体会。大家都一致反映，为了戒烟，局领导能面对面地与我们交流，给了我们莫大的鼓励，更坚定了我们戒烟的决心。目前，累计收到参与戒烟职工的单位和家属送来的锦旗20多面、发来的感谢信30多封、打来的感谢电话230多人次。

（三）突出监督环节，加大激励约束的力度

我们积极鼓励职工戒烟，凡参加戒烟的职工名单，均以局简报形式在全局系统予以发布；凡戒烟成功的职工名单均予以张榜公布，从而起到表扬、激励、制约和监督作用，也加大了激励约束力度，有效保证了戒烟成功。全局戒烟活动开展得扎扎实实，卓有成效，实现了组织真抓、职工真戒、数据真实。立山房管所原来吸烟的人员比较多，15名吸烟者最大年龄59岁，最小年龄28岁，烟龄最长高达30年。参与戒烟活动后，全所上下齐心协力，互相提醒，互相监督，互相勉励，终于实现了戒烟成功率100%。

（四）突出激励环节，奖励戒烟成功单位

戒烟活动中，经研究我局决定拿出一定经费奖励戒烟成功的房管所。对在本年度内被授予"无烟单位"的房管所，给予每个所5000元维修费的一次性奖励。截至去年年底，基层35个管修所全部获得奖励。

三、建立跟踪机制，保障戒烟成果实现长效性

戒烟活动取得阶段性成功后，我们就着眼今后的规划："终身戒烟，幸福一生"，这也彰显了我们工作的勇气和执着。我们体会到，建立健全跟踪机制，实现戒烟活动的科学化、规范化、常态化和制度化，是巩固戒烟成果、提高文明素质的重要保障。为此，我局还计划利用今明两年时间抓好四个重点工作：

（一）切实把好"复吸关口"，确保巩固方法的科学化

积极宣传，着重强调，巩固戒烟成果必须把好九个"复吸关口"，即思想放松关、酒桌宴会关、工作压力关、烦恼上火关、周围环境关、上网游戏关、周期复发关、节日假期关和践踏承诺关，真正实现戒掉烟瘾隐患，巩固戒烟成果。

（二）通报公示戒烟成果，确保联动监督的规范化

每次动员大会、签订承诺书大会、巩固戒烟成果座谈会后，都通过局工作简报的形式，公布戒烟自愿者和戒烟成功者名单，标明单位、职务、联系电话和监督电话。建立了全局戒烟监督员制度，既对本系统、本单位的人员进行规范，又对外来办事的人员进行宣传，扩大了戒烟的群众监督范围，形成了良好的联动监督氛围。

（三）开展两年五次调查，确保跟踪问效的常态化

据权威调查资料显示，戒烟者两年内为高复吸期，复吸率高达 30% 左右。为此，局里制定吸烟成功者跟踪调查表，调查表跟踪时间为今明两年五次调查，分为三个月、半年、一年、一年半和两年，要求全面调查，家属签字，部门审核，领导确认，保证了戒烟工作跟踪问效的常态化。

（四）制定包保责任制度，确保责任落实的制度化

各级领导班子实行包保责任制，层层包保，逐级负责，对包保单位检查指导戒烟工作，凡召开的会议都要强调戒烟工作，各级领导下基层走到哪里、讲到哪里、查到哪里，保证了戒烟工作落到实处。截至目前，513 名戒烟成功者无一复吸，巩固率达到 100%。同时，我们的戒烟活动还主动向家庭、社会延伸，通过提倡举行文明无烟婚礼、操办节俭红白喜事，向家庭成员、亲属朋友宣传烟草危害，向外来办事人员提示禁止吸烟等，进一步扩大了控烟范围和社会影响，营造了良好社会氛围，推进了全民控烟活动。通过成功开展的大规模群众戒烟活动，进一步提高了干部职工的身体素质和文明素养，进一步提升了窗口单位的管理水准和服务水平，我们先后涌现出一大批"尽忠、尽职、尽孝、尽情、尽义"的"五尽"先进典型。

四、集体荣誉

1. 全局系统 13 个单位和 35 个基层房管所全部被鞍山市爱卫会授予"无烟单位"称号。

2. 鞍山市房产局被评为省精神文明创建工作先进单位，连续五年被市委、市政府评为突出贡献单位、去年底又首次被评为"十佳机关"。

3. 2014 年 3 月，世界纪录协会和上海大世界基尼斯总部现场向鞍山市房产局局长胡谷会颁发了"世界上 1 年内戒烟成功人数最多的组织机构"世界纪录证书和"集体戒烟成功人数最多的单位"大世界基尼斯之最证书，标志着鞍山市房产局开展控烟戒烟工作走在了全省、全国的前列。[2]

4. 2014 年 5 月，市房产局开展"助亲朋好友戒烟、建无烟健康环境"戒烟专项活动，使市房产局的戒烟成果向家庭、向亲朋、向社会延伸和扩展，市房产局胡谷会局长被聘任为鞍山市控烟形象大使。

5．鞍山市房产立山总公司荣获中美合作项目，"无烟城市——盖茨中国控烟项目"（中国控烟伙伴——无烟城市项目）最佳戒烟支持奖。[3]

信息来源

【1】鞍山房产局在全国控烟工作交流会上介绍戒烟工作经验，新浪房产，2013 年 12 月 4 日，http：//news.dichan.sina.com.cn。

【2】辽宁开创集体戒烟"鞍山模式"，辽宁省卫生和计划生育委员会，2014 年 3 月 24 日，http：//ln.sina.com.cn/city/csgz/2014-03-24/094424410.html。

【3】我市有四家企业荣获中美合作优秀无烟企业大奖，鞍山市卫生和计划生育委员会，2015 年 11 月 15 日，http：//ashfpc.gov.cn/News。

两军对垒

——为烟草广告的"销声匿迹"

李 彤 李金奎 吴宜群

编者按：烟草消费和接触烟草烟雾会造成死亡、疾病和残疾，因此一切目的在于推销烟草制品或促进烟草使用的行为都是在营销死亡。烟草业一切广告、促销和赞助的唯一动机，就是要在更大范围内、更大规模地推销烟草制品——而这，正是民众健康的灾难！

世界卫生组织《烟草控制框架公约》（以下简称"《公约》"）中明确规定"广泛禁止所有的烟草广告、促销及赞助"，中国作为缔约国，应当按照规定严格执行。

禁止烟草广告的概念最初源自 1990 年 5 月第 43 届世界卫生大会通过决议敦促会员国全面禁止烟草广告、促销和赞助活动。我国在制定《广告法》时也对相关内容予以部分采纳。然而，诞生于 1994 年的《广告法》却明显不能适应新的控烟形势。20 年来修订《广告法》的呼声不断。围绕《广告法》修订关于烟草的一些争议，背后折射的是长期以来控烟和反控烟之间的激烈博弈。

本文将以时间节点为脉络，（图 1）整理在卫生计生委的领导下，法律工作者、社会组织、专家、媒体在新《广告法》修订前、修订中及修订后的不同阶段所作出的努力。他们面对烟草业的严重干扰，表现得是那么执著顽强。

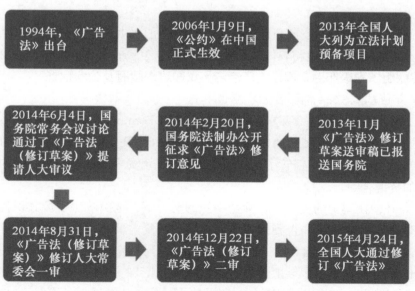

图 1 《广告法》修订相关重要时间节点

《广告法》中有关烟草广告条款的成功修订，不仅是中国履行《公约》的需要，更是落实健康中国执政理念，保护人民健康的具体体现。

一、呼吁修改《广告法》（时间跨度 20 年）

（一）《广告法》修订背景——修法势在必行

1994 年 10 月 27 日第八届全国人民代表大会常务委员会第十次会议通过的《广告法》之第十八条对烟草广告的规定："**禁止利用广播、电影、电视、报纸、期刊发布烟草广告。禁止在各类等候室、影剧院、会议厅堂、体育比赛场馆等公共场所设置烟草广告。烟草广告中必须标明"吸烟有害健康"**。简称之在"五类媒体，四类场所"中禁止烟草广告。

《广告法》中关于禁止烟草广告的条款并未对"户外烟草广告"作出禁止规定，只需申请获批准就可以在户外做广告。这一巨大漏洞直接导致了后来中国户外烟草广告猖獗泛滥。同时，随着各类媒体以及公共场所形式的变化更新，该法中规定的"五类媒体，四类场所"远远不能涵盖所有的媒体及场所类型。

中国烟草业利用法律漏洞，借助政体合一的体制便利，肆无忌惮地用烟草广告、促销和赞助误导公众对烟草制品成瘾性和致死性的认识，诱发青少年及成年人的吸烟欲望，从而促进烟草消费。

烟草业为了推销烟草制品，无视法律规定，不仅五类媒体、四类场所中存在烟草广告，户外大型烟草广告未经批准照样发布，烟草制品专卖店、普通售烟店、互联网等新型传播媒介也成了烟草广告的重灾区。

国际控烟经验表明，全面禁止烟草广告、促销和赞助是有效降低烟草消费的手段，一项针对超过 100 个国家的研究，实施全面禁止烟草广告国家，烟草消费量降低了近 9%；而实施部分禁令的国家，消费量仅降低 1%。此外，全面禁止烟草广告是让青少年远离烟害的重要途径。[1]

因此，修订《广告法》势在必行。这必将是一场消灭烟草广告的鏖战。控烟组织利用各种焦点事件制造舆论，通过与媒体以及政府的深层次互动，加深政府的修法意愿。

（二）控烟组织积极作为，修订《广告法》议题进入政府及公众视野

1. 2004 年成功减少 F1 锦标赛烟草广告

上海于 2004 年申办世界一级方程式锦标赛（FIA Formula 1 World Championship，简称 F1）。烟草公司是 F1 的主要赞助商，万宝路（Marlboro）就是借由 F1 赛事成为了世界知名烟草品牌。2004 年之前，F1 赛车万宝路车身近乎成了该赛事的标志。故上海同样也与烟草企业签署了的赞助合约。

2004 年 6 月，在舆论的支持下，社会组织的努力下，全国政协委员方积乾致函国家体育总局建议取消烟草广告，并得到国家体育总局的回复。最终，主办方撤销了赛场里面的烟草广告，改由中国石化冠名。这一回合的较量，由于《广告法》的缺陷，并未取得完胜，各个车队中的车身及赛车手服装上还是可以附载烟草广告。但这一次取得的突破却为之后的成功实现无烟奥运、无烟世博的目标，以及修订《广告法》铺平了道路。"烟草广告"问

题成了社会关注的问题，让"禁止烟草广告"的议题进入公众视野并引起了政府的重视。

2．2008 年，推动取消授予烟草业"中华慈善奖"

2006 年世界卫生组织《烟草控制框架公约》（以下简称《公约》）在中国生效。2008 年 11 月，控烟组织致函民政部请求取消授予"中国烟草总公司""湖北中烟工业有限责任公司"等六家烟草企业"2008 年度'中华慈善奖'"。民政部听从民意。最终取消了这六家烟草业获得"中华慈善奖"的资格。

3．阻止世博会接受烟草业赞助

2009 年，上海市政府公开接受上海烟草（集团）公司的捐助，并给予表扬和肯定。公共卫生专家致函呼吁、与主办方电话沟通、约谈。公共卫生专家、媒体和公众人士经过 74 天的努力，使世博会管理局公开宣布退回了烟草业赞助。该事件提示各类公共场所、大型活动都不应为烟草变相广告提供方便。

4．2010 年，投诉"蓝色风尚为爱起跑"大型活动的烟草广告

2010 年，北京青少年发展基金会希望工程北京捐助中心与北京卷烟厂"中南海爱心基金"共同主办的"2010 中南海一份爱心传递行动——蓝色风尚为爱起跑"大型活动。其实质是一场大型的烟草广告活动。新探健康发展研究中心（以下简称新探中心）通过召开大型媒体会议，在公益律师的帮助下投诉举办方、致函北京市长等方式，揭露这一活动的营销本质。最终工商管理部门确认"蓝色风尚为爱起跑"活动明显违反有关烟草广告的规定，属于违法广告，并给予广告公司 10000 元的处罚。

5．倡议拒绝烟草企业的任何形式的赞助

2010 年新探中心联合 45 个社会组织，倡议积极履行《公约》，拒绝烟草企业的任何形式的赞助。13 所医学院校也积极响应倡议，拒绝烟草赞助。

6．召开媒体专家研讨会，向全社会呼吁"警惕变相烟草广告"

2010 年 10 月，新探中心召开了"警惕变相烟草广告"专家研讨会，与会专家联名致函国家工商行政管理局局长《关于对变相烟草广告加强监督管理的建议》，呼吁起草《广告法》修订案时，应在烟草广告条款中明确写入"广泛禁止所有形式的烟草广告、促销和赞助"。

7．2012 年，推动四川省烟草希望小学去"烟味"

2012 年 8 月，新探中心发现四川等地多所"烟草希望学校"以烟草"冠名"，校舍出现多处广告。为此，新探中心分别致函各级工商行政管理局，呼吁整改，还学校一个没有烟草广告的良好校园环境。这一举报受到四川省工商行政管理局的重视，责成 14 个学校整改，对违规内容进行了彻底清理。9 月，新探中心召开了"还孩子一个没有烟草广告的良好校园环境"新闻通告会。

8．中国控制吸烟协会"烟草广告随手拍——CATC"活动启动

中国控制吸烟协会于 2013 年 1 月 1 日至 4 月 30 日期间，共用 120 天，通过微博互动和网络检索分别对烟草广告、促销和赞助行为进行了监测并通过新浪微博号召网民用"烟草广告随手拍"的形式收集典型案例。活动阅读量超 25 万次，共收到网友发送的烟草广告

图片 83 张，涉及 15 个省 / 直辖市。广告种类包括：电视、报纸、期刊上的烟草广告，影视剧吸烟镜头及植入广告，利用音像制品、服装和印刷品发布烟草广告，在烟草制品、活动或事件中使用烟草品牌名称和标识。该活动发现利用互联网推广烟草品牌已成为烟草企宣传的重要途径。[2]

9. 新探中心编辑了烟草追踪专辑《谁在营销死亡？》

新探中心于 2013 年编写《谁在营销死亡？》特刊，揭露中国烟草业如何施展各种伎俩，利用所有可能利用的人、物和事，打着各种旗号进行营销。强调修订《广告法》全面禁止烟草广告势在必行。

10. 签署"拒绝烟草广告、促销和赞助"承诺书

2013 年世界无烟日的主题为"禁止烟草广告、促销和赞助"。在中国疾病预防控制中心倡议下，共有 6000 家机构签署了"拒绝烟草广告、促销和赞助"承诺书。他们承诺，坚决抵制烟草企业发布的任何形式的烟草广告；坚决抵制烟草企业在机构内或利用机构进行的任何形式的烟草促销；坚决抵制烟草企业以社会责任、公益事业或其他名义进行的任何形式的赞助，包括科学研究、奖学金、举办公益活动、机构合作等形式；不接受烟草业的资助和赞助，不从事任何有利于或可能用于卷烟营销的实验和研究[4]

11. 2013 年控烟组织揭露烟草企业借婚典营销真相

2013 年 10 月 4 日中国控制吸烟协会致函杭州市工商局，呼吁杭州市政府依法制止"西湖情大红鹰玫瑰婚典"违法广告促销活动。[3]

新探中心召开"烟草业婚典营销解析会"。2013 年 10 月 31 日，新探中心向杭州市工商行政管理局递交申请书。请工商部门依据《广告法》和《烟草广告管理暂行办法》制止浙江中烟公司的违法烟草广告宣传活动。

12. 密切监测烟草广告、促销和赞助，推动《广告》法修订

中国控制吸烟协会在 2009 年和 2013 年对烟草广告赞助促销数据进行了监测，从两次数据的对比来看，烟草赞助的活动数量攀升近一倍，赞助区域从 15 个省上升至 22 个省。新媒体成为烟草广告促销的新阵地。中国控制吸烟协会认为这种情况的出现，与现行《广告法》不完善有很大关系，因此《广告法》应尽快修订并通过，进一步遏制烟草业广告、促销和赞助行为。

13. 呼吁无烟影视

为减少影视作品中吸烟镜头，保护观众尤其是青少年免受影视作品中吸烟镜头的误导，中国控制吸烟协会专门为充斥着大量吸烟镜头的影视剧设置"脏烟灰缸奖"，并揭露吸烟镜头为烟草公司带来的广告效应。

除以上事件之外，控烟组织还积极联合公益律师，对各种违法烟草广告、烟草业虚假宣传等行为进行举报投诉。仅 2004、2013 两年间就向包括上海、昆明、北京、杭州、广东、四川、江西等地方工商局投诉烟草广告 30 多起，包括引起社会关注的诉讼金圣"低焦油"欺诈案、"五叶神"广告案、北京西站烟草广告案、上海"爱我中华"广告案、陕西中烟烟店违法发布烟草宣传印刷品案等。这一系列行为都在推动政府尤其是工商部门对于烟草广

告的重视以及社会对于烟草广告危害的认识，为日后的《广告法》修订打下了不容忽视的基础。

14. 让控烟走进两会

2007年至2014年，新探健康发展研究中心、中华预防医学会、中国控烟协会等组织连续八年召开两会委员代表控烟座谈会，呼吁全面禁止烟草广告、促销和赞助。控烟组织积极与两会代表/委员沟通，向代表/委员提出了19个关于全面禁止烟草广告、促销和赞助的建议。通过这一举动引起了修订《广告法》决策层对烟草广告问题的重视，也同时引起社会对这一问题的关注。

15. 2014年2月开展返乡随手拍

2014年寒假，新探中心在制作了供志愿者开展"返乡随手拍"活动所需资料的工具包，发动志愿者随时关注、拍摄身边的烟草广告并及时反馈，并将收集到的烟草广告进行分类向当地工商部门举报。通过该活动来告知政府决策者烟草广告如此泛滥，让民众意识到修订广告法与个人健康息息相关。

在社会各界的共同努力下，2013年全国人大将《广告法》修法立为计划预备项目，《广告法》修订草案送审稿也于同年11月报送国务院。

二、修订过程中的据理力争，坚持全面禁止烟草广告

（一）第一节点：2014年2月《广告法》修订草案公开征求意见后

2014年2月21日，国务院法制办公开征求《广告法》修订意见（以下简称"征求意见稿"）。"征求意见稿"有关烟草广告条款有：

第二十条　禁止利用广播、电影、电视、报纸、期刊、图书、音像制品、电子出版物、移动通信网络、互联网等媒介和形式发布或者变相发布烟草广告。

禁止在各类等候室、影剧院、会议厅堂、体育比赛场馆、图书馆、文化馆、博物馆、公园等公共场所以及医院和学校的建筑控制地带、公共交通工具设置烟草广告。

在前两款规定以外的其他媒介、场所发布烟草广告，应当经工商行政管理部门批准。经批准发布的烟草广告中必须标明"吸烟有害健康"。

第二十一条　烟草、酒类广告不得有下列情形：

（一）出现吸烟、饮酒形象的；

（二）使用未成年人名义、形象的；

（三）诱导、怂恿吸烟、饮酒，或者宣传无节制饮酒的；

（四）明示或者暗示吸烟有利于人体健康、解除疲劳、缓解精神紧张，饮酒可以消除紧张和焦虑、增加体力的。

总之，"征求意见稿"仍旧采用"列举法"对禁止烟草广告的媒介及场所进行一一点名，同时明确在规定外的场所及媒介发布广告须经县级以上工商部门批准。这一规定看似

较前严格许多，却仍旧难逃"列举法"的弊端，这种"列举法"仍然留有空间，烟草企业并非没有空子可钻。我国《广告法》20年来的首次修订，尽管修订草案仅有两条涉及烟草，但国内的控烟组织却将其视为一次"机遇"，也是一场"斗争"。他们积极行动，要求进一步严格有关规定。

1. 致信致函修法相关部门

向政府部门致函表达诉求是控烟组织常用的方式。通过致函给卫生部门、国家工商总局等政府相关部门，揭发违反相关法律法规的问题，向政府相关立法部门提出对法规草案的建议，希望这些部门能够采纳其观点或建议。（表1）

表1　控烟组织致函修法部门，表达对《广告法》修订草案的意见

时间	致函部门	函件内容	发起单位
2014.3.14	68名控烟、法律知名专家签名，致函国务院法制办	关于《广告法》修订稿应该全面禁止烟草广告、促销和赞助的建议	中国控制吸烟协会
2014.3.17	致函国务院法制办	《对〈广告法（修订草案）（征求意见稿）〉的修改意见》	中国控制吸烟协会
2014.3.21	致函国务院法制办	要求新修订的《广告法》不采用列举法，而是明确"禁止所有的烟草广告、促销和赞助"	新探健康发展研究中心联合中华预防医学会、中国控烟协会等八家社会组织机构
2014.6.9	55位专家、学者签名，致函人全国人大常委会法制工作委员会	关于《广告法》修订稿中关于烟草广告条款的修改建议	新探健康发展研究中心
2014.7.17	致函全国人大常委会法制工作委员会	关于《广告法》修订稿中禁止烟草广告相关条款修改建议	中国疾病预防控制中心
2014.7.25	132位著名专家、知名人士签名，致函全国人大常委会	关于新修订《广告法》应全面禁止烟草广告	中国控制吸烟协会
	编纂、印制《全面禁止烟草广告、促销和赞助》宣传册，邮寄给12名全国人大常委会副委员长、158名全国人大委员		

2014年2月《广告法》修订草案公开征求意见稿公布后，社会组织反应迅速，联合致信国务院法制办、人大法工委、法律委员会、财政委员会、教科文卫委等相关部门。要求新修订的《广告法》不采用列举法，而是明确"禁止所有的烟草广告、促销和赞助"。中国控制吸烟协会还特别致函给了全国人大常委会12名副委员长和158名委员，希望他们支持，顺应民意。

2. 举办各种研讨会

中国控制吸烟协会3月14日举办"修订《广告法》禁止烟草广告条款专家研讨会"。出席研讨会的有来自控烟、法学等方面的专家，国务院法制办公室、国家工商行政管理总

局、国家卫生计生委的有关领导也应邀到会听取专家的意见和建议。与会专家一致认为，必须明确增加"全面禁止所有烟草广告及与广告相关的烟草促销、赞助活动"条款，以便有效遏制目前广泛存在的烟草捐赠、赞助和促销活动，从而有利于我国控烟履约。[5]

（二）第二节点：提交人大审议后，控烟组织与媒体深度合作，激发社会舆论

2014 年 6 月 4 日，国务院常务会议讨论通过了《广告法（修订草案）》，提请人大审议。这是呼吁"全面禁止烟草广告"的关键时期，其将直接影响到广告法一审稿的内容。因此控烟组织注重通过社会舆论的方式，"提醒"决策者正视烟草广告对公众的危害，杜绝烟草广告的生存空间。在此期间，控烟组织与媒体深度合作，在不同的媒体上精心设置了最为适合的传播方式，让社会舆论，给予相关修法部门一定的"社会压力"。

1. 2014 年 6 月 5 日举办"别让烟草毁了青少年的健康"信息交流会

为了呼吁广告法相关条例的修改，新探中心在 2014 年 6 月召开了"别让烟草毁了青少年的健康"信息交流会。会上发布了三个报告：2014 中国青少年烟草调查——烟草制品的易获得性；新探中心北京市中学校外 100 米内售烟情况调查；云南超逸中心对昆明市 995 个烟店进行调查。

大量数据及证据显示：青少年接触烟草广告、促销愈多，开始吸烟的风险越大。调查显示，烟草业在学校周围设立烟店，店内醒目的烟草广告诱惑青少年。青少年极易获得烟草制品必须予以重视。会议从保护青少年的角度出发，呼吁修改广告法中的相关条款，这样更容易唤起公众的共鸣，形成舆论力。

会议结束后，各大媒体原发报道 9 篇，同时被网易、腾讯、凤凰网、新华网等知名媒体转发达百余次，取得了较好的社会传播效果。

2. 2014 年 6 月 9 日，邀请 55 位专家联名致信人大法工委

为了进一步呼吁征求意见稿的改进，明确禁止所有的烟草广告，新探中心在 2014 年 6 月 9 日召开了"禁止所有的烟草广告、促销和赞助"媒体信息交流会。会上 55 位专家联名致函，名称为"为《广告法》修订稿中关于烟草广告条款致人大法工委函"，详细阐释了全面禁止烟草广告的必要性和迫切性。[6]

信函中明确指出，国务院法制办《广告法（修订草案）》（征求意见稿）虽有进步，"但完全没有体现《公约》禁止'所有'烟草广告、促销和赞助的明确要求。"还指出，法律条款采用列举法，"永远不可能列举所有烟草广告载体，譬如烟草业已经在采用的烟品品吸会、评选会、颁奖会、烟友俱乐部等花样翻新的广告、促销与赞助载体。当今世界，新传播媒介层出不穷，传播手段日新月异，修订后的广告法，如果采取这种列举法，很快便会被各种新形式烟草广告所突破。"同时，也反对禁止烟草广告的场所采用列举法。建议明确"'全面禁止所有烟草广告'。如要列举，须在列举各项之前加入'包括但不仅限于以下款项：'的字样"。

此次会议在国务院召开常务会议讨论通过了《中华人民共和国广告法（修订草案）》（2014 年 6 月 4 日）之后不到一周的时间召开，并且邀请到了包括新华社、人民网在内的十

多家新闻媒体。交流会召开的第二天（2014 年 6 月 10 日），各大媒体广泛报道了新《广告法》有关烟草广告条款的修订情况，出现原发报道 26 篇，转发数百次；同时在报纸上出现整版报道呼吁广告法修订。其中光明日报提出的"《广告法》不应给烟草广告留后门"取得了重大的反响，这一口号逐渐成为媒体界对于广告法呼吁的统一口号。

同时中国疾病预防控制中心、中国控制吸烟协会等机构和专家学者也纷纷致函，修订广告法的呼声进入了高潮。

3．第二次烟草广告、促销和赞助的监测和烟草广告"随手拍"征集活动

中国控制吸烟协会于 6 月 30 日举办了"烟草广告、促销和赞助监测结果发布会"。公布了 2014 年 1 月 21 日—4 月 30 日进行为期 100 天的烟草广告、促销和赞助的监测和烟草广告"随手拍"征集活动的结果。

从征集到的烟草广告、促销和赞助内容可以看到，烟草业利用法律漏洞不仅在报刊、电视等传统媒体上大做烟草广告或变相烟草广告，而且已经广泛渗入互联网等新媒体以及户外、服装、纸巾盒、购物袋等各种传播载体。反映出我国现行《广告法》存在缺陷和漏洞，与《公约》要求存在较大的差距。

会议建议在即将修订的《广告法》中有关禁止烟草广告的条款，一定要考虑与《公约》接轨，一定要考虑烟草广告对公民健康所产生的影响，同时也应体现我国负责任大国的国际形象。参会者强烈呼吁新《广告法》一定要全面禁止所有的烟草广告、促销和赞助。[7]

4．2014 年 7 月，在微博 @ 控烟集结号开展"# 烟草广告害死人 #"主题活动

2014 年 7 月《广告法》修订稿已经由国务院完成并计划送交全国人大常委会讨论，修改后的《广告法》是《公约》在中国生效以来，与控烟相关的第一部国家层面的法律。

为此，新探中心于 2014 年 7 月 1 日在微博"控烟集结号"上发起了"# 烟草广告害死人 #"的传播与讨论。两周内话题关注度突破 800 万；评论量高达 5218 次。在近 4000 人参与的投票活动中，96% 的网友表示支持禁止所有的烟草广告、促销和赞助的倡议。控烟专家们呼吁，修订后的《广告法》要站在珍惜生命、维护健康、呵护未成年人的立场上，全面禁止所有的烟草广告、促销和赞助。

"# 烟草广告害死人 #"微博被授予 2014 年第八届中国健康年度总评榜——国民健康突出贡献奖。该活动聚合社会各界及舆论的力量，向广大消费者揭露了烟草制造业为推广烟草不顾消费者健康而做的种种活动，有力推动了《广告法》关于烟草广告方面修订的进程。

5．2014 年 8 月，举办"对修订广告法的期盼"信息交流会

由于《广告法》修订稿对烟草广告的禁止很不全面，留有很多模糊地带和漏洞，对烟草的户外广告、间接广告以及烟草品牌的延伸和品牌共享等广告形式，以及烟草促销和赞助等问题都没有明确定义和相关限制。

为此新探中心在 2014 年 8 月 21 日举办"对修订广告法的期盼"信息交流会，会议上一共分析了三个影响恶劣的烟草广告，分别是：①上海烟草专卖局"爱我中华"户外烟草广告；②北京西站"山高人为峰"变相烟草广告；③陕西宝鸡"好猫"终端广告。三个广

告类型不同，却同样因为《广告法》的规定不严，而受到相关执法部门的多次推诿及当地烟草业的干扰。以结果为导向，分析烟草广告背后法律的缺失；向媒体清晰的展示如果没有一部明确"禁止所有烟草广告"的《广告法》，未来烟草广告将如何泛滥，以此进一步推动广告法的修订。

同时，会议上还强调"从全面禁止到列举禁止，差之毫厘，谬以千里，因为再长的列举单也无法囊括所有室内室外公共场所，必定为烟草广告留下可钻的漏洞。如果新的《广告法》不能堵住烟草广告可钻的空子，将会导致更多变相烟草广告的泛滥"。

综合来看控烟组织在参与《广告法》有关烟草广告修订的行为，有一套完整的行动逻辑和步骤：首先，以调研烟草广告事件、自身参加的干预烟草广告事件或者烟草广告相关焦点事件为基础，然后组织专家（包括媒体记者）进行深度研讨，进而生产传播素材，交给媒体进行传播，最终实现产生更大社会影响的目的。实际上，这一套媒体策略形成了知识的涟漪式扩散效应，有效扩大了"全面禁止烟草广告"这一概念的影响范围。据媒体报道，在全国人大常委会初审时，多位委员明确支持全面禁止烟草广告、促销和赞助。有委员直言"加入《公约》后，就没有必要遮遮掩掩地再允许做烟草广告"。[1]

（三）第三节点：一审过后，控烟组织倍受鼓舞、再接再厉

2014年8月，第十二届全国人大常委会第十次会议初次审议了《中华人民共和国广告法（修订草案）》。2014年8月31日至9月30日，修订草案在中国人大网公布，向社会公开征求意见。

相比国务院法制办《广告法（修订草案）》（征求意见稿），虽然全国人大《广告法（修订草案）》（一审征求意见稿）朝着严格限制烟草广告的方向又有进步，增加了"禁止设置户外烟草广告"等内容。对控烟社会组织而言，一审稿的进步虽尚未实现他们的终极目标，却还是受到了很大鼓舞。但是，"全面禁止烟草广告"的阻力仍然存在，控烟社会组织的目标还没有实现。一审征求意见稿给了控烟组织继续努力，争取二审能有更大变化的希望。

1. 2014年9月，新探中心组织撰写《广告法立法原则》

一审之后，为了更大程度的影响二审，2014年9月新探中心组织专家进行详细、具体的内部讨论，撰写《广告法立法原则》（以下简称"原则"），并提交给了全国人大有关领导和委员们。《原则》中强调我国宪法总纲明确规定"保护人民健康"是国家的基本职责，也应是《广告法》立法的基本原则之一。同时，习近平主席也指出"保护人民健康是发展经济的重要内涵"。立法应该从保证人民群众健康的长远利益出发，采取切实的行动支持有效的控烟措施的实行，因此在新修订的《广告法》中，应全面禁止烟草广告、促销和赞助以减少烟草销量，保护人民健康，防止青少年成为吸烟者。

2. 2014年9月，编写《我们决不放弃——禁止TAPS行动的回顾与解析》

为了应对相对急迫的第二次审议，实现扩大社会影响的传播效果，控烟组织在信息筹集上做了充分准备。

新探中心回顾总结了近十年社会组织反对烟草广告的实践，包括依据未修订的《广告法》投诉成功的案例和投诉失败的案例。把这些鲜活的案例汇集成册——《我们决不放弃——禁止 TAPS 行动的回顾与解析》并加以分析，作为信息传播材料，呼吁只有按照公约要求"禁止所有的烟草广告"才能最大程度的保护人民的健康。同时，在 2014 年 9 月 12 日将合作媒体再次集聚，以更新的视角把这些信息传播出去，唤起公众参与的积极性，以期对《广告法》有关烟草广告的二次审议施加影响。

3. 2014 年 9 月 11 日，中国疾病预防控制中心在北京召开媒体通气会，建议《广告法（修订草案）》应遵循《公约》的要求，广泛禁止所有的烟草广告、促销和赞助。为使烟草制品不再吸引新的烟草使用者、不再增加吸烟者的烟草消费量、不再弱化吸烟者的戒烟意愿、不再诱使戒烟者重新开始吸烟、不再削弱公共卫生活动的影响、不再正常化和美化吸烟行为，特别是为了我们的下一代，中国疾病预防控制中心建议全国人大常委会对《广告法（修订草案）》做如下补充：

1）建议明确写入："全面禁止所有的烟草广告、促销和赞助"。应明确禁止在销售点陈列或展示烟草制品广告，同时如需列举，须在列举各项之前加入"包括但不限于以下款项"的字样。

2）在有关虚假广告的规定中应明确定义：明示或者暗示吸烟有利于人体健康、解除疲劳、缓解精神紧张，饮酒可以消除紧张和焦虑、增加体力的为虚假广告。把"低焦油卷烟"宣称为"低危害卷烟"的，应作为虚假烟草广告的案例予以查处，并禁止在烟盒上放置类似的广告语。

3）建议明确规定：国务院工商行政管理部门应当根据本法制定禁止烟草广告的实施细则。

4）建议取消县级以上地方工商行政管理部门批准发布烟草广告的权限。[8]

（四）第四节点：2014 年 12 月 22 日，《广告法（修订草案）》二审稿公开征求意见

2014 年 8 月 25 日《广告法》修订草案提交第十二届全国人大常委会第十次会议审议；再次征求意见，截止日 9 月 30 号。《广告法》（修订草案二次审议稿）据人大法律委员会的"修改情况的汇报"称："对烟草广告作出更为严格的限制"。从《广告法》修改条文看，确实是这样，许多委员、专家也都有这样的印象。

但是，令人不可接受的事情发生了。

全国人大常委会法律委员会副主任委员安建在向全国人民代表大会法律委员会关于《中华人民共和国广告法（修订草案）》审议结果的报告中提及：

修订草案二次审议稿第十八条在草案基础上以列举的方式对发布烟草广告的媒介、公共场所、形式等做了进一步限制，即除了在烟草制品专卖点的店堂室内发布经工商部门批准的烟草广告，以及烟草制品生产者向烟草制品销售者内部发送的经工商部门批准的烟草广告外，其他形式的烟草广告均被禁止。[9]

如果仔细阅读这份"修改情况的汇报"，就不难发现，这一"汇报"中为烟草广告开了一个大大的"后门"，甚至可以说是"开闸放水"。如果认可"汇报"对制定法律的本意作这样的说明，法律条文中对烟草广告的禁止，将归于无效。这一说明意图将我们要求的"全面禁止"变成"严格限制"。

全社会为了"全面禁止"烟草广告做出了不懈的努力：

1. 研讨有效的媒体倡导思路

2014 年 9 月 23 日，中国疾病预防控制中心控烟办与无烟草青少年运动在上海联合召开了为期两天的控烟立法城市媒体宣传交流研讨会。新探中心李彤做了《广告法——我们决不妥协》的演讲，她从《广告法》修订前后的时间轴上，就新探在推动《广告法》方面的媒体宣传工作进行了深入浅出的解读，以此为例，为现场的人士提供了一套完整的立体的媒体宣传思路。

2. 2014 年 12 月 23 日新探中心《中国控烟观察——民间视角》报告发布.

报告揭露烟草业在翻译世界卫生组织的文本时，将全面禁止烟草广告的"全面"错误译成"广泛"。新探中心主任王克安研究员指出，这不是中、英文水平问题，是故意做手脚、埋伏笔。从英文本原文本义和上下文看，译作"全面"是完全正确的。强调"广泛禁止就不是 100% 禁止"，就是在为烟草业留余地，开后门。呼吁：广告法这个口子可开不得！

3. 再致人大法工委函

2015 年 1 月 9 日，新探健康发展研究中心关于对广告法（修订草案）二审意见稿的意见和建议再致人大法工委函。

4. 王陇德院士撰文《烟草广告'限'不如'禁'》

2015 年 1 月 19 日中国工程院院士、中华预防医学会长王陇德在人民日报发表题为《烟草广告'限'不如'禁'》的文章。他说："如果给烟草广告开口子，即使严格限制，烟草公司也可以充分利用这一机会大打"擦边球"。他认为，这个口子必须堵上，否则后患无穷。既然政府已经缔约，就应拿出负责任大国的履约态度和实际行动，而不能以"限"代"禁"。[10]

5. 与两会代表座谈

2015 年 2 月 12 日，新探中心举办两会代表委员座谈会，建议全面禁止烟草广告促销和赞助；同日，召开"广告是禁还是限"媒体信息交流会，继续呼吁全面禁止烟草广告。选择在"三审"之多次与媒体深度沟通，目的就是引导媒体"聚焦"有关烟草广告条款修订，"放大""二审"稿中最后的烟草广告生产空间，从而引导公众关注，最终"施压"决策者。

6. 呼吁警惕烟草销售终端的烟草广告

新探中心发布编印的图册，题为《灾难！——如果允许 540 万售烟点做广告！》。大量现场照片揭示了烟草业终端营销的策略和广告泛滥的程度。提示人们烟草专卖点成为广告重灾区，终端营销广告是《广告法》存在的巨大漏洞。

7. 两会代表 / 委员助力全面禁止烟草广告

2015 年 3 月两会期间，多位代表递交提案和议案，建议广告法三审中应明确规定禁止所有烟草广告、促销和赞助，不给 540 万烟草专卖点做广告"开闸放水"。

8．中国政法大学卫生法研究中心召开广告法修订研讨会

与会专家学者认为，广告法的口子不能开，涉及烟草广告应从严立法。中国政法大学终身教授应松年表示，广告法应从公民健康出发对烟草广告"全面禁止"。还有专家认为，草案应对"公共场合"给出更为准确的定义，而加大对违法行为的惩处力度，才有助于全面控烟，保障大众特别是青少年的身心健康。[11]

9．北京礼文中学校长致信全国人大代表

在 2015 年两会召开之际，北京礼文中学欧阳蒙校长给全国人大代表写了一封信，控诉在学校周边的烟草零售点广告泛滥，严重危害学生身心健康。

3 月 9 日下午，39 健康网邀请到北京礼文中学的欧阳蒙校长、中国控烟协会的许桂华会长、新探建设发展研究中心的王克安主任以及来自世界卫生组织的驻华代表潘洁兰女士来共同探讨当前烟草广告的现状、烟草广告对未成年人的危害以及国际上对烟草控制的一些经验。[12]

10．监测烟草业促销和赞助

2015 年 4 月 16 日，中国控制吸烟协会在京举办"烟草促销和赞助活动的监测结果发布会"，发布了协会从 2014 年 11 月 2 日至 2015 年 2 月 10 日，在 100 天时间内监测烟草业促销和赞助的活动。[13]

2015 年 4 月 21 日，全国人大常委会委员分组审议了广告法修订草案三审稿。三审稿明确禁止在大众传播媒介或者公共场所发布烟草广告，还进一步强调，"烟草制品生产者或者销售者发布的迁址、更名、招聘等启事中，不得含有烟草制品名称、商标、包装、装潢以及类似内容"。尽管上述提法已经十分明确，仍有多位委员建议，"全面禁止烟草广告"应写入法律。[14]

在控烟社会组织为全面禁止烟草广告奔走呼号的同时，一封封《全面禁止烟草广告的呼吁书》传递到决策者手中；几百位教师、校长呼吁禁止烟草专卖点烟草广告的挂号信寄给了人大常委会的负责人；两会代表们关于在《广告法》中明确全面禁止烟草广告、促销和赞助的建议频频见于报端和视频；新浪调查栏目发起的一项投票显示，2300 位投票者中，90.2% 的网友支持"全面禁止烟草广告"写入《广告法》；互联网上热播的《让死亡营销远离孩子》的视频中，未成年人在烟草专卖店凝视烟草广告的神情以及家长们流露出来的焦虑震撼着人心。

"如果允许 540 万个销售点做广告将是一场灾难"的呐喊声一时间传遍大江南北；"《广告法》不能给烟草广告开后门"这句话一时成为希望完善广告法的流行语……

（五）第五个节点：2015.4.24 第十二届全国人大常委会第十四次会议通过了新的广告法，并将于 9 月 1 日起施行

新《广告法》三次审议中，由于法律、公共卫生、医学界专家的反复进言，也由于传媒及公众的多方努力，特别是审议中全国人大常委们的坚持，积极履行职责，以《宪法》"保护公众健康"为宗旨，以保护公众健康为职责，以表达民意为己任。审议中，他们踊跃

发言，大胆坚持，阻止了烟草企业企图为烟草广告留下的空间。成为有史以来审议通过的争议最大、表达意见最充分的法律，因此使得最终通过的《广告法》禁止了所有媒介发布烟草广告，禁止了在所有公共场所发布烟草广告，禁止了户外烟草广告，禁止了向未成年人发送任何形式的烟草广告。没有给烟草企业留下做烟草广告的任何空间。[15]

三、新《广告法》实施后，需保持对烟草业干扰控烟的警惕

（一）507家烟草销售店烟草广告调查结果发布

2015年6月23日，中国控制吸烟协会在京召开"公共场所控烟暨五省市烟草销售店调查结果发布会"，发布了对五省市507家烟草销售店调查结果。接着，与会专家就公共场所定义以及烟草销售店是否属于公共场所等展开深入讨论。

结果显示：烟草业仍将烟草销售店作为做烟草广告和推销烟草制品的重要阵地，烟草业强调烟草销售店不属于公共场所的目的显而易见。这提醒控烟人士一个事实，那就是烟草业干涉控烟的行动没有停止，如果设法将烟草销售店排除公共场所之外，不但给542.38万烟草销售店留出做烟草广告的巨大空间，而且也将成为国际笑柄。[16]

（二）"大众传播媒介""公共场所"的界定

为了促进新《广告法》的有效实施，严格履行《公约》，将全面禁止烟草广告落到实处；7月15日新探健康发展研究中心联合北京义派律师事务举办"《广告法》决不能倒退"信息交流会。

会上上海复旦大学郑频频教授强调："烟草广告"能否受到约束，取决于新广告法涉及烟草广告的表述中"大众传播媒介""公共场所"在实践中必须达成共识，并在执法中形成统一标准。大众传播媒介既包括：广播、电影、电视、报纸、期刊、图书、音像制品、电子出版物、印刷品等传统媒体，也包括近年来发展迅速的依托于互联网、移动通信网络的新媒体。

北京义派律师事务所主任王振宇律师就实施《广告法》时，如何界定《广告法》中"公共场所"的定义作了阐述：就烟草广告范畴而言，凡是能够被不可区分的人群感知到广告信息的场所就是公共场所。这种界定方式要突破产权和物理界限。

（三）对《互联网广告监督管理暂行办法（征求意见稿）》

2015年7月29日，新探中心举办了《互联网广告监督管理暂行办法（征求意见稿）》专家讨论会。介绍了烟草企业目前对互联网全面的渗入以及现存的无孔不入的互联网烟草广告，并表达了对《互联网广告监督管理暂行办法（征求意见稿）》相关条款的疑虑。

专家以案说法，列举了几件被工商行政管理部门处理过的违法烟草广告案例，其中有互联网、烟草终端销售点、印刷品等类型的烟草广告，在新修订的《广告法》正式实施前，已被认定为违法烟草广告，所以，新的《广告法》只能前进，决不能倒退！

四、回头看

2018年，新《广告法》生效三周年之际，7~8月，新探中心在全国七个城市（上海市、

昆明市、武汉市、杭州市、贵阳市、成都市、渭南市）对烟草销售终端的违法烟草广告发布情况以及学校周边烟店分布进行了调查。调查数据结果令人吃惊！

1. 超过三成的终端烟草销售点存在烟草广告，烟草专卖店最高，超过七成。

2. 近九成的中小学校周边 100 米范围内有烟草销售店。

3. 在超半数的烟店中，"禁止向未成年人出售烟草制品"的法律未得到切实有效的执行。

4. 近四分之一的校园周边烟草销售点存在烟草广告和促销，对于诱导青少年吸烟具有极大的危害。

本次调查发现学校周边存在有烟草广告的销售点占调查总数的 24.4%。

烟草广告形式有橱窗、灯箱、折页、海报、礼品、柜台展示、电子屏幕滚动播放、易拉宝、横幅广告、印制其他物品、品吸体验区、品牌延伸等形式。

5. 微信公众号成为烟草广告发布的工具：此次调查还监测到专门发布烟草广告的微信公众号 133 个，主要包括国家及地方中烟公司（烟草专卖局）公号、著名卷烟品牌公号及个人或零售终端为主体的公号三个类别。说明微信公众号已成为烟草广告发布的工具。[17]

一部好的法律的出台非常重要，但更为重要的是有效地执行法律条款，使之得以全面落实，不错过任何一个漏洞。

我们仍要继续警惕烟草业的干扰！目前，全国有 540 余万家烟草销售点，微信公众号更成为烟草广告发布的工具。如果听之任之，我们所有对禁止烟草广告、促销和赞助的努力，就将付诸东流！

五、结语

面对强大的中国烟草业，《广告法》修订的过程注定是布满荆棘的。

政府是法律修订的主体，其本身的使命也注定了其应当将人民群众的健康放在至高无上的位置。因此在立法的考虑上政府与控烟组织具有相同的目标。然而中国烟草业特殊的政企合一和烟草专卖制度却反过来对政府"一切以人民群众利益为重"的使命形成掣肘，让政府在考虑控烟相关问题时陷入两难的局面。

卫生计生委作为中国履行《公约》部级协调领导小组的副组长，在《广告法》修订中，能够优先考虑公众的健康利益，排除烟草业的干扰，为全面禁止烟草广告起到了很好的导向作用。

社会各界的共同支持及参与必不可少。诸多以推动烟草控制工作为己任的社会组织积极参与了从修法动员到草案修订成功，乃至后续执法监督的过程，为在我国全面禁止烟草广告起到了显著的推动作用。

这一推动作用显然不是控烟组织单打独斗就可达成的，在禁止烟草广告的推动进程中，必须积极动员及动员、团结多部门、多领域的力量，如立法、修法部门、两会代表 / 委员、公益律师、教师、医务工作者、志愿者、公众、媒体等。与政府保持有效的沟通，让"全面禁止烟草广告"概念深入人心，融入政府工作内容。

由于媒体作为传播信息的介质同时也是广告的载体，自然也成了烟草广告和反烟草广告博弈的舞台。

社会组织一方面要利用媒体传播"全面禁止烟草广告"的诉求，另一方面还要与媒体上的烟草广告进行博弈。正是因为二者的使命、作用及态度区别，控烟组织在推进全面禁止烟草广告行动中，采取了不同的策略。在传播《公约》精神，报道控烟活动，探讨控烟方略，介绍控烟知识等方面，公共传媒发挥了重要的作用。尽管烟草业凭借雄厚的财力，力图向传媒渗透，借助传媒树立烟草业的所谓"正面形象"，但多数传媒和媒体工作者仍旧坚定地保持积极支持控烟、维护人民健康的立场。

民间控烟力量的苦心孤诣，得到了大众传媒的充分理解与支持。

信息来源

【1】《广告法》20 年首次修订背后的控烟博弈，南方都市报，2014 年 09 月 22 日，http：//news.sohu.com/20140922/n404521097.shtml?i。

【2】中国控制吸烟协会"烟草广告随手拍 – CATC"活动今日启动，中国控制吸烟协会，2013 年 1 月 21 日，http：//www.catcprc.org.cn/index.aspx?menuid=4&type=articleinfo&lanmuid=122&infoid=4007&language=cn。

【3】中国控制吸烟协会关于呼吁杭州市政府依法制止"西湖情大红鹰玫瑰婚典"违法广告促销活动的函，中国控制吸烟协会，2013 年 10 月 8 日，http：//www.catcprc.org.cn/index.aspx?menuid=4&type=articleinfo&lanmuid=122&infoid=4847&language=cn。

【4】中国 6000 家机构承诺拒绝烟草广告赞助，京华时报，2013 年 06 月 01 日，http：//politics.people.com.cn/n/2013/0601/c1001-21697152.html。

【5】专家呼吁：新修订的《广告法》应全面禁止烟草广告，中国控制吸烟协会，2014 年 3 月 17 日，http：//www.catcprc.org.cn/index.aspx?menuid=4&type=articleinfo&lanmuid=122&infoid=5300&language=cn。

【6】控烟专家联名上书人大，建议全面禁止烟草广告，新华网，2014 年 6 月 10 日，http：//www.catcprc.org.cn/index.aspx?menuid=4&type=articleinfo&lanmuid=122&infoid=5545&language=cn。

【7】中国控烟协会发布烟草广告、促销和赞助监测结果 呼吁全面禁止所有的烟草广告、促销和赞助，中国控制吸烟协会，2014 年 7 月 1 日，http：//www.catcprc.org.cn/index.aspx?menuid=4&type=articleinfo&lanmuid=122&infoid=5583&language=cn。

【8】中国疾控中心呼吁广泛禁止所有烟草广告、促销和赞助，中国疾病预防控制中心网站，2014 年 9 月 17 日，http：//www.chinacdc.cn/gwswxx/kyb/201409/t20140917_104471.html

【9】安建作关于广告法修订草案审议结果的报告，中国人大网，2015 年 04 月 21 日，http：//npc.people.com.cn/n/2015/0421/c14576-26877884.html。

【10】烟草广告"限"不如"禁，王陇德，人民日报，2015 年 1 月 19 日，file：///F：/烟草控制/历年TFK%20 控烟倡导活动综合 /2015 年 /TAPS/rmrb2015011905-。

【11】对烟草广告应全面禁止，检察日报，2015 年 02 月 12 日，http：//politics.people.com.cn/n/2015/0212/c70731-26550931.html。

【12】欧阳蒙：致全国人大代表的一封信，39 健康网，2015 年 03 月 11 日，http：//news.39.net/YCGG/150313/4588250.html。

【13】让烟草远离未成年人中国控烟协会，2015 年 3 月 13 日，http：//www.catcprc.org.cn/index.aspx?menuid=4&type=articleinfo&lanmuid=122&infoid=6218&language=cn。

【14】中国控烟协会呼吁《广告法》不能再为烟草广告开口子，中国控烟协会，2015 年 4 月 16 日，http：//www.catcprc.org.cn/index.aspx?menuid=4&type=articleinfo&lanmuid=122&infoid=6276&language=cn。

【15】审议广告法修订草案三审 多位委员建议禁烟草广告中国新闻网 中国青年网，2015 年 04 月 22 日，http：//news.youth.cn/gn/201504/t20150422_6592214.htm。

【16】公共场所控烟暨五省市烟草销售店调查结果在京发布，中国控制吸烟协会，2015 年 6 月 23 日，http：//www.catcprc.org.cn/index.aspx?menuid=4&type=articleinfo&lanmuid=122&infoid=6418&language=cn。

【17】调查显示：近九成学校中小学周边百米内有烟草销售点。人民政协报，2018 年 08 月 30 日，http：//www.rmzxb.com.cn/c/2018-08-30/2156181.shtml。

世界卫生组织和全球伙伴同庆的日子
——世界无烟日

吴嘉锐

一、世界无烟日的由来

说到"世界无烟日"的由来，我们得从"无烟日"这个名词说起。1977 年，美国癌肿协会首先提出了控制吸烟的一种宣传教育方式——无烟日。

这天，在美国全国范围内进行"吸烟危害健康"的宣传，劝阻吸烟者在当天不吸烟，商店停售烟草制品一天。美国把每年 11 月第 3 周的星期四定为本国的无烟日。以后，英国、马来西亚、中国香港等国家（地区）也相继制定了无烟日。

在 1987 年召开的第 39 届世界卫生大会上，世界卫生组织作出一项决议：决定 1988 年 4 月 7 日为世界无烟日（World No-Tobacco Day），要求世界各国对群众进行戒烟宣传，群众在这天不吸烟，商店不售烟。此决议受到广大会员国的支持，并取得很大成功。但因 4 月 7 日是世界卫生组织成立的纪念日，每年的这一天，世界卫生组织都要提出一项保健要求的主题。为了不干扰其卫生主题的提出，从 1989 年开始，世界卫生组织将世界无烟日调整为国际儿童节的前一天，即每年的 5 月 31 日为世界无烟日，这个改变寄托了人们让下一代免受烟草危害的希望。中国也将每年的 5 月 31 日作为中国的无烟日。

每年 5 月 31 日，世界卫生组织和全球伙伴都会借此一年一度之机提醒世人烟草使用和接触二手烟雾的有害和致命影响，呼吁全世界吸烟者主动放弃吸烟，并劝阻使用任何形式的烟草。世界无烟日的最终目标是：保护当代及后代避免烟草使用以及接触烟草烟雾带来的健康、社会、环境和经济损害。

据世界卫生组织估计，全世界目前约有 11 亿吸烟者，占全球 15 岁以上人口的 1/3，其中 8 亿在发展中国家。中国是烟草消费大国，人群吸烟率为 28.1%，有 72.4% 的非吸烟者暴露于二手烟的危害。[1]

二、我国的世界无烟日

（一）政府卫生部门主导

"世界无烟日"在中国的宣传活动，由国家卫生健康委员会宣传司负责下达活动开展的文件通知。各地卫生部门按照文件精神开展各种宣传活动。

在历年通知中，都要求各地结合当年世界无烟日主题和控烟履约工作新形势，因地制宜地开展控烟宣传活动，提高公众对环境烟草烟雾危害的认识。使广大群众进一步认识烟草成瘾可致病、致残，使人丧失劳动力，甚至生命，以及烟草引发贫困等经济问题。要求明确控烟工作职责，认真贯彻执行相关法规，积极宣传世界卫生组织《烟草控制框架公约》，创造性地开展履约工作。积极开展室内公共场所和工作场所禁止吸烟工作。

各地卫生计生行政部门、爱卫部门会把握控烟履约工作新形势，广泛动员有关部门、社会团体及企事业单位，建立控烟履约长效机制。

每年5月31日"世界无烟日"前后，各地都会呈现出多种多样、喜闻乐见的"世界无烟日"宣传活动，涵盖了主题海报巡展、禁烟行为艺术、名人代言、健康知识讲座、大型健康教育活动等。

例如：2016年5月29日，北京奥林匹克公园、"鸟巢"悬挂起巨幅禁烟标志及禁烟标语，迎接5月31日"世界无烟日"的到来。仔细观看图片可看出，这个标识由上千张笑脸照片汇聚而成。（图1）

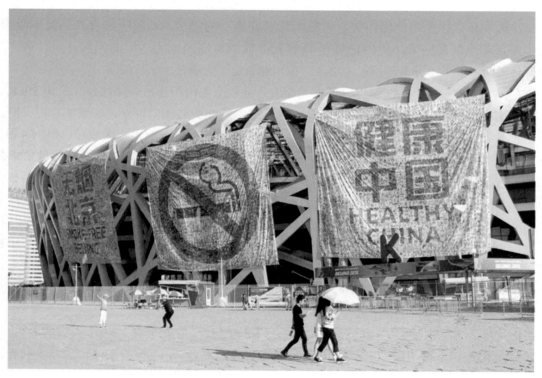

图1 "鸟巢"悬挂巨幅禁烟标志迎世界无烟日（中国新闻网）

世界无烟日名人代言：2012年的无烟日来临之前，比尔·盖茨来到中国，参与拍摄了一个宣传控烟的公益短片，这个公益短片的主题是"被吸烟，我不干"，寓意是拒绝二手烟。2011年比尔·盖茨和百度公司董事长李彦宏分别代表比尔及梅琳达·盖茨基金会和百度公益基金会签署战略同盟协议，共同倡导健康生活方式，促进中国与全球健康发展。两个人还联合举办了新闻发布会，在发布会上，比尔·盖茨在李彦宏的引导下，用中文喊出了"被吸烟，我不干"的口号。

（二）世界无烟日的主题、口号及宣传语

1. 主题（表 1）

从 1988 年第一届世界无烟日起，每届世界无烟日，都会设立一个关于烟草和控烟方面的主题。旨在引起国际社会对烟草危害人类健康的重视，提示人们要遵守公共健康的伦理规范，共同努力去实现烟草控制的目标，逐步减少烟草对人的危害，促进人类社会的健康可持续发展。

2. 口号（表 1）

针对中国控烟的进展与不足，结合控烟政策的落实情况，有时控烟专家们会采用与世界卫生组织发布的世界无烟日主题相对应的口号。

例如：2017 年世界无烟日主题是烟草健康警示，中国控烟专家根据国内烟草业拼命抵制图形警示上烟盒的现状，采用了口号："图形警示揭露烟害真相"。

3. 宣传语

每年世界无烟日，各地开展宣传活动，都会针对主题创作许多控烟宣传语。

如："让肺自由呼吸"；

"远离烟害，不再'伤心'"；

"一时的快乐，永恒的伤痛——请勿吸烟"；

"健康，随烟而逝；病痛，伴烟而生"；

"小小一支烟，危害万万千"；

"也许你的指尖，夹着别人的生命"；

"无烟世界，清新一片"……

这些宣传用语，由群众创造，言简意赅，便于传播。

表 1　历年世界无烟日主题（1988～2018）

年份	主题	口号	获奖人
1988 年	烟草或健康：选择健康		
1989 年	妇女与烟草		
1990 年	青少年不要吸烟		
1991 年	在公共场所和公共交通工具上不吸烟		
1992 年	工作场所不吸烟		
1993 年	卫生部门和卫生工作者反对吸烟		
1994 年	大众传播媒介宣传反对吸烟		
1995 年	烟草与经济		
1996 年	无烟的文体活动		

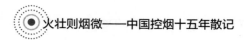

续表

年份	主题	口号	获奖人
1997 年	联合国和有关机构反对吸烟		
1998 年	在无烟草环境中成长		
1999 年	戒烟	"放弃香烟"	
2000 年	不要利用文体活动促销烟草	吸烟有害，勿受诱惑	
2001 年	清洁空气，拒吸二手烟		
2002 年	无烟体育，清洁的比赛		
2003 年	无烟草影视及时尚行动	健康——永恒的时尚	
2004 年	控制吸烟，减少贫困		
2005 年	卫生工作者与控烟	"卫生工作者——控烟的表率" "劝阻吸烟—卫生工作者的职责"	中华人民共和国铁道部
2006 年	烟草吞噬生命		香港吸烟与健康委员会主席左伟国博士
2007 年	创建无烟环境	创建无烟环境，构建和谐社会，为了下一代的健康，拒绝"香烟"	中国疾病预防控制中心副主任杨功焕教授
2008 年	无烟青少年	禁止烟草广告和促销，确保无烟青春好年华	新探健康发展研究中心王克安博士、王辰博士
2009 年	烟草健康警示	图形警示揭露烟害真相	中华人民共和国北京市副市长丁向阳
2010 年	性别与烟草——抵制针对女性的市场营销		新探健康发展研究中心吴宜群教授中国控制吸烟协会许桂华教授
2011 年	世界卫生组织《烟草控制框架公约》	烟草致命如水火无情，控烟履约可挽救生命	中华人民共和国北京市副市长丁向阳
2012 年	警惕烟草业干扰	生命与烟草的对抗	中华人民共和国卫生部长陈竺教授
2013 年	禁止烟草广告、促销和赞助	禁止烟草广告，保护青年	中华人民共和国黄洁夫博士中国香港特别行政区香港吸烟与健康委员会
2014 年	提高烟草税保护下一代	减少烟草消费，挽救生命	中华人民共和国胡德伟教授中华人民共和国王陇德院士
2015 年	制止烟草制品非法贸易	无烟生活	中华人民共和国北京市政府
2016 年	为平装烟做好准备	拒绝烟草危害	
2017 年	烟草———对发展的威胁	无烟·健康·发展	中华人民共和国上海市政府
2018 年	烟草和心脏病	烟草危害心脏	中国控制吸烟协会胡大一教授

（三）世界无烟日的宣传海报

伴随着"世界无烟日"主题的宣传海报是一种更具宣传效力的工具。海报展示面积大、视觉冲击力强、观点立场鲜明，最能表达对应无烟日的主题与目的。如 2018 年第 31 届世界无烟日主题为"烟草和心脏病"。整幅海报的背景为暗红色，其中一颗因受烟草危害而冒烟的心脏，给人以很强的感官冲击。（图 2）

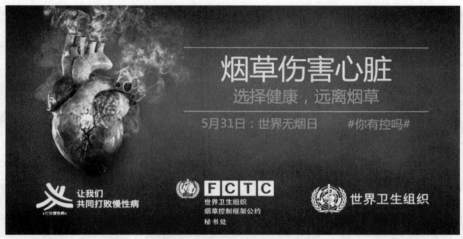

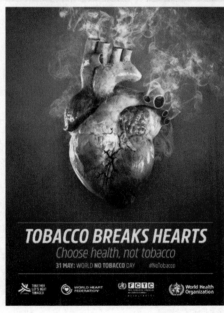
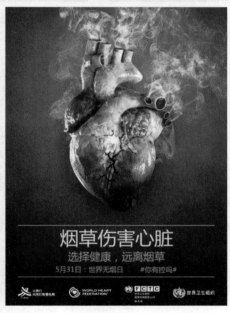

图 2　2018 年第 31 届世界无烟日海报

根据世界卫生组织官方网站提供资料显示，自 2000 年起，每一年都会有一张英文主题的主海报。有些年份也会附带相对应的海报数张，用以诠释烟草在不同方面（如：性别、年龄）的危害。

在我国每年海报上的语言一般有英文、中文两种，结合中国语言文化的特点以及普及效果，有时，控烟专家也会将海报上的语言"中国化"。

例如2010年世界无烟日的主题是"性别与烟草——抵制针对女性的市场营销"，世界卫生组织海报的中文版上的语言是："性感？不！那是二手烟雾"，针对中国的传统，以及海报画面的意境——男子对女朋友吐二手烟，女子面露出无奈和不满，专家建议将海报文字改为"爱我，就别害我！"，这个改动被原卫生部认可，也受到大家的赞许。（图3）

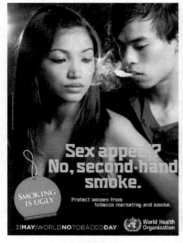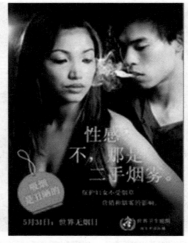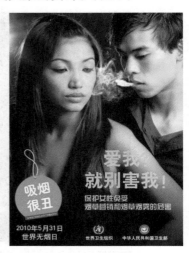

图3　2010年世界无烟日三种语言的海报

（四）世界无烟日奖

每年世界无烟日，世卫组织均会对在分辖的六个区域办事处里为控烟事业做出杰出贡献的个人或机构颁发世界无烟日奖。

1. 机构奖（中国）

从我们收集到资料中，世界无烟日曾四次授予城市或单位，他们分别是：

2005年，中华人民共和国铁道部；

2013年，中国·香港吸烟与健康委员会获世界卫生组织颁发"世界无烟日奖"，以表彰其在推动香港控烟工作的成就及贡献；

2016年，世界卫生组织西太区主任申英秀高度赞扬了《北京市控制吸烟条例》，并向北京市政府颁发"世界无烟日奖"；

无烟上海，世界瞩目，上海荣获2017年"世界无烟日奖。

2. 获奖人（中国）

2005～2018年间，我国共有13位个人获此殊荣（表1）

世界无烟日个人奖往往会授予与当年世界无烟日主题相关领域的领军人物。

例如，2014年世界无烟日主题是"提高烟草税保护下一代"。当年获奖者是王陇德院士和胡德伟教授。

世界卫生组织驻华代表施贺德博士说："王陇德院士无论是作为副部长，还是作为中华预防医学会会长，都一直带头呼吁中国采取更强有力的控烟措施。他还是确保对亟需的政策变革作出政治承诺的关键人物之一"。[2]

世界卫生组织驻华代表施贺德博士说："胡德伟教授既是杰出的学者，也是许多奋战在中国控烟工作前沿的学生的优秀导师。胡教授是世界最知名的烟草税专家之一，长期倡导在其祖国中国进行烟草税改革"。[2]

2018 年第 31 个世界无烟日主题是"烟草和心脏病"，世界卫生组织驻华代表高力博士，将世界无烟日奖颁给了为控烟奋斗了半辈子的心血管专家、中国控烟协会会长——胡大一教授[3]。

三、结语

随着 30 年来"世界无烟日"宣传活动的举办，人们的控烟意识在不断提升。"公共场所禁止吸烟"——不再只是一句口号了，越来越多的城市颁布了公共场所控制吸烟条例，让"禁止吸烟"受到了法律条文的约束，人们可以依法对吸烟者的不文明行为进行劝阻。拒绝烟草危害，维护你我健康！期盼世界天天都是无烟日的愿望能早日实现！

信息来源

【1】世卫组织控烟官员点赞中国控烟成果，中国新闻网，2015 年 8 月 6 日，https：//m.hexun.com/news/2015-08-06/178139969.html。

【2】世卫组织为两位控烟领军人物颁发世界无烟日奖，世界卫生组织网站，2014 年 5 月 28 日，http：//www.wpro.who.int/china/mediacentre/releases/2014/2014052802/zh/。

【3】无烟中国：胡大一教授荣获世界卫生组织"控烟杰出贡献奖"，搜狐网，2018 年 5 月 31 日，http：//www.sohu.com/a/233519162_100075775。

"鸟巢"两次为控烟"盛装"背后的故事

孙佳妮

北京奥林匹克公园中心区南部，有一个类似鸟巢的庞大建筑物——国家体育场。由于该体育场的形态如同孕育生命的"巢"和摇篮，寄托着人类对未来的希望。北京人称之为"鸟巢"。国家体育场占地面积21公顷，场内观众座席约为91000个。北京奥运会期间，国家体育场作为主会场，承担了开闭幕式、田径赛事和足球决赛。精彩绝伦的开闭幕式表演与"鸟巢"大气宏伟的结构相得益彰，令世人惊艳。奥运会后"鸟巢"成为北京市民参与体育活动及享受体育娱乐的大型专业场所，并成为地标性的体育建筑和奥运遗产。[1]

一、2015年"鸟巢"第一次为控烟而"盛装"——悬挂"霸气"巨幅禁烟标志

（一）背景

被称为史上最严的《北京市控制吸烟条例》（以下简称《条例》）将于2015年6月1日正式实施。在施行之前，很多人都在担忧如此严格的《条例》是否可以得到很好地实施，老百姓是否能遵守，执法队伍又是否够用。然而多个国家和城市的经验都告诉我们，光靠仅千人的执法队伍，来监督2千万的北京市民和游客遵守《条例》，是不可能的。

控烟工作需要各部门共同努力和全社会广泛参与，社会各界必须携起手来，进一步加大控烟工作力度，提高公众控烟意识，营造"人人关注控烟、人人促进健康"的良好氛围。

通过大规模的宣传来提高公众对条例的知晓度——了解《条例》实施将会给生活带来哪些改变？哪些地方不能吸烟了？如果发现有人吸烟应该怎么做？举报方式有哪些？被举报后会有哪些处罚措施？处罚后带来了怎样的改变？当2千万市民都能对以上信息了若指掌，一起来共同维护控烟的氛围，执法也就会变得不那么艰难了。

（二）借助媒体的力量迅速传递"无烟北京"的讯号

要提高公众对《条例》的知晓度，最直接的媒介就是媒体。我们需要借助媒体的传话筒，让全北京市、全国乃至全世界的人们都看到北京乃至中国控烟的决心和执行力。要想达到如此大的宣传效果，我们必须找到最具视觉性的表达方式，能够最快速地抓住媒体和百姓的眼球，并且最迅速地将"无烟北京"的讯号传播到地球的每一个角落。

（三）为何选"鸟巢"这个地标性建筑物

什么建筑最能代表北京又能被全世界人民所熟知呢？非"鸟巢"莫属。当时不是没考虑过天安门、长城，但因为可操作性等因素，最终把目标放在了国家体育馆的"鸟巢"。而

且早在 2008 年，联合国艾滋病署就在当时的驻华代表施贺德博士的带领下，成功在世界艾滋病日当天将巨型红丝带挂上过"鸟巢"，也就是说这一提案从操作性上讲是可行的。

我们的目标就是，在 2015 年 5 月 31 日世界无烟日，这一迎接"无烟北京"的重要日子，让巨型禁烟标志挂满"鸟巢"，用这样简单又具视觉冲击力的形式，告诉全世界人民："无烟北京"的到来。

（四）精心的筹备与策划

从有了想法到最终实施，这一路并不容易。世界卫生组织驻华代表处在驻华代表施贺德博士的带领下，多次拜访国家卫生计生委、北京卫生计生委等领导，将这个想法制作成明信片的形式呈现，同时与横幅制作技术团队研究出了一套可行的制作及悬挂方案，以说服各方该方案的必要性、可行性，以及可以带来的举世瞩目的影响。

在 2015 年 3 月下旬，该方案得到了国家卫生计生委、北京卫生计生委的一致认可，并开始报批和筹备工作。2015 年 5 月，在无烟日即将到来的最后一个周一的早晨，北京卫生计生委终于拿到了北京市市长的批文，方案得以及时施行。

（五）最霸气的巨型禁烟标识挂上了"鸟巢"

5 月 28 日，第一幅巨型禁烟标志出现在了"鸟巢"上。5 月 29 日，全部 6 幅巨型禁烟标志挂满了"鸟巢"北侧。（图 1、图 2）5 月 31 日，"控烟盛装"的"鸟巢"在这一天，再一次成为国际巨星，在国内外报纸、杂志、电视广播的头版头条中亮相，告知天下，北京将成功迈向"无烟北京"。

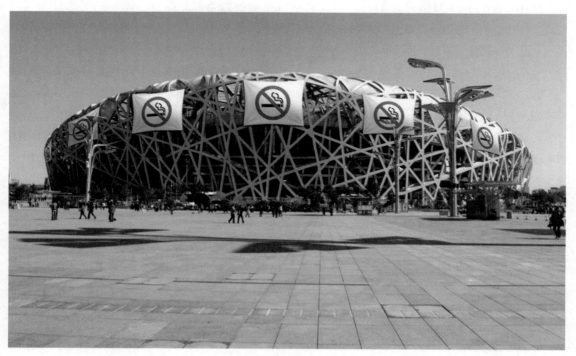

图 1　2015 年"鸟巢"为控烟第一次"盛装"（白天）

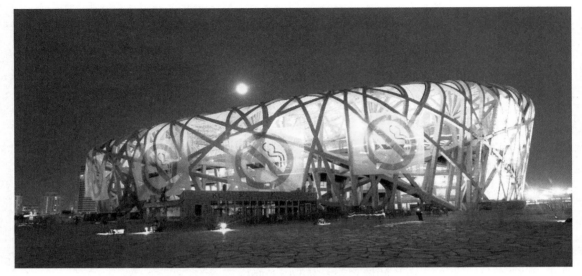

图 2　夜晚巨型禁烟标志出现在了"鸟巢"上

二、2016 年"鸟巢"第二次为控烟而"盛装"——六千张笑脸组成巨幅禁烟标志亮相

（一）背景

2016 年 5 月 31 日世界无烟日，是《北京市控制吸烟条例》施行一周年的纪念日，同时也是全中国老百姓翘首期盼"无烟中国"早日到来的重要节点。

（二）"鸟巢"盛装的设计

为了回应 2015 年的"鸟巢"盛世，世界卫生组织联合北京市卫生计生委再次决定回到"鸟巢"，举行《北京市控制吸烟条例》施行一周年的纪念日。这一次，我们决定收集全北京市人们乃至全国人民的笑脸，并将一张张笑脸照片拼接成禁烟标志和"无烟北京、无烟中国"的字样，展现这一年来北京市民对"无烟北京"清新空气的感恩之情，以及全中国其他地区的人们对无烟中国的热切期盼。"鸟巢"的这次盛装将成为公众积极参与"无烟北京""无烟中国"创建活动的动员令，只有公众的支持和参与，"无烟北京""无烟中国"才能实现。

（三）筹备

2016 年 4 月开始，世界卫生组织便联合北京市卫计委、中国疾病预防控制中心等单位开始在社交媒体（微博微信）、疾控系统及卫生计生系统线上、线下发起了"我要上'鸟巢'"的活动，收集老百姓的纯真笑脸。只要享受到了这一年"无烟北京"带来的清新空气，或者期待自己的城市早日和北京一样全面禁烟，就可以发送照片给主办方，届时这一张张笑脸就一定会出现在"鸟巢"上，与全国人民一起庆祝这一盛大的日子。

（四）实施

截止至 5 月中旬，我们收集到了超过 6 千张来自全国的笑脸相片。在 2016 年 5 月 29

日，这 6 千多张笑脸全部出现在了"鸟巢"的北侧，形成了"无烟北京，健康中国"的字样。（因为国家卫计委的建议，将"无烟中国"改为了"健康中国"，以呼应国家"健康中国 2030"的宏观规划。）[2]（图 3、图 4）

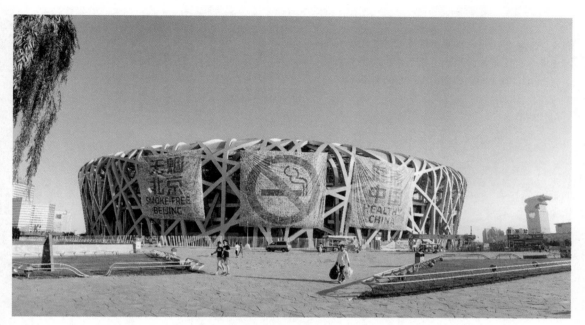

图 3　6 千张笑脸组成巨幅禁烟标志亮相"鸟巢"

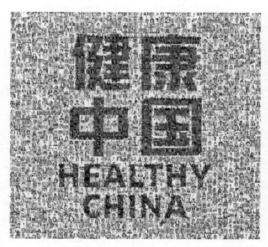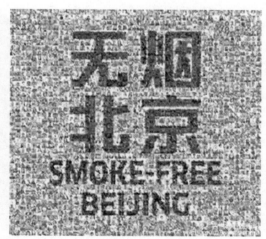

图 4　笑脸组成巨幅"无烟北京""健康中国"标识亮相"鸟巢"

三、结语

控烟工作作为加强健康促进与教育、倡导健康生活方式的重要手段，是推进健康中国建设的重要组成部分。北京地标物"鸟巢"两次为控烟"盛装"体现了要通过全民控烟运动来点燃群众控烟热情，用自己的行动去践行控烟宣言，也只有做到全民互动，主动拒绝烟草，才能促成控烟成功的目标。

信息来源

【1】国家体育场——鸟巢，欣欣旅游网，www.cncn.com。

【2】北京：千张笑脸组成巨幅禁烟标志亮相鸟巢，人民网，2016 年 06 月 03 日，http：//picchina.people.com.cn/n1/2016/0603/c364818-28410651.html。

3

第三章
消除烟草危害的
认识误区

当国产卷烟遭遇"重金属门"

新探健康发展研究中心

一、烟草界的"三聚氰胺事件"

（一）起因

2010 年 10 月初，在澳大利亚悉尼举行的第九届亚太烟草或健康大会上，一篇有关国际烟草控制政策评估项目（ITC）的研究报告，在国内引发了强烈反响。[1]研究报告称，13 个中国品牌国产卷烟中铅、砷、镉等重金属成分含量，与加拿大标准相比，最高超过 3 倍以上！这个惊人的消息迅速传回中国，引发业内外一片震动。

（二）数据的来源

ITC 项目涉及 80 多项控烟研究，研究者来自中国、美国、加拿大、澳大利亚等 20 多个国家，主要评估世界卫生组织《烟草控制框架公约》对控烟政策的影响。

从 2005 年 12 月开始，一个由中国、美国、加拿大三国研究人员组成的团队，在北京、上海、广州、郑州、沈阳、银川、长沙共 7 个城市购买了 78 种"当地销量最好"的卷烟。这些用于测试的卷烟被送往美国罗斯韦尔帕克癌症学会实验室[2]

针对重金属的测试在 2007 年秋天开始。据研究小组成员、加拿大滑铁卢大学心理学系李强回忆，由于经费紧缺等原因，最终只随机抽取了 13 种品牌进行测试。它们的品牌（型号）是：白沙（银）、大前门（软包）、都宝（新）、双喜（低焦油）、黄金叶（世纪之光）、吉庆（红）、红河、红金龙（硬包）、红梅（黄）、红旗渠（金）、红塔山（常规红包）、石林（白）、壹枝笔（硬包）。

（三）检测结果

在中国购买的 13 个卷烟品牌的二次抽样结果显示，被测卷烟中铬的含量平均为 0.55μg/g（0.0～1.0），砷的含量平均为 0.78μg/g（0.3～3.3），镉的含量平均为 3.24μg/g（2.0～5.4），铅的含量平均为 2.54μg/g（1.2～6.5）。除了铬之外，其他三种重金属都高于加拿大卷烟，达到 2 至 3 倍。而人体每天摄取重金属的正常范围分别为，砷 0.1～0.3mg，镉 0.6mg，铬 0.05mg。[3]

二、随着媒体的广泛介入，国产卷烟重金属"超标"事件持续发酵

不少媒体将国产卷烟重金属"超标"事件称之为"中国卷烟重金属门"事件，并将之比作烟草界的"三聚氰胺事件"。

一场国产卷烟含重金属过高的舆论抓住了烟民们并不敏感的神经。如同平静的湖面投

入一粒石子，激起阵阵涟漪，也在市场上产生了诸多连锁反应。

随着频繁见于报端的重金属危害健康的文章的出现，一些吸烟者初次听到吸烟能够引起重金属中毒，内心感到异常恐惧，特别是他们耳熟能详的这 13 个品牌的重金属成分超标严重，超过了加拿大烟草品牌重金属含量三倍以上。一些吸烟者在担忧之余表示，以后将选择"上榜"品牌之外的卷烟。

这场引起烟草业和吸烟者关注的风波折射出消费者知情权缺失的尴尬。

题为"世界卫生组织第四次缔约方会议要求加强烟草制品成分管制与披露，中国 13 个品牌的卷烟重金属含量超标被披露引社会热议"的新闻被原卫生部评为 2011 年十大控烟新闻之一。

新闻专家点评：2010 年 12 月，世界卫生组织《烟草控制框架公约》（以下简称《公约》）第四次缔约方会议通过了旨在加强烟草制品成分管制与披露等内容的四项实施准则。此前，第九届亚太烟草或健康大会发布的一项中国与其他国家烟草的对比研究表明：中国产的 13 个品牌的卷烟检测出含有铅、砷和镉等重金属成分，其含量与加拿大产香烟相比，最高超出三倍以上。[4]

三、中国烟草业的"自卫反击战"迅速拉开帷幕

（一）国家烟草专卖局第一时间对"重金属超标论"进行反驳

1. 不完全客观公正

这个报告只能看作是研究性质的，有一定的参考意义。因为目前国内外还没有卷烟的重金属标准，尽管我国还没有对整支烟出台重金属市场准入标准，但这个标准不仅中国没有，国际上也没有，加拿大研究者以本国烟为参照物，还列出了一些已经停止生产的卷烟的检测结果，从立场和角度上来看，并不能说完全客观公正。[5]

选取标准是加拿大烟草品牌，不是世界性烟草品牌，重金属成分超标是超了加拿大的标准，不是国际烟草质量标准。言下之意"超过了加拿大的标准"不算！

2. 不具代表性

选取的卷烟样本是五年前的卷烟制品，不是现在的卷烟制品，并且有的烟草品牌已经停止生产与销售，不具有代表性。[5]

3. 不具权威性

这只是一个民间调查。[5]

4. 真实性有待研究

这份报告所提供的数据有待进一步研究，以确定十三个烟草品牌重金属含量是否超标？所得出的结论有待进一步研究，以确定重金属超标卷烟制品对人体危害到底有多大？[5]

（二）烟草企业露骨地上纲上线

1. 阴谋论

记者致电湖南烟草（白沙）、红云红河集团（红河）、武汉烟草（红金龙）、上海烟草（大前门、红双喜）等多家涉嫌"超标"的企业，他们都异口同声地表态：这是外烟"入

侵"所采取的不正当竞争手段。"来自国外的这份报告纯粹是为了打击中国烟草业，为海外烟草企业大规模入华制造机会。"[6]"美国大肆炒作中国卷烟'重金属门'的阴谋就非常明显了。为'万宝路'香烟铺路中国市场，这场为抢市场份额的商战，夹杂了美国香烟的利益。[7]"

2．否认有重金属超标的可能

红云红河集团技术中心人士认为，中国烟草在种植和生产环节没有加入重金属的可能，而且所有的香烟生产均受到烟草专卖局的监管。[5]

3．要反败为胜

需要烟草企业从正面解释重金属超标问题，化解消费者心头疑问，重新增加消费者对卷烟品牌的认可，赢得广阔市场占有率。[6]

四、专家评论

研究团队主要成员、加拿大滑铁卢大学的方教授（杰弗里·方）说，对于许多国家的消费者，他们知道巧克力含有什么成分，对所抽的烟含有什么样的成分却是一无所知。从维护自身的权利来说，这是根本性的错误。这就需要更多的研究去检测卷烟和其燃烧烟雾的成分，以帮助政府和消费者做出明智的决策。[8]

项目的研究者纽约州罗斯维尔·帕克癌症研究所的理查·奥康纳指出，吸烟者和非吸烟者都有权利知道卷烟中究竟含有什么样的成分。烟草中含有让人致死的成分，迫切需要对卷烟产品进行强有力的干预，并严格遵守世界卫生组织《烟草框架控制公约》。[8]

加拿大研究者方教授最后强调，中国人对烟草危害知之甚少，如果不采取有效措施的话，中国很快就会陷入一场前所未有的公共卫生灾难。作为《烟草控制框架公约》的缔约国，中国必须采取强有力的措施去保护公民不受烟草的危害。

这场风波使一张隐藏多年的遮羞布正在慢慢揭起，暴露出的是中国烟草业检测监督缺位的现实。在"重金属门"事件中，由于国家烟草专卖局的反驳和自检显然底气不足，引发了一片质疑之声，有人称之为"掩耳盗铃"，有人称之为"老子查儿子，越查越糊涂"，有人怀疑："烟草专卖局会自揭老底，跟钱袋子过不去吗？"[9]

我国的烟草检测程序与别的商品不同，它不需经过独立的质量技术监督部门检测，而是由烟草质检中心统一检测，而烟草质检中心又是烟草专卖局的行政下属单位，质检工作要经过烟草专卖局的授权方可进行。这被业内人士称为"下级检查上级"。此外，烟草质检多年来的检测结果被当做商业机密予以"封存"，一位业内人士称："从来都是只见检查、不见结果。"[9]

我国是世界卫生组织《烟草控制框架公约》缔约国之一，2005年该《公约》已在我国生效。这项在全世界181个缔约国均承诺有义务遵守执行的《公约》中第10条明确规定：每一缔约方应根据其国家法律采取和实行有效的措施，要求烟草制品生产商披露烟草制品成分和释放物的信息。

专家呼吁中国烟草业必须引入第三方检测机制予以监管。"烟草行业自检模式加大了消费者的风险，最终要由消费者为体制的不完善埋单。"[9]

【当事人感言】- **李强**

所谓的国产卷烟重金属风波已经过去八年多了。作为研究的参与者之一，现在回想起来仍然感慨良多。

2010年前，烟草业大规模开展"降焦减害"等宣传，而国内控烟界对于国产卷烟的理化及设计特点了解甚少。例如，在欧美国家，烟草业采用在卷烟侧面打孔等方式，达到降低机测焦油量的目的，而吸烟者实际吸入的尼古丁和焦油并未降低。因此我们当时开展这一研究的主要目的，是了解国产卷烟的设计特点，揭穿"降焦减害"的骗局。而同时开展的理化检测，则旨在了解国产卷烟成分，以呼应世界卫生组织《烟草控制框架公约》中烟草成分管制及披露等内容。

不出意料，研究结果显示，国产卷烟"降焦"的手段与欧美烟草公司如出一辙。而这一研究的结果在第九届亚太烟草或健康大会上公布后，媒体和公众的主要注意力都集中在了重金属方面。八年后的今天回想此事，我个人有以下几点感想：

1. 直到今天，控烟界及公众对国产卷烟的理化及设计特点仍然了解不多。针对烟草业层出不穷的诸如"降焦减害""中草药卷烟"的骗局，控烟界应进一步加强对国产卷烟的研究。知己知彼，方能百战不殆。

2. 应进一步加强对于控烟热点新闻报道的引导。当时的媒体报道主要集中在卷烟重金属含量方面，对于同一研究中发现的国产卷烟采用与西方烟草公司相似的"降焦减害"骗局报道甚少。如果当时能善加引导，可能会最大化这一研究对公众的教育意义。

3. 新闻热点层出不穷，如何保持公众对控烟相关新闻的持续关注，是亟待解决的课题。当时烟草重金属的新闻热度过去后，后续公众关注度很快就下降。如果当时能开展后续研究，持续要求烟草业公开、透明地披露烟草成分，可能会收到更好的效果。

4. 从2010年到现在，烟草业并未停止"降焦减害"等骗局，在烟草成分披露方面也无寸进。这非常令人遗憾。如何保证公众的知情权，我们仍然任重道远。

李强：流行病学博士。曾以加拿大滑铁卢大学研究科学家的身份在中国CDC开展合作，目前就职于勃林格殷格翰公司，任亚洲区域流行病负责人。

信息来源

【1】牛钢，当国产香烟遭遇"重金属门"，《上海标准化》，2010年11期。

【2】香烟里的重金属，中国青年报，2010年10月20日，http://zqb.cyol.com/content/2010-10/20/content_3429081.htm。

【3】杜薇，重金属风波再揭控烟疮疤，中华工商时报，2010年10月15日，http://finance.sina.com.cn/roll/20101015/00053480818.shtml。

【4】卫生部发布2010年度中国烟草控制十大新闻事件，中央政府门户网站，2011年11月24日，http://

www.gov.cn/gzdt/2011-11/24/content_2002770.htm。

【5】马晓华，香烟重金属门反思：烟草成分检测亟待摆脱云里雾里，2010 年 10 月 12 日，第一财经日报，http：//www.sina.com.cn。

【6】崔宝星，应对卷烟重金属超标需要大智慧，烟草在线，2010 年 10 月 19 日，http：//www.tobaccochina.com。

【7】美国大肆炒作中国卷烟"重金属门"阴谋何在？，烟悦网，2010 年 10 月 25 日，http：//bbs.yanyue.cn/thread-193362-1-493.html。

【8】中国部分烟草重金属超标 最高超出外国香烟三倍，人民网，2010 年 10 月 8 日，http：//news.eastday.com/c/20101008/u1a5482127.html。

【9】国产香烟重金属含量长期偏高 专家建议第三方监管，中国新闻网，2010 年 11 月 2 日，http：//www.cqn.com.cn/cj/content/2010-11/02/content_1106728.htm。

"中南海"卷烟问题一箩筐（之一）
——利用包装营销

新探健康发展研究中心

一、背景

2008 年 1 月，世界卫生组织《烟草控制框架公约》（以下简称《公约》）。在中国生效 2 年。《公约》要求，每一缔约方应在本公约对该缔约方生效后三年内，根据其国家法律采取和实行有效措施以确保：

"烟草制品包装和标签不得以任何虚假、误导、欺骗或可能对其特性、健康影响、危害或释放物产生错误印象的手段推销一种烟草制品，包括直接或间接产生某一烟草制品比其他烟草制品危害小的虚假印象的任何词语、描述、商标、图形或任何其他标志。其可包括'低焦油''淡味''超淡味'或'柔和'等词语。"

2008 年 4 月，国家烟草专卖局和国家质量监督检验检疫总局联合下发的《中华人民共和国境内卷烟包装标识的规定》（以下简称《规定》）要求烟草企业所有境内卷烟条、盒包装要更新。卷烟包装体上及内附说明中禁止使用误导性语言，如"保健""疗效""安全""环保""低危害"等卷烟成分的功效说明用语；"淡味""超淡味""柔和"等卷烟品质说明用语；"中低焦油""低焦油""焦油含量低"等描述用语。

奇怪的是"中南海"卷烟企业一意孤行，视《公约》和《规定》于不顾，在更新了的包装上，继续用不恰当的营销广告误导消费者，以促进卷烟的消费。

二、卷烟包装上的问题

审视"中南海"卷烟包装上的文字，可以看到有以下几方面违背了《公约》精神，侵犯了消费者的权益。（图 1）

1. "中南海"卷烟包装上印有"你每消费一盒中南海香烟，就向希望工程献一份爱心！"的营销用语是借"公益"为名，鼓励人们吸烟，明显违反了《公约》第 5.3 条和第 13 条。

2. 烟盒上方出现了"清新风尚"的弱化烟害的营销用语。

3. "中南海"卷烟新包装利用显著位置，突出产品的焦油含量。在白底金字的卷烟包装上用极大的中英文字描述其焦油的含量。如：8mg，5mg 甚至 0.1mg 。

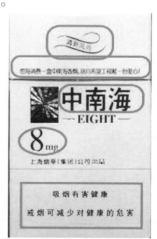

图 1　中南海卷烟包装

4. 健康警语为"吸烟有害健康；戒烟可减少对健康的危害"，既不大而明确、醒目，也未提供吸烟所致的各种具体健康风险的信息。

5. 烟盒侧面还标有"科技创新生活"的文字，据厂家解释："北京卷烟厂坚持以顾客为关注焦点，持续改进，不断开发应用高新科技，有效缓解吸烟给人们健康带来的困扰，为消费者创造现代生活享受，也满足人们追求现代、文明、健康时尚生活的需要"。（图2）

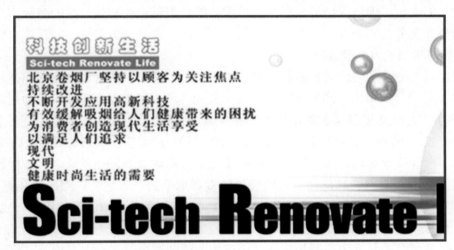

图2　中南海卷烟的广告语"科技创新生活"

6. 根据《商标法》第十条规定，"中南海"不能作为卷烟商标。

三、揭露骗局

2009年4月13日新探健康发展研究中心与中国消费者协会联合举办的《烟草企业不应利用烟包信息误导消费者》研讨会在北京举行。[1]多位法学界和卫生系统的专家教授、从事公益法律援助和保护消费者权益的律师、控烟组织的代表和20多家新闻媒体的记者出席了会议。

与会专家从临床流行病学、毒理学角度，阐述了"低焦油不等于低危害"的事实。以新的"中南海"卷烟包装信息为例，揭示烟草企业利用卷烟包装突出焦油低含量和利用"清新风尚""科技创新生活"等广告语误导消费者，达到其营销有害健康的烟草制品的目的。

《公约》第5.3条《实施准则》指出：烟草业承担的"企业社会责任"，目标是促进烟草消费，它是一种市场营销，也是一种公共关系战略。"中南海"卷烟包装上印制的"您每消费一盒中南海香烟，就向希望工程献了一份爱心"，绝非什么承担"社会责任"，而是打着"公益"招牌、促进烟草消费的广告。烟草业举行"企业社会责任"活动，目的是把它的形象从生产和销售致死产品的本质，或对制定和执行公共卫生政策带来的干扰拉开距离。这样的烟包信息，又一次误导消费者将买烟和公益行为联系在一起，以达到营销烟草的目的。

《公约》禁止采用任何虚假、误导或欺骗或可能对其特性、健康影响、危害或释放物产生错误印象的手段，推销烟草制品的所有形式的烟草广告、促销和赞助；限制采用鼓励公众购买烟草制品的直接或间接奖励手段。"中南海"卷烟不仅违反《公约》第 11 条，甚至也违反了我国《中华人民共和国境内卷烟包装标识的规定》的有关条款，在烟盒上标注醒目的焦油含量，严重误导了消费者。

维护消费者权益律师邱宝昌在研讨会上做了题为"切实履行告知义务，充分保障消费者知情权"的发言。他从保护消费者权益出发，呼吁烟草企业和其产品的包装信息都应该切实履行告知义务，充分保障消费者知情权。他指出，烟草包装信息不得误导、促进烟草消费，应该尊重消费者的健康权。[1]

首都经贸大学法学院沈敏容教授的发言揭露了"中南海"烟盒包装违反《公约》和我国法律的事实。[1]他指出，2009 年 1 月 1 日生效的《境内销售卷烟包装标识的规定》严重地与《公约》第 11 条及其《实施准则》不相一致。《公约》的基本精神就是要尊重消费者的健康知情权，"明确、醒目和清晰"地告诉消费者烟草的危害、吸烟的后果。而按照 2008 年 4 月，国家烟草专卖局和国家质量监督检验检疫总局联合下发的《规定》精神制作的新烟包，其信息不能明确、醒目和清晰地警告消费者烟草的严重危害，而是用相近的颜色、极小的字号、毫无变化的内容和毫无冲击力的形式，消解警示标识的警示作用，同《公约》精神背道而驰。

受新探健康发展研究中心委托，公益法律援助律师黄金荣在会上宣读了"请求国家工商行政管理总局商标评审委员会依《中华人民共和国商标法》第 41 条裁定撤销注册号为 1066772 的'中南海'注册商标"的申请书。[1]

四、结论

"中南海"新烟包上违规违法的信息告诉我们：烟草企业完全清楚烟草危害的真实性，但他们是营销烟草的获益者。为了谋取更大的利益，他们可以隐瞒烟草危害的真相，编织烟草无害的幻梦，运用手中的权力和财力，采取无孔不入的手段，扩大烟草的影响，开拓更为广大的市场。

信息来源

【1】专家呼吁撤销"中南海"卷烟商标称误导消费者，人民网，2009 年 4 月 14 日，http://www.sina.com.cn。

"中南海"卷烟问题一箩筐（之二）
——致癌物爆表

冀 浩

在控烟形势日趋严峻的情况下，国际公认的"减害降焦"骗局在中国摇身一变，冠冕堂皇地成为"卷烟上水平"、发展"中式卷烟"的核心技术，烟草业打着"消费者利益至上"的旗号，大力发展"低焦油"卷烟，卷烟"减害降焦"的营销宣传无疑给烟草行业"打了一针强心剂"，近20年来"低焦油"卷烟销量增长势如破竹。

低焦油卷烟真能减害吗？

一、权威实验室数据怎么说

2014年12月，为了维护消费者的利益，《消费者报道》杂志社向第三方权威检测机构送检了玉溪（软）、芙蓉王（硬）、芙蓉王（蓝）、中南海（金8mg）和双喜（典藏五叶神）共5款卷烟，除了检测4种——烟草特有亚硝胺（TSNAs）外，同时对产品包装上标识的焦油、烟气烟碱、烟气一氧化碳含量也进行了检测。焦油含量按照GB/T 19609-2004《卷烟用常规分析用吸烟机测定总粒相物和焦油》的方法测定。

检测结果显示：

1. "中南海"卷烟致癌物"爆表"

五款卷烟均检出了致癌物烟草特有亚硝胺，其含量并未随着焦油的降低而减少。TSNAs是卷烟中特有的致癌物，因其较高的致癌风险，受到了烟草业的重点关注。实际上，相当一部分卷烟"减害降焦"的研究是围绕降低该物质含量进行的。纵使经过了数十年的"减害"研究，烟草业也没有减少卷烟中这种特有致癌物的含量。（图1）

事实上，本次检测TSNAs只是卷烟所含的众多致癌物的一种，除此之外还有多环芳烃、芳香胺、甲醛等69种已知致癌物，烟草制品本身就被国际癌症研究署认定为一类致癌物。

一直以低焦油形象示人的"中南海（金8mg）"卷烟的特有亚硝胺高达227.7ng/支。（图1）

一位不愿具名的烟草业人士向消费者报记者透露，烟草业内部实验结果与本刊此次检测结果基本一致：TSNAs并不会因焦油降低而减少，甚至有些低焦油卷烟的TSNAs更高。

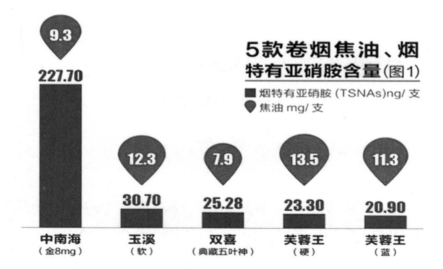

注：烟特有亚硝胺（TSNAs）含量为 N- 亚硝基降烟碱（NNN）、N- 亚硝基新烟碱（NAT）、N- 亚硝基假木贼碱（NAB）、4-（甲基亚硝胺基）-1-（3- 吡啶基）-1- 丁酮（NNK）的总和。

图 1　五款卷烟中致癌物烟草特有亚硝胺

2. "天然植物成分"也不减害

尽管 2012 年原卫生部发布的权威报告《中国吸烟危害健康报告》已经阐明：有充分证据说明，相比于吸普通卷烟，吸"低焦油卷烟"并不会降低吸烟带来的危害。"中草药卷烟"与普通卷烟一样会对健康造成危害。

添加"神农萃取液"的五叶神卷烟，一直以"中药减害烟"的营销形象出现。对"神农萃取液"的减害功效，国家烟草专卖局 2003 年曾做过专门鉴定，当时的结论是："神农萃取液"对致癌物 TSNAs 的合成有明显阻断作用。如此神奇的"神农萃取液"，助力五叶神卷烟创造了一个工业神话——公开数据显示，从 1999 年到 2007 年 7 年间，五叶神卷烟销量以平均每年 2.8 倍的速度增长。截至 2013 年，累计创造税收 230 亿元，"五叶神低害"的印象仍然深入人心。

但检测结果显示，双喜（五叶神典藏）的致癌物 TSNAs 含量并未因添加"天然植物成分"而比其他卷烟更低。[2]（图 1）

中国毒理学会副理事长郑玉新曾在一场"'减害降焦'——科学还是骗局"的研讨会上阐述，卷烟"减害降焦"研究，对中药卷烟安全性评价的结果的分析，不能得出低焦油卷烟、中药卷烟对人健康危险降低的结论。

3. 实际焦油量比烟盒上的标称注高，超出国家标准规定的允许误差

五款卷烟的焦油实际焦油含量均高于标注值，而"承接了五叶神中式卷烟技术精髓"的低焦油卷烟——双喜（典藏五叶神）更是比标注值（5mg）高了 2.9mg/ 支，达到了 7.9mg/ 支，不符合国标规定的该款卷烟焦油允差 ±2mg/ 支的要求。（图 2）

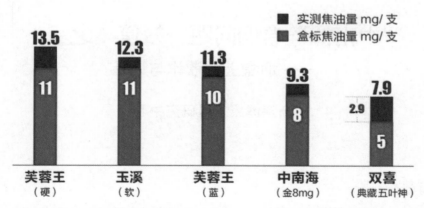

图 2 五款卷烟的焦油

二、专家怎么说

国际防痨和肺部疾病联合会高级项目官员甘泉博士对《消费者报道》记者说。这个测试方法无法完全模拟人体吸烟的情况。所谓的"低焦油卷烟",降低的只是单支卷烟在使用吸烟机测量时的含量。这个测试方法无法完全模拟人体吸烟的情况,实际上,人吸入体内的焦油量远高于这个数值。

中国疾病预防控制中心副主任杨功焕接受《消费者报道》记者采访时说,国际上对"低焦油卷烟"进行了 40 多项独立的大规模的人体研究,无一例外地证明了,卷烟"减害降焦",不能减少吸烟者整体患病风险。[2]

三、管理部门怎么说

对于"低焦油卷烟""中草药卷烟"危害是否更低,中国烟草总局科教司质检处一位闫姓负责人对消费者报记者表示"不清楚",而几家烟草公司均未做出正面回应。事实上,"降焦减害"已是国际公认的骗局,但面对质疑和指责,中国烟草业一再保持沉默。不过,那些曾号称"减害降焦"的产品,关于"减害"表述已被悄然删去。

国际公认的"减害降焦"骗局在中国摇身一变,冠冕堂皇地成为"卷烟上水平"、发展"中式卷烟"的核心技术。烟草公司在利益的驱使下,"消费者利益至上"也就自然而然地成了一句空话。

信息来源

【1】中南海卷烟致癌物"爆表",冀浩,消费者报道,2015 年 3 期。

【2】陈丽杨,双喜(典藏五叶神)焦油含量超标称不符合国标,广西质量监督导报,2015 年第 3 期。

"中南海"卷烟问题一箩筐（之三）

——烟盒上的欺诈与诡计

新探健康发展研究中心

一、背景

烟草业利用烟草包装进行"低焦减害"的广告宣传，通过标注低焦油和尼古丁水平的醒目标签来消解人们对其健康风险的警觉，以扩大卷烟销售。为了揭露烟草业在烟盒上的"低焦油"骗局，消除一切淡化烟害的误导，2016年新探健康发展研究中心联合北京汇智泰康医药技术有限公司、中国疾病预防控制中心环境与健康相关产品安全所对一直高呼"科技降焦减害"的"中南海"品牌不同焦油含量的卷烟进行了"不同吸烟模式下，卷烟危害物吸入量的相关性研究"。通过近6000个实验数据有力地揭示烟盒上"低焦油的骗局"。

二、实验设计

（一）为何选用"中南海"品牌卷烟？

"中南海"品牌卷烟，多年来一直高呼"科技降焦减害"，通过低焦油策略进行营销，其销量在市场上遥遥领先。1998年，10mg中南海卷烟在国家烟草专卖局组织的技术创新大会上，被评为行业科技进步二等奖，被称为"中国第一支最低焦油含量产品"；2001年"低焦油中南海"卷烟被评为全国烟草行业名优卷烟。烟草业称"中南海"卷烟在低焦油市场具有"标杆"作用，本次实验特意选取该品牌以加强实验的说服力。

（二）为何选取每支卷烟含1mg、3mg、5mg、8mg、10mg、11mg焦油这几种不同规格的卷烟？

本次实验的卷烟样品根据烟盒上标注的焦油含量可以分为两种：

1. "低焦油卷烟"

每支含1mg、3mg、5mg、8mg四个焦油含量的卷烟被烟草业定位属于"低焦油卷烟"，基本覆盖了"中南海"不同焦油含量的档位。实验选取了"中南海"品牌四个不同低焦油档位中最受消费者欢迎的四个产品，这四种产品的卷烟滤嘴上，都进行了激光打孔。

2. "普通卷烟"

10mg和11mg两个焦油含量的卷烟属于"普通卷烟"，均未打孔。

（三）为何在实验中分别采取了加拿大深度抽吸法和淘汰ISO滤片抽吸法这两种不同的抽吸模式？

目前我国烟草业采用的测定卷烟中有害物质的抽吸方法是已被国际淘汰的ISO滤片抽

吸法（以下简称 ISO 滤片抽吸法），烟盒上标注的焦油、尼古丁和一氧化碳含量均使用此法得出。该方法中，吸烟机（用于模拟人体吸烟情况的机器）每吸两口烟的时间间隔是 60 秒，每一口吸入的烟气体积是 35 毫升。

美国烟草公司上世纪六七十年代内部文件曝光：由于吸低焦油卷烟造成的补偿效应，人的吸烟行为吸入的有害物的量远高于 ISO 滤片抽吸法测出来的量。世界卫生组织烟草制品管制科学咨询委员会指出：烟草业使用的 ISO 滤片抽吸法存在严重缺陷，与吸烟者实际的抽吸行为存在一定差异，不能准确反映吸烟者实际的烟气暴露情况。

2000 年加拿大废除 ISO 滤片抽吸法，采取深度抽吸法（以下简称深度抽吸模式）：每吸两口烟的时间间隔是 30 秒，每一口吸入的烟气体积是 55 毫升。这种方法通过增大吸入烟气的体积以及缩短吸烟的间隔来尽量模拟真人吸烟情况，该方法目前在国际上得到了广泛应用。

为了尽量模拟真人吸烟情况，本次实验分别采取了加拿大深度抽吸法和淘汰 ISO 滤片法，通过比对两种不同的抽吸模式下烟草危害物的吸入量，揭露我国烟盒包装上低焦油的骗局。

（四）为何在实验中针对"打孔"的低焦油卷烟设置不堵孔、50% 堵孔及 100% 堵孔三种模式？

本次实验中，四个"低焦油"卷烟滤嘴上面有一排或者几排细细的小孔。在用机器测量时，过滤嘴周围的透气孔可以稀释被吸入的烟草烟雾，降低所测得的焦油浓度，但在实际吸烟过程中，由于透气孔被部分或者完全被手指或嘴唇堵住时，透气孔不能真正起到稀释烟草烟雾的作用。所以吸烟者实际摄入的焦油量要高于烟盒上所标注的焦油量。为了尽量模拟真人吸烟情况，本次实验针对"打孔"卷烟设置不堵孔、50% 堵孔及 100% 堵孔三种不同的抽吸模式。

（五）为何选用焦油、尼古丁、一氧化碳、烟草特有亚硝胺及多环芳烃作为指标？

2012 卫计委发布的《中国吸烟危害健康报告》指出：烟草烟雾中有害成分包括 69 种已知致癌物（如一些多环芳烃、烟草特有亚硝胺等），有害气体（一氧化碳等）及具有很强成瘾性的尼古丁。其中尼古丁成瘾是烟草依赖的根本原因，该物质还可对心血管系统造成影响；一氧化碳可影响组织供氧，对机体造成损害，使已患有的心血管疾病症状进一步恶化并影响胎儿发育，甚至造成胎儿死亡；烟草特有亚硝胺具有强致癌性，与肺癌等多种烟草相关癌症的发生有关；多环芳烃是有机物不完全燃烧的产物，烟草烟雾中多种多环芳烃具有致癌性。焦油量一直被烟草业作为衡量烟害大小的重要指标，低焦油等于低危害一直是困惑吸烟者的重大误区。

（六）如何保证实验结果的准确性？

本次实验由新探健康发展研究中心、中国疾病预防控制中心环境与健康相关产品安全所和北京汇智泰康医药技术有限公司合作完成。承担检测的实验室均建立了严格的质量保证体系，通过国家计量认证及国家实验室认可。中国疾病预防控制中心环境与健康相关产品安全所烟草测试实验室是世界卫生组织（WHO）烟草网络实验室，近年来参加 WHO 及美国 CDC 等组织的主流烟雾成分（焦油、苯并 [α] 芘、醛类、VOCs 等）分析方法比对验证及方法修订工作。实验中采用的吸烟机等仪器均为国际国内先进水平。为确保实验结果准确可靠，整个实验过程均采用美国 3R4F 型标准烟及多种质控样进行质量控制，实验中抽吸卷烟的数量达 1840 支，其中标准烟数量就高达 500 支，检测时使用质控样品 140 个。[1][2]

三、实验结果说明了什么？

（一）两种吸烟模式的差距[2][3]

模拟真人吸烟的情况下即使用加拿大深度抽吸法测出的所有以下简称危害物含量均显著高于我国烟草业目前使用的应该淘汰 ISO 滤片抽吸模式。

1. 不同抽吸模式下焦油释放量的对比

在深度抽吸模式下，六种不同焦油含量的卷烟主流烟雾中焦油的浓度是淘汰 ISO 滤片抽吸法的 2.6 ~ 4.4 倍。

烟盒上标注的焦油量为 1mg（用 ISO 滤片抽吸法测得）的"中南海"卷烟，在模拟真人吸烟的情况下（深度抽吸模式）测得的焦油量为 4.4mg/ 支，是烟盒标注量的 4 倍多。

2. 不同抽吸模式下尼古丁释放量的对比

在深度抽吸模式下，六种不同焦油含量的卷烟主流烟雾中尼古丁的浓度是 ISO 滤片法抽吸法测得值的 1.1 ~ 1.7 倍。

标称值注明尼古丁含量为 0.1mg/ 支的（通过 ISO 滤片抽吸法测得）的"中南海"卷烟，在模拟真人吸烟的情况下（深度抽吸模式）测得的尼古丁为 1.7mg/ 支，是 ISO 滤片法的 1.7 倍。

3. 不同抽吸模式下一氧化碳释放量的对比

六种不同一氧化碳含量卷烟，在深度抽吸模式下主流烟雾中一氧化碳的浓度是在 ISO 抽吸模式下测得值的 1.8 ~ 3.1 倍。

标称值注明一氧化碳含量为 2mg/ 支的（通过 ISO 滤片抽吸法测得）的"中南海"品牌卷烟，在模拟真人吸烟的情况下测得的一氧化碳为 6.3mg/ 支，是标称值的 3.1 倍。

4. 不同抽吸模式下致癌物烟草特有亚硝胺（NNN、NNK）释放量的对比

采用 ISO 滤片抽吸法和深度抽吸法分别测量烟盒标注焦油量为 5mg/ 支、10mg/ 支及 11mg/ 支的卷烟烟中亚硝胺 NNN 含量的变化。采用 ISO 滤片抽吸法测量的亚硝胺 NNN 含量介于 153 ~ 541ng/ 支之间，而深度抽吸法测量的亚硝胺 NNN 含量介于 410 ~ 1154ng/ 支之间，深度抽吸法测量的结果是 ISO 滤片抽吸法的 2.0 ~ 2.7 倍。

用 ISO 滤片抽吸法和深度抽吸法分别测量烟盒标注焦油量为 5mg/ 支、10mg/ 支及 11mg/ 支的卷烟中亚硝胺 NNK 含量的变化。采用 ISO 滤片抽吸法测量的亚硝胺 NNK 含量介于 40 ~ 98ng/ 支，而深度抽吸法测量的亚硝胺 NNK 含量介于 108 ~ 189ng/ 支，深度抽吸法测量结果是 ISO 滤片抽吸法的 1.9 ~ 2.7 倍。

5. 不同抽吸模式下多环芳烃释放量的对比

六种不同焦油含量的卷烟，采用 ISO 滤片抽吸法测量的多环芳烃总量含量介于

27.2～60.2ng/支之间，而深度抽吸法测量的多环芳烃总量含量介于89.5～140.6ng/支之间，深度抽吸法测量结果是ISO滤片测量法的2.3～3.3倍。

所有样品中都检出11种多环芳烃：苊烯、芴、菲、蒽、荧蒽、芘、苯并[α]蒽、䓛、苯并[α]荧蒽、苯并[α]芘、萘，其中10种被美国EPA认定为具有致癌性的物质，两种（苯并[α]芘和苯并[α]荧蒽）被美国FDA确认为烟草烟雾的致癌物。多环芳烃总含量范围分别为：26.4～154.9ng/支。

（二）堵孔与否的差别[2][4]

模拟真人吸烟的情况下（使用深度抽吸法），将低焦油卷烟上的小孔半堵或全堵后，测出的所有危害物含量均显著高于我国烟草业目前使用的淘汰ISO滤片抽吸法（也就是烟盒上标注的含量）。

1．不同堵孔状态焦油释放量的对比

四种低焦油卷烟（1mg/支、3mg/支、5mg/支、8mg/支）上的小孔半堵时测得焦油含量为烟盒标注量的3.1～8.7倍；

烟盒上标注的焦油量为1mg的"中南海"卷烟在小孔半堵时测得的焦油含量为标注量的8.7倍；全堵时测得的焦油含量为标注量的22倍；

烟盒上标注的焦油量为3mg的"中南海"品牌卷烟在小孔全堵情况下，测得的焦油量为26.4mg/支，与10mg/支焦油的卷烟（没有打孔）测得的焦油量（26.3mg/支）相当。

2．不同堵孔状态一氧化碳释放量的对比

四种低焦油卷烟（1mg/支、3mg/支、5mg/支、8mg/支）全堵状态下CO释放量显著大于半堵状态；半堵状态的释放量显著大于不堵状态

焦油量标注1mg/支卷烟上标注的一氧化碳值为2mg/支，在模拟真人吸烟且将卷烟上的小孔50%堵住的情况下，测得的一氧化碳值为11.8mg/支，是烟盒标注量的5.9倍.

焦油量标注3mg/支的卷烟上的小孔全堵情况下，测得的一氧化碳量为22.1mg/支，与11mg/支焦油的卷烟（没有打孔）测得的一氧化碳量（23.7mg/支）相当。

3．不同堵孔状态尼古丁释放量的对比

四种低焦油卷烟（1mg/支、3mg/支、5mg/支、8mg/支）都显示出全堵状态尼古丁的释放量大于半堵状态；半堵状态的释放量大于不堵状态。[1]

4．不同堵孔状态烟草特有亚硝胺（NNN和NNK）释放量的对比

四种低焦油卷烟（1mg/支、3mg/支、5mg/支、8mg/支），都显示出全堵状态下NNN和NNK的释放量大于半堵状态；半堵状态的释放量大于不堵状态，而且较低焦油组半堵和全堵状态下NNN和NNK的释放量增加的幅度比较高焦油组更为明显。焦油量标注1mg的卷烟，半堵时测得烟草特有亚硝胺（NNN和NNK）含量都为不堵的1.5倍。[3]

（三）结论

1．中国烟盒上的焦油、尼古丁、一氧化碳的标注值是烟草业使用已被国际否定的ISO滤片抽吸法所测得的数值，这些数值远低于更接近于实际吸烟情况的加拿大深度抽吸法所测得的数值。

2. 烟草业使用淘汰 ISO 滤片抽吸模式所得到的烟气焦油、烟碱（尼古丁）、一氧化碳与致癌物等释放量不能为烟草控制提供充分的科学依据；

3. 烟草业使用淘汰 ISO 滤片抽吸模式所得到的烟气释放量不能反映人类真实的吸烟行为、烟气摄取量及所承受的吸烟风险。

四、专家评论

国际防痨和肺部疾病联合会甘泉博士对低焦油卷烟的发展、工艺及降焦原理进行了介绍并详细分析了低焦油卷烟打孔模式及两种不同的抽吸方法（加拿大深度抽吸法和淘汰 ISO 滤片抽吸法）。他指出：没有哪一种卷烟是安全的。中国烟草业利用与国外烟草业同样的营销策略和工艺，推广"低害低焦"卷烟，通过提高卷烟的吸引力，诱导吸烟或削弱吸烟者戒烟的意愿。其实"低焦油卷烟"在国际上是一个过时的谎言，美国联邦法院早已判处烟草公司作出更正声明，但是中国烟草业却依然用这个噱头欺骗公众，宣传"低焦油＝低危害"的错误观念，这与世界卫生组织《烟草控制框架公约》（以下简称《公约》）要求严重相左。"中南海"卷烟低焦油欺骗只是其中的一个案例。[2]

专家们认为所谓的低焦油卷烟并不能减少吸烟危害，吸烟时人体对有害物质的实际吸入量比吸烟机测得的量更大，其成分也复杂得多，不能仅根据释放量来评估吸烟者的吸入量和健康风险。

《公约》第 11 条《实施准则》要求缔约方不应要求在烟草制品包装盒标签上作出关于烟草成分和释放物定量或定性说明，暗示一种品牌比其他品牌危害更少，例如焦油、尼古丁和一氧化碳数字。中国烟草业通过在烟盒上突出低焦油和尼古丁水平的标签来削减公众对烟草制品健康风险的警觉性，并诱导消费者以扩大卷烟销售，此举对于公众来说无疑是一种赤裸裸的欺骗。

呼吁加快履行《公约》第 11 条，禁止烟草包装上低焦减害的误导宣传。尽快实施图形警示上烟包的政策。加强对新《广告法》的监督，禁止烟草销售终端的低焦减害烟草广告。[5]

信息来源

【1】低焦油卷烟降焦减害？实际吸入焦油量是标注的 4 倍多，千龙网，2016 年 10 月 13 日，http：//www. sohu.com/a/116046875_161623。

【2】警惕烟盒上的低焦油骗局，2016 年 10 月 20 日，人民网，http：//health.people.com.cn/GB/n1/2016/1020/ c398004-28792829.html。

【3】烟盒上标注的焦油含量真实准确吗，中国市场监管报，2016 年 10 月 13 日，http：//www.cicn.com.cn/ zggsb/2016-10/13/cms91595article.shtml。

【4】"中南海"卷烟低焦油被指诱导吸烟 烟气中测出强致癌物，法制日报，2016 年 10 月 11 日，http：// finance.sina.com.cn/consume/2016-10-11/doc-ifxwrhpm2955647.shtml。

【5】LIU Zhe，ZHAI Yongchao 等，低焦油卷烟滤嘴通风孔的不同封堵程度对其主流烟雾成分的影响研究。

【6】一组实验数据显示：低焦油≠低危害，财新网，2016 年 10 月 11 日，http：//china.caixin.com/2016-10- 11/100995357.html。

记一场旷日持久的、没有硝烟的战争
——破除降焦减害的认识误区有那么难!

段梅红　吴宜群

烟草依赖已被世界卫生组织定义为"成瘾性疾病"。在控烟已是全球共识的今天,中国却依然是烟草的生产大国和消费大国。而在成就这一"业绩"的诸多"贡献"中,烟草企业宣扬的"降焦减害"无疑"功不可没"!

在吸烟危害逐渐被公众认识的时候,烟草业从自身利益出发,试图通过所谓"有害"至"有益"的转变来混淆视听,使政府、吸烟者和其他民众对吸烟有害健康产生误解。烟草业打出"中式卷烟"的旗号,以"高香气,低焦油,低危害"为号召,并将这一口号上升为所谓"国家利益至上,消费者利益至上"的所谓"行业价值观"。

一、烟草业"降焦减害"的行动纲领

2006 年 8 月由经济科学出版社出版的《WHO〈烟草控制框架公约〉对案及对中国烟草影响对策研究》(以下简称《双对》)中[1],烟草业反复重申:

> "要充分发掘和利用我国丰富的中医药资源,研究、探索和完善新的生产工艺和配方技术,生产出能够缓解某些疾病的、被消费者所接受的低危害卷烟产品。"
>
> "中国烟草业应勇于承担社会责任……积极研究开发卷烟降焦减害技术,为消费者提供优质低害安全的卷烟产品,积极有效地解决'吸烟与健康'的矛盾。"
>
> "加大对烟草和卷烟烟气中有害成分的研究力度,提高吸食安全性,降低对人体的危害,将烟草对健康的危害降至最小,有可能的话将烟草有害健康变为烟草有益健康……"
>
> "我们希望有一天科学能够把'吸烟有害健康'变成'吸烟有益健康',果能如此,将是全人类之大幸!"

中国烟草业为了行业利益,不断编织"吸烟无害"的幻梦,并不断以所谓"低焦油卷烟""中草药卷烟""生态卷烟"等虚假宣传,模糊使用烟草的危害,迷惑公众认知。

二、烟草业的"降焦"行动

(一)什么是卷烟的焦油?

焦油是卷烟燃烧后,吸烟机膜片上的截留物减去尼古丁和水分后的重量。这绝不是烟草燃烧后的全部有害物。中国所谓"低焦油"卷烟，就是烟草公司使用国际上已经被淘汰的 ISO 剑桥滤片抽吸法，把测得的数值标注在烟盒上。

（二）什么是低焦油卷烟？

中国规定 8mg/ 支以下的为低焦油卷烟。

我国低焦油烟草的产量从上世纪三四十年代开始就一直保持着持续上升的趋势。烟草行业内公开数据显示，1983 ~ 2008 年，中国卷烟的焦油量由 27.27 毫克 / 支降至 12.7 毫克 / 支[2]。2010 年国家局印发《烟草行业"卷烟上水平"总体规划》，提出积极实施降焦减害战略。2012 年，国家局再次发文，要求从 2013 年 1 月 1 日起，盒标焦油量在 11 毫克 / 支以上的卷烟产品不得在境内市场销售。[2]

（三）烟草业利用一切机会扩大"降焦减害"的影响

降低卷烟焦油含量是烟草业的救命稻草。烟草业一再利用公众对健康的关注，炮制出各种"低焦油"卷烟，以推销其致命性产品。利用烟盒包装：将大而醒目的、中英文焦油含量放在烟包正、反面的主要位置，意在误导吸烟者选择更低焦油的卷烟。

利用室内外的直接或间接烟草广告，使用"生物技术""微分子技术""综合降焦技术""中草药添加技术""纳米 1+1 技术"等含糊的词语，显示所谓的"科技含量"，宣传所谓"减害降焦"的成果，将其标为低焦油和尼古丁含量的卷烟来进行营销，打消消费者的顾虑，鼓励为健康担忧的吸烟者转吸低焦油卷烟，而不是戒烟。

烟草业还举办大型研讨会，促销会宣传低焦油减害。

悬挂科普基地匾牌的国家烟草博物馆鼓吹"降焦减害""科学技术"，在展馆内大量展示近年来中国烟草业研究和推广"降焦减害技术的成果"，包括增香保润、中草药添加等技术。将"降焦减害"学术带头人谢剑平捧上了中国工程院院士的宝座。

三、从"降焦减害"到"减害降焦"

（一）黔驴技穷——"减害降焦"

近几年，中国烟草业已悄悄把"降焦减害"的口号改为"减害降焦"。随着焦油量的大幅度降低，烟叶原有的香气势必受到影响。为了留住吸烟者，他们只是悄悄把四个字作了颠倒，变成"减害降焦"，这个词序的变化表明了一种策略的改变。

烟草业提出："要充分发掘和利用我国丰富的中医药资源，研究、探索和完善新的生产工艺和配方技术，生产出能够缓解某些疾病的、被消费者所接受的低危害卷烟产品。"

烟草业利用国人进补的风习，往卷烟烟丝和卷烟包装物上添加各种中草药的提取物，妄称可以平喘祛痰、镇咳清咽、软化血管、降低血脂、防病防疫、滋阴壮阳，简直无所不能。

（二）忘乎所以——"卷烟加香"居然申报科技奖

在 2012 年，由五家烟草专卖局报送的"中式卷烟特征理论体系构建及应用"项目参评国家科技奖的理由中有这样一条："该项目在中式卷烟风格特征评价及聚类研究、影响卷烟感官舒适度的关键化学组分剖析及调控、卷烟系统化调香等关键技术方面有重大突破和创新"。[3]简言之，就是应用了这项技术后，烟民抽烟更舒服了。虽然在科学家的质疑下，在舆论的强大压力下，在该项目公示的最后一天，申报者灰溜溜地撤走了参评项目，但是他们千方百计提高卷烟可吸性的"贼心"并未改变。

（三）烟草业是如何增加卷烟的吸引力的

1. 添加各种香料

但来自烟草业的资料显示，目前3000多种天然香料和7000多种合成香料共同构成了烟用添加剂——调味剂、增香剂、保润剂、防霉剂、助燃剂的选择范围，比如中草药添加剂中的神农提取液、冬虫夏草、人参，生物添加剂中的酶、血红素等。[4]

2. 吸引年轻人的爆珠卷烟来势凶猛

为了开拓个性和香型的创意空间，烟企还为烟民"奉献"了80多款爆珠产品。2017年，爆珠卷烟销量34.9万箱，同比增长429%。烟草公司大喜过望，将之列为产品创新的典范。

所谓"爆珠"，即烟草过滤嘴内带有的一颗液体小胶珠，吸烟者可在吸食中将其捏爆，然后"一支烟享两种甚至多种吮吸体验"。

爆珠卷烟的核心消费群体被锁定为18岁至35岁的年轻人，文化程度较高，消费能力较强。烟草公司更是加大了在上述场所的宣传力度，强化"爆珠"卷烟口感、时尚等特性，以争取更多年轻人使用。[5]

不仅如此，烟草公司在网络上也掀起了一轮"爆珠攻势"，其声量甚至盖过"抽烟"。这足见"爆珠"已是多么火爆。据统计，目前很少还有没有参与进来的烟草企业。它们开发出的口味之多超过想象：咖啡爆珠、酒香爆珠、花香爆珠、陈皮爆珠、罗汉果爆珠、人参爆珠等。有人总结说，只有烟民想不到的口味，没有企业做不了的"爆珠"。

这正是烟草业期待的局面。

通过加香、提高口感等方法来诱导消费者，把烟草产品用"糖衣"包裹起来，以其香气和保健的无稽宣传来增加卷烟吸引力，为消费者埋下更大的健康隐患。因为这种添加只为满足感官需要，其使用、组合带有极大的随意性，至今没有部门为其监管，而它们在燃烧中会发生怎样的反应？在同时又与数百种有害物存在的烟气混合后是否会生出新的有害物质？一切都是未知。无疑这给消费者带来极大的健康隐患。

以上种种，何曾体现"低危害"？又哪里在"减害"？给予烟民的只是"加害"！

四、为什么低焦油不等于低危害

1. "焦油含量"本就不能作为评价卷烟危害性的指标。

就连"烟草院士"谢剑平也承认焦油含量的高低不能作为卷烟危害性评价指标。焦油中只含有卷烟中0.6%的有害物质。[6]烟草中的多种有毒物和致癌物不能被捕集计算为焦油量。焦油中绝大部分成分不具有生物活性。焦油的生物活性是指将焦油作用于生物活体，其致癌、致畸、致突变的情况。低焦油量并不总意味着焦油致突变性的减少，所以，焦油量的变化不能真实反映烟草燃烧后有害成分释放量的变化。[7]

2. 低焦油卷烟会导致吸烟行为发生改变，可使实际焦油吸入量不降反升。

尼古丁是烟草中的成瘾物质，焦油量降低后，尼古丁也会随之降低，通俗地说就是烟抽得不过瘾了。为维持一定水平的尼古丁量，吸烟者通过主动调整吸烟行为以补偿尼古丁摄入的不足。这种补偿效应产生的后果：增加每口吸烟量；增加抽吸口数和频度；加深吸烟深度（更深地吸入肺部，促使肺腺癌发病机会增加）；增加每天的吸烟支数。实际上吸烟者吸入的焦油量并未减低。

"如果一支卷烟输送的尼古丁低于吸烟者希望的量，他会潜意识地调整吸每口烟的量和吸烟频率，以获得和维持他每小时和每天对尼古丁的需要。"雷诺烟草公司研究部助理研究总监 Claude Teague 于 1973 年道出的这句真言恰好诠释了我国卷烟广告所宣称的"深深吸才有意思"。

3. 低焦油卷烟所采用的测试卷烟焦油的方法（ISO 剑桥滤片法）已被废弃。

吸烟机诞生于 20 世纪 30 年代，由国际标准化组织推出，被称为"ISO 剑桥滤片法"，20 世纪 60 年代被美国联邦贸易委员会允许应用，也是上世纪欧美烟草企业研制并推广低焦油卷烟的"法宝"。

为了"降焦"，欧美烟草公司在卷烟的过滤嘴上打出一圈至几圈透气孔。吸烟机抽烟时，一部分空气从透气孔进入吸烟机，导致吸烟机从卷烟燃烧端吸入的烟气被稀释，进而降低其测出的焦油、尼古丁和一氧化碳含量。但在实际吸烟过程中，由于透气孔被部分或者完全被吸烟者的手指或嘴唇堵住时，透气孔不能真正起到稀释烟草烟雾的作用。所以吸烟者实际摄入的焦油量要高于烟盒上所标注的焦油量。[8] 因此，从机器所产生烟雾中提取的卷烟释放物的数据不能作为（也不是）人类接触的有效剂量。

"烟草院士"谢剑平也承认："……这些评价都是基于吸烟机按照国际标准化组织（ISO）标准规定的抽吸体积、频率、间隔时间、抽吸深度等条件下抽吸得到的结果，与吸烟者实际的抽吸行为存在一定差异，不能准确反映吸烟者实际的烟气暴露情况。"[6]

近 50 年的研究成果已经明确证明使用"剑桥滤片法"会严重低估所谓"低焦油卷烟"危害物的释放量，美国联邦贸易委员会于 2008 年决定不再使用"ISO 剑桥滤片法"作为测量卷烟中焦油和尼古丁的实际含量的标准方法。[9]

其实早在 1977 年，世界第一大烟草公司美国菲利普·莫里斯公司的一份研究报告就已明确：烟民实际的焦油和尼古丁摄入量要比吸烟机器检测的数据高出 3 倍！[10] 之后，加拿大、美国等国家先后废除了"ISO 剑桥滤片法"。然而，至今，这种已被淘汰的剑桥滤片法却是"烟草院士"降焦减害理论中最主要的研究设备，如此得出"低焦油低危害"岂不荒唐？！

4. 烟气中的多种毒物和致癌物并不随焦油量的下降而减少。

研究证实，烟气中多种毒物和致癌物并不随焦油量下降而减少。如卷烟中的一种人类一级致癌物——烟草特有亚硝胺与卷烟焦油之间基本不存在相关关系，甚至出现负相关，即卷烟焦油量降低了，烟草特有亚硝胺含量反而增加了。[6]

烟草中有害物数量惊人，至少包括了 69 种致癌物、数百种有害物。烟草燃烧是一个极为复杂的化学反应过程，由于无法控制这些反应过程，自然也就无法控制有害成分的产生，即使降低了焦油含量，有害物质也不会因此减少。[11]

5. 降焦非但不能减害，甚至适得其反，为了弥补降焦后卷烟的可吸食性，多种添加剂的大量使用带来了潜在的健康风险。

为了不失去卷烟消费者，增加低焦油卷烟的可吸食性，烟草业在"降焦"卷烟中添加各种香料"调香"及多种中草药来"减害"，但这样制造出来的卷烟，除了因其香气和中草药保健、治病作用夸大的宣传增加了卷烟吸引力以外，仍旧丝毫没有降低吸烟的危害，甚至隐伏下更大的健康风险。因为他们根本没有做、也说不清这些添加物同烟草中含有的几千种化学物在燃烧中究竟会释放出什么新的化合物，这些新的化学物对人体究竟会产生什么影响。

6. 来自公共卫生研究的证据表明随着卷烟焦油量的降低，烟草相关疾病的风险并有没有随之下降。

在世界控烟呼声越来越高涨的压力下，烟草业为了维护其商业利益，不断改进卷烟设计和加工工艺，使卷烟的焦油量在 50 多年间降低了近 60%，但大量的流行病学调查表明，烟草相关疾病的风险并未随焦油量的降低而减少。[12]

1）"英国医生吸烟与肺癌"研究发现，1971～1991 年间英国烟草焦油量大幅降低，在此期间全国男性的肺癌死亡率呈下降趋势，但男性吸烟者的肺癌死亡率却上升了。[13]

2）2004 年，美国国家癌症研究中心发布了一项针对烟草与健康风险的研究：在 6 年时间里，他们跟踪观察了 94 万名年龄在 30～36 岁之间的吸烟者，根据吸烟者卷烟焦油含量不同，分为极低焦油（每支 7mg）、低焦油（8～14mg）和中等焦油（15～21mg）三组，6 年后发现，三组吸烟人群死于肺癌的风险没有差别。[14]

3）据美联邦通商委员会和马萨诸塞州卫生部等发表的研究资料显示，由于低焦油香烟使烟雾吸入肺的深部，因此吸烟者反而比过去吸入更多的焦油、尼古丁及其他致癌物质，所以降焦并不能减少罹患烟草相关疾病的风险。

4）我国的研究和其他国家的研究结果高度一致。2009 年的一项研究，检测吸食中草药卷烟和普通卷烟的人的尿液样本中的尼古丁的代谢产物——可替宁和致癌物多环芳烃类等代谢产物，结果表明，中草药卷烟的致癌性及成瘾性和普通卷烟没有区别。[15] 研究结论和其他国家的研究结果高度一致，提供了"降焦"不能"减害"的新证据。

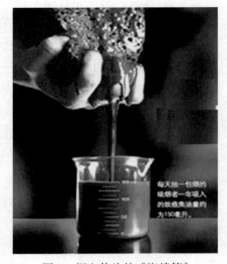

5）2010 年在上海进行的更大规模人群的研究表明，吸烟者尿液中发现的尼古丁代谢物和致癌物含量没有因为所吸卷烟的焦油含量而有所不同，倒是烟草特有亚硝胺的代谢物 NNAL 含量不降反升。[16]

降焦不能减害，所以我们要质疑这名噪一时的控烟广告？（图 1）2009 年从国外引进的，曾被评为优秀控烟宣传片的《海绵篇》也因为将"焦油"看作烟草烟雾中的主要致癌物，来宣传烟草危害而受到质疑。

图 1　烟宣传片的《海绵篇》

五、烟草业的所谓"降焦减害"和"减害降焦"误导且违法

（一）善良的人们上当了

如果说有什么是让控烟人士最痛心的，那莫过于，经过烟草业多年的"不懈努力"，"降焦减害""低焦油等于低危害"等错误认识已成为中国社会的主流认识。

从 2006 到 2015 年，经十年发展，中国仍有近一半的公众并不清楚低焦油卷烟的真正危害。

2006 年，国际烟草控制政策评估研究（ITC）在中国 7 个城市所做的基线调查显示，68.8% 的吸烟者认为低焦油卷烟危害较小。

2008 年 3 月网络调查显示，近 70% 的购烟者倾向选择低焦油卷烟，57% 的人认为低焦油卷烟比普通卷烟对健康的危害较小，41.7% 的人认为低焦油卷烟能减少吸烟者患癌症的风险，甚至 25.2% 的人认为低焦油有助于戒烟。

2011 年全球成人吸烟调查中，对"低焦油是否低危害"这一问题，35.8% 的人表示认同，50.2% 的人"不知道"，在医务人员、教师和具有高教育水平的人群中存在错误认识的比例甚至更高。

2014 年，国际烟草控制政策评估研究调查发现，在 14 个国家中，中国人认为"低焦油卷烟危害小"的比例最高。

2015 中国成人烟草调查报告显示，仍有近一半的公众不清楚低焦油的真正危害。"低焦油，再低一点，多一点关爱"，这样"温馨"的宣传口径在烟草界不胜枚举。

对烟草危害的知晓率低，已成为中国控烟的最大障碍之一。广大消费者并不知道，卷烟中的"添加"行为早已被许多发达国家严厉禁止。

美国从 2009 年 9 月 22 日起即规定，卷烟或其组成成分中不能包含除薄荷和烟草以外的任何人造或天然香料、任何香草或香料，并于同年签署颁布了《家庭吸烟预防与烟草控制法案》，规定"对烟草产品实行严密监控，生产商和进口商必须向政府提交有关烟草产品的成分及添加剂的情况"，"禁止在卷烟中添加糖、水果以及香料等"

2010 年加拿大修订的《烟草法》规定："禁止在卷烟中添加特定添加剂和香料。"以阻止烟草企业干扰控烟的企图。

加拿大 2009 年重新修订《烟草法》，规定从 2010 年 7 月 5 日起禁止销售含有特定添加剂（包括大部分香料）的香烟、小雪茄和简单包装烟；总部设在法国斯特拉斯堡的欧洲议会环境、公共卫生和食品安全委员会 2014 年通过立法草案，禁止在烟草生产中使用香料；巴西、土耳其等许多国家也都有较为完善的针对性管理措施。

2015 年 9 月 15 日，美国 FDA 责令雷诺烟草停售旗下 4 种设有爆珠的卷烟品牌。就是这家公司曾这样强调烟草添加剂的重要性："对烟草商而言，如何制造出与众不同的香烟，添加剂使用是关键所在。"

由于烟草业的"减害"的广告和促销，由于研究、开发所谓"减害"创新产品的专家有着中国工程院院士的头衔，有着科技部颁发的成果奖。消费者认为"降焦减害"为自己

"有害健康"的吸烟行为带来了"福祉"。而这"福祉"的背后却是满满的误导和侵害。

（二）烟草业赚得满盆满钵

将 2012 年与 2002 年相比，全球卷烟销量（不含中国）下降了 10%，但我国反而增加了 41.48%，烟草业利润更从 1450 亿元猛增到 8649.39 亿元。

因为"减害"，低焦油卷烟的销售情况真是火到爆。以"五叶神"为例，据烟草专卖总局的统计，2010 年上半年是 87.5 万箱，下半年低焦油烟草销售量达到上百万箱，2011 年增加到 300 多万箱，2012 年径直达到近 1300 万箱。

（三）"卷烟乱添加"严重损害了消费者的合法权益

《中华人民共和国消费者权益保护法》赋予消费者九大权利，其中第一是安全权，第二是知情权，第三是自主选择权。既然卷烟是商品，那么消费者当然享有上述权利。然而，烟草企业没有告知，安全权、知情权无从谈起。如果说消费者对于"添加"是"无知无畏"，那么也是在烟草业有意隐匿信息的情况下去选择消费的，此举如同要挟健康，"自主选择权"亦被愚弄。

所以，烟草业大力宣扬的"降焦减害"不仅严重误导了消费者，更严重侵害了消费者的合法权益！

（四）"降焦减害"严重违反世界卫生组织《烟草控制框架公约》

"减害降焦"明显与《烟草控制框架公约》第九、十条关于烟草制品成分管制和烟草制品披露的规定相悖。第九、十条的《实施准则》明确规定：各缔约方应当"以禁止或限制的方式来管制可能用于提高烟草制品可口性的成分"；"禁止在烟草制品中使用可能让人感到有健康效益的成分"；"禁止在烟草制品中使用兴奋性化合物等与能量和活力有关的成分"。

中国烟草业在烟草制品中增加添加剂和改善口感，都可能诱使未吸烟的年轻女性和青少年吸烟，让吸烟的人继续吸烟，从而增加烟草销量，应视为是对《公约》的对抗和干扰。

人们不禁要问，在强大的草业面前，科学显得那么无奈！我们可以看到这场没有硝烟的战斗还在继续。尽管艰难，相信科学一定会战胜谬误！

这个由烟草界炮制的披着科学外衣的骗局该终结了！

信息来源

【1】周瑞珍，程永照，WHO〈烟草控制框架公约〉对案及对中国烟草影响对策研究，经济科学出版社，2006 年 8 月。

【2】双喜烟焦油含量超标称 不符合国标，网易财经综合，2015 年 2 月 2 日，http: //money.163.com/15/0202/11/AHEOPJMS002526O3.html。

【3】国家科学技术奖励工作办公室公告（第 67 号），http: //www.nosta.gov.cn/web/detail1.aspx?menuID=25&contentID=869。

【4】香烟添加剂，百度词条，https://baike.baidu.com/item/ 香烟添加剂 /896557。

【5】"烟草创新"令健康组织担忧，中国青年报中青在线，2019 年 1 月 21 日，https://baijiahao.baidu.com/s?id=1623309797040723880&wfr=spider&for=pc。

【6】谢剑平主编，卷烟危害性评价，化学工业出版社，2009 年 9 月。

【7】刘宝法等，不同类型烟草焦油致突变性的研究，中国烟草，1996（3）：15～21。

【8】National Cancer Institute. Risks Associated with Smoking Cigarettes with Low Machine-Measured Yields of Tar and Nicotine. Smoking and Tobacco Control Monograph No. 13. Bethesda, MD：U.S. Department of Health and Human Services，National Institutes of Health，National Cancer Institute；2001.

【9】National Cancer Institute. Risks associated with smoking cigarette with low machinemeasured yields of tar and nicotine. Smoking and Tobacco Control Monographno. 13. Bethesda, MD：National Cancer Institute；2001 October Contract No.：NIH Pub. No. 02-5074. p.199，13，39，166，13-35，Available from http：// dccps.nci.nih.gov/tcrb/monographs/13/m13_5. pdf.

【10】低焦油"骗局，南方周末，2008 年 04 月 10 日。

【11】中华人民共和国卫生部，中国吸烟危害健康报告，人民卫生出版社，2012 年 5 月。

【12】Thun MJ，Burns DM. Health impact of "reduce dyield" cigarettes：acritical assessment of the epidemiological evidence. Tobacco Control. 2001；10 Supp ll：i4-11.

【13】Jeffrey E Harris，etc. Cigarette tar yields in relation to mortality from lung cancer in the cancer prevention study II prospective cohort，1982-8；BMJ 2004；328：72（10 January）.

【14】甘泉等，Chinese "Herbal" Cigarettes Are as Carcinogenic andAddictive as Regular Cigarettes, Cancer Epidemiol Biomarkers Prev 2009；18（12）. December 2009.

【15】甘泉等，Chinese 'low-tar' cigarettes do not deliver lower levels of nicotine and carcinogens, Tob Control published online May 27，2010.

【16】美法官判烟草商打广告 "认错"，新华网，2012 年 11 月 29 日，http：//news.163.com/12/1129/10/8HFIT D9700014JB5.html。

低焦油 ≠ 低危害

——记一场揭示重大误区的斗争历程

新探健康发展研究中心

编者按：在过去 50 年中，美国卷烟制造业宣布：经机器测定，焦油含量已下降了 60%。其他有些国家的烟草业也宣告了类似的变化。由此，一些文章开始宣称，低焦油的卷烟产品，会大大减少吸烟的危害。

在普及推广低焦油卷烟产品的几十年中，随着研究的深入，各国科学界对于低焦油卷烟产品的态度发生了重大改变：从最初的热衷，到逐渐降温，再到反对这种所谓"低焦减害"论调的传播。现在许多国家态度非常强硬，明令禁止在卷烟产品上标明低焦油等字样，并把这种描述看作是引诱人们吸烟的销售手段，而并非科学的传播。

但是，时至 90 年代，中国烟草业却逆潮流而动，捡起所谓"降焦减害"的旧旗，粉墨登场，欺骗不知真相的吸烟民众。

随着时间推移，让我们看一下，中国烟草业如何置"低焦油 ≠ 低危害"这一科学论断于不顾，步国际烟草业的后尘，隐瞒早就心知肚明的"低焦油并非低危害"的事实，继续以所谓"降焦减害""减害降焦"欺骗和诱惑更多不明就里的中国吸烟者。

从这份大事记中，读者可以看到国际控烟组织的长期努力，可以看到我国控烟人士面对中国烟草业强劲的传播攻势，如何在顽强地、持续地揭示真相，告诫民众切勿上当。

目前，尽管国际上"低焦低害"的谎言早已偃旗息鼓，但在中国，由于烟草业的欺骗宣传，这一谎言仍旧甚嚣尘上。

为了不致过于冗长，这份大事记本着尊重事实、尊重科学的精神，删繁就简，突出重点，以我们直接参与的事件为主，择要介绍中国控烟界是如何依据确凿的科学事实，持续揭露中国烟草业所谓"低焦低害"的欺骗。希望能够让广大公众本着尊重科学的精神，认清事实，不受所谓"低焦低害"欺骗宣传的迷惑，远离烟草，维护自己的健康。

1991 年

● 1971～1991 年间英国烟草的焦油量大幅度降低，在此期间全国男性的肺癌死亡率呈下降趋势，但是男性吸烟者的肺癌死亡率却在上升，说明烟草危害有增无减。

● 从 1980 年到 1997 年，在许多欧洲国家中，肺腺癌发病率在男性中增加了 50% 以上，在女性中的发病率则增加了一倍多。肺腺癌是目前美国和许多西欧国家确诊肺癌中最常见的一种癌症。流行病学证明了低焦油卷烟亚硝胺含量高和吸食者需深吸是肺腺增多的原因

1998 年

1976 年，全球第一支焦油含量低于 16 毫克 / 支的低焦油卷烟正式问世，22 年后的 1998 年，10 毫克 / 支中南海卷烟在国家烟草专卖局组织的技术创新大会上，被评为行业科技进步二等奖，称为"中国第一支最低焦油含量产品"。

1999 年

1999 年 9 月，美国司法部以政府名义指控美国的菲利普·莫里斯公司等烟草业巨头在"低焦油""淡味"卷烟上欺骗公众。

2001 年

2001 年 11 月，美国国立癌症研究所发表了关于淡味 / 低焦油营销影响的综合报告。报告认为：虽然卷烟的设计降低了吸烟机器测得的焦油和尼古丁的量，但机器测试指标并不能准确地反映吸烟者实际接受的焦油和尼古丁量，同时吸烟者为了获得同样多的尼古丁，会改变吸烟方式。报告得出结论："卷烟设计和制造的变化没有给公共卫生带来益处。'淡味'和'低焦油'卷烟并不比其他卷烟危害小。"[1]

2002 年

烟草业的技术人员在《中国烟草科学》发表文章，探讨烟气焦油与卷烟安全性的问题。作者认为，降焦与保香技术已成为目前制约低焦油卷烟发展的关键。焦油中的有害成分仅占 0.6%。作者提出了几个问题：提高卷烟安全性是否一定要大幅度降低焦油？焦油量低的卷烟是否一定安全？即低焦油卷烟烟气中的有害物质是否也同样低。文章指出。吸烟者实际吸烟情况之间的差异对所摄入的焦油及其中的有害物质的影响，亦应该引起重视。[2]

2003 年

● 2003 年通过的，已在 174 个国家内生效的世界卫生组织《烟草控制框架公约》（以下简称《公约》）诞生。《公约》第 11 条精神：烟草制品包装和标签不得以任何虚假、误导、欺骗或可能对其特性、健康影响、危害或释放物产生错误印象的手段推销一种烟草制品，包括直接或间接产生某一烟草制品比其他烟草制品危害小的虚假印象的任何词语、描述、商标、图形或任何其他标志。其可包括"低焦油""淡味""超淡味"或"柔和"等词语，标识为"淡味"和"低焦油"的卷烟没有实质性地降低吸烟者的患病风险。

- 2003 年，WHO 烟草制品管制科学咨询委员会（SACTob）申明：包括焦油、尼古丁和一氧化碳数字分级有误导性，不应予以显示。应禁止所有误导性的对健康和暴露的说明。禁止的词语应包括"淡味"、"极淡味"、"柔和"和"低焦油"等传递该制品提供健康益处的印象的名称、商标、图像和其它手段。
- 2003 年 9 月份生效的欧盟指令规定，不允许在烟盒上使用"温和""柔和""淡味"词语。

2004 年

- 2004 年 6 月份，美国有 10 个州的司法部门对以较安全卷烟或低致癌卷烟等进行宣传的烟草制品进行审查。要求卷烟制造商提供科学证据以支持这些产品确实比一般卷烟对健康的危害性较少。
- 2004 年，美国癌症协会发布了一项针对烟草与健康风险的研究。在 6 年时间里，他们跟踪观察了 94 万名年龄在 30～36 岁之间的吸烟者（36.4 万名男性和 57.6 万名女性），根据吸烟者卷烟焦油含量不同，分为极低焦油（每支 7 毫克）、低焦油（8～14 毫克）和中等焦油（15～21 毫克）三组，6 年后，发现三组吸烟人群死于肺癌的风险没有差别。[3]
- 2004 年烟草业的第一位院士朱尊权提出"降焦只是手段，而减害才是我们真正的目的"，为了保持香味，在降焦达到一定程度时，加大对卷烟有害成分进行选择性降低，使"减害"的目标更为明确。建议今后科研方针可否改"降焦减害"为"减害降焦"，这样更科学也更实际。

从此之后，这个建议得到全行业的认可。中国烟草行业的降焦工程逐步为"减害降焦"这个名词取代，成为了卷烟发展的主基调。[4]

- 国家烟草专卖局姜成康局长 2004 年 7 月在全国烟草专卖局长、公司总经理座谈会上指出："在推进降焦减害的同时，要保持卷烟特有香气，提高香气质、香气量。降焦减害从技术上并非很难，关键在于焦油和有害成分降下来后香气能否保持，卷烟其特有风格、特征是否存在，否则消费者就不会接受。"[5]
- "五叶神"在选用谢剑平发明的"神农萃取液"并广泛宣传后，从 1999 年至 2004 年的五年间，销量从 1000 箱增至 13 万箱。自 1999 年以来，累计销量逾 200 万大箱，合 1000 亿支，被称为"创造了一个工业神话"。[6]
- 2004 年，Hecht 等人检测了吸高、中、低焦油卷烟的三组人尿液中烟草特有亚硝胺（NNK）的代谢物总 NNAL 和致癌物质多环芳烃（PAHs）的代谢物 1-HOP 的含量，发现总 NNAL 和 1-HOP 在这三组人群的分布没有统计学差别，由此推断低焦油卷烟对人体的危害没有降低，这与流行病学的研究结论是一致的。[7]

2005 年

中国烟草专卖局为全行业确定了 2005 年实现卷烟焦油量平均值约 12mg/ 支的目标。

2006 年

- 2006 年 8 月 17 日，美国联邦法院裁决：烟草业为了使人们继续吸烟并保持烟草公司的收益，将"低焦油"卷烟错误地宣传为低害卷烟。不允许美国烟草公司在美国国内和世界上任何其他国家用"淡味""低焦油"等概念与词汇对卷烟进行虚假宣传。还要求各大烟草公司在美国主要媒体和自己的网站上发布澄清广告，以弥补多年来"蓄意欺瞒消费者"的罪行。

- 中国烟草行业科学发展计划 2006～2020："到 2010 年卷烟烟气主要有害成分明显降低、卷烟平均焦油量降至 12mg/ 支以下；到 2020 年国产低焦油卷烟比例达到 20% 以上，减害技术水平居世界同业领先地位。降低卷烟危害性是烟草行业应对 WTO 和 WHO 挑战，提高中式卷烟核心竞争力的有效措施。

- 国务院副总理曾培炎考察黄鹤楼科技园时明确指出"关于下一步的发展，从天然植物中提取香精香料，将是提高烟草核心竞争力的一个方向。未来烟草发展的希望，就是进一步'减害降焦'。大院大所有丰富的科研力量，要继续利用好这个力量，坚持以人为本，为'减害降焦'做出新的贡献"[7]

2006 年，全国卷烟单支平均焦油量已经由 20 世纪 80 年代的 25 毫克 / 支左右下降到 13.2 毫克 / 支，并成功地培育出一批具有很强市场竞争力的低焦油卷烟产品。

2007 年

- 加拿大从 2007 年开始，将"淡味""柔和"及类似的不同烟草描述语从卷烟包装上清除。

- 2007 年 5 月，北京市局（公司）与北京卷烟厂联手推出了"中南海"（I 时代）5mg "中南海"品牌，烟草业称：迎来了低焦油低危害卷烟产品发展的春天。"长白山"（东方神韵）5mg 也在北京市场的亮相。北京烟草不断总结经验，制定了更加符合低焦油低危害市场定位的营销策略，积极倡导低焦油低危害消费文化，推动低焦油低危害卷烟平稳健康发展，促进了"红双喜""娇子""七匹狼"等一批低焦油低危害卷烟代表品牌在北京市场的崛起。

- 2007 年 9 月 10 日，谢剑平主持的"卷烟危害性指标体系研究"项目鉴定会在北京召开，项目通过国家局鉴定。该科研项目是减害降焦工程的前导性课题，提出了卷烟主流烟气危害性定量评价方法，在国际上率先提出整体评价卷烟烟气危害性的指标体系。

- 2007 年新探健康的发展研究中心（以下简称"新探中心"）开始关注烟草业的"降焦减害"策略。2007 年 9 月，举办媒体信息交流会，会上作了题为"降低焦油含量能减低烟草对健康的危害了吗？"的报告。

2008 年

- 世界卫生组织发表声明指出：虽然对卷烟焦油的机器测试可能表明一种卷烟比另一种

焦油含量低，但是这种测试并不能准确地说明吸烟者或者暴露于二手烟的人对致命物质的暴露水平。世界卫生组织驻华代表韩卓升博士指出："所有的烟草制品，包括所谓的'低焦油'卷烟，都是致命的。"

- 2008年3月31日，新探中心与中国疾病预防控制中心控烟办公室联合召开了"低焦油不等于低危害媒体论坛"。数十名与会专家一致认为：低焦油卷烟和普通卷烟一样有害健康，不可能减低任何危害。专家揭露，烟草业通过标注低焦油和尼古丁水平的标签来消解人们对健康风险的警觉，以扩大卷烟销售。

会上公布了与搜狐网健康频道合作进行的网上调查的结果。结果显示在随机抽取的1043人中，有57%的人认为低焦油卷烟比普通卷烟对健康的危害较小。结果证明了低焦油，低危害已经误导了公众。

2008年7月8日，美国联邦贸易委员会提议废除关于发布焦油和尼古丁释放量声明的指导原则，并取消了当时的卷烟机器测量方法的，原因是它不能提供任何有意义的测量指标。

2009 年

- 2009年4月8日新探中心举办媒体培训，会上做了题为"低焦减害——吸烟者的误区！的报告"
- 2009年4月13日新探中心与中国消费者协会联合举办"烟包信息不能误导消费者——以'中南海'牌卷烟为例"研讨会，剖析"中南海"卷烟包装，烟草商将大而醒目的，中英文焦油含量放在烟包正、反面的主要位置，意在误导吸烟者选择更低焦油的卷烟。包装上印有的"清新风尚"和"科技创新生活"信息都违背了公约的精神。
- 这场纠正"低焦油，低危害"认识误区的专题研讨会号召，为了维护消费者的健康知情权，避免吸烟者被误导，正确选择健康生活方式，呼吁烟草企业和其产品的包装信息都应该切实履行告知义务，充分保障消费者知情权。

同时，会上提出撤销'中南海'卷烟商标的建议。

- 早在2006年8月17日，美国联邦法院地区法官Gladys Kessler对各大烟草公司的标志性诉讼做出最终判决：判定烟草公司"为了保持人们吸烟，维持公司收入，虚假地营销和推广低焦油/淡味卷烟比全味卷烟危害小。"其中，禁止烟草公司"使用表明较低焦油释放量的任何描述词……以传达这些卷烟危害较小的虚假印象。"2007年，卷烟公司对Kessler法官的判决提出上诉。2009年，美国上诉法院维持Kessler法官的最终判决。
- 2009年12月在新探中心撰写的《2009年控烟观察——民间视角》报告中，明确指出"降焦减害"是20世纪西方烟草企业编织的一个谎言，已被科学研究证明其谬误，在西方早已偃旗息鼓。

2010 年

- 2010年，美国卫生总监（U.S. Surgeon General）发布报告指出：没有安全的卷烟可言。卷烟烟气中的某些强致癌物含量并不随焦油量的下降而减少，如亚硝胺、稠环芳烃等。在卷烟阴燃时产生的侧流烟气中，亚硝胺含量远远高于主流烟气。亚硝胺几乎在动物所有的脏器和组织都可诱发恶性肿瘤。而且低焦油卷烟并不减少和心肌梗死、心绞痛有关的一氧化碳的含量。[8]

- 2010 年 3 月 25 日，新探中心在京召开了"警惕'低焦油'卷烟误导"研讨会。会议呼吁：牢记世界卫生组织的忠告：所有的烟草制品包括"低焦油"卷烟，都是致命的；不要相信烟草企业的广告宣传，不要相信"降焦减害"、"科技创新生活"的谎言，根本不存在什么"安全卷烟"；戒烟是增进烟草消费者健康的唯一方法，戒烟愈早愈好。

市场上"中南海"烟包继续用"科技创新生活"、"清新风尚"等美丽的辞藻误导消费者和公众，甚至打着"支持希望工程"的口号来推销危害人民健康的烟草制品。最新出品的中南海"蓝色风尚"更是大肆宣称采用了"中草药添加"、"纳米三元复合滤嘴"等全新"减害"技术。

针对这些违背科学的虚假宣传，2010 年 3 月 15 日就卷烟包装标识引发的争议，新探中心致函工信部李毅中部长和工商行政总局王勇局长，要求追究"中南海"牌卷烟故意利用烟草包装，欺骗和误导消费者的责任。

- 美国根据于 2010 年 6 月 22 日生效的《家庭吸烟预防与烟草控制法》禁止使用有误导性的术语。

- 2010 年 7 月 29 日国家局印发《烟草行业"卷烟上水平"总体规划》，提出积极实施降焦减害战略。

- 为了使"中南海"卷烟消费者及信赖"低焦油，低危害"的吸烟者深度了解新产品的功能与特性。2010 年 7 月 31 日开始，北京卷烟厂"中南海爱心基金与"北京青少年发展基金会希望工程北京捐助中心共同主办"2010'中南海'一份爱心传递行动——蓝色风尚 为爱起跑"大型活动。采用青少年喜爱的"跑酷"形式，在北京、天津、大连、青岛等 5 个城市连锁进行。

- 2010 年 8 月 12 日新探中心举办"揭示'中南海'·蓝色风尚为爱起跑活动的营销本质"讨论会。与会者指出这项活动实质是上海烟草集团北京卷烟厂打着公益慈善的幌子，借此赞助活动，明目张胆地在公共场所发布烟草广告，进行低焦油品牌营销。会议得到媒体的大力支持。多家中央媒体对这次会议和专家们的呼吁作了报道，报道被多家地方媒体和网络转载，对烟草业不择手段的营销形成强大的舆论压力。

- 8 月 19 日在公益律师黄金荣帮助下，新探中心向北京市工商行政管理局提出行政申请。2010 年 11 月 20 日北京市工商局回复：已对烟草广告负责人做出行政处罚决定。确认"蓝色风尚"为爱起跑活动的启动会场明显违反有关烟草广告的规定，属于违法广告，并给予发布烟草广告的其中一个责任方——北京开创世纪广告有限公司10000 元的处罚。

- 2010 年 8 月 17 日，首次"全球成人烟草调查——中国部分"的调查结果发布。对于"低焦油等于低危害"这早已就被科学证明了的错误观点：35.8%的人认识错误，50.2%的人不知道正确答案；而医生、教师等高教育水平人群错误认识的比例更高，其中医生达到54.7%。

- 2010年10月21日中国控制吸烟协会于在京举行了《烟草危害：科学与谬误》知识手册发布会。该手册是中国首部针对社会上广为流传的控烟和戒烟的认识误区进行科学解析的科普读物。手册中对"低焦油、低尼古丁卷烟危害小""加中草药卷烟危害小"的认识误区做了充分的解析。

- 新探中心编印"警惕低焦油卷烟的误导"——宣传折页。

- 2010年12月发布的《2010年中国控烟观察——民间视角报告》揭示烟草业改弦更张："降焦"的口号虽未放弃，重点已经变为"减害"。中国的烟草业不但像外国烟草业一样增色增香增味，还利用国人进补的风习，往卷烟烟丝和卷烟包装物上添加各种中草药的提取物，妄称可以平喘祛痰、镇咳清咽，软化血管，降低血脂，防病防疫，滋阴壮阳，简直无所不能。

- 2010年，甘泉等在中国上海对543名男性吸烟者的研究表明，吸烟者尿液中发现的尼古丁副产品和致癌物质含量没有因为所吸卷烟的焦油含量而有所不同。实际上，其中一种有害致癌物质（NNAL 亚硝胺代谢物）含量反而随着所吸卷烟焦油含量的下降而上升。[9]

- 2010年11月，WHO《烟草控制框架公约》第四次缔约方会议在南非乌拉圭顺利落幕。会上一致通过了《公约》第9和10条《实施准则》。该《实施准则》要求，为了减少烟草导致的疾病和过早死亡，各缔约方应采取有效的烟草制品管制措施，减少烟草制品的吸引力，削弱其致瘾性和降低其总体毒性。

2011 年

- 2011年3月22日，新探中心在京召开"警惕烟草陷阱——保护消费者权益"研讨会。会上传达了第四次缔约方法会议的精神。会议发言披露，最近几十年来，烟草制品的设计及成分使其比以往任何时候都更具吸引力和成瘾性，如今的卷烟能更快速地将尼古丁从肺部输送到心脏和大脑。烟草业为诱骗消费者，在烟草制品中添加很多成分，给吸烟者带来了更大的疾病风险。

- 2011年以8毫克/支为基准的低焦卷烟销量出现井喷，当年销量就突破了330万箱，同比增长了365.7%。2012年仅第一季度低焦卷烟销量就达到了159.03万箱，同比再增166.3%。

- 2011年9月烟草经济共话之"低焦油低危害卷烟品牌发展论坛"在江西中烟工业有限责任公司举行。论坛围绕低焦油低危害卷烟主题，并结合江西中烟实际，重点探讨了卷烟香精香料技术、低焦油低危害卷烟增香保润技术、低焦油卷烟设计思路、低焦油卷烟发展现状及稳质降焦研究方向、利用本草滤嘴技术降低"金圣"烟气中氢氰酸含量、目前国内卷烟减害技术等课题。

- 2011 年 12 月 13 日，中国工程院对外发布了 54 名新增院士名单，中国郑州烟草研究院的谢剑平因其所谓对中国烟草业"降焦减害"的"重大贡献"而名列其中。这件事，引起了社会，特别是科学界和卫生界广泛的质疑，百位院士联名致函工程院，质疑并要求复议谢剑平入选院士的资格。

2012 年

- 2012 年，国家烟草专卖局再次发文，要求从 2013 年 1 月 1 日起，盒标焦油量在 11 毫克 / 支以上的卷烟产品不得在境内市场销售。

- 2012 年 3 月新探中心编印《烟草追踪简报——减害降焦专辑》，集中摘录了中国烟草业关于"减害降焦"的种种说法，使读者了解中国烟草业从"降焦减害"转为"减害降焦"这一策略转移的背景、内容和实情。帮助读者认清所谓"减害降焦"的真相。

- 2012 年 3 月 23 日，由国家烟草专卖局（中国烟草总公司）推荐的一个"中式卷烟特征理论体系的构建及应用"项目通过形式审查，公然进入国家科学技术进步奖公示名单。网站上公布的项目"创新点"的基本内容是通过加香、提高口感等方法构建所谓的"中式卷烟"。但实质上，该类研究却是以达到促进烟草消费为目的，意在增加卷烟的吸引力和营销量，从而更好地贩卖烟草进行谋利。事件让中国科学界和舆论界一片哗然。

从微博上公众的质疑，上升到我国最大的科学类门户网站"科学网"以编辑部名义"征集签名抵制卷烟技术入选科技奖"。在原卫生部部长、多位院士、各界科学家、社会组织和大众媒体的努力下，最终，科学家们在短短的 40 天内打赢了这场关乎科研伦理和道德底线的"保卫战"。5 月 2 日，2012 年度国家科学技术奖受理项目结束公示。"中式卷烟特征理论体系构建及应用"项目知难而退，其推荐部门国家烟草专卖局提出，不继续参加评审。

- 新探中心与国家 CDC 合作编印 2012 年两会特刊，其中题为"对减害降焦：科学还是骗局，减害还是促销？"的文章从六个方面论述：①低焦油为什么不等于低危害？②"减害降焦"是科学还是骗局？③"减害降焦"为了减害还是促销？④"烟草院士现象"为什么会在中国出现？⑤应该如何管理降低烟草制品风险的研究？⑥应如何有效执行 WHO 烟草控制框架公约？

- 2012 年原卫生部出版发行《中国吸烟危害健康报告》。在这份系统地阐述吸烟危害健康的权威报告中清晰地阐明：不存在无害的烟草制品；吸加装滤嘴的卷烟不能降低吸烟对健康的危害；吸"低焦油卷烟"不能降低吸烟带的危害；吸"中草药卷烟"不能降低吸烟带来的危害；吸"中草药卷烟"与吸普通卷烟一样会对健康造成危害；"低焦油卷烟""中草药卷烟"反而容易诱导吸烟，影响吸烟者戒烟。

- 2012 年，美国联邦法院裁决认定烟草公司"低焦油"和"淡味"宣称系虚假宣传，隐瞒烟草危害，蓄意欺骗公众，要求烟草公司澄清事实真相：降焦不减害。

- 卫计委（原卫生部）关于"降焦能否减害"政府信息公开申请的答复：添加中草药的

卷烟和普通卷烟没有什么区别，不能降低危害；"低焦油，低危害"的说法不成立。

- 烟草专家谢剑平因研究卷烟"降焦减害"技术当选中国工程院院士，一时成为舆论焦点。谢剑平的主要研究是探索有中国特色的卷烟"减害降焦"法，并引入中草药，选择性降低烟气有害成分，研制开发"神农萃取液"。中国工程院院士钟南山表示，"低焦油卷烟"、"中草药卷烟"的概念误导大众。他告诉记者，"不撤销没有理由。谢剑平赖以评上院士的，是卷烟降焦减害研究，我承认，降焦研究他做了，但减害呢？我们看不到任何实质性的研究材料。"【10】中国工程院院士秦伯益也认为谢剑平的"降低减害"的研究涉嫌把中药应用到卷烟工艺中，但却没有进行相应的临床安全性试验。他说："至少应该向国家食品药品监管部门报批，按国家法规，没有批准文号的药上市就是假药"。【10】

- 2012年3月在两会代表/委员的控烟座谈会上，杨功焕教授作了"减害降焦：科学还是骗局，减害还是促销"的报告，提出关于加强"低危害卷烟制品研究"的管理建议等三项建议：把"低危害卷烟制品"的研究和管理纳入FDA管理；要求科技部加强"低危害卷烟制品研究"的管理；由食品药品监督管理局对卷烟进行监督管理。

- 2012年3月30日新探举办"'减害'卷烟不安全"信息交流会，强烈呼吁撤销谢剑平的院士称号。

- 2012年4月27日，中国控制吸烟协会提供了《关于对谢剑平研究成果的意见及国内外"降焦"不能"减害"研究的有关资料》，希望工程院昭示科学和实事求是的精神，以挽回中国工程院以至我国科学界的声誉。

- 江西中烟官网宣称其产品"金圣"（黑老虎）卷烟"低焦低害"、"减害又降焦"、"低焦油低危害"，中国毒理学学会个别学者以学会名义给江西中烟出具证明："金圣烟所添加的金圣香具有明显降低卷烟危害的作用，整体降害效果达到了全国领先水平。"

- 2012年12月17日新探中心致函中国毒理学会办公室，要求中国毒理学会核查上述事项，及时澄清和更正，及时表明立场：不接受烟草业的任何赞助，不与烟草业开展任何合作。

2012年12月，中国毒理学会发表声明称，"本学会当前未授权任何卷烟企业、烟草公司或营销商使用'中国毒理学会'的名称，也未签署有效授权或合作协议"；"不与烟草企业开展任何合作"。

- 2012年12月出台的《中国烟草控制规划（2012–2015年）》禁止烟草企业采用任何虚假、误导、欺骗手段或可能对烟草制品特性、健康影响、释放物信息产生错误印象的手段推销烟草制品。

- 2013年10月12号晚，中央电视台13频道新闻调查播出《减害降焦迷局》，王陇德和秦伯益两位院士和七位专家接受了访谈。

2013年

- "不撤'烟草院士'，难向百万患者交代！"2013年两会期间，全国人大代表、中科院院士钟南山再次向"烟草院士"谢剑平开炮，直指"烟草院士"谢剑平所做的卷烟降焦减害研究。[12]

- 2013 年 1 月 15 日，中国医学科学院基础医学研究所和新探健康发展研究中心在北京联合召开了"'减害降焦'科学还是骗局研讨会"。王陇德、巴德年、秦伯益、陈君石等院士，以及来自毒理学、医学、伦理学、法学等领域的百余名专家学者，尖锐批评谢剑平严重违反科学诚信精神与科学伦理道德。

与会专家首次从毒理学角度辨析"降焦减害"研究科技奖，通过对比分析中国的"减害降焦"与美国的"降焦减害"历程、谢剑平对"减害降焦"的言行，揭示出中国烟草业将"降焦减害"这一国际上早已被判定为营销欺诈的骗局，再度包装并大行营销的事实。与会专家再度联名呼吁，要求中国工程院取消谢剑平的院士资格；并呼吁完善烟草制品信息披露制度，修订相关烟草制品国家标准及控烟规划。

中国毒理学会副理事长廖明阳研究员宣读了关于烟草企业盗用毒理学会名义推销所谓"低害卷烟"并保留追究其责任的声明。并代表中国毒理学会表示，中国毒理学会"不接受烟草业的任何赞助，不与烟草企业开展任何合作，支持国家开展的控烟事业，倡导健康生活习惯。同时倡议："中国毒理学界同行，不接受烟草业的资助或赞助，除确因本人专业原因需进行正当的烟草毒理学研究外，不从事任何有利于或可能被用来进行卷烟营销活动的实验研究，以率先垂范，支持控烟"。

会后，新探中心将会议资料编辑成册，将《"减害降焦"：科学还是骗局研讨会资料汇编》印刷百余册，分别寄发控烟履约相关八部委、中国工程院及各相关院士专家。

2013 年 1 月 24 日杨功焕教授在 *Tobacco Control* 杂志上发表文章:《"低害降焦"营销是烟草业反对中国烟草控制的一项关键策略》[13]

- 2013 年 3 月 21 日在北京召开"烟草营销中的瞒和骗解析会"，揭示烟草业欺瞒消费者的形形色色营销手段。会上，复旦大学公共卫生学院王帆博士、中国疾病控制中心李强博士，分别从烟草业的诱骗式营销和五叶神与金圣两个所谓"低害"品牌假"科学"之名诱骗消费者的伎俩作了深入解析，以不可辩驳的事实揭露了烟草业以种种瞒、骗促销手段，诱使烟草消费者自认为得到了卷烟自身并不存在的享受；自认为得到了卷烟自身并不存在的健康效益，以达到促销烟草、博取高额利润的目的。
- 新探中心在健康报发表文章:"低焦油"≠"低危害"。
- 新探中心编印《警惕烟包"低焦油"的误导！！》宣传折页。
- 2013 年 5 月 21 日新探中心举办"揭露烟草营销新动向信息交流会"并发布 5.31 世界无烟日专辑"谁在营销死亡"。
- 2013 年，北京市义派律师事务所发起了两起与控烟有关的公益诉讼，一起被判决驳回诉讼请求、另一起被裁定驳回起诉。

消费者李恩泽将江西中烟有限责任公司告上法庭，认为其宣传产品"金圣"（黑老虎）卷烟能够"减害又降焦"，属于虚假宣传，欺骗和误导了消费者。中国首例烟草企业被诉"减害降焦"欺诈案让人们再次聚焦，无论宣判结果如何，正如央视评论所言:"减害降焦"

是伪科学已经是不争的事实。[14]

为了给诉讼取证，新探主任王克安向江西省工商行政管理局投诉，江西中烟利用自办网站进行违法烟草广告宣传。江西省工商行政管理局依法责令江西中烟网站停止利用自办网站发布涉嫌违法烟草广告内容的行为，限期进行整改。随后，被投诉的江西中烟金圣品牌网站关闭了宣传金圣香烟的网页。

- 在公益律师帮助下，消费者二诉"深圳五叶神"欺诈案胜诉。"五叶神"网站被没收违法所得 15000 元，罚款 30000 元！
- 10 月 17 日中国毒理学会再次就所谓"低焦油低危害"的宣传，发表声明：到目前为止，没有任何证据可直接表明卷烟中添加包括中草在内的成分可以降低吸烟对人群的健康的危害。

2014 年

2014 年 4 月 8 日新探中心与中国控烟协会致函科技部关于建议撤销"降低卷烟烟气中有害成分的技术研究"和"卷烟危害性评价与控制体系建立及其应用"两项国家科技进步奖。[14]

2014 年 12 月，《消费者报道》送检了五款"低焦油"卷烟，检测焦油量、烟气烟碱量、烟气一氧化碳、致癌物烟特有亚硝胺含量。检测结果显示，中南海低焦油卷烟致癌物竟然"爆表"，五款卷烟的焦油实测值均高于标称值。五款卷烟的致癌物烟草特有亚硝胺含量并未因焦油降低而降低。其中，一直以低焦油形象示人的"中南海"卷烟的特有亚硝胺含量高达 227.7ng/ 支。[15]

2015 年

- 《中国公民健康素养 – 66 条（2015 年版）》新增的第 35 条明确提出："低焦油卷烟""中草药卷烟"不能降低吸烟带来的危害。
- 2015 年中国成人烟草调查报告显示，对于低焦油不等于低危害，中国公众的正确认知比例仅为 24.5%。

2016

- 2016 年新探健康发展研究中心联合北京汇智泰康医药技术有限公司、中国疾控中心环境与健康相关产品安全所对一直高呼"科技降焦减害"的"中南海"品牌不同焦油含量的卷烟进行了"不同吸烟模式下，卷烟危害物吸入量的相关性研究"。通过近6000 个实验数据有力地揭示烟盒上"低焦油的骗局"。[16]
- 2016 年 10 月 10 日，新探中心举办"烟盒上的低焦油骗局——以'中南海'卷烟为例"研讨会，会上向媒体公布了调查结果。主流报刊、新媒体以及央视和北京新闻频道积极给予了报道。[17][18]

2017 年

- 从 2017 年 11 月 26 日始，美国至少 45 家主流报纸将连续四个月、三大国内主流电视连续一年，刊载吸烟对健康危害的后果以及他们过去数十年来用"低焦减害"误导大众的五大方面内容，进行纠正性的澄清。[19]

- 2017 年江苏省成人烟草监测调查显示，40.8% 的公众认为"低焦油"卷烟危害小于传统卷烟。[20]

- 2017 年 8 月 23 日，新探健中心联合中华预防医学会、中国控制吸烟协会、中华医学会、中国医师协会在内的 37 家社会组织和机构联名签署的"加速中国控烟履约——控烟专家共识（2017）"发布会在京举行。其中第五部分强调真实披露卷烟成分，关系到消费者的知情权。除了烟盒上的一氧化碳、烟碱和尼古丁含量外，中国烟草业从未向公众详细披露烟草制品的成分及释放物。相反，为了营销目的，在烟盒上标注并大肆宣传所谓"低焦油"以误导消费者。呼吁应有独立的第三方实验室对烟草制品进行监督抽检，向政府和社会公布结果，防止烟草业发布欺骗性信息，维护公众对烟草危害的知情权。

2018 年

- 2018 年 11 月卷烟减害降焦四川省重点实验室学术委员会会议在成都召开。包括"烟草院士"谢剑平在内的多位院士担任副主任。会议评审了"润甜香"品类生物产香关键技术和新型材料研究两个开题项目。会议声称项目遵循"高香气、低焦油、低危害"研发原则，实施积极稳妥的降焦策略，通过持续技术创新，在卷烟综合减害降焦技术领域取得了重要进展和重大突破，为降低卷烟危害发挥了重要作用。会议提出，重点实验室要加大跨领域的广泛合作，研发原创性减害核心技术和专有技术，进一步提升产品科技含量和企业核心竞争力。

- 12 月 26 日，新探健康发展研究中心发布《中国控烟观察民间视角——2018》。报告指出，"减害降焦"挑战科学，特色营销花样翻新。对于"减害降焦"科学界早就予以了正面驳斥，但中国烟草业至今依然将其作为营销的噱头。他们仍企图通过添加中草药、香料等辅料来涂饰"降低卷烟危害"的谎言，以欺骗、引诱更多的人吸烟。

近些年烟草特色营销快速增长，其中细支烟、中支烟、短支烟和爆珠卷烟尤为突出。2018 年市面上的爆珠烟产品出现大爆发，高达 80 款之多。各家烟草企业在爆珠口味研制开发上"脑洞大开"，研发出各种色、形、味的爆珠。烟草业称：到目前为止，爆珠烟品类已经基本覆盖了不同年龄、消费水平的群体，普世化基本完成。称这既是在做降焦减害的"减法"，又是在做丰富卷烟产品的"加法"。

【当事人感言】----------------------- 吴宜群

我在编写这份大事记时，心情非常沉重。"降焦减害"不是科学而是骗局的结论，在国际上已经尘埃落定。而在中国，这场与烟草业的较量战打得却如此艰辛。我们之所以这样坚持，是因为对于我们，这场斗争关乎数以亿计民众的健康权益，以及无从估价的科学清誉。而对于烟草业，则关系到他们数以亿计的丰厚利润。

医学、预防科学领域的院士、科学家、公益律师、大众传媒与控烟社会组织在奔走呼号，揭露"低焦减害"的骗局，但中国烟草业却靠他们丰厚的财力与利税的筹码，占据了话语和市场的优势。这种误导和吸烟者对尼古丁依赖等因素交织在一起，形成了破除"低焦低害"谎言的巨大阻力。

纠正一个错误比制造一个错误要艰难得多，何况要面对强大的烟草利益集团。

2018 年 11 月，国家烟草专卖局、中国烟草总公司在生产经营调度会上要求确保年销售 4750 万箱的目标任务。可以确信，"降焦减害"仍会成为烟草业完成这一目标最具杀伤力的武器。

也因此，中国控烟更具有使命意义！争论没有停歇。"低焦油低危害"的误导率仍然居高不下！我们只能寄希望于吸烟者的觉醒和决策者的明智。但是，我们相信：只要我们坚持，科学的真理一定能战胜商业诡诈的谬误。

中国控烟，任重道远！。

吴宜群：原中国预防医学科学院副院长、原新探健康发展研究中心常务副主任、研究员、博士生导师。

信息来源

【1】低焦油含量卷烟并没阻止肺癌发病，南方日报，2008 年 04 月 11 日，http://health.sohu.com/20080411/n256234928.shtml。

【2】杜咏梅，肖协忠，王允白，烟气焦油与卷烟安全性，中国烟草科学，2002，（2）：31-34。

【3】Harris J，Thun M，Mondul A，Calle E. Cigarette tar yields in relation to mortality from lung cancer in the cancer prevention study Ⅱ prospective cohort，1982-8. British Medical Journal. 2004；328：1–8。

【4】烟草减害降焦之内涵，国家烟草专卖局网站，云南烟叶信息网资料，http://www.tobacco.gov.cn/html/21/2106/210603/21060302/860608_n.html。

【5】国家烟草专卖局网站，2004 年 10 月 10 日，http://www.tobacco.gov.cn/html/15/1501/63863_n.html。

【6】《环球财经大视野》276 期：上海车牌破 9 万大关 五叶神的"低害"营销，2013 年 03 月 25 日，http://www.p5w.net/tradingday/cjdsy/201303/t20130325_422315.html。

【7】坚持走产学研结合道路 提高烟草核心竞争力，TobaccoChina.com，2007 年 11 月 09 日。

【8】"降焦"为什么不等于"减害"，中国疾病预防控制中心网站，2012 年 5 月 21 日，http://www.chinacdc.cn/jkzt/jkcj/sthd_3844/slhd_4152/201205/t20120521_60899.htm。

【9】Quan Gan，Wei Lu，Jiying Xu，et al. Chinese 'low-tar' cigarettes do not deliver lower levels of nicotine and carcinogens. TC Online First，published on May 27，2010 as 10.1136/tc.2009.033092。

【10】"低焦油卷烟"危害一点没降低，北京晚报，2012 年 05 月 31 日，http://news.163.com/12/0531/20/82S2O42K00014AED.html。

【11】《科学新闻》：中国烟草科研真相，科学新闻，2012 年 5 月 16 日，http://news.sciencenet.cn/htmlnews/2012/5/264103-2.shtm。

【12】烟草业骗局："低焦烟"难减害反易致癌，中国网，2013 年 03 月 20 日，http：//health.qq.com/a/20130320/000067.htm。

【13】工程院回应不会撤销"烟草院士"已当选没法改，中国青年报，2013 年 03 月 08 日，http：//www.legaldaily.com.cn/News_Center/content/201303/08/content_4255682.htm?node=33909。

【14】低焦油 = 低危害？老烟枪们别上当了，健康报，2016 年 10 月 20 日，http：//www.sohu.com/a/116703248_162422。

【15】5 款香烟检测报告："减害降焦"是个骗局！，消费者报道，2015 年 02 月 03 日，http：//www.p5w.net/news/cjxw/201502/t20150203_941762.htm。

【16】中国新闻周刊网，2013 年 10 月 21 日，http：//news.sina.com.cn/c/sd/2013-10-21/141228490968.shtml。

【17】[第一时间] 真相报告：低焦油卷烟就等于低危害吗？央视网，2016 年 11 月 03 日，http：//tv.cctv.com/2016/11/03/VIDESo5C8uPU3CIsQoFIoi34161103.shtml。

【18】低焦油卷烟就等于低危害吗？，北京新闻频道，2016 年 11 月 4 日，https：//www.baidu.com/s。

【19】烟草巨头终于承认烟草有害，"淡味、低焦油"只是营销手段！无烟北京，2017 年 10 月 26 日，http：//www.sohu.com/a/200337327_121575。

【20】低焦油卷烟危害小是真的么，光明网，2018 年 6 月 1 日，http：//www.baijiahao.baidu.com/s?id=1602032496031390740&wfr=spider&for=pc。

打破烟草种植的"迷思"

解玮琳 李晓亮

一、背景

自 20 世纪 70 年代，我国一些省份开始将种烟作为扶贫富民的方式广为宣传，人们逐渐深信"种烟致富"，致使大批农民转而种烟，我国也因此成为全球最大的烟草种植国和烟叶生产国。据 2004 年中国统计年鉴和烟草专卖局统计，全国有 26 个省（市、区）的 510 个县（市）的 364 万农户种烟，占全国农户总数的 1.46%，涉及种烟农户总人口约 1277 万人。

在我国正式履行世界卫生组织《烟草控制框架公约》以来，在烟草种植问题上长期形成的错综复杂的局面成了履约的障碍之一。特别云南向以"烟草王国"闻名于世，烟草种植的历史长，面积广。从 1988 年至今，云南省烤烟产量一直位居全国第一，2011 年烤烟产量达 102 万吨，2005 年前云南的烟叶种植面积稳定在 33 到 37 万公顷，2007 年约 36 万公顷，至 2010 年种植面积增加到约 41 万公顷。与之相对应的是，云南从事种烟的农户到 2007 年达 200 万户（占当年全省乡村总户数的 22%），烟农数量约 700 多万。

二、质疑和诘问

在云南控烟，不但常被质疑会削弱云南经济的根基，而且常遭诘问会破坏农民的生计。近 10 多年来的一些研究和实际调查发现，种烟收入并没有人们想象的那么高，烟农也并没有因此致富。据对云南、河南、贵州、四川、湖南 5 个种烟大省的调查，烤烟成本利润率比种植水稻、小麦、油菜籽、桑蚕都低。在多数地方，非烟农的收入高于烟农的收入。[1]2002 和 2004 年由美国国家卫生研究院（Fogarty）国际研究中心资助的研究小组就烟叶和其他农作物的成本及经济收益开展了调查并做了对比分析。2002 年在四川、贵州调查了 1003 户农民，发现烟叶的收益要低于油菜籽、黄豆类和水果。2004 年在云南的调查发现。每亩的收益成本比，烟叶最低，最高的是桑蚕，其次是水果、油菜籽和大米。[2]

媒体也对种烟及烟农生存状况多有报道。2008 年 12 月 8 日至 16 日，由新华社、中央人民广播电台、中央电视台"新闻联播""焦点访谈"栏目和经济频道、农业频道、《人民日报》《经济日报》《光明日报》《科技日报》《农民日报》《工人日报》《中国日报》《南方周末》《21 世纪经济报道》《中国经营报》《第一财经日报》等多家媒体组成的采访团，分赴福建、四川、云南、贵州、湖北、重庆烟区实地采访烟草行业开展烟叶生产基础设施建设和推进现代烟草农业发展的情况。[3]报道称赞，烟草企业围绕民生等关键问题进行的实践和探索，彰显了"工业反哺农业、城市支持农村""以工促农、以城带乡"重大方针和建设社会主义新农村重大历史任务的积极态度，体现了烟草行业深入学习实践科学发展观。为我国广大贫困农村的脱贫、农村经济的发展和农村面貌的改变做出了巨大的贡献。

与上述报道不同的是，2005年11月2日中国经济时报记者在题为"烟草行业利税第一，云南烟农月挣40元被逼种烟"文中报道了在云南几个烟草产区的发现。文章揭示了烟农的贫困、种烟的风险，烟草公司逼迫农民种烟并压价收购等情况。[4] 2009年05月21日中国青年报的报道"云南烟农生存状况调查：自称蹲着栽烟跪着卖烟"中也阐述了烟农与烟企利益两重天的事实，披露了烟农种烟过程的艰辛。[5]

三、实地调研的发现

面对质疑和诘问，2011年云南超轶健康中心在云南的六个种烟地／州／市开展了一项研究，历时一年，涵盖了烟叶种植从育苗到卖烟整个周期的不同阶段，一共在20个村庄访谈了73人，他们当中大部分是正在种烟的农民，也有部分曾经种烟或从未种烟的农民，还有一些则从事其他职业。调查中我们发现，烟草种植与农民生计的关系绝非"烟草富农"可以一语概括。下面是研究的一些主要发现，希望给政府和公众对烟草种植问题有更多视角的了解。

（一）种烟有稳定的现金收入

不可否认，种植烟草能给农民带来稳定的收入，正如一位农民所说：

> "卖了，盖个章，就（能）拿到全部钱了，（今年有）一万多……比起打工赚钱零散、一个月拿一点要好。"

——曲靖市麒麟区烟农

许多地方的烟农每年售卖烤烟的时间也恰逢9月份开学前后，卖烟叶的收入"正好赶上给孩子交学费"，这对缺少现金收入的农民尤其重要，不少农户坚持种烟正是为了"供娃娃读书"。

（二）政府和企业的强力推动

政府的行政力量是烟草种植面积持续扩大的重要推手。政府推动烟草种植的动力，源于烟叶税。自从2006年国家取消农业税后，烟叶税就成了地方财政的重要支柱，在一些地方，烟叶税收能占到当地财政收入的70%！

除了现金收入，烟草公司也为农民提供额外的"福利"，包括给补贴、发放化肥、农药，在种植烟草的村安排技术指导人员，安装建设烤烟设备设施，还有以"惠农""扶贫"等名义在种植烟草的地方兴建水利等，这些"福利"虽然未必都给农民带来实际益处，但在制度上和心理上加强了农民对烟草种植的依赖。

（三）种烟并非是农民从经济利益出发的理性选择

许多农民种烟是被逼无奈。超轶中心的研究发现，在云南成为全国最大的烟草种植地这一过程中，基层政府以各种方式劝说或强迫农民种烟的事情在各地均有发生：

> "在 92、93 年，（有的）家里因为没劳力，（那时）种水稻也饿不死，所以不想种烟，政府就派人把田里的秧苗拔了……今年又要强制种烟，现在正在平整土地。政府派人驻点，守着看着不能让人种小米辣。"

—— 红河州石屏县烟农

> "很多农民不想种，怕价格不稳定，又比较累，感觉有风险。但经过（村干部）走访、劝导，才完成了 400 亩的种烟任务……但还是很困难的，很多农户家走访了不下 10 次。对于坚持不种或家里劳动力不足的农户，可以把示范区内土地以每亩每年 500 元的价格租出去……没有办法，如果没有这样的规划，农民还是想种稻米的。"

—— 临沧双江某村村长兼烟草技术员

2015 年，超轶中心在开展一个有关女性烟农健康问题的研究时同样发现，在新烟区德宏州，当地政府要求不愿种烟的农民把土地低价租给愿意种烟的农民，不愿种烟的农民还被威胁要取消低保。

既然卖烟收入稳定，为什么还有农民是被逼着种呢？从研究结果来看，有多种原因。其一，种烟很辛苦，整个周期都需要大量的劳动力投入，劳力少的家庭难以承受这样的劳动负担。听听烟农们的感慨：

> "种烟辛苦，不比别样，摘烟叶的时候就要赶快摘，下雨了也要摘；该烤了就得烤。一年 12 个月能干出 13 个月的活计来。"

—— 曲靖市麒麟区烟农

> 种烟不容易。要像珍惜小娃子一样珍惜烟叶。农历十一月十五后，烟（叶）就要生病了。打药的时候是一片叶子、一片叶子地打。算下来，从种到卖，一片叶子要经手 50 次，最少也要 30 次。所以家里没有劳力是不行的，至少是种稻子 3 倍的劳力。"

—— 大理州巍山县烟农

> "烤烟很辛苦，每晚要起来看两三次，控制火的大小以免烟叶烤坏。到最后要出炉的那几天，几乎整夜不合眼。"

—— 红河州石屏县烟农

其二，农民对烟草种植面积、烟叶收购数量、收购价格和评级等都没有发言权，只能被动接受烟草公司的安排，这就意味着"稳定的收入"也暗藏风险。烟农最不满的是烟叶评级，因为烟叶收购价从最高等级到最低等级相差近十倍，评级的高低决定了收入的多少。许多烟农反映，烟叶评级没有客观标准，缺少透明度，容易暗箱操作。

> "烟草公司收购烟草时要有等级评定，根据等级定价格，自己的烟到底是什么

等级？心里面没底啊。"

——临沧地区双江县烟农

"卖烟的时候，遇到领导来卖闭着眼睛就收了，老百姓去卖，他们总要挑一挑比一比，真是比官场还黑。农民流多少血汗还不如点长（注：收烟点的负责人）的一个小指头。"

——曲靖麒麟区烟农

"农民卖烟的时候是求着卖，很受气，就是靠关系，有些时候，农民实在瞧不惯，就把烟带回去不卖了。"

——红河州石屏县某村支书

烟草公司和烟农签订种烟合同时规定了烟草的种植面积和收购数量，如果收获的烟草数量超出了合同定额，烟农只能要么花钱买别人的合同定额来把多余的烟草卖给烟草公司，要么把多余的烟草当"黑烟"低价卖给烟贩子。

在 2015 年放开烟草收购价格之前，烟草收购一直实行政府定价，多年来基本不变。虽然烟草公司号称为了烟农的利益，在 1999 至 2014 这十五年间九次提高烟草收购价，但是提价的多是高等级烟，并且均价涨幅最高时也不过 20%。与此同时，种烟的成本却逐年增加。红河州石屏县一位种烟二十多年的农妇说："（虽然 2010 年烤烟卖了一万多元），现在种烟成本太高了，一亩地要七八百块钱，包括买化肥、地膜、农药、煤炭等，还不计算人力。"其三，在一些地方，村民们出于宗教信仰抵制种烟，他们之中既有基督徒，也有穆斯林。

（四）种烟对环境的破坏

事实上，除了上面这些因素，超轶中心在调查时还发现种烟对环境和种植者健康产生不利影响，长此以往将威胁到农民的可持续生计。

在环境方面，烤烟需要消耗大量燃料，一些村庄开始种烟后，周围的树木被尽数砍伐。虽然后来政府要求不能砍树，烟草公司也为农民提供烧煤或电力烘烤烟叶，但砍伐树木烤烟的情况仍然很普遍。

"我们小时候，山上全是树，在山上，（相隔）十米二十米两个人就互不相见，在（树林）里面还会迷路。但现在视野太宽阔了，这山头能望到那山头了。一个烤烟棚用的柴够 10 户一年生活用柴了……政府要求用煤烤烟，但煤贵。用柴只需要出劳动力就行，村里有的是劳动力。所以农民还是偷偷砍柴烤烟。"

——红河州石屏县某村不种烟的村民

种烟还大量使用农药，有烟农说种烟的农药用量是种水稻的 10 倍！农药不仅污染土壤和水域，而且由于农民缺少相关知识，不注意防护，极易引起农药中毒。2015 年超轶中心在德宏调查女性烟农的健康问题，有不少妇女说种烟时出现皮肤过敏，这可能就是农药中毒的反应。

（五）不种烟一样可以致富

令人欣喜的是，随着政府控制烟叶种植面积和烟叶产量，在一些老烟区有部分烟农已经开始种植多种作物。他们尝试种植的作物包括小米辣、魔芋、百合山药等，种植这些作物得不到市场信息和技术指导，也没有政府或企业投入，确实面临不少困难，但农民们经过自己摸索，还是尝到了甜头。

> "那里（邻村）原来生活还不如我们，可去了以后发现家家都住上了小砖房，添了农用车，吃的也比我们好……当时我是村里种烟最多的，后来成了最早种魔芋的。（种魔芋）不愁卖，在家等着就有人上门收。去年20多一公斤，今年能卖到30多一公斤。"

> ——楚雄州烟农

> "（小米辣）不光比烤烟卖价高，成本还比烤烟低很多……人力投入少，其他投入也少，比如一亩烟农药要用七八百的话，小米辣才需要两三百，化肥也用得少，还不用烧炭。"

> ——红河州石屏县烟农

四、结论

超轶中心的研究说明，云南"烟草王国"的名称不是与生俱来的，种植烟草更不是农民唯一选择。如果没有政府和企业的强力推动，如果农民对农事活动有充分的自主权，农民或许仍然会因为卖烟的稳定收入而种烟，但烟草一定不会一枝独秀，成为垄断性作物。更进一步讲，烟草公司能够一直维持稳定的收购价，是因为有中国的3亿多吸烟者垫底，无需担心市场波动，但这种奠基在尼古丁高成瘾性上的"稳定"，是以公共健康的巨大牺牲为代价的。打破烟草种植的"迷思"，不仅是为了控烟，更是为了云南乃至中国的可持续发展。

五、建议

落实WHO《烟草控制框架公约》减少烟草供应的措施：第17条："对经济上切实可行的替代活动提供支持。各缔约方应相互合作并与有关国际和区域政府间组织合作，为烟草工人、种植者，以及在某些情况下对个体销售者酌情促进经济上切实可行的替代生计。"

落实WHO《烟草控制框架公约》保护环境和人员健康的措施：第18条："各缔约方同意在履行本公约之下的义务时，在本国领土内的烟草种植和生产方面对保护环境和与环境有关的人员健康给予应有的注意。"

信息来源

【1】烟草危害：《科学与谬误》中国控烟协会网站，2010年10月22日，http://www.catcprc.org.cn/index.aspx?menuid=4&type=articleinfo&lanmuid=122&infoid=1750&language=cn。

【2】毛正中，胡德伟主编，中国的烟草控制需求与供给研究：政策分析和实践，中国财经出版传媒集团，2017 年。

【3】特殊的采访 真实的变化，中国烟草，2009 年第 1 期，http：//www.echinatobacco.com.cn/echinatobacco/101542/101576/102161/102162/。

【4】烟草行业利税第一 云南烟农月挣 40 元被逼种烟，中国经济时报，2005 年 11 月 02 日，http：//finance.sina.com.cn/g/20051102/09192086841.shtml。

【5】云南烟农生存状况调查：自称蹲着栽烟跪着卖烟，中国青年报，2009 年 5 月 21 日，http：//finance.jrj.com.cn/2009/05/2114365059797-1.shtml。

雾霾与烟霾 "会师"

——"烟霾"名词的来历

新探健康发展研究中心

一、"柴静火了"引发的感想

一场覆盖百万平方公里的雾霾，使得重视生态文明的重要性、迫切性前所未有地凸现出来。坚持以人为本，应对雾霾带动了深层次的污染防治思考。使国家防治环境污染的工作上了一个台阶。

2014 年两会期间，看到曾在央视工作过的记者柴静发布的调查报告《穹顶之下》，[1] 令人震撼。她自费百万元在国内外拍摄并制作完成了这部揭露雾霾真相的深度调查，被转发数百万条。我们向柴静致敬，她用心、用她的智慧，完成了她的心愿。

在感动、敬佩之余，专业的敏感性将我们带到《穹顶之下》的室内空间。室内——人们 90% 的时间要呆的地方，一个门窗关不住室外雾霾侵入的地方。在这个相对密闭的空间，由吸烟者制造的二手烟雾（烟霾）却往往被大家忽视。许多数据告诉我们，室内只要有人吸烟，室内环境的 PM2.5 就会飙升，这种烟霾与侵入的雾霾相助为虐，悄声吞噬着我们的健康甚至生命。

你每天需要呼吸 15 立方米的空气。试想，在狭小的室内空间，有人吸烟，每个室内呼吸的人都将成为空气滤清器，人们吸入多少烟霾中的有毒物和致癌物。烟草燃烧造成的烟霾，同样是危机，室外有雾霾时，我们得到的警告是"待在室内，尽量不要外出"。而室内烟霾造成更高水平污染时，我们警告什么？逃离家园还是要熄灭卷烟？！中国有 3 亿吸烟者，7.4 亿人口暴露在二手烟中，涉及数亿家庭的健康危机不可忽视，应该立即应对。

同样在《穹顶之下》的这个隐藏很深的杀手，谁来揭露？

我们期待一部揭露室内烟霾真相的深度调查早日诞生——希望摄制者也像柴静那么用心和智慧来拍摄。它一定更为震撼，一定会更火。

二、科学实验证明存在室内烟霾及其危害

十多年来，中国的控烟专家一直不断探索着，用可靠数据证明室内烟霾存在。

（一）室内吸烟 PM2.5 爆表，人体充当了"吸尘器"

早在 2008 年，公众尚不知 PM2.5 为何物时，首都医科大学崔小波团队已经在研究烟草

与 PM2.5 的关系。首都医科大学环境卫生实验室完成了二手烟雾检测实验，在 35 平方米的室内密闭环境中，一位吸烟者点燃卷烟后，即可导致室内的 PM2.5 浓度从 30 微克 / 立方米上升至 400 微克 / 立方米；当第二名吸烟者点燃卷烟时，室内的 PM2.5 的浓度将快速上升到 800～1200 微克 / 立方米。室外雾霾程度严重，称之为 PM2.5 爆表，而在室内有人吸烟，PM2.5 爆表却是司空见惯。室内空间通风不好，人体充当了"吸尘器"。[2]

（二）科学实验告诉你，烟霾不可忽视

2013 年，新探健康发展研究中心的医学试验部用实验数据告知人们，室外雾霾需要警惕，室内烟霾更不能忽视。室内无烟环境的创建首先要去除烟霾。

2014 年 1 月 16 日，新探健康发展研究中心公布了一项针对卷烟燃烧释放物对室内空气质量影响的实验研究结果。[3] 现场实验选取 PM2.5、金属镉、烟草特有亚硝胺（NNN 及 NNK）、9 种多环芳烃作为监测目标物，分别在两间约 40 立方米的实验室空间进行实验，其中一间作为对照的无烟室，另一间为特定时间点燃卷烟的燃烟室。在燃烟室中使用国内 4 类不同品牌的卷烟进行实验。将无烟室与燃烟室的空气收集后测定，进行比较。该实验室在国内外有着良好声誉，有健全的质量管理体系。实验经过精心设计，用了几个月的时间，大量的实验数据提供了以下证据：[3]

1. 室内躲避不了室外的雾霾。

门窗阻止不了室外空气中的微小颗粒物（PM2.5）的"入侵"。实验人员使用大气 PM2.5 采样仪连续 8 小时监测无烟室内的 PM2.5 浓度与室外环保监测站（离实验地点最近的）同一时间段公布的 PM2.5 的浓度曲线。比较室内外 8 小时的 PM2.5 浓度的变化曲线，发现室内外有着类似的变化趋势。连续八天监测的室内 PM2.5 的平均浓度为当天室外 PM2.5 平均浓度的百分比范围为（22%～62%），也就是说，1/5 至 3/5 的室外的雾霾颗粒物会通过门窗的缝隙进入室内。清华大学建筑学院建筑技术科学系 2015 年发布的《室内空气质量调研的数据分析报告》也揭示："在门窗全部关闭、没有室内净化的条件下，室内 PM2.5 浓度是室外的 1/3 到 2/3。这就是为什么，为了降低入侵的雾霾，许多家庭安装了多台空气净化器。

2. 室内烟霾与"入侵"雾霾叠加

在 40 立方米燃烟室中分别点燃 2 支和 4 支卷烟，同步连续采集样品监测 PM2.5 浓度 1 个小时，记录燃烟前 PM2.5 的浓度以及燃烟 1 个小时 PM2.5 的最高浓度。通过测试发现点 2 支烟，在一小时内 PM2.5 浓度会上升约 400 微克 / 立方米。点 4 支烟，PM2.5 浓度上升约 1000 微克 / 立方米，不同的卷烟释放的 PM2.5 浓度不同。实验数据说明，室内如有人吸烟，烟草烟雾中的微小颗粒物 PM2.5 会急速上升，烟草烟雾的 PM2.5 将与室外雾霾"入侵"的 PM2.5 浓度叠加，烟草烟雾中的颗粒物成为室内 PM2.5 的主要组成部分，室内的烟霾远远超过室外的雾霾。[3]

漫画家笔下的"雾霾与烟霾的叠加"非常生动。（图 1、图 2）

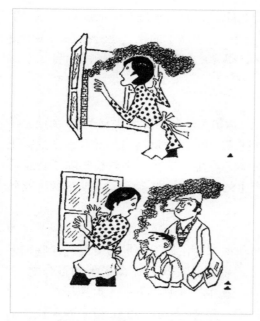

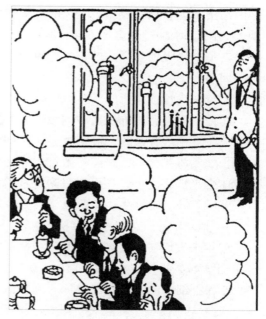

图 1 内外夹攻 作者：叶春阳　　　　　　　　图 2. 空气不大好 作者：江有生

漫画插图摘自《笑着向烟草告别——漫画控烟》新探健康发展研究中心，中国协和医科大学出版社，2010 年。

3．烟草烟雾中的致癌金属——镉的存在，不可忽视

检测无烟室与燃烟室的空气，发现无烟室空气 PM2.5 颗粒物上未能检出金属镉（低于最低定量限），而燃烟室收集到的 PM2.5 的样品中检测出了金属镉。这证明了金属镉主要来自卷烟燃烧释放物。镉为最易在人体内蓄积的毒性物质，2012 年，镉被列入美国 FDA 发布的烟草烟雾致癌物名单。大量科学证据显示，烟草烟雾中的金属镉是一种致癌物质，也是影响呼吸系统和生殖系统的有毒物质。

4．室内烟草烟雾中检出了强致癌物——烟草特有亚硝胺（TSNAs）

室内烟霾中含有人类一级致癌物——烟草特有亚硝胺（NNN 和 NNK）。实验结果显示这两种亚硝胺来自烟草烟雾，是烟草特有的。科学研究确认亚硝胺会使人致癌，特别是其中的 NNN 和 NNK，它们的致癌性均无安全阈值，即使在浓度很低的情况下也会引起机体内生物大分子的 DNA 损伤，大于零的所有剂量在某种程度上都有可能导致致癌有害效应的发生。[3]

5．烟燃烧释放更多的多环芳烃

燃烟室 PM2.5 颗粒物中检出人类致癌物苯并（α）芘，浓度范围（19.4 ~ 40.5 纳克 / 立方米）。燃烟后，9 种多环芳烃浓度的显著增高，证明室内空气中的多环芳烃绝大部分是在燃吸过程中生成的。而这些多环芳烃都存在致癌风险。[3]

（三）"烟霾"的特点

1．室内烟霾（二手烟）的危害并不比主流烟小

实验数据清晰地告诉我们，即使是低焦油的卷烟，只要燃烧，室内空气会受到烟草烟

雾的污染。烟霾来自吸烟者吐出的烟雾和两次抽吸之间，卷烟自燃烧时释放的烟雾（二手烟）。由于二手烟燃烧温度不同，其产生的化合物不同。二手烟中的化合物分布在气相中更多。二手烟比吸烟者吸入的烟（主流烟）消耗更多的烟草（1.4倍），二手烟的危害并不比主流烟小。

2. 室内烟霾致癌

2012年卫生部发布的《中国吸烟危害健康报告》指出：烟草烟雾中含有7000余种化学成分，数百种是有毒的，致癌物至少有69种。这些致癌物会引发机体内关键基因突变，正常生长控制机制失调，最终导致细胞癌变和恶性肿瘤的发生。烟霾的小颗粒物除了自身可对身体带来危害之外，还可以吸附各种卷烟燃烧产生的致癌物，如金属镉、烟草特有亚硝胺、多环芳烃、放射性元素等。

3. 烟霾颗粒直径极小，容易被忽视

近年来人们对环境烟草烟气颗粒，粒径的分布和动态变化做了大量的研究，这些结果表明烟草烟雾的颗粒粒径在0.107～0.5微米之间[4]，仅有头发丝（50微米）的百分之一。PM2.5和更细小的颗粒物能够深入到肺部的肺泡中，最终穿过细胞膜进入血液循环，对机体造成更大的损害。复旦大学研究小组研究结果揭示，粒径在0.25～0.50微米的颗粒物的浓度与居民健康危害的关系最为显著，对心血管影响尤甚，且粒径越小，健康危害越大[5]。由于其微小，大部分是肉眼看不见的，因此极易被忽视。室外污染造成的雾霾你看得到，室内的烟霾你往往看不到。公众对"雾霾"是"谈虎色变"，对室内"烟霾"却"视而不见"，为厘清误区，重视无烟环境的创建，控烟界将室内二手烟雾喻之为"烟霾"。

随着公众对无烟环境的期盼，地方政府对无烟立法的重视，"烟霾"这个名词被大家接受和传播。"注意雾霾，别忽略烟霾"被列为2018年中考《说明文阅读》复习题，答案引用了上述两个实验室的科学数据。[6]室内烟草燃烧造成的烟霾，会给公众健康带来极大的危害。烟霾同样是危机，而且是不可忽视、立即需要应对的危机。

美丽中国，不仅要拨开笼罩祖国大地的雾霾，更重要的是消除室内人为造成的烟霾。我们不仅需要一个清澈的天空，我们更需要一个安全、健康的室内空间。

100%无烟环境的建立是消除室内烟霾、保护大众健康的唯一手段。呼吁多部门行动起来，积极履行WHO《烟草控制框架公约》，尽快制定国家层面的无烟环境法规。

我们相信消除烟霾，也蕴藏着极大的转机。因为烟害已经逐渐被认识，新一届政府执政为民决心已定。

2013年12月29日，中共中央办公厅、国务院办公厅联合下发了《关于领导干部带头在公共场所禁烟有关事项的通知》。通知的下达进一步证实了无烟环境立法有助于保护人民的健康，更有助于形成良好的示范和推动。它清心、清肺、清风气，值得我们叫好，更值得我们期待。

信息来源

【1】央视前记者柴静自费拍空气污染深度调查《穹顶之下》，凤凰财经网，2015年2月28日，http://finance.ifeng.com/。

【2】崔晓波等，北京市部分公共场所吸烟与二手烟暴露情况研究，心肺血管病杂志，2009 年 1 月。

【3】沈虹，杜克贺，楚利敏，等．烟草烟雾中有害物质的研究 [J]．环境污染与防治，2015，（10 月）：1．http：//finance.china.com.cn/roll/20140213/2181366.shtml。

【4】张华山等，卷烟烟雾中不同尺度颗粒物分布特征，解放军预防医学杂志，2013 年 12 月，第 31 卷第 6 期。

【5】复旦大学研究认为 PM0.5 对人体危害更大，新华网，2014 年 10 月 23 日，http：//news.hexun.com/2014-10-23/169626133.html。

【6】2018 中考语文专题十四《说明文阅读》，7C 教育资源网，2018 年 3 月 20 日，http：//cai.7cxk.net/yuanma/softdown.asp?SoftID=306274。

他们用生命告诉你吸烟的危害
——吸烟受害者故事

姜　垣

一、背景

中国有 3.16 亿吸烟者，有超过 7 亿人每天生活在二手烟环境中。这是一个庞大的烟草受害者群体。可惜的是，这样一个庞大的受害者群体，多数还不知正在害己，不知正在受害，更不知应当迅速奋起自救，维护自己健康的权利。

控烟的教育已经开展多年，但目前控烟仍面临着重重困难：没有健全的控烟网络；缺乏指导控烟的人员；政府投入严重不足；至今还没有全国性的控烟立法；一些已有立法的地方也还面临着人手不足、执法不严等问题。在诸多困难中，核心问题是无论政府部门还是烟草受害者群体（包括吸烟者和被动吸烟者）虽然笼统地知道"吸烟有害健康"，但对吸烟危害的严重性却并没有深切的认识。认识有多深，决心就有多大，办法就有多少——举世皆然。怎么有效地提高民众对烟草危害的认识？他山之石，可以攻玉。国际上一些行之有效的办法可以学习、借鉴。

二、且看美国的实践

同中国一样，美国也曾是一个烟草大国，有庞大的吸烟人群。那个牛仔飞马上山，然后点燃一支万宝路烟的广告，曾经风靡全球。但是，经过多年的控烟教育，美国人群吸烟率已从 1965 年的 42.4% 下降到 2016 年的 15.5%。[1]

美国是怎样做到的？一个成功的经验，就是不做泛泛而谈的"烟害教育"，而是用吸食烟草受害者讲述的真实故事，告知吸烟带来的严重的危害。这个办法也是一些控烟成功国家的共同经验。

美国疾控中心有一个"Tips（来自前吸烟者的忠告）"项目，是请烟草使用或者暴露于二手烟的受害者现身说法。2012 年起，在美国主要媒体播放。联邦政府当年投入的播放费用高达 5400 万美元。[2]

事后的卫生经济学评估结果显示：这样做的结果，每挽救一个生命的成本是 2819 美元，同其他控制慢病的公共卫生措施相比，更具成本效益。[2]因此，也被美国 CDC 推荐为"最佳公共卫生实践（BEST BUY）"。

以此为鉴，中国疾病预防控制中心控烟办也想采用这样的办法，寻找一些烟草使用的受害者，制作成宣传画、广播或电视公益短片，通过传播，提高居民对烟草危害的知晓率，以推动吸烟者远离烟草或考虑戒烟。

三、寻找烟草受害者

行动的第一步是寻找烟草受害者。中国每年因为吸烟造成的死亡达 149 万人，因吸烟致病、致残的的数字更远超于此。[3]

这些受害者在哪儿呢？他们愿意站出来讲述自己亲历"烟害"的故事吗？

没想到第一个站出来的受害者是自己找上门的。

2015 年 10 月，河南郑州李翔夫妇带着刚刚 1 岁 5 个月的双胞胎儿子去洛阳游玩。在返程路上，李翔突然感觉到胸痛胸闷，本想忍一下坚持到郑州，可没想到胸口越来越疼，头上渗出了豆大的汗珠，感觉开始飘忽，妻子呼叫的声音离他越来越远。妻子找来了列车员，列车上立即开始广播寻找医生。不到 3 分钟，一名老者跑着过来，镇定地说我是医生，我来看看。他摸了李翔的脉搏、问了病史，判断是急性心肌梗死，立即抢救，同时联系了郑州人民医院心内科，马上开放急救通道，做好手术的准备。15 分钟后火车进站，已经等在站台的救护车直接把李翔拉到了手术室。事后知道，这位在火车上紧急施救的老者，恰是著名的胡大一教授。

两个小时后，李翔脱离了危险。医生说：李翔的冠状动脉已经像被水泥堵死，如果不是在火车上万幸的遇到胡大一教授紧急救治，如果再晚 20 分钟到手术室，再好的医生也回天乏力了。

事后分析，不到 40 岁的李翔两次心梗，最大的危险因素就是吸烟。在胡教授的叮嘱下，李翔成功戒烟。之后，李翔夫妇找到胡教授，表示愿意把自己的故事讲出来，让更多的人知道吸烟不仅仅会导致癌症，也能导致心血管疾病。这样做也是对胡教授救命之恩的报答。

于是，中国疾控中心控烟办为他采录了公益短视频。2019 年元旦在中央电视台和一些地方电视台播出，李翔还在北京台的《养生堂》中央二套的《职场健康课》《北京交通台》多次亲身讲述了自己故事，特别是 2018 年，世界无烟日的主题恰恰选的是吸烟危害心脏，通过多方位的传播，明显提高了公众对吸烟可导致心脏病的知晓率。

吸烟可导致多种癌症，是深入的科学研究已经反复证明了的。但是，要找到愿意"现身说法"的癌症患者却并不容易。在中国医学科学院肿瘤医院流行病室邹晓农老师帮助下，我们在 2016 年肿瘤医院癌症宣传周的场地上摆了个摊位，提供戒烟服务，同时也借此在寻找愿意讲出自己"故事"的吸烟致癌患者。

快到 12 点时，邹老师带来一位患者，他说愿意讲出自己的"故事"。

他叫郝明虎，15 年前在北京做管工，帮人修家里的水管。因为技术好，每次修完水管，除了正常的报酬外，客户还经常送盒烟作为特别的感谢。一来二去，明虎吸烟成瘾，不料 10 年前患上了肺癌，在医科院肿瘤医院作了切除手术。手术前郝明虎已戒了烟。手术康复后，为了一家的生计，他继续在北京打工。2016 初年发现癌症转移，但已经失去再次手术的机会。现在，他在肿瘤医院旁边租了民房，每周一过来连续 5 天放疗。周五放疗后赶回张家口老家。

我们问他：为什么放疗这么辛苦，周五还要回张家口？

明虎告诉我们：吸了 40 年烟的父亲也患了肺癌，在张家口住院，周末要赶过去照顾父亲。问他父亲为什么不来北京治病？明虎流着眼泪说：肿瘤医院一床难求，根本住不进来，而且家里经济条件也不允许父亲也到北京来治病。

征得明虎同意，我们准备把他家故事拍摄出来，说好周五放疗后同去明虎家。跟着明虎，一路颠簸，我们来的张家口，破败的家中只有明虎的妈妈和媳妇，由于明虎爸爸吸烟，明虎妈妈患了中风，生活半自理。媳妇流着眼泪告诉我们，她自己父亲吸烟，两年前发现肺癌已经去世，公公吸烟肺癌，现在张家口医院治疗，婆婆也需要她照料，明虎每个周一四点起来坐车去北京治病，家里钱都花完了……第二天一早我们去了明虎爸爸住院的地方，见到了明虎爸爸郝天省，老爷子气堵声噎地诉道："我就是因为吸烟患了癌症，烟草害了我一家人。"完成拍摄 2 个月后，老爷子去世了。老爷子真心地希望以他为鉴，全中国人都不再吸烟。

下面的两个受害者也是主动找到北京控烟协会会长张建枢的——吸烟得了冠心病的王为念和二手烟受害者王芳，这对大王和小王可是名人，他们在一起制作了很多大家喜欢的电视节目，像是综艺类节目《谁在说》，情感节目《大王小王》，王为念是在一次做节目的时候偶然发现自己冠状动脉阻塞了，手术前医生就告诉他，他血压不高，血脂不高，血糖也不高，唯一的危险因素就是吸烟。及时的手术救了王为念的命。王芳本身不吸烟，但从小就暴露于二手烟环境中，父亲和哥哥都是吸烟者，工作后同事在策划节目时候也吸烟，王芳患了严重的支气管扩张、咳血，最终切除了一叶肺。手术后，他们就定了个原则，"你吸烟我不去"。再重要的事情，只要你吸烟，我们就不去和你谈。一直到了北京市禁烟法生效。

李翔、郝明虎、郝天省、王为念、王芳这些曾经的烟草受害者，用自己的生命述说了烟草使用的危害，依旧吸烟的你，还不下决心戒烟吗？

四、后记

当社会上吸烟正常化的观念还很普遍，如果吸烟者不知道吸烟危害，很难产生戒烟的动机；即使是在有控烟法规的地区，如果不吸烟者不清楚二手烟的危害，公共场所全面无烟也难实现。所以尽快提高烟草使用危害知识的知晓度是控烟中一个关键环节。警示烟草危害也是 MPOWER 政策中重要的一个组成部分。用真实案例可以警示烟草危害，但更符合成本效益的方法是在烟盒上印制图形方式的健康警示。截止到 2019 年全世界已经有 118 个国家和地区在自己的烟草制品包装上印制了大而清晰的图形方式的警示，有近 10 个国家已经开始使用平装烟。我们也盼望着中国大陆的烟盒上能早日印上图形方式的健康警示。当然我们也希望有更多一些烟草使用受害者主动站出来，分享你的故事，让更多的人能像你一样，尽早戒烟！

信息来源

【1】https：//www.cdc.gov/mmwr/volumes/67/ss/ss6712a1.htm?s_cid=ss6712a1_e&c_cid=journal_search_ promotion_2018。

【2】Xin Xu et al. A Cost-Effectiveness Analysis of the First Federally Funded Antismoking Campaign American J Preventivr Medicine 2015v（48）issue 3 P 318-325。

【3】刘韫宁等，2013年中国居民吸烟对归因死亡和期望寿命的影响，中华流行病杂志，2017年8月第38卷第8期，1005-1010页。

用实例告诉你

——《烟草受害者访谈实录》出版的前前后后

李晓亮

在烟草危害没有被人们清楚认识的"前控烟时代",人们误将吸烟看作是有身份、有面子的事情,甚至把吸烟当做是"享受"生活的一种方式。积渐成习,改变甚难。要改变这种对烟草的错误认知,就要解构烟草企业长期处心积虑制造的各种烟草神话,让人们警醒。

云南省 20 世纪 70 年代就已是中国最大的烟草种植和卷烟生产省份。几十年来,"云烟"甚至成为云南省的一张"名片",而烟草销售带来的巨额利税,更使云南烟草业"财大气粗""话语响亮",谁呼喊"控烟",似乎就是在打击云南经济。在这种云南的特定话语环境下,控烟起步维艰。

云南超轶健康咨询中心成立于 2007 年年底,2008 年正式实施烟草控制项目。

在云南做"控烟",成了许多人眼里一个"蚍蜉撼树"的"疯狂"行为。超轶中心经常受到各种质疑,切身感受着开展烟草控制工作的无比艰难,同时也意识到,影响阻碍着人们改变吸烟行为的诸多因素中,最为重要的是根深蒂固的烟草文化:经过相当长的时间,因烟草业的大肆营销与推广,烟草使用这一戕害健康的行为已经深植于社会文化之中。改变一种文化,绝非一朝一夕所能,必须准备长期奋斗。

控烟,是一种行为方式的改变。而改变行为方式,首先必须改变人们的认知。

要改变大人群的认知,就要有有效的传播方式。我们决定首先要从媒体倡导入手,运用有效的健康传播,向大众传递烟草严重危害健康的科学事实。传播科学,是改变大众认知的最佳方式,而认知的改变,正是行为改变的先导。

那时,中国政府签署《WHO 烟草控制框架公约》未久,控烟在中国刚刚起步。此前,云南各种传播媒介上有关烟草的话题,除了烟草业所作经济贡献的报道,大体都是烟草企业用广告、赞助手段买断版面、促销烟草的内容。面向大众传播烟草危害健康的科学教育材料,几乎看不到。

"让大众清楚地知道吸烟对健康造成的严重危害",这是当务之急。于是,我们四处搜集世界各国的控烟资料,发现世界肺健基金会(World Lung Foundation)网页上,有许多烟草受害者现身说法的视频,有力地揭示了烟草给吸烟者及吸烟者家庭带来的巨大伤痛。

我们开始想,下载这些受害者视频,以便在云南传播、培训活动或控烟会议中使用。但照抄照搬还是会遇到一些障碍:一是这些视频都是外国人讲述的故事,与国人的生活、认知多少还有些情境与习俗的距离,难以在中国人心中引起强烈共鸣;其次,使用这些视频,有版权的障碍,要得到被拍摄者或拍摄机构的同意,这一过程将会复杂而漫长。

这时，一次控烟培训班上，昆明医科大学第二附属医院的李建华老师给我们讲述了他因吸烟导致心梗，几番抢救才终于活下来的故事，令听者无不动容。我们当时即决定，在昆明寻找更多的烟草使用受害者，鼓励他们讲出自己的故事，并在媒体上发表，以引起云南乃至中国公众对烟草危害的密切关注与审视。

采访的过程并不如我们所想的那样简单。虽然在心内科、呼吸科和肿瘤科住院的病人中，不乏吸烟者，但愿意接受我们访谈的却不多。有些人不愿承认自己得病和吸烟相关；有些人心里虽然承认吸烟导致他身患疾病，但无法舍弃或戒断吸烟的嗜好；也有一些人羞于向人诉说自己的疾病。但是，我们的设想得到了不少医生的支持，他们帮助我们找寻和说服因吸烟致病的患者接受我们的访谈。同时，也有很多人自告奋勇担当起采访和撰写故事的工作。前后历时一年多，我们终于征集到近30个吸烟或吸二手烟的受害者讲述了自己的故事。在听取这些故事时，我们对他们充满了深深的同情和敬佩。征得他们同意，我整理故事，准备出版。

这些故事均采用了"实录"形式，生动的呈现了受害者因吸烟生病、并努力与疾病抗争的历程。最令人感动的是，一些已经认识到烟草就是令他们致病罪魁祸首的病人，不仅自己戒了烟，还帮助周边的亲人朋友戒烟，而且还一再请我们告诉大家要以他们为诫，不要再重蹈他们的覆辙。

一遍遍的读着这些故事，我们一次次受到珍爱生命的莫大教育，对烟草给人类带来的威胁和伤害，也有了更加深刻的认识。我们深切地感受到了每一位故事的主人翁在濒临失去健康、失去金钱、失去生命的希望、失去亲人陪伴时那种几近绝望的心境……于是，《失去的不止是健康——烟草受害者实录》就成为了这本故事集的书名。

在编写这本书时，恰逢中国卫生部首次发表了《中国吸烟危害健康报告》。烟草受害者故事中那些个人遭受的疾患痛苦，都可以从《报告》中寻觅到来自医学、流行病学研究的证据支持。我们在每一个故事的旁边都摘录了《中国吸烟危害健康报告》的相关内容，使这本故事集也由此成为有效传播吸烟危害健康、危及生命的生动的科学普及范本。

在该书正式出版前，我们试着先印制了一些，供相关机构在健康传播中使用，结果媒体对此事反响很大，做了报道。(图1)接着，有的读者按图索骥，找上门来要书，还告诉我们说认识的朋友中有因读了这本书而戒了烟的。这令我们更加感到做这件事情的意义和价值。

中国控制吸烟协会也联系我们，欲将故事中的主人翁拍成电视短片。2010年5月，短片《生命随烟而灭——中国烟草受害者实录》问世。我们采访过的两位受害者在片中讲述了令人痛心的故事。一位在40岁

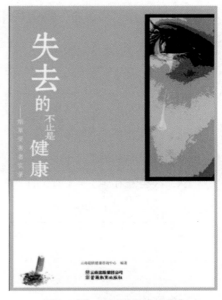

图1 《失去的不止是健康》

时就患上心梗，一位因二手烟而得了慢阻肺。短片被上传到国内多个传播平台，并且在烟害教育中被广泛使用。世界卫生组织也推荐了这部短片。

2012 年，《失去的不止是健康——烟草受害者实录》由云南教育出版社正式出版。（图2）23 名受访者讲述的故事，从不同角度真实地反映了吸烟和二手烟暴露给鲜活的生命个体带来的危害和影响，通过了解烟草受害者的生活现状，普及已经科学证实的有关烟草危害健康的科学知识，引发对吸烟行为后果的反思，改变吸烟行为的传统观念和习俗，增强远离烟草烟雾的意识，并推动公众积极采取远离烟草烟雾的健康行动。

《失去的不止是健康——烟草受害者实录》目录

为什么要控烟？解读吸烟的八大危害！

魏国平

中国是世界烟草第一大国。据统计，中国目前有 3.16 亿人口吸烟，另外还有 7.4 亿人口常年遭受二手烟危害。[1] 如果再考虑三手烟的影响，那么几乎没有人可以完全避免。就某种意义而言，中国可谓是一个"全民吸烟"的神奇国度！

让人匪夷所思的是，在今天的中国，在绝大部分地区，如果你在公共场所劝阻一个吸烟者停止吸烟，你往往还要跟他说对不起！如果你的运气好，遇到一个相对素质较高的吸烟者，他听从了你的劝阻熄灭了烟，你往往还需要对他表示感谢；但如果你的运气不好，遇到不讲理的吸烟者，轻则遭遇无视，重则引来谩骂甚至殴打……

难道不是吸烟者要跟你说对不起吗？是他，在公共场所违法吸烟，侵犯了你呼吸健康空气的权利！

难道不是吸烟者要跟你说声谢谢吗？是你，善良地提醒他不要释放二手烟，避免他继续伤害到他人！

本文中，我们尝试从多个视角对吸烟危害进行全面审视，并在文末提出相应的控烟建议。

一、吸烟的八大危害

（一）吸烟残害自己身体

吸烟会损害吸烟者的各个器官，包括大脑、心脏、肺部、胃部和免疫系统等。全球每年有超过 700 万人死于烟草，而死亡原因中，癌症、心血管疾病和呼吸道疾病大约各占 1/3，也有少数人死于吸烟引发的消化系统疾病、糖尿病和肺结核。癌症中尤以肺癌居首，全世界 80% 的男性肺癌患者和 50% 的女性肺癌患者得病的原因来自烟草。原因在于，燃烧的烟草中含有超过 7000 种化学物质，其中至少有 69 种已被证明能够致癌。[2]

（二）吸烟伤害至亲之人

如果吸烟者在家里吸烟，那么他的爱人和孩子都会直接吸入他制造的二手烟。所谓二手烟，实际上由两种烟雾构成，一种是吸烟者呼出的烟雾，称为主流烟；一种是烟燃烧时自行散发到空气中的烟雾，称为侧流烟。当侧流烟和主流烟雾结合时，形成二手烟，也称为环境烟草烟雾。家庭本是每个人的港湾，是保护孩子和家人的最坚固防线。但是据《2015 年中国成人烟草调查报告》显示，57.1% 的调查对象在家中看到有人吸烟，这个比例相当惊人。[3]

如果吸烟者不在家里吸烟，可他同样无法避免伤害家人。因为吸烟者还会释放三手烟。

所谓三手烟，就是吸烟后残留在衣服、皮肤甚至墙壁、家具等物体表面和灰尘中的微小烟雾污染物，以及这些污染物和空气中氧化物发生反应后生成的新污染物。这些残留的污染物可存在几天、几周甚至几个月，会损害人体细胞并致癌。通俗的说，三手烟就是"烟味"。没错！即便不在家里吸烟，二手烟依然会伤害你的家人，尤其是孩子。

除此之外，家人对吸烟者健康的担心也让他们承受了更多的心理负担和伤害。

（三）吸烟危害他人健康

只要吸烟者在任何室内公共场所、室内工作场所或公共交通工具内吸烟，他就是直接在危害他人健康。二手烟本身就是致癌物。暂且不说二手烟会引发各种严重疾病，光看死亡人数，仅仅在中国，每年直接死于二手烟的人数就超过了 10 万人。[4]

如果你是一个非吸烟者，下面这些画面是否似曾相识？

带着孩子去餐厅吃饭，隔壁桌有几个吸烟者在吞云吐雾，浓烈的烟雾飘到你这边的餐桌上，刺鼻的烟味让你的孩子咳嗽，而且烟雾也飘落在了餐桌的菜盘上……

许许多多的商场的男厕所，无论这些商场多么高档，你进去后几乎都能闻到明显的烟味，而且地上经常能看到烟头和烟灰，甚至很多时候烟头还在冒烟……

在火车出站的滚梯上，你如站在吞云吐雾的旅客后面，无奈的你避无可避，不得不吸入他吐出的大量二手烟……

马路上过斑马线的时候，周围有几个吸烟者在吞云吐雾，你挤在人群中通过斑马线，不但无法躲避二手烟雾，还要时刻小心提防，避免被他们的烟头烫到……

（四）吸烟浪费大量金钱

很多人误以为，吸烟成本不高，便宜的几块钱一包，最贵的也就一百块一包。可是，事实果真如此吗？答案恐怕出乎很多人的意料，一个吸烟者如果吸烟一辈子，烟的购置费只是他吸烟总成本的一个零头。

让我们站在一个吸烟者整个生命周期的视角，全面考察吸烟一辈子的经济账。为了方便计算，我们先做一个基本假设：作为吸烟者，他从 20 岁开始吸烟，平均每天吸食一包，平均每包烟 20 元，70 岁去世（据统计，中国平均寿命 80 岁，而吸烟者会比平均寿命少活10 年左右）。

首先，计算他直接买烟花费的钱，这是最直观的金钱浪费。每天吸食一包烟花费 20 元，一年就是 7300 元。在他死亡之前，他一共抽了 50 年（这是一个非常合理的估计，因为绝大多数吸烟者无法自行戒烟）。那么，他一辈子直接买烟浪费的钱 =7300 元 × 50= 365000 元，即 36.5 万元人民币。

除此之外，必须计算他因为吸烟导致工作时间减少而损失的钱！必须计算他因为吸烟导致错过潜在的晋升机会而损失的钱！必须计算他因为吸烟导致自己生病而产生的医院治疗费用和误工损失！必须计算他家人因为吸入他的二手烟和三手烟导致生病而产生的各种费用！最后，还必须计算他因为吸烟平均少活十年导致的退休养老金损失！

哪怕按照最保守的估计，上述各项费用加起来，至少 200 万元人民币！

如果尽早戒烟，这些钱可以拿来做多少事情啊！一台车，一套房子的首付，孩子的全部教育费用，甚至可以用来投资赚更多的钱……而吸烟者，却用来摧残自己的身体。请扪心自问：真的值得吗？真的有必要吗？

（五）吸烟拖累企业发展

吸烟者吸烟，对工作到底会带来怎样的影响？我们来做一个简单的假设和分析。

姑且不考虑加班因素，假设吸烟者每天工作 8 小时，并且，他平均每天抽 20 根烟，上班时间内抽 12 根烟。那么，每根烟从离开工位，走到吸烟点吸烟，然后再返回工位，平均要浪费他 10 分钟。换言之，吸烟者每天所谓的工作八小时，实际上要无端浪费掉 2 个小时，而这 2 个小时是他理论上一天工作时间的 25%，原本可以用来工作和创造绩效，却被他浪费掉了！这就意味着，员工的吸烟行为是一种隐蔽的"磨洋工"行为，会对企业的生产效率造成极大的浪费，从而导致拖累企业的发展。

（六）吸烟影响人际关系，破坏城市面貌

过去医学还不够发达，吸烟曾是高雅象征。那个年代，人们普遍误以为男人吸烟很阳刚，女人吸烟很优雅。

直到 1964 年 1 月 11 日，时任美国公共卫生局局长卢瑟·特里博士发布了 1964 年年度报告。报告援引关于吸烟的 7000 多项研究，首次认定吸烟会导致吸烟者患上肺癌，并且认定吸烟是慢性支气管炎有可能的病因。在科学证据和分析结果的支持下，1965 年美国法律明确规定必须在烟包装上明确危害健康的标记。[5]

从那以后，吸烟危害健康逐步成为人类的共识。吸烟曾经象征高雅，如今已经成为一种陋习。许多吸烟者头发稀少，脸色蜡黄，皮肤粗糙，满口小黄牙，残留的烟垢透过牙缝依稀可见，一张嘴口臭难掩，甚至嗅觉因为吸烟都会退化。吸烟破坏着一个人的形象。吸烟者因为烟瘾发作而情绪不稳定，或者言行不恰当时，导致越来越多人屏蔽他，之后他也就失去了人脉和更多的可能。据统计，文化教育程度越低的人吸烟率越高，收入越低的人吸烟率越高。今时今日，吸烟不但会破坏个人的形象，更会破坏城市的面貌，从而破坏城市对人才的吸引力。而人才，是一个城市发展的源动力！

（七）吸烟污染生态环境

1. 二手烟制造烟霾污染空气

近年来，治理雾霾成为全社会的共识。而实际上，吸烟则是室内霾的重要来源。据中国控制吸烟协会副会长支修益则介绍，在 35 平方米房间内连续吸 3 支烟，距离吸烟者 1.5 米，空气中 PM2.5 浓度可达 1700 微克/立方米。这意味着比北京污染最严重时的 PM2.5 还要高出好几倍。即便烟灭 1 小时后，室内空气中 PM2.5 浓度仍可达 350 微克/立方米以上，仍相当于雾霾天的六级严重污染。相比雾霾，吸烟造成的室内空气污染要严重得多。[6]我们不能见雾霾谈虎色变，而对烟霾视而不见。

2. 烟头污染土壤和水系

烟头是全球被弃置垃圾之冠，全世界每年共有 4.5 万亿个烟头被人胡乱抛弃！烟头对于世界环境的损害，使吸烟不仅是健康问题，更成为环境问题。吸烟行为除了直接造成空气污染之外，吸烟者经常将烟头随手丢弃，而烟头即是由塑料原料所制成，烟头被丢弃后，

流入下水道、河川的有毒物质导致土地、水和海洋的污染，进而伤害海洋动物与非吸烟者的健康。最后，一个烟蒂可能少则需要2年，长则25年才能裂解成较小的碎片。[7] 25年！这意味着被乱扔的烟头，会坑害整整一代人！

总之，烟草业的巨大影响包括能源和燃料消耗导致的气候变化、水和土壤的消耗以及酸化。烟草种植需要大量的土地、水、杀虫剂和劳动力，而事实上，所有有限的资源原本可以更好地利用。吸烟对环境的影响，给地球日益稀缺的资源和脆弱的生态系统带来了巨大的压力。烟草与那些有利于人类生存和发展的商品竞争资源，降低了我们的生活质量。

（八）吸烟危害公共安全

1. 引发火灾

一支烟延续燃10分钟左右，丢弃的烟头根据长短延续燃1~4分钟，烟头表面温度200~300℃；燃着的烟中心温度可达700~800℃。纸张燃点为130℃，棉花燃点为210~255℃，木材燃点为250~300℃，天然橡胶燃点为129℃，涤纶纤维燃点为390℃，而烟蒂的中心温度是以上物质燃点的2~5倍。一定条件下，未熄灭的烟头很容易引燃这些易燃物，而当遇到易燃气体或液体时，甚至可能引发爆炸。[8]

据我国公安部统计，全国每年的火灾中有6%以上系吸烟引发，而吸烟在各种火灾原因中居第3位。其中，1987年5月6日震撼国内外的大兴安岭森林火灾，也是由肇事者野外吸烟引发的。这场火灾给国家和人民生命财产造成了巨大损失，而要恢复大兴安岭的生态环境，至少要花几十年的时间。

2. 引发交通事故

吸烟者边开车边吸烟时，往往是一手打方向盘，另一手拿烟，使身体不由自主地侧斜，造成重心偏移，用力不均，极易导致动作不正规或变形，从而降低驾驶操作的准确性。而且，经常吸烟的人，口腔发黏，咽喉发痒，容易咳嗽，严重时甚至会低头弯腰。另外，人在吸烟时，烟中的一氧化碳与血红蛋白结合，会造成大脑缺氧。上述因素，都会对行车安全造成威胁。

日本东北大学研究人员分析了1993年至2013年茨城县一项居民健康档案的数据，这是一项长达20年的随访研究。在考虑年龄和饮酒等因素后，研究人员发现，每天吸烟超过20根的男性死于交通事故的概率是不吸烟男性的1.54倍。这一研究成果，已发表在日本流行病学杂志Journal of Epidemiology网络版上。[9]

除了引发火灾和交通事故，吸烟引发的加油站爆炸事故屡见不鲜，甚至近期还发生了骇人听闻的飞行员吸烟导致飞机紧急迫降的重大安全事件。

二、四点建议

（一）给政府的建议

国民的健康状况是国家兴旺安危的标志。无烟的室内环境是国家文明程度的标志。国家履行保障国民健康权的义务，首先要尊重国民的健康权。国家和社会都应为实现人们健康创造必要条件。国家为了保障公民的健康，在法律和制度上都应有相应措施。作为代表最广大人民群众根本利益的政府，绝不能只看短期财政收入，更要关注长远利益，并计算一笔总账，包括经济价值账和社会价值账。控烟除了带来巨大的长远经济价值，更可以提高非吸烟人口的生活幸福感，因为他们再也不用担心在公共场所或工作场所被迫吸大量二手烟了，这能带来巨大的社会价值。

因此，我们希望政府有关部门积极行动，大力推进控烟立法，拿出立法的时间表和线路图，在此提出几点具体建议：

1. 严禁公共场所吸烟，加快推出国家层面的《公共场所控制吸烟条例》，建立健全违法吸烟处罚机制，并在商场厕所、消防通道等常见室内违法吸烟点，安装吸烟报警器；

2. 大幅提高烟草税率，有效降低吸烟者的卷烟支付能力；

3. 要求烟盒包装上必须印制大幅图形警示；

4. 严禁烟草公司做任何形式的广告或促销赞助；

5. 严格限制影视作品等文化产品中的吸烟镜头。

（二）给企业的建议

如前所述，一个企业中的吸烟者员工，因为他个人烟瘾发作而频繁离开工位吸烟，会导致每个工作日浪费的时间平均高达2个小时。这个数字触目惊心！这还未包括员工吸烟导致疾病缺勤对企业的影响。

有鉴于此，企业必须大力推进控烟工作，建议如下：

1. 创建无烟企业；

2. 积极帮助吸烟员工戒烟；

3. 招聘员工时，同等条件下，优先考虑非吸烟者，谨慎录用吸烟者；

4. 企业裁员时，同等条件下，优先开除吸烟者，保留非吸烟者。

2005年12月，世界卫生组织宣布今后不再雇用吸烟者，并对现有吸烟职员提供戒烟帮助。此外，近年欧盟和美国，已经允许雇主拒绝聘用及开除吸烟者，这是非常合理的。

（三）给非吸烟者的建议

我们这些长期饱受二手烟危害的无辜公民，需要有强烈的维护自身健康权的愿望。我们都是中华人民共和国公民，都享有宪法和法律予以保障的公民权利，生命健康权是行使其他权利的先决条件，应学会运用法律保护自己和他人的生命和健康。

以前，我们在公共场所被烟雾包围，无所谓，是因为我们对烟害一无所知。以前，在室内公共场所、工作场所，吸烟者在我们面前肆无忌惮地吐着烟圈，我们忍气吞声，是因为我们不懂维权。

以前看到孩子活动的场所烟雾缭绕，想说"不"字，却说不出口，即使鼓足勇气说了，还担心遭白眼，因为我们没有"较真"的依据。

如果有法了，我们敢于维护自己的健康权，因为有依据了，我们就有了说"不"的力量和勇气了。当吸烟者在你身边吸烟时，他们剥夺了你呼吸健康空气的权利，你不可以沉默！

对非吸烟者，我强烈建议大家：

1. 支持和鼓励身边的亲朋好友戒烟；

2．在公共场所看到违法吸烟者时，勇敢站出来劝阻。

（四）给吸烟者的建议

生命是脆弱的，但它又是无限宝贵的。珍爱生命，正确行使生命健康权，认识到关注自己的生命和健康是一种责任。应承认和正视吸烟危害健康，缩短生命的冷酷事实，尽管你糊里糊涂地接近了烟草，希望你明明白白地离开烟草。控烟乃大势所趋，因为这关系到最广大人民群众的根本福祉！

你在公共场所吸烟，尽管伤害了别人是非故意的，但让别人无辜地受到二手烟的危害是客观存在的。你不能以自己的所谓嗜好、习惯和自由作借口，因为维护他人的生命健康权是无条件的。爱他人的生命和健康是我们行使生命健康权时不可逾越的界限。关爱他人的生命与健康是道德义务更是法定义务。伤害他人就是伤害自己，尊重他人就是保护自己。

截至目前，包括北京、上海、深圳、杭州、武汉、西安等在内的20多个城市都已经出台了控烟立法，而国家层面的控烟立法也势在必行！这就意味着，在城市里工作生活的吸烟者，能够合法吸烟的场所会越来越少，将来的日子会越来越难熬……因此，对吸烟者，我的建议只有一句话：**戒烟，现在就考虑起来，并尽快付诸行动！**

当然无论是政府的决策者、吸烟者和不吸烟者为了维护自己和他人的健康权，共同创造一个干净、健康和安全的生存环境，需基于一个共同的认识：吸烟和接触烟草烟雾会导致疾病、残疾和死亡。

只有承认这个事实：政府才能摆脱烟草税收的依赖，采取有力的法律的行政的各项控烟措施；吸烟者才能觉醒，摆脱烟草的束缚，规范自身的吸烟行为，自觉地遵守公共场所禁烟法律；广大的不吸烟者才能不受二手烟的危害。

信息来源

【1】专家批中国烟盒包装太漂亮：应尽快印制警示图片，中国新闻网，http://www.fj.chinanews.com/news/2018/2018-11-14/425889.html。

【2】禁烟、戒烟和控烟，三联生活周刊，http://www.lifeweek.com.cn/2012/0405/36855.shtml。

【3】二手烟，百度百科，https://baike.baidu.com/item/%E4%BA%8C%E6%89%8B%E7%83%9F/2993984。

【4】中国每年超10万人死于二手烟 每天7.4亿人受影响，网易新闻，http://news.163.com/15/1019/10/B69K04OH00014Q4P.html。

【5】如果你想多活20年，请戒烟，中国网，http://opinion.china.com.cn/opinion_67_90767.html。

【6】吸烟污染堪比"室内雾霾"——代表委员建议加大禁烟力度，新华网，http://www.xinhuanet.com/politics/2017lh/2017-03/14/c_1120627328.htm。

【7】烟抽完了，一年4.5兆个烟屁股 继续毒害环境25年，搜狐教育；http://www.sohu.com/a/234483625_294867。

【8】震惊！只是一个月的时间一个小小烟头竟然引发这么多火灾……，搜狐科技，https://www.sohu.com/a/129793032_480190。

【9】研究发现：吸烟者在交通事故中死亡概率更高，搜狐健康，http://www.sohu.com/a/239898683_100141099。

解析领导干部"控烟"的几个认识误区

新探健康发展研究中心

尽管烟草使用的严重危害，已是国际科学界的共识；尽管烟草控制已经成为全世界绝大多数国家政府与民众的共同意愿；尽管 WHO《烟草控制框架公约》（以下简称《公约》）自 2006 年 1 月 9 日在我国生效，今天已经跨入第 13 个年头，但对烟草控制的必要性与紧迫性，对烟草控制的许多有效策略，以及我们如何实施这些策略以远离烟草、挽救生命等问题，仍存在许多认识上的误区。对这些认识上的误区做一些简要的解析，将有助于提高控烟的自觉性与主动性。

一、控烟必须逐步减少需求和供应

（一）吸烟者人数众多

烟草在西方传播约有五百多年历史，传入中国，也已有四百来年。但是对它危害吸烟者健康的严重性，进而对它危害非吸烟者健康的严重性，人们的认识经历了一个漫长的过程。直到 20 世纪下半叶，由于科学的发展，技术的进步，人们才对烟草危害有了比较深入的认识。这时，烟草使用者已有 13 亿之众，仅中国就超过 3 亿人。

（二）卷烟是一种特殊的商品，至今仍是一种合法销售的商品

随着科学的发展，烟害逐渐被认识。烟草制品的特殊性，在于它虽然不是生存必需品，但却具有成瘾性。烟草依赖，是一种慢性疾病。对已成瘾的烟草使用者，无法令其立即戒断。尽管它对人体有百害而无一利；尽管它使用不当，会殃及众多无辜者的生命；尽管你知道它是目前唯一一种会夺去一半使用者生命的合法消费品，但是，我们也无法立即禁止卷烟的生产，只能采取各种法律的、行政的、经济的、教育的、医学的手段，引导人们远离烟草，逐渐减少烟草的供应与需求，最终达到无烟的目标。对特殊商品，只能采取特殊的手段。

（三）《公约》坚持减少需求战略和供应问题的重要性

与以往的药物控制条约不同，《公约》在制定一项处理成瘾物质的管制战略方面体现了一种观念的转变。《公约》对于减少需求和供应给予了同样的重视！[1]《公约》指出缔约方需建立适宜的机制以应对有效地减少烟草需求战略所带来的长期社会和经济影响。因此控烟必须逐步减少需求和供应。

二、你不能不信的烟害

（一）吸烟危害超过想象

2014 年年初，美国卫生与公众服务部、疾病控制和预防中心等机构发布了一份近千页

的报告。报告指出，科学研究的进展大幅扩充了与吸烟相关疾病的名单；吸烟的危害超乎人们此前的想象：吸烟与人体几乎所有器官的疾病都有关联；吸烟会增加全部癌症治疗的失败风险。暴露于二手烟也同样危险。[2]

流行病学的资料显示，吸烟除造成心、脑血管疾病、呼吸系统疾病、糖尿病等慢性病以外，还能够引起肺癌、肝癌、结肠癌、口腔肿瘤、喉腔肿瘤、鼻咽部肿瘤、食管癌、胃癌等多种癌症，且以肺癌的发生最多。吸烟者的肺癌死亡率是不吸烟者的十几倍，80%～90%的肺癌死亡与吸烟有关。二手烟的烟雾同样可引起肺癌等恶性肿瘤、慢阻肺、心血管病、脑血管病等严重疾病，尤其可危害孕妇、婴儿和儿童的健康。基于大人群研究的预测表明，一半长期吸烟者，特别是那些在青少年期开始吸烟的人，最终会死于烟草使用。

（二）这些数据是这样得来的

观察烟草使用造成的疾病和死亡，一般使用流行病学的研究方法，即通过大人群样本，经过抽样调查分析后得出结论。有人喜欢拿某一个人或某几个人说事儿，说某人抽烟但活到了九十几岁；但也同样可以举出某人抽了两年烟就患肺癌死去的例证。因此，只看个体，是没有意义的。只有通过大的人群调查，才能看出吸烟者面临的疾病风险。

烟草危害的流行病学调查研究方法，常用的有回顾性病例对照研究和前瞻性研究：

1. 回顾性病例对照研究

是以现在为结果，回溯过去，即在发现烟草制品使用造成了疾病和死亡后，再去调查致病因素。例如，20世纪90年代，在中国开展的100万人群回顾性病例对照研究表明[3]，中国每年因吸烟导致死亡的人数超过100万，因二手烟暴露导致的死亡人数超过10万。对烟草使用带来的健康效应分析显示，2000年后，我国男性人群在20多年的高吸烟率后，归因于吸烟相关疾病的死亡上升迅速。2005年中国人群中归因于烟草使用的死亡已达120万人，其中33.8%在40～69岁之间死去。

2. 前瞻性研究

前瞻性研究是有明确的研究目的，选定明确的研究对象，制定周密的研究计划、合理的观察指标，并严格按设计做追踪研究，详细记录临床资料，对所有预定对象都列入统计（不是只选部分来统计）。通过对这些资料的整理、归纳、统计、分析，得出最后的结论。例如：英国一项连续50年的前瞻性研究，将医生作为调查对象，因为英国医生都必须注册，容易联系和追踪；医生享受着最好的医疗，容易确认其死因；而且医生对自己的生活习惯通常也更在意，也乐于配合医学调查。1951年，医学专家向全英国59,600名医生发去问卷，询问吸烟情况，共收到了40,564份较完整的答复。他们只关注其中的34,439名男医生（由于当时女性吸烟极为罕见）。每隔10年进行统计。到2001年该项目终止时，参与调查的男医生50年中有25,346人死亡。其中1052人死于肺癌，不吸烟者的肺癌死亡率（每年每千人）为0.17，前吸烟者（曾经吸烟后来戒了）为0.68，吸烟者为2.49，吸烟者中的重度吸烟者为4.17。调查发现吸烟医生的肺癌年死亡率是不吸烟医生肺癌年死亡率的40倍；一生吸烟的人比一生中不吸烟的人平均寿命减少10年；在60、50、40或30岁戒烟的人的期望寿命分别增加了3、6、9和10岁。[4]

烟草危害的流行病学研究，在不同国家、不同人群中，进行过多次，其结果都证明了烟草使用的严重后果。这些科学研究的结果，不容置疑。由此可以得出的结论是：吸烟有百害而无一利。吸烟与二手烟暴露均严重危害健康。烟草制品的使用对己对人都有害处。吸烟，上瘾，依赖，致病，死亡——这就是烟草流行的路线图。

（三）吸烟致病于无形，致害于长远

烟草造成的疾病和死亡不是即时发生的，使用烟草制品与发生烟草相关疾病之间有一段时间间隔，这些事件的出现常常是在吸烟后的 10 年到 20 年甚至更长时间，所以吸烟的危害常常被人们大大地低估了。

（四）戒烟是已被证实的减轻吸烟危害的唯一方法

吸烟者戒烟后可获得巨大的健康益处，包括延长寿命、降低吸烟相关疾病的发病及死亡风险、改善多种吸烟相关疾病的预后等。

（五）戒烟可以做到

烟草使用的成瘾性，给戒烟带来一定的困难。但只要有恒心、有毅力，有恰当的方法，再辅以一定的药物，是完全可以戒断的。

为了保护当代和子孙后代，避免由于烟草消费和接触烟草烟雾而遭受毁灭性的健康、社会、环境和经济后果，应该远离烟草。远离烟草就是自己不吸烟；吸烟的彻底戒烟；创建无烟环境，不让烟草烟雾危及他人；不让孩子亲近烟草，要他们拒吸第一支烟。

三、加大控烟力度不会伤及国家经济

（一）烟草业是一种健康危害性产业

看到烟草业带来利税的同时必须看到因烟草使用带来的巨大负效应。吸烟者和因吸二手烟引发疾病、早亡、劳动力的损失、病假工资、医疗费用、火灾、环境污染，生态破坏等，使社会各项成本支出大量增加。烟草行业税收所带来的经济效益，大部分都消融在这些社会支出成本之中。烟草使用也导致个人、家庭生活质量的下降。考虑到中国已经进入老龄化社会，烟草使用带来的危害，将使老龄社会所面临的各种矛盾更加尖锐。

吸烟造成直接医疗成本 140 亿元（17 亿美元），占中国 2000 年全国卫生开支 3.1%。间接成本达每年 1720 亿元（210 亿美元）。[5] 中国贫困家庭的卷烟开销占家庭总开销 6% ~ 11%。[6]

烟草业越兴旺发达，表明吸烟人数越多，吸烟导致多种疾病的风险越高，由吸烟而产生的医疗费用和吸烟导致的生产力损失也逐年增加，持续扩大。只不过，烟草的税收直接缴进国库，看得见摸得着，而吸烟带来的巨大经济成本，一部分摊在医疗卫生费用里，不作专门分析不易察觉；一部分则由百姓自己承担，损失的是百姓那本来就不鼓的口袋。

世界卫生组织的研究表明，若一个国家当年的烟草税是若干亿美元，20 年后，这个国家将不得不用当年所征收烟草税的 2.8 倍支付因吸烟带来的健康危害，且不包括由吸烟导致的其他损失。中国的经济学家也有多项研究证明了依赖烟草经济的得不偿失。[7]

（二）最强力度的控烟，也留下了足够的行业转型时间

有一种简单的或用来吓人的言论，似乎只要一控烟，经济就会下滑，就会影响民生。

可事情并非如此。

世界卫生组织已将烟草依赖列入国际疾病行列（分类为 ICD-10，F17.2）之中。吸烟成瘾者摆脱依赖，是一个渐进的过程。即使在采取积极的控烟策略，控烟力度很大的国家，通常吸烟率每年不过下降 1%，而中国目前人口每年还上升 1%，因此中国烟草业会有 20～30 年的时间进行转型。[8]中国吸烟者给国家留下了足够的时间调整经济结构，发展烟草替代产业，平稳地实现减少烟草供应与需求的目标。而控烟带来的人民健康、家庭幸福和产业调整、经济收益，将为和谐社会增添光彩，有得无失。这完全符合中国"十二五"时期经济发展方向转型的根本方向。控烟不会对国民经济带来影响。比起提高 GDP 的增长率，我们更应关注扣除因健康风险因素造成的 GDP 损失后的数据，这才是人民获得的净福利。

（三）"以税控烟"政策既能控烟又能增加政府近期的税收

国际经验证明，提高烟草税，即使烟草消费量有所降低，政府的收入也不会锐减。运用价格杠杆控制烟草危害，是一项成功的经验。在世界范围内至今没有一个国家，哪怕采取了最严厉措施的国家，因控烟伤及了国家经济。以"经济"压控烟是烟草业反控烟的策略。

（四）烟草产业注定是"夕阳产业"

烟草带来的严重危害，是烟草业必将走向衰落的内在依据。环境危害型、健康危害型产业，无论它摆出什么诱人的姿态，也无法挽回被淘汰的命运。没有或很少烟草业的地区，积极发展环境友好型、健康友好型的产业；有较大烟草业的地区，从人民的根本利益出发，逐步对烟草业采取"限产""减产""转产"措施，逐步减少对烟草业的依赖，积极扩大环境友好型、健康友好型的产业的力量，才是经济发展的正确的选择。

四、吸烟、敬烟、送烟不是一种很难改变的习俗

（一）吸烟、送烟、敬烟并非中国传统文化

习俗是在一定社会形态中形成的，也随着社会形态、生活方式的变化而生灭。烟草在明朝万历年间才传入中国，卷烟使用更是民国以后，经烟草商大做广告，才逐渐流行。今天种种花样翻新的所谓"烟文化""节日烟""婚庆烟"，都是烟草商推销烟草的伎俩。也是《公约》明文禁止的。

即便是历史久远的习俗，也随着时代的改变而改变，没有一成不变的习俗。习俗是变动的，不是凝固的。在历史的发展中，优质文化（好的习俗）保留并发展下来了，劣质文化（陋习）则随着历史的演进或发生了改变或被淘汰。

从历史上看，缠足曾是习俗，不是废除了吗？纳妾，也曾是习俗，不是也废除了吗？嫖妓、吸食鸦片、更早的服五石散，都曾是习俗，不是也废除了吗？总之，无论曾经如何风行，一切违背人的本性、有害人的健康的习俗，都会改变。在认识了烟草使用的巨大健康风险的时代，"吸烟、敬烟、送烟"的习俗同样会改变，也必须改变。

（二）以文化为名，维护吸烟、敬烟、送烟习俗的后面，是烟草业的利害所在

烟草业从地理、文学、艺术、历史、价值观、人生观等角度炮制卷烟的文化意境，将

作为客体的烟与作为主体的消费者联结起来，然而这种塑造的意境与卷烟本身其实并无关联。

维持这些所谓"习俗"，对谁有利？百姓耗费了钱财，损害了健康，缩短了生命，得百害而无一利；烟草业卖了烟，赚了钱，洗刷了推销烟草的恶名，还贴上了维护文化的美丽标签，销百害而得百利。这就是烟草业大讲"文化"的要害所在。这是一种烟草的文化营销，推销的是一种与社会主流价值观背道而驰的文化。

（三）吸烟文化加快被淘汰的步伐

随着科学的发展，对烟草使用巨大危害的认知日益加深。《公约》的签署，是人类对淘汰吸烟这种劣质文化共同认知的里程碑。在许多国家和地区吸烟率正急剧下降。在全球范围内烟草业颓势已成，无可挽回。淘汰作为劣质文化的吸烟、敬烟、送烟陋习，对广大民众（包括吸烟者）是福音。即便有些人暂时不理解，最终也会为此庆幸。

杜绝一切能够传递烟草所谓"文化价值"的载体，包括禁止一切形式的烟草广告、促销及赞助，吹散社会各个领域的烟味儿，恢复大众媒体及各类社会活动原本的文化价值。

五、警惕低焦油卷烟的陷阱

（一）卷烟的改良增加了成瘾性及致癌性

烟草制品的设计及其成分的改变，使它比以往任何时候更具吸引力和成瘾性。有证据表明：过去五十年中，卷烟设计的变化，包括加过滤嘴、低焦油，调香和加中草药等，使吸食的口味发生改变，增加了卷烟的吸引力，却并没有降低吸烟者整体的疾病风险。恰恰相反，其结果是，一些改变成了更高肺癌风险的诱因。蓄意编造的此类卷烟可以降低危害的传闻，弱化了一些人预防吸烟和戒烟的努力，鼓励着本来不太可能吸烟的人吸烟，推迟了本来可以完全戒烟的人戒烟。

（二）低焦油不等于低危害

中国吸烟危害调查报告[9]指出，吸"低焦油卷烟""中草药卷烟"不能降低吸烟带的危害。"低焦油卷烟""中草药卷烟"反而容易诱导吸烟，影响吸烟者戒烟。

1. 焦油的高低不能作为卷烟危害性评价指标。

焦油中只含有卷烟中 0.6% 的有害物质。焦油量的变化不能真实反映烟草燃烧后有害成分释放量的变化。[10]

2. 测定方法错误

低焦油卷烟所采用的测试卷烟焦油的方法（剑桥滤片法）是一种已被废弃的方法。用这种方法测出的焦油含量（即烟盒上标称的焦油含量），远低于吸烟者实际吸入的焦油量，而且还有多种毒物和致癌物不能被剑桥滤片捕集计算为焦油量。

3. 补偿效应

焦油降低，导致尼古丁摄入降低，从而导致吸食低焦卷烟者吸烟行为的改变（增加抽吸口数和频度；加深吸烟深度），使吸烟者实际吸入的焦油量并未减低。产生的后果是：增加每天的吸烟支数，增加每口的吸烟量，更深地吸入肺部，促使肺腺癌发病概率增加。

4．烟气中多种毒物和致癌物并不随着焦油量的下降而减少

烟气中部分有害成分，如人类致癌物——烟草特有亚硝胺等化合物的释放量与卷烟焦油量的高低，基本不存在相关关系。

5．科学证据说明降焦不减害

流行病学和其他科学证据并未表明过去50年卷烟设计和制造的改变给公共卫生带来了益处；来自国际和中国公共卫生研究的证据表明，随着卷烟焦油量的降低，烟草相关疾病的风险并没有随之下降。

6．"减害降焦"非但不能减害，甚至适得其反

为了弥补降焦后卷烟可吸食性的降低，烟草商在卷烟里增加了多种添加剂（包括某些中草药提取物）。大量添加剂的使用，带来了更多潜在的健康风险。综上所述，焦油低了不代表危害减低。"减害降焦"是一个虚假命题。

大量的流行病学、毒理学等学科的证据均证明吸食低焦油卷烟的人群的健康并未有所改善，由吸烟引起的疾病的死亡模式也未发生改变。

（三）"安全"卷烟问世几乎是不可能的

卫生计生委颁布的30条控烟健康教育核心信息指出：不存在无害的烟草制品，只要吸烟即有害健康。到目前为止，在全球范围，烟草业尚未研制出任何"相对安全"的卷烟制品。[11]

1．至今烟草烟气成分不清

烟草烟气是极其复杂的化合物。烟草烟雾中含有7000余种化学成分，目前已知其中数百种为有害物质，至少69种为致癌物。[9]随着检测技术的发展，几乎每年都有新的烟草烟气化学物名单发表。

2．烟草烟气中原有的有害成分的毒性也不清

烟草业也不得不承认到目前为止，烟草烟雾有害成分的认定仍然是一件非常困难的工作。由于受到方法学的限制，烟草烟雾中化学物的毒性确定比较困难。目前仅有不足5%的物质具有分级意义的毒性数据，这给烟气有害成分的有效确认带来很大的障碍。[10]

3．大量的添加剂与原有成分之间的相互作用产生的新化学物毒性更不清

烟草业为了增加卷烟的吸引力，为了所谓的"减害"，使用大量的生物添加剂、中草药添加剂、化学添加剂（如香精、香料、中草药等）。在卷烟非常复杂的燃烧过程中，这些添加物又会与卷烟原有的化学成分发生反应，产生大量新的化合物。同时，这些新的化合物对其他化学成分的实际毒性又会产生影响，给烟气有害成分的有效确认带来更大的困难。

4．卷烟燃烧过程中，无法控制有害成分的生成

烟气中的许多有害成分如多环芳烃、醛类、酚类是由其前体物在燃烧过程中热解形成的。烟草裂解、热解是极复杂的化学反应历程，在这过程中，由于氧化、还原、分解、化合、干馏、裂解、聚合、缩合等化学作用同时发生，被燃烧的物质都将发生质的变化而产生新的成分。这个反应过程往往无法控制。

目前，烟草烟雾对人体的危害评价，仅停留在动物毒理学的层面。烟草业也不得不承

认，由于毒理学评价检测指标较单一，评价方法较混乱，结果自相矛盾，缺乏综合评价，缺乏较强的说服力，不能客观真实地反映卷烟产品的危害性。以焦油等常规化学指标为评判标准，不科学、不全面、不客观。

5. "减害"的科学研究处于低级阶段

所谓降低吸烟者的危害的"减害"研究到目前也还只停留在动物实验阶段，烟气成分的毒性试验都是在动物上进行的，而动物与人类在遗传背景和生理代谢等方面都有很大差异，烟草危害评价的体外毒理学、动物体内试验结果与最终疾病终点的关系并没有得到明确的结果。夸大动物实验结果的有限性，大肆宣传所谓"低焦减害"，是一种商业性宣传，一种非科学欺骗。

6. 增加卷烟吸引力是烟草业的营销手段

烟草公司有关"低焦油、低危害"的宣传营销已被欧美法律禁止并被美国政府和法院判定犯"欺诈"罪。在科学证据面前，美欧烟草公司也不得不承认"降焦"失败。无论在西方，还是在中国，卷烟的"减害降焦"，只是烟草业促销产品的一种欺骗手段。世界卫生组织明确指出，所有的卷烟都会杀人。低焦卷烟、中草药卷烟也一样。戒烟是防止烟害、增进健康的唯一方法。愈早愈好！

六、图形警示一定要上烟包

控烟专家们一再提出，要把烟草危害的警示图形印上烟包，但遭到烟草业的百般抵制。有些不明其中缘由的人也觉得控烟行动并没必要将烟盒搞得那么丑。其实，把大面积的、有效的、直接的、有冲击力、有震撼力的吸烟危害的图形警示印上烟包，是一条国际公认的有效控烟措施。2017年底，已有118个国家和地区采用了大面积的警示图形，这代表着世界人口的58%。我国的香港、台湾、澳门也都规定卷烟包装上必须印上政府指定的警示图形，面积占多大也有明确规定。

（一）烟草包装是烟草广告的重要形式

烟草制品的包装在市场销售环节中扮演着核心角色。烟盒包装是烟草业向世界上几十亿吸烟者和后备吸烟者推销卷烟的重要手段之一。[13]随着对户外、媒体烟草广告限制的增多，烟盒上的各种广告，成为卷烟品牌竞争，营销和促销的重要手段。全面禁止广告、促销，就不能忽视烟草包装这一广告重地。

（二）卷烟包装是文化营销的重要载体

在当代中国，为了销售卷烟，烟草包装上又植入了政治、名人、名胜、民俗、名位、民生等元素，以期引人联想到文化、科学、健康、时尚、名位、富贵、浪漫等与烟草不相干的事物，诱导更多人特别是青少年尝试吸烟。掩盖烟草本身对消费者所造成的健康伤害。近年来，烟草商又大打"科技牌"，把所谓低焦低害的虚假信息印上烟包，这更是《公约》所明文禁止的。

（三）中国的烟包必须从"美"到"丑"

害人之物装扮得越是美丽，越能诱人受害。因此，烟草包装应当变成传播健康信息的有力载体。有效的、直接的、有冲击力、有震撼力的图形健康警示，能够最具体、最清晰、最明确地将使用烟草的健康风险传递给公众。根据中国烟草年鉴统计，2017年中国卷烟年产量约为2万3千余亿支。[14]如果在烟包的正反面印上警示图形，就等于印发2300余亿份免费的烟草危害告知书或健康教育宣传画。这是最广泛、最经济和最有效的控烟健康教育措施。

一些国家，如澳大利亚已经实施大面积的图形警示（我们称之为平装烟包——大面积的图文警示，禁止在烟包上使用烟草公司的特定颜色、标识和品牌特征），这是烟包警示标识的方向。全警示烟包的使用，意味着美丽烟包原来诱人吸烟的魅力，将荡然无存。

烟草危害如此巨大。把巨大的危害清楚地告诉公众，是人民政府的责任。烟包越丑陋，人们越远离。这就是警示图形的重大作用。

七、公共场所全面禁烟法，执法再难，也要立

有一种说法：公共场所全面禁烟难于执行。既然定了难行，不如等条件成熟再定。这种观点似乎非常务实，但是，它忽视了一点，所有的规范（包括法律法规）都是依据社会的需要制定的，都带有强制性，需要通过教育的、行政的、法律的各种手段加以推行，才能成为人们自觉遵守的行为规范。规范本身就包含着倡导。如果只有人人志愿做到或只要提出就能做到的才写入法律法规，那么就根本没有制定这些法规的必要了。在制定法律法规的时候，首先应当考虑是否有此需要，如何使之成为可能，同时，制定法规也是彰显优先保护公众健康权益的进取目标。

当前，我国许多地方纷纷制定和出台公共场所禁烟法律法规的事实，已向人们昭示，公共场所禁烟立法已是时代之潮流，人群之需要。国家层面的公共场所控烟立法已经呼之欲出，不宜长期滞后。

公共场所禁烟，是一项移风易俗的行动。大凡涉及广大人群习惯的改变，必要有明确的法律规范，着力推行，方能取得良好效果。在依法治国的今天，没有相应的法律，等于空谈。

八、室内公共场所的烟草烟雾要"禁"，不能只"控"

（一）PM2.5 微小颗粒的危害性

二手烟草烟雾包含很多能够迅速刺激和伤害呼吸道内膜的化合物，即便是短暂的接触，也会导致健康人上呼吸道损伤，增加血液黏稠度，伤害血管内膜等严重后果。很多人对室外环境的雾霾忧心忡忡，外出戴口罩，减少户外活动，购买各种空气净化器……但是对室内二手烟产生的PM2.5甚至更小粒子的烟霾却掉以轻心。近年来，人们对环境烟草烟气颗粒，粒径的分布和动态变化做了大量的研究，这些结果表明烟草烟雾的颗粒，粒径在0.107～0.4微米之间。复旦大学研究小组公布最新研究结果，粒径在0.25～0.50微米颗粒物的浓度与居民健康危害的关系最为显著，对心血管影响尤甚，且粒径越小，健康危害越大。因此，二手烟烟雾对人的危害不能忽视。

无论高焦低焦，卷烟只要燃烧，室内空气便会受到烟草烟雾的污染。这种污染，可称之为烟霾，将会给公众带来极大的灾难。实验数据说明，室内如有人吸烟，直径小于等于2.5微米（PM2.5）的烟草烟雾颗粒，将与室外雾霾"入侵"的PM2.5颗粒物叠加。室内的烟霾的危害，远远超过室外的雾霾。

（二）"不存在符合安全标准的二手烟雾"

科学和其它方面的确凿证据显示，技术方法不能防止二手烟。烟草烟雾中的颗粒物成为室内PM2.5的主要组成部分。有人以为室内分了吸烟区和非吸烟区，就可以保护非吸烟者不受伤害。其实不然。室内划分吸烟区和非吸烟区，只能简单地将处于同一空气环境中的吸烟者和非吸烟者分开，并不能减少非吸烟者的二手烟暴露。烟草烟雾并不因为一块禁烟区的牌子就止步不前，而完全隔离的吸烟室，则会大大提高烟雾浓度而使吸烟者受到更为严重的伤害。研究显示：使用自然通风或安装通风设备只能除去大的烟尘颗粒，不能清除微小颗粒。吸烟区的二手烟还会通过通风、空调系统散发到非吸烟区。暴露二手烟者不可避免地仍会受到伤害。

（三）接触烟草烟雾没有安全程度可言

二手烟暴露没有所谓安全水平，唯一能够有效避免非吸烟者遭受二手烟危害的方法就是室内环境完全禁烟。烟草烟雾中含有7000余种化学成分，其中数百种为有害物质，至少69种为致癌物。这些致癌物会引发机体内关键基因突变，正常生长控制机制失调，最终导致细胞癌变和恶性肿瘤的发生。[9]

（四）最大限度体现法律的权威性和公平性

餐厅：无论是否划分吸烟区，只要有吸烟者，非吸烟就餐者，就必定会受到烟草烟雾的伤害。

办公室：哪怕是一个人的办公室也无法阻断二手烟雾的飘移，何况还有工作人员来请示、汇报、讨论、服务。采暖、通风和空调系统也会将烟草烟雾传送到其他的办公室。

厕所：是典型公共场所，绝不能成为吸烟室，厕所空间狭小，通风不好，在厕所吸烟对己对人都不好。

大凡法律法规，如果不是人人平等，就失去了法律的公平性，其合理性也势必受到质疑。任何吸烟者个人的权利都不应建立在损害他人权利的基础之上，都应在法律法规准许的范围内行动。

环境无烟立法能让吸烟者在一定环境下摆脱烟草的羁绊；能让吸烟的人走出户外，使大家享受无烟的清新自在；能让不吸烟者维护无烟，敢说、敢劝；能让孩子们规避烟草烟雾的伤害。在中国没有任何工作可以像控烟工作一样，能够人人加入、人人贡献、人人受益。

九、为什么公共场所禁烟领导干部必须带头

（一）中国是世界最大的烟草生产国和消费国，因而也是最大的受害国

3亿多吸烟者和7亿多二手烟受害者，使中国癌症、心脑血管病、呼吸系统疾患等非传

染性疾病发病率与病死率迅速飙升，归因于吸烟的死亡人数每年超过百万人，而且随着目前烟草流行的发展趋势，死亡数字还在不断攀升。作为人民意愿的表达者、人民利益的维护者，各级领导干部对此不能无动于衷。中共中央办公厅与国务院办公厅联合发文，要求各级领导干部要带头遵法守纪，不在公共场所吸烟，禁止公费买烟，就是要求各级领导干部成为人民健康的保护者，控烟的带头人。

（二）领导干部要带头在公共场所禁烟，是因为领导干部也是普通人，一样要受烟草烟雾的危害

如果你吸烟，希望你要珍爱生命，改变自己的不健康的生活习惯，不"随大流"，勇于戒烟，远离烟草。作为文明公民，既要有强烈的维护自身健康权的愿望，也要避免以伤害自身的健康来间接地伤害他人。

如果你不吸烟，切记不要尝试。一旦上瘾，贻害终身。生命健康权是行使其他权利的先决条件，应学会运用法律保护自己和他人的生命和健康。劝导和帮助朋友戒烟。在本单位营造控烟氛围，影响领导和同事。

保护生命这一点上，领导与非领导的需要是同样的；在不伤害他人健康方面，领导与非领导的责任也是一样的。所以，公共场所禁烟所惠及的是所有人。如果有人要给领导干部"特殊照顾"，其实是要让他受到"特殊伤害"，而且还要贻害他人。

（三）领导干部是公众人物，观瞻所系

2013 年 12 月，中共中央办公厅、国务院办公厅印发了《关于领导干部带头在公共场所禁烟有关事项的通知》（以下简称《通知》），要求各级领导干部带头在公共场所禁烟。

中国的传统要求领导应当"言为士则""行为世范"。凡是要求下属做到的，自己应当首先做到。凡是要求人民群众做到的，干部首先做到。而控烟工作中，各级领导干部，起着举足轻重的作用，是"引领健康"的人。

领导干部要带头在公共场所禁烟，还因为在百姓眼中，他们是控烟的政策制定者和推动者，更是控烟法律法规的执行者、控烟义务的践行者

领导干部的形象代表着政府的形象。"戒烟"是一种个人行为，而"控烟"则是一种政府行为、社会行为。领导干部的行动，代表着政府的意愿。在不少地方和部门，公款消费烟草的现象极为普遍，已演化为一种奢侈消费和"权力消费"，败坏着党风政风，严重影响了党和政府在人民群众中的形象。领导干部在一切公共场所带头禁烟，不吸烟，不敬烟，不收烟，不用公款买烟，并进而主动戒烟，这既是一件有利于自身健康的好事，也是一件有助于改善领导干部公众形象的好事。

信息来源

【1】刘光远主译，世界卫生组织《烟草控制基础手册》，人民卫生出版社，2007 年 10 月。

【2】The Health Consequences of Smoking-50 Years of Progress A Report of the Surgeon General，2014 年。

【3】BMJ，1998，317：1411-22。

【4】BMJ. 中文版（14）2011.9。

【5】China National Institute of Health Economics. China National Health Expenditure Report [in Chinese]. Beijing：China National Institute of Health Economics 2006。

【6】Hu TW，Mao Z，Liu Y，de Beyer J，Ong M. Smoking，standard of living and poverty in China. Tobacco Control. 2005；14：247-250。

【7】WHO 驻华代表处无烟行动技术官员讲课 PPT，中国烟草控制：控制烟草流行系列政策 MPOWER，April 09，Chinese。

【8】杨功焕，胡鞍钢，《控烟与中国未来》经济日报出版社，2011 年 1 月。

【9】中国吸烟危害健康报告，中华人民共和国卫生部，人民卫生出版社，2012 年 5 月。

【10】卷烟危害性评价原理与方法，谢剑平，化学工业出版社，2009 年。

【11】30 条控烟健康教育核心信息，国家卫生计生委办公厅发布 2013 年。

【12】卷烟包装健康警语，加拿大癌症协会，2013 年。

【13】烟草图册（第四版），美国癌症协会、肺联合会，2013 年。

【14】2011 年中国烟草年鉴，国家烟草专卖局。

中央党校的控烟实践和研究

新探健康发展研究中心

自从中国政府签署世界卫生组织《烟草控制框架公约》（以下简称《公约》）并经最高权力机关批准、在中国生效，中国的控烟就进入了一个新的阶段。控烟的成败，关系到能否实现"健康中国"的战略目标，也关系到医疗卫生体制改革和医疗保险制度改革的成败，关系到每个人的切身利益，更关系到社会的文明和进步。

中国政府在签署《公约》之前，在烟草控制方面，已经采取了一些积极措施，传播吸烟对健康危害的知识，在签署《公约》后，更是强化了吸烟危害健康的传播力度。社会各界也在控烟方面开展了很多活动。但时至今日，中国仍然是世界最大的烟草生产国与消费国，烟草使用对民众健康危害的态势依旧十分严峻。作为人民意愿的表达者、人民利益的维护者，各级领导干部对此不能无动于衷。

习近平总书记任校长的中央党校，是中国共产党教育培训党员领导干部的重要机构，是开展重大理论问题和现实问题研究、轮训培训党的高中级领导干部的最高学府。中央党校关注控烟、支持控烟、传播控烟的理念、研究控烟策略，对中国的控烟大局将会起到方向指引和传播示范的作用。

一、中央党校积极开展控烟研究

（一）成立课题组

从 2011 年开始，中央党校就开展了控烟的课题研究。

中国该如何推动控烟？中央党校教授、办公厅主任张中军说，控制烟草，保障人民健康安全，是政府的基本职责，也是政府履行《公约》的基本义务。烟草控制需要实施多元治理，发挥各种力量的作用，但最为关键的是强化政府的控烟责任。强有力的政府向来是中国的制度优势所在。应将控烟上升为国家战略，制定国家控烟计划，通过推行约束性指标来进行量化。

2011 年中央党校成立了以陈宝生副校长为组长的课题组。经过一年多的深入研究，控烟项目取得了阶段性成果，完成了《关于制定全国统一控烟法律的报告》《控制烟草的经济学视角》《烟草专卖与烟草控制的关系》《控烟立法的权利之的社会文化研究》《全球正义与控烟责任的分配原则》《美国的控烟措施及其启示》共 6 篇论文，发表在《理论视野》2012 年第 10 期，产生了较大社会反响。

（二）深入研讨交流

2012 年 12 月 8 日，中央党校和强生公司联合举办"烟草控制国际经验与中国战略"研讨会。来自世界卫生组织等国际机构的负责人和美国、英国、加拿大、新西兰，以及中国卫生部、中国疾病预防控制中心等单位的专家学者共计 60 多人，围绕控烟政策的国际比较、中国控烟现状评价与发展战略以及中国控烟立法等议题，进行了深入的研讨交流。中央党校课题组在研讨会上介绍了课题研究成果。与会专家对课题组研究成果给予了充分肯定，并提出了修改意见和建议。[1]

（三）课题的最终研究成果

在上述工作基础上，形成了课题的最终研究成果：《烟草控制：国家经验与中国战略》。这份长达 200 页的研究报告由中央党校出版社出版（2013 年版），（图 1）整个研究形成了 6 个分报告[2]

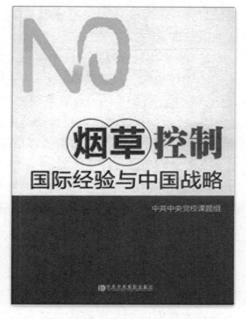

图 1　《烟草控制：国家经验与中国战略》

分别是：

1. 全球正义视野下的《烟草控制框架公约》；
2. 烟草控制的国际比较与借鉴；
3. 烟草控制的经济学分析；
4. 中国烟草管理制度及其对烟草控制的影响；
5. 中国烟草控制立法的社会文化研究；
6. 关于制定中国统一控烟法律的报告。

研究过程中，课题组一方面高度关注烟草控制领域中的基础性问题，例如，烟草控制的全球正义；烟草控制立法和政策的正当性基础即权利问题；烟草控制立法及政策的经济分析，以及社会文化分析等。

另一方面，着眼从宏观和战略的高度来寻求中国控烟的解决之道，旨在围绕控烟的顶层设计提出思路和建议，从而推动中国政府将控烟上升为国家战略，制定国家控烟行动规划，强化政府控烟。[3]

2016 年，中央党校的闫翠翠博士还在《党政干部参考》杂志发表了《2016 年，期待一部全面无烟立法》一文，呼吁全国性控烟立法的出台。

二、中央党校的控烟实践

（一）多个场所宣传控烟

2013 年 6 月 30 日，"中国控烟与健康可持续发展高层论坛"在北京召开。论坛主要围绕着控烟与健康、控烟与可持续发展，进行了热烈讨论。全国人大、全国政协、国家卫生计生委、国家行政学院、中央党校、中国社科院、国务院发展研究中心、中央机构编制委员会办公室、外交部、财政部、中国行政体制改革研究会、国家创新与发展战略研究会、中国政法大学、北京师大和医学院校等的领导及多学科专家、学者和民间控烟组织的代表 90 余人参与了会议。[3]

会上，中央党校张忠军教授指出，烟草控制需要实施多元治理，发挥各种力量的作用，但最为关键的是强化政府的控烟责任。强有力的政府向来是中国的制度优势所在。

张忠军教授、汪玉凯教授和中国社科院余晖教授等一致认为，强化政府控烟职责主要体现在以下几个方面：

1. 从战略层面强化政府控烟理念。中国需要从战略层面来认识控烟的意义。烟草业无论其经济成本还是社会成本，都具有极大的负效应。中国要实现在 2020 年全面建成小康社会的目标，保障全体国民的健康安全，应当将烟草控制上升为国家战略，采取有效措施切实加以推进。

2. 改革控烟管理体制。中国目前的控烟管理体制并不科学。应当在国家层面重构控烟工作的领导机构，负责控烟工作。应当逐步探索改革政企合一的烟草体制，对其进行重新评估，可考虑将烟草的监督管理职能与企业经营分离，削弱烟草企业对控烟的消极影响。

3. 改革烟草财政，进行控烟绩效评估。为强化政府的控烟责任，有效推动国家控烟战略和行动计划，应当在政府绩效评估体系中做一个加减法，"加法"是指，将控烟的指标和任务列入政府的绩效评估体系；"减法"是指将烟草产业的贡献从 GDP 和财政收入中扣除。

4. 利用税收、价格等经济手段抑制烟草消费需求。通过提高烟草税收来降低烟草的使用，应该成为中国控烟的有效手段。随着烟草相关疾病的减少，也将相对提高贫困家庭的生产能力和收入。

5. 加大政府控烟投入。政府应将从烟草税收中获得的资金更多地投入到控烟领域。公共财政应当加大力度将更多的资金投入到控烟领域，比如用于医疗卫生、控烟宣传教育、戒烟补贴、帮助戒烟干预行动；用于加大对烟农和地方政府的转移支付，帮助烟农转产，弥补地方政府因烟草财政收入减少所引发的财力不足问题；用于支持与控烟有关的科学研究和产业项目，推动控烟产业科技创新；用于奖励控烟方面取得突出成就的组织或个人。

6. 全面推行公共场所禁烟。《中国烟草控制规划（2012–2015 年）》提出：加快创建无烟环境，室内公共场所、室内工作场所和公共交通工具全面推行禁烟，切实减少二手烟危害，力争使二手烟暴露率从 2010 年的 72.4% 逐步下降到 60% 以下，但该目标设定标准过低，应当进一步提高。除了室内工作场所、室内公共场所及公共交通工具中禁止吸烟，应当努力创造条件逐步实现其他公共场所禁止吸烟。唯如此，才能大大降低二手烟暴露并挽救众多生命。

7. 政府率先垂范，以自身行动推动社会控烟。政府不仅是控烟的管理者、推动者，更是控烟法律的执行者、控烟义务的践行者。政府自身应当带头控制烟草使用、禁止吸烟。特别是政府的办公场所、公共会议场所等，应全面禁止吸烟。政府应以自身行动推动全社会控烟文化的形成[2]。

中国行政体制改革研究会秘书长汪玉凯教授、中央党校王伟教授指出，中国控烟首先应打破来自于经济利益的阻力，尽快施行烟草业政企分开，国家烟草专卖局应剥离企业职能，更名为国家烟草管理局，行使政府职能以打破来自于烟草财政方面的阻力，有效降低对烟草税收的依赖；调整烟草税收使用方向；确立优先保护消费者利益的价值取向。

（二）创建无烟机关

中央党校很早就在办公室内放置无烟办公室的标识牌，禁止在办公室、教室吸烟。中共中央办公厅、国务院办公厅发布《关于领导干部带头在公共场所禁烟有关事项的通知》后，中央党校积极响应号召。

中共中央党校教授谢春涛在接受媒体采访时表示，吸烟看似个人行为，但领导干部如果在主席台上吸着烟，不仅影响别人的健康，对党的作风和形象更是一种损害。

（三）把不在禁止吸烟的场所吸烟列入员工守则

中央党校新颁布的《中央党校工作人员行为规范和纪律守则》中规定，在坚守道德规范，陶冶高尚情操，严禁行为失范、低级趣味一条中，明确指出："注意言行举止，不在禁止吸烟的场所吸烟"。

（四）支持《北京市控制吸烟条例》

2015 年世界卫生组织驻华代表处联合北京市控烟协会、无烟青少年行动，共同启动了一轮新的社交媒体控烟活动，感谢公众为创造无烟北京作出的努力，并支持《北京市控制吸烟条例》的严格执法。中央党校的闫翠翠博士作为准妈妈代表参加了人形立牌的公益拍摄和宣传活动，用实际行动宣传控烟。

本文由新探健康发展中心根据公开信息编写，感谢编写过程中，中央党校闫翠翠博士提供的帮助。

信息来源

【1】强化政府责任加大政府公共投入专家建议推动控烟立法，2012 年 12 月 11 日，法制网，http：//finance.ifeng.com/roll/20121211/7417301.shtml。

【2】英媒：在习近平关注下 中国考虑在公共场所禁烟，环球时报，2013 年 12 月 13 日，http：//news.eastday.com/w/20131213/u1a7827542.html。

【3】中国控烟与健康可持续发展高层论坛在北京召开，搜狐健康，2013 年 07 月 01 日 http：//health.sohu.com/20130701/n380375765.shtml。

4

第四章
用立法创造
无烟环境

"迈向无烟中国"项目开创无烟城市立法的先河

杨功焕

一、引子

这是 2004 年，我和我的团队坐在中国某县城的一个宾馆会议室，和当地卫生局和疾病控制中心的领导和工作人员讨论如何开展控烟。他们是抽着烟和我们讨论的。会议中间休息，我们上楼放行李，前后 20 分钟时间，等我们返回会议室，会议室里已经是烟雾弥漫，完全看不见人了。不知有多少人在里面抽烟！同样，世界卫生组织北京办事处的朋友发给我一张照片，在沿海的一个城市的疾病防控中心在欢迎 WHO 领导莅临指导的指示牌下居然还放了一包中华烟。看到这些，我的心情很纠结，在这样的地方可能改变人们的吸烟行为吗？

早在 2003 年 5 月，世界卫生组织《烟草控制框架公约》（以下简称《公约》）完成谈判后，各国政府陆续签署。为了支持发展中国家开展烟草控制和公共卫生预防研究，美国国立卫生研究院在 2003 年设立了"国际烟草和健康研究和能力建设"项目。[1] 美国约翰霍普金斯大学公共卫生学院流行病系主任 Jon Samet 教授和我联合申请了该项目。1995 年我就认识了 Jon Samet 教授，那是他第一次访问中国，讨论中国 1997 年即将在北京召开的第 10 届吸烟或健康大会，并就 1996 年中国吸烟行为调查的技术方案进行讨论，Jon 是一位非常严谨的流行病学家。从 1995～2002 年，我们在烟草控制的流行病学研究中有十分密切的合作。在研究中深切感受到中国高居不下的男性吸烟率，儿童和妇女中畸高的二手烟暴露。中国如何落实将《公约》中保护人们免受二手烟危害的要求？我们希望在中国发展出一套切实可行的预防二手烟的干预指南，以方便各地开展工作。

Jon 告诉我，在 1950 年左右，美国人抽烟也很厉害，他的姐姐也曾经给他的父母送烟。在 20 世纪 90 年代的中国，多数成年男性都吸烟，给客人递烟在社会交往中是再正常不过的待客行为了。当他第一次访问中国，中国预防医学科学院一位副院长递给他一支烟时，他几乎要晕过去了。他感觉，中国 90 年代的情况和美国 1950 年的情况类似，完全还没有开始真正意义上的烟草控制。

1984 年美国卫生总监提出了一个宏大的目标：到 2000 年美国要成为一个无烟的社会。从那时起，"无烟美国"就一直是公共卫生和烟草控制的努力方向。在 20 世纪 60～70 年代，自第一部美国卫生总监报告确定烟草使用是许多疾病的原因起，预防吸烟和帮助人们戒烟的工作就开始了。基于对 100 多个干预项目的分析发现，虽然这些干预活动帮助很多人戒了烟，但总的吸烟率并没有明显下降。要使吸烟率大规模下降，在个体水平上的干预是不够的，需要改变社会和环境因素。美国开展了几个大型的控烟干预项目，从最早的干预临床试验（COMMIT），覆盖了 11 个干预社区和 11 个对照社区，到 ASSIST，作为示范项目，覆盖了美国 17 个州。项目完全按照健康促进的原理进行设计，按照社会营销原理：

257

媒体传播吸烟有害健康的知识，改变吸烟的社会习俗，促进形成控烟的社会氛围；通过在各类社区开展的疾病预防项目，包括对肿瘤、心血管等疾病的预防，动员全社区参与；政策推进，在开展烟草控制工作的基础上，出台禁止在工作场所吸烟的规定、清洁空气的规定，禁止烟草广告以及烟草加税加价的规定；增加控烟的投入，仅美国癌症基金会支持的控烟和癌症预防项目，经费从 1982 年的 1000 万美元增加到 1989 年的 4000 万美元，短短 7 年中增加了 4 倍。美国的控烟干预按照严格的科学设计进行，设定评估机制和评估指标。为了保证各地的干预项目按照科学的标准进行，建立了评估专家组，项目设计需要专家组批准。

二、启动

预防二手烟暴露在中国应该如何进行？在 2004 年，中国不是一张白纸，在这之前，无烟医院、无烟学校项目都有开展，但是整个社会缺乏无烟意识。1996～2002 年在 7 个城市开展的健康促进项目引入了健康促进理论、社区动员，媒体倡导。但是在上世纪 90 年代，大多数控烟项目都限于创建无烟医院、无烟学校。开展的活动主要是贴"禁止吸烟"的标志，在宣传栏张贴一些控烟宣传画；设立戒烟门诊，倡导医生和病人在工作区域不吸烟（在当时这点很难做到）。经过验收，由上级领导授予无烟医院的牌子挂在单位门口。这样的控烟活动，已经了无新意，这样的活动效果也不明显。如何打破控烟的困境？

2003～2004 年，国际上《公约》还在签署、批准阶段，中国协和医科大学和美国约翰·霍普金斯大学由我和 Jon Samet 教授牵头的两个课题组分析和回顾中国的控烟现状，明确了未来几年，需要为中国的控烟设计出路线图，改变只针对个人劝导戒烟，或只在学校预防青少年吸烟的控烟方式。至少应在以区或县（覆盖几十万人口的地区）为单位，以制定相关政策为主开展控烟；控烟活动一定要经过覆盖多方面情况的基线调查，被称为"社区诊断"，即通过调查访问，确定控烟相关问题，制定方案，明确依靠和合作的机构，建立工作网络，确立工作目标，形成控烟工作计划；制定出工作清单，把控烟活动落实到机构和人；确立评估指标，定期检查效果；其中有影响的活动通过媒体报道，扩大社会影响。通过案例总结，列出建议的活动，使公共卫生人员提高干预计划的制定、执行和评估能力。控烟干预包括控烟政策的制定和执行、媒体传播和健康教育、控烟能力建设、控烟工作网络建设，以及营造控烟氛围。

20 世纪初，由美国洛克菲勒基金会资助建起的协和医学院就是按照代表国际医学最高水准的以约翰·霍普金斯大学医学院为"蓝本"，教学、临床、科研三位一体，从总体架构到具体标准来建设的。协和在很短的时间内，成为亚洲传播现代医学的中心。被称为"赤脚医生"先驱的 John Grant 和陈志潜博士创造的定县模式和三级医疗卫生网雏形，是洛克菲勒基金会留下的遗产之一，对中国的医疗卫生系统建设做出了不可磨灭的贡献。[2]协和医科大学和约翰·霍普金斯大学公共卫生系联合在中国开展的控烟项目，一开始就显示了以证据为基础的务实的科学作风。以下框图显示了新的烟草控制的工作模式。

烟草控制流行病学、监测和干预能力建设项目

项目负责人：Jonathan Samet（约翰·霍普金斯大学）

中方项目负责人：杨功焕（中国协和医科大学/中国医学科学院）

资助单位：美国国立卫生研究院（NIH）国际 Fogarty 中心

项目号 #：RO1-HL-73699

　　本项目的执行时间为 2004 年到 2008 年，项目将在四川、河南和江西三个省开展，每个省选择两个项目县，其中一个县为干预县，另一个县为对照县。项目目标是降低二手烟雾暴露和加强基层控烟能力。项目活动包括：

　　1. 制定政策禁止公共场所吸烟，特别是在医院、学校、政府机关、汽车站和所有的交通工具以及社区活动中心

　　2. 发展实施和执行禁烟法规的策略计划

　　3. 开展试点研究，评估公共场所（如医院、学校、政府机关、汽车站和所有的交通工具以及社区活动中心）禁烟法规的执行情况

　　4. 开展培训和教育项目，进行社会动员，改变人们对吸烟的观念

　　5. 设计并开展大众媒体计划，以提高公众对吸烟危害的意识，改变社会观念

　　6. 在全县推广执行公共场所禁烟

　　7. 通过调查、被动监测和生物样本监测在项目执行的初期、中期和末期对项目的进展开展监测和评估

摘自项目设计书，2004 年 2 月 17 日

　　通过在 3 个县的干预研究，制定了基线调查的方法和内容、干预计划制定指南、评估指标和工作流程，特别是在县一级的政策开发。用图例解释了室内不能设立吸烟室，就像在游泳池不能分为小便区和非小便区一样；假如禁止在室内吸烟，所有的人就只能到室外吸烟，这样才能做到 100% 的避免烟草烟雾暴露，就像美国《纽约客》1994 年 1 月的封面。这些新颖的宣传画逐步改变了相关公共卫生工作人员的思路。不过这种思路的变化，不是一朝一夕能完成的，回顾当时江西安义县出台的控烟规定，依然只是"部分"禁止吸烟，室内设吸烟区和非吸烟区。但在 2005 年 6 月，中国尚未批准 WHO《烟草控制框架公约》，一个县的政府能出台控烟规定，依然是不小的进步。

三、推广：迈向无烟中国

　　试点证明：以几十万人的行政区作为基本单位，开展包括立法、网络建设、媒体参与、社区赋权和评估等工作，这样的综合控烟框架基本有效可行。之后，中国疾病预防控制中心联合中国协和医科大学获得了美国彭博－约翰·霍普金斯大学彭博公共卫生学院中国控烟专项资金的支持，开展了"中国疾控中心－协和医科大学－约翰·霍普金斯大学彭博公共卫生学院控烟项目：迈向无烟中国"。

　　媒体报道，该项目的目标是预防被动吸烟。项目主要依据过去 5 年，由美国国立卫生研究院（NIH）支持的，中国协和医科大学与约翰·霍普金斯大学彭博公共卫生学院合作开展的"中国烟草控制流行病学、监测和干预能力建设项目"（2001～2006）为基础，参照该项目成熟的组织和管理模式在中国 20 个项目省（自治区、直辖市）开展控烟干预活动，

最终在中国达到创建无烟环境，降低二手烟危害的目的。"迈向无烟中国"控烟项目在全国掀起了极大的烟草控制热潮，最后在众多申报者中，有 20 个省（自治区、直辖市）的 20 个市和 20 个县获得了资助，覆盖人口达 5000 万（2007 年 1 月~2008 年 12 月）。（图 1）

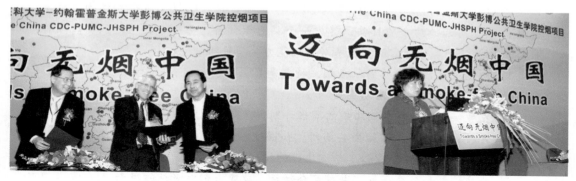

图 1　"迈向无烟中国"控烟项目启动会

两年的时间并不长，项目完成了基线调查，确定中国当时的控烟现状存在的一些问题：过去几年开展的无烟医院、无烟学校等活动流于形式；除了墙上有禁止吸烟的标志外，缺乏法规支持；部门领导动员不充分；人们对吸烟者十分宽容，无人劝阻；烟草广告、赞助活动泛滥；控烟活动主要集中在卫生部门，其他部门参与很少。

项目提出了"公共场所不吸烟，社会交往不敬烟，当着他人不抽烟"（简称三不）的倡导口号。印制了"送烟等于送危害"的宣传画、和肺健基金会协作，开发了系列视频等宣传材料。"无烟婚礼"等活动广泛开展，在相当程度上影响了社会风气的改变。"三不口号"认知率达到 70% 以上。（图 2）

项目组对每项策略，形成了执行活动要点，确保干预活动的科学性；在每个活动要点下，根据国内外的干预成功案例，提出推荐活动，使没有从事过控烟活动的地方有所参照，同时激发各地的创造力，根据科学要点，鼓励创新，使各地的干预活动有声有色。

项目组开发的过程和效果评价方法和指标体系，提升了各地控烟项目的质量。

在两年时间内，20 个省 40 个项目市县中，有 16 个修订了原有的公共场所禁止吸烟的法规，另外 11 个项目点在医疗机构，13 个项目点在教育机构实现了全面禁烟。行政机构办公室基本都纳入禁止吸烟范围，14 个地方法规包括了在餐厅实现禁止吸烟。

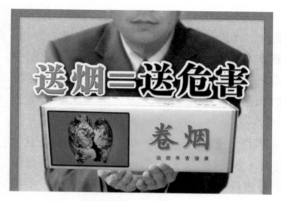

图 2　"送烟等于送危害"的宣传画

项目开展了"无烟行动·创意中国"系列媒体宣传活动，要求国家烟草专卖局修改现有的"中华人民共和国境内卷烟包装标识的规定"，保证烟盒上的健康警语传达明确、具体的健康信息，背景醒目，字体大而清晰，使用中文；使用健康警示图片，传达烟草使用和二手烟危害的信息。网络点击量在短短几周内达到 148 万人次。项目地区人群二手烟暴露比例明显下降，在公共场所内有人劝阻吸烟的比例增加。

四、影响

迈向无烟中国项目，在中国掀起了控烟热潮。《公约》在中国生效后，需要这样一股旋风在中国开展烟草控制的动员。如果没有民众的支持，要推动将控烟要求写入法规就会十分困难。"迈向无烟中国"项目中创作的"送烟就是送危害"的视频、宣传图片、对联等均已在网上广泛流传，通过无烟医院、无烟学校、无烟工作场所等的创建，民众也逐步接受了预防二手烟、必须 100% 禁止在室内工作场所和公共场所吸烟的理念。

迈向无烟中国项目，源起于严谨的临床干预试验，项目的产出使后续的控烟有了借鉴。该项目获得了中华预防医学科学进步奖。其颁奖词是：

FOGARTY 项目对中国部分地区人群的二手烟暴露相关的烟草流行，以及相关社会文化背景，进行了定量和定性的系统研究基础上，提出的预防二手烟的干预模式和评估策略和指标体系，以循证公共卫生的思路，建立了适应中国社会风俗特点的预防二手烟暴露的干预模式，以及过程和效果评估框架，在更广泛的人群中进行验证。该项目为确定和实施旨在减少被动吸烟暴露的干预策略；通过研讨会、远程学习和辅导，加强项目联系人和控烟机构的控烟能力建设；建立控烟网络。"送烟就是送危害"变为每年春节的无烟宣传的保留节目。以上这些对后面的城市无烟环境创建起到了很好的示范作用。

"迈向无烟中国"控烟项目启动两年之后，由 Bloomberg 基金支持、由中国 CDC 组织协调的"城市无烟立法"项目启动，哈尔滨、沈阳、天津、重庆、深圳、南昌、兰州等地纷纷开展起了以推动地方立法为主要目标的项目。在两年多的时间内，哈尔滨首先出台了符合《公约》要求的预防二手烟的地方法规，随后，天津、深圳和兰州都相继出台了地方法规。这些地方法规基本体现了 100% 无烟，不设吸烟室，政府单间办公室也要禁止吸烟，餐厅、酒吧都包括在内。尤其是立法稍晚一点的深圳，法规限制吸烟场所的范围更广泛。2017 年深圳限定场所禁止吸烟的缓冲时间结束，北京、上海、深圳实施了最严格的无烟法规，完全符合《公约》要求。

今天中国有更多的控烟项目在执行，"迈向无烟中国"项目的基本要素在后续项目中都有体现：在一个有政府行政权力的区域开展控烟；推动立法和执法；以事件为导向的大型媒体活动；广泛的社区动员和无烟环境创建；提高全社会对法律的依从性，开展基线调查和评估……

信息来源

【1】International Tobacco and Health Research and Capacity Building Program，https：//www.fic.nih.gov/Programs/Pages/tobacco.aspx.

【2】Chen CC. Medicine in rural China：a personal account. Berkeley：University of California Press，1989.

推进无烟立法的法律专家们

杨功焕 杨 杰

一、和法律专家结盟

为了应对日益严重的烟草流行问题，2003 年，中国政府参与制定并批准加入了《WHO 烟草控制框架公约》（以下简称《公约》）。《公约》经全国人大常委会批准，于 2006 年在中国正式生效。

为了传播《公约》的内容与要求，推动相关立法，以保证切实履行《公约》，2009 年 11 月，中国疾病预防控制中心（以下简称 CDC）和中国政法大学在北京联合举办了"烟草控制框架公约与无烟立法"研讨会。来自多所大学的公共卫生和法律专业的专家，以及一些地方疾控、健康教育与法律实务部门的官员参加了会议。

会议主办方介绍了项目背景：鉴于中国是世界上吸烟人口最多的国家，也是受烟草危害最严重的国家，加入《公约》，履行公约，可以更好地保护民众健康。但要切实履约，必须有国内相应立法作保证。在 Bloomberg 控烟基金支持下，中国 CDC 决定启动"城市无烟立法"项目——即在哈尔滨、沈阳、天津、重庆、深圳、南昌、兰州等七城市推动制定并出台符合《公约》要求的地方无烟法规（简称"七城市立法项目"）——希望得到公共卫生专家、法学专家以及各地实务部门的领导与朋友们的鼎力支持、参与和帮助。[1]

情况介绍一结束，一位来宾便激动地站起来说："推行公共场所无烟立法，保护民众健康，是积德的事情！我们理所当然要支持"。这位来宾就是哈尔滨市法制办的单国俊主任。接着，他不解地问道：我是哈尔滨市法制办主任，要推进哈尔滨市公共场所禁止吸烟的立法，我怎么不知道这个事情？ 2010 年哈尔滨市的立法计划我昨天才签署上报给市政府，似乎并没有列入这项计划，相关部门上报了吗？

询问的目光转向哈尔滨市疾病预防控制中心的小张。小张略显尴尬地解释道：按照程序，这个项目先要上报请示市卫生局，卫生局经批准后，再上报到市政府，然后才能转到市法制办。

啊，这个程序走完，要等多久啊！何况，不仅是程序，在这个程序传递过程中，每一环都可能因某些原因使这个请求搁置乃至夭折。

没有想到的是，单国俊主任接着就打了一个电话，要求哈尔滨市法制办把昨天送市政府的 2010 年立法计划撤回，等他回哈尔滨了解情况后再报。并表示法制办会主动联系卫生局，了解情况后，或可把无烟立法追加到 2010 年的立法计划中，协助哈尔滨市加快这一立法的步伐。这一插曲，可说是这场研讨会的意外收获了。

　　紧接着，上海政法大学的杨寅教授回忆了他参加"上海市公共场所控制吸烟条例"的制定过程。他说，"如果当时我更多地了解《公约》的要求，以及二手烟对健康的危害，我会更坚决支持所有的室内工作场所禁止吸烟。"不少与会者都知道，2010年3月生效的《上海市公共场所控制吸烟条例》在市人大法制办讨论时，禁止室内工作场所——即办公室内——吸烟的条款被否决。这是2010年上海制定的公共场所控制吸烟法规的最大不足。

　　确实，在这之前，公共卫生部门还没有意识到联合法律专家们共同工作的重要性。这或许是因为习惯了部门内部协调的工作方式，对跨领域专家合作开展工作的方式比较陌生，因而虑不及此。但一朝尝试，这种协调工作模式带来的工作效率和协力推动的作用，令人大受鼓舞，尤其在推动公共卫生政策的制定和实施方面，这样的协同显得尤为重要。在确定了七城市无烟立法项目后，中国CDC觉得有义务为七城市的无烟立法，提供跨领域专家合作模式的帮助。这便是中国CDC联合中国政法大学推动控烟的初衷。

　　这次研讨会的一项重要成果是：经过推荐、筛选、沟通等严格的工作流程，2010年5月29日，由59名法律专家联名组成的"中国控烟法律专家工作组"在北京成立。（图1）这些来自中国政法大学、北京大学、清华大学等高校，以及国家和控烟项目城市法制实务部门的专家，将共同致力于推动我国国家和地方的控烟立法工作。成立大会上，法律专家与公共卫生领域的专家共同讨论了中国控烟立法现状、立法面临的困难以及立法前景。共同的看法是：履行《公约》必须通过立法的途径，但是，目前的状况是，地方政府还没有把控烟立法置于优先地位，而大多数法律专家对烟草控制的必要性、对中国已经批准生效的WHO《烟草控制框架公约》的要求都了解不多，更谈不上促进控烟立法了。有鉴于此，公共卫生界和法律界跨领域专家的合作便十分必要了。这就是当年成立"中国控烟法律专家工作组"的目的。

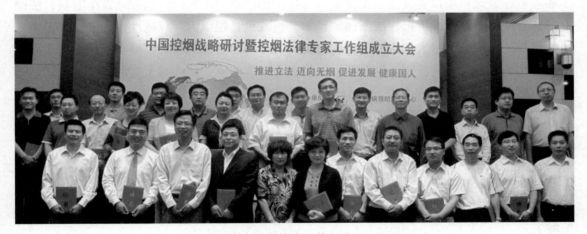

图1　中国控烟法律专家工作组成立 2010.5.29

二、哈尔滨市法制办与预防控制二手烟法规出台

　　很多人以为，制定一个禁止在公共场所吸烟的规定是很简单、也很容易的，因为在上

世纪 90 年代，中国就有 130 多个城市出台了公共场所禁止吸烟的法规。但是，这些法规都与《公约》的要求相距甚远：

一是规定禁止吸烟的场所十分有限，人们活动频繁的室内公共场所、工作场所和公共交通工具大多并未包括在内，例如，办公室就从未禁止吸烟；

其次，规定禁烟的很多室内公共场所，也只是部分禁烟，区分为"吸烟区"和"非吸烟区"。这样的"禁烟"显然不能实现对非吸烟者普遍保护的目标。

按照《公约》第 8 条《防止接触烟草烟雾准则》精神要求，所有室内工作场所和室内公共场所都应确保是无烟的，都必须建立百分之百的无烟环境，因为接触烟草烟雾没有安全程度可言。科学证据显示，只要接触二手烟烟雾，就对健康有影响。所以，室内 100% 无烟环境之外的任何措施，包括通风、空气过滤、指定吸烟区等措施，都已证明是无效的。

但是，想要达到在所有室内公共场所、工作场所（包括各级领导人的单人办公室）和公共交通工具等处所全面禁止吸烟，令所有人都得到保护，却是很多人（包括一些吸烟的领导）难以接受的。在一些人心目中，好像即便为了保护健康，也不应对领导有所限制。再加上一些人（主要是吸烟者）强调所谓"吸烟者的权利"，而烟草业也从中作梗，导致了公共场所禁止吸烟法规迟迟难以通过。

一座城市的无烟立法，一般都会面临很多关口。作为无烟立法的倡导者，疾病预防、健康教育机构的专家，卫生部门的领导人首先需要在卫生部门内部达成一致，然后报送市政府分管领导审批，再经过跨部门协商、政府常务会议通过等步骤后，才能提交市人大常委会立项、最后审议通过。

在跨部门协商时，很多部门的领导及工作人员往往对室内场所全面禁烟的要求或理念不甚理解，因此很难接受或完全支持出台这样一部严格禁止吸烟的法规。这个时候，法律专家从立法的必要性、可行性层面的解释和分析就更具说服力。权威性也优于公共卫生专家的解释。由于法律专家和法制部门的有关人员介入，使公共场所无烟立法的进程大大加快。公共场所控烟这类需要长期坚持、保护民众健康的事，只有有了立法，才是长期坚持的可靠保证，以避免人在事在，人离事废等现象。否则，不但事倍功半，而且存废因人，难于长久。2010 年的哈尔滨市，无烟立法程序因为法制办主任的高度关注而与众不同。不仅法制办主任接受了无烟立法的理念，成了无烟立法的倡导者，"哈尔滨市防止二手烟草烟雾危害条例"的初稿也是由法制办立法处王忠民处长担任主要执笔人。这部条例首次强调了非吸烟者的权利，倡导吸烟者虽然有吸烟的自由，但没有危害他人健康的自由。由于法制部门的积极参与，使哈尔滨市控烟立法的进程大大地加快，最终成就了"哈尔滨标准"的诞生。

第一，这一《条例》规定的禁烟范围和全球履约进展报告列出的 16 类场所比较，除了未规定大学和机场外，基本覆盖了所有室内公共场所和工作场所。最大的突破，表现在包括了"国家机关、社会团体组织的室内区域"，也就是说，国家机关、社会团体组织的会议室和办公室都包括在禁止吸烟的范围内；

第二，这一条例的禁烟范围，包括了室内餐饮场所，录像厅（室）、歌（舞）厅、酒吧、游艺厅（室）、美容（发）室等休闲娱乐场所。

在 2011 年的中国，一个城市率先能作出这样规定，是中国无烟环境立法的大突破，故被誉为"国内控烟立法第一城"。这些场所之所以能顺利列入，与法制办对无烟法规的理解和实际介入关系很大。法制办的态度又与哈尔滨市委市政府领导班子和人大的积极支持关系甚大。《哈尔滨市防止二手烟草烟雾危害条例》于 2011 年 5 月 26 日经哈尔滨市十三届人大常委会第 29 次会议通过后，2011 年 8 月 12 日又经黑龙江省十一届人大常委会第 26 次会议批准，于 2012 年 5 月 31 日正式实施。比起其他城市的立法进程顺利多了。[2]

哈尔滨市法制办单国俊主任在纽约 Bloomberg 控烟会议上介绍了哈尔滨法规的立法过程、规定的禁止吸烟场所和执法模式。《条例（草案）》规定的无烟范围基本接近于世界卫生组织《烟草控制框架条约》第 8 条及其《实施准则》的要求，实现室内公共场所、工作场所和公共交通工具 100% 无烟的要求，被媒体誉为"哈尔滨标准"。

在 2011 年，国内原有规定禁止吸烟的场所只限于医疗机构、影剧院、音乐厅等室内公共场所，办公室等工作场所均未列入。《条例（草案）》将国家机关、企事业单位、社会团体甚至单间办公室都列为禁烟范围，在中国地方无烟环境立法上开创了先例。故国内外对哈尔滨市的进展给予了极高的评价，认为"哈尔滨市防止二手烟草烟雾危害条例"对推动中国的无烟环境立法起了重要作用。

三、法律专家工作组与其他城市的控烟立法

《哈尔滨市防止二手烟草烟雾危害条例》于 2012 年 5 月 31 日正式实施。与该《条例》同时生效执行的还有《天津市控制吸烟条例》。

天津人大代表的提案得到天津市政府的积极回应。天津市法制办在公共场所无烟立法方面持积极态度，但相比于哈尔滨市法制办，在立法全过程中并未介入那么深。天津市的法规，规定机关团体室内场所禁止吸烟，虽然没有刻意强调政府机关，但"机关团体室内场所"理当包括政府机关、包括单间办公室禁止吸烟。这便基本满足了《公约》的要求。相比于哈尔滨市的防止二手烟烟雾危害条例，天津市控制吸烟条例存在的致命弱点是，它容许"餐饮场所、歌（舞）厅、公共浴室设置吸烟室"，尽管规定"吸烟室应当具备独立空间、独立有效的通风换气装置，设置明显标志；吸烟室以外的室内区域禁止吸烟"但在现有技术条件下，这种"室内吸烟室"根本无法做到防止二手烟雾对人的伤害。

与哈尔滨、天津的立法进程相比，其它城市的立法进程就没有这样顺利了。中国疾病预防控制中心项目工作组和法律专家工作组曾多次造访了这些城市。

在重庆市卫生局主持的会议上，重庆市政府的法律顾问和西南政法大学的法律专家们完全无视项目组和法律专家工作组的建议，认为 2003 年出台的《爱国卫生条例》已经满足《公约》的要求。事实上，2003 年《爱国卫生条例》只是在幼托机构、学校的教学区、公共交通工具、单位会议室、室内体育场馆禁止吸烟，且允许设立吸烟区。这样的规定完全

不满足前面提到的无烟环境立法的基本原则，即所有室内公共场所、工作场所公共交通工具百分之百禁止吸烟，且不设吸烟区。很显然，重庆市卫生局与这些法律专家事前完全没有沟通，仅仅是通知当地的法律专家来参会。因此，他们对我国签署并经人大批准的WHO《烟草控制框架公约》的相关内容鲜有所知。

在南昌，市卫生局十分积极推动无烟立法，也得到了分管市领导的支持。早在哈尔滨之前，南昌市有关部门就提交了《防止二手烟草烟雾危害条例》（草案），但却遭遇其他部门，包括法制办一些人员的反对，他们屡次质疑法规"太严格"、"太超前"，不符合'国情'、'省情'、'市情'，致使两次审议均被否决，最后搁置。

导致这种情况的原因当然是多方面的，但卫生部门未能和其他部门，特别是法制部门沟通、达成一致，是其中重要原因。中国疾病预防控制中心在南昌召开了"全面无烟环境立法高层研讨会"，原本希望在南昌召开此会议，对南昌无烟立法有促进作用。但是在会议上，法律专家工作组的专家和省法制办的官员形成明显的意见冲突。省法制办的官员说：这样严格的法规不可能执行，不能执行的法就是恶法。

这一事例，促人深思。如果没有行政立法部门的支持，卫生部门孤立地倡导"无烟立法"，在政府层面讨论时，很可能会因观念的隔膜而"全军覆没"。这种政府不同部门，在无烟立法问题的认识上先达成一致的深度交流与沟通十分重要。认识到这一点，就有了控烟法律工作组的兰州之行和深圳之行。

在兰州，分管副市长十分支持无烟环境立法，但是兰州市政府与南昌市政府的立场比较类似：由于总体卫生环境比较差，故十分担心立法后，是否能够有效执行。而在深圳，虽然总的环境比较好，公众的健康意识比较高，卫生部门和民众均十分积极支持无烟环境立法，但法制部门依然困惑于这样的法规能否顺利实施，也不理解为什么要制定如此严格的法规。

但是，由于有了重庆、南昌的经验教训，法律工作组，包括上海政法大学杨寅教授，哈尔滨和天津的法律事务部门的官员和兰州、深圳的法制办领导的沟通十分成功。他们之间的深度交流，澄清了误区，明确了法规要点，打消了顾虑。沟通是有成效的。《兰州市公共场所控制吸烟条例》于2013年4月27日经兰州市第十五届人民代表大会常务委员会第十一次会议通过，2013年7月26日甘肃省第十二届人民代表大会常务委员会第四次会议批准，并于2014年1月1日正式实施。《深圳经济特区控制吸烟条例》于2013年10月29日由深圳市人民代表大会审议并通过，并于2014年3月1日正式实施。

从法规内容来看，兰州的法规与天津的法规类似，覆盖了多数室内公共场所和工作场所，尤其包括了国家机关、企事业单位、社会团体的室内区域，即会议室、办公室；单间办公室也理应包括在内。但在各类餐厅、酒吧、咖啡厅等餐饮场所、宾馆和各类娱乐场所及机场，依然保留了吸烟室的设置。不过，法规明确指出，这类"保留"只是一个过渡，一旦时机成熟，将取消吸烟区，改为全面禁止吸烟。

深圳的法规进一步接近了《公约》第8条的要求：除了酒吧、歌舞厅等歌舞娱乐场所和茶艺馆、按摩、洗浴（包括桑拿、水疗、水会、足浴）等休闲服务场所，在过渡期

（2014年3月1日至2016年12月31日）可以设立吸烟区外，其余所有室内工作场所、室内公共场所和公共交通工具内均禁止吸烟。

四、亲历者的感悟

从2009~2014年，7城市立法项目最终以哈尔滨、天津、兰州、深圳出台了基本符合公约8条要求的地方无烟法规；重庆、南昌和沈阳最终没有出台法规而结束。回忆这几年促进地方法规出台的历程，感悟良多。

第一，没有法律专家们的参与，无烟环境立法是不可能实现的。在这里，要对参与到这个项目中的法律专家们说一声，谢谢你们。

第二，公共卫生界的同仁，通过这个项目学习到的最关键的一条就是，与法律部门建立紧密的合作关系。无论是成功立法的城市，还是没有完成立法的城市，从正面和反面都证明：如果没有一开始建立的法律工作组，以及后来形成的工作机制，各城市法律部门之间的交流和互动，很难在短时间内，形成如此严格的法规，并能够在上述城市出台。

有了这些城市的破冰之旅，才有了后来20个城市的无烟法规，更有了后来北京最严格无烟法规的出台和上海法规的修订。如何通过与法律专家进行沟通交流，促进更多的城市和全国立法，这是卫生系统的领导和专家需要思考的问题。

第三，在与法律界建立合作的同时，同其他部门的协作与社会动员也是必不可少的。否则，即使顺利立法，缺乏其他部门的配合，缺乏政府的财政支持，缺乏公众的依从性，法规也很难有效执行。哈尔滨后来在执法上的困境，也凸显了这点。南昌公共场所吸烟现象严重，甚至在机场取行李处都有人吸烟，所以南昌推进立法的同时，还需要更多的无烟环境创建活动，形成无烟环境氛围，这也是无烟立法在南昌遭遇激烈反对的因素之一。而深圳不同的是，在推进无烟立法的同时，社会动员、媒体支持等活动开展十分到位，并在执行过程中努力完善执法机制。这是深圳能够顺利渡过过渡期，实现全面无烟政策的重要原因。

第四，积极应对烟草公司的干扰。事后了解到，在重庆启动无烟立法的工作时，重庆烟草公司直接找到了分管的副市长，要求不出台法律。没有充分证据说重庆的无烟立法搁浅就是烟草公司干预的结果，但是他们对立法的干扰是明显的。在其他城市的立法过程中，各地烟草专卖局也有类似的行为，有些成功了，有些失败了，但是烟草公司的干预都是存在的。尤其是北京、深圳的无烟法规的成功履行，烟草专卖局（即烟草公司）对无烟立法的干预更加明显。目前，国家烟草专卖局明确反对卫健委提交国务院的国家无烟法规（草案），声称应避免烟草控制"绝对化"和"扩大化"。

2017年1月1日，深圳市政府结束了过渡期，全面实行《深圳经济特区控制吸烟条例》。世界卫生组织驻华代表施贺德在2016年12月30日发表声明对此举表示祝贺和赞赏，称这是深圳特区政府给深圳人民带来的最珍贵的新年礼物：这是清新的室内空气之礼，是健康之礼，更是生命之礼，是跨入2017年的最好方式。

全面禁止所有室内公共场所、工作场所和公共交通工具等场所吸烟是保护民众免遭二手烟毒害的唯一方法。今天，北京、上海、深圳无烟法规已经完全符合了《公约》的要求。但是国家级的立法已经搁置了近三年，这同烟草业的干扰不无关系。如何打破僵局，不仅公共卫生界需要努力，也盼望法律界的专家们进一步贡献他们的热诚和智慧。

信息来源

【1】无烟环境促进项目启动会 15 日在北京举行，新浪健康，2010 年 01 月 15 日，http：//news.sina.com.cn/h/2010-01-15/153119476827.shtml。

【2】哈尔滨市防止二手烟草烟雾危害条例将于 5 月 31 日施行，哈尔滨市政府，2012 年 5 月 29 日，http：//www.hlj.gov.cn/wjfg/system/2012/05/29/010359731.shtml。

长期致力于推动中国控烟立法

——我们的责任所在

王青斌

一、设立专门研究机构及团队，开展理论研究和培训

（一）设立专门研究机构及团队

中国政法大学公共卫生法研究中心成立于 2010 年 1 月，是由中国政法终身教授、中国行政法学会名誉会长应松年教授倡导、经中国政法大学批准成立的非在编科研机构。中心主任为应松年教授，执行主任为解志勇教授、副主任为王青斌教授。同时，依托卫生法研究中心，建立烟草控制法研究（分）中心，将控烟立法等相关工作作为中心的重点工作、长期工作。

烟草控制法研究（分）中心建立了以应松年教授为代表的研究团队，长期致力于控烟立法工作以及相关理论研究。此外，中心还聘请了来自中国政法大学、北京大学、清华大学、中国人民大学、中国社会科学院法学所、南开大学、上海政法学院、中国疾病预防控制中心等单位的专家、学者担任兼职研究员。

烟草控制法研究（分）中心成立的宗旨是在我国现行宪政体制框架下，整合卫生领域和法学领域尤其是行政法领域、国际法领域专家的研究力量，通过建立网络平台、共同项目研究和互动机制，全方位促进我国烟草控制领域的立法、司法和执法研究，强化中国在国际（尤其是 WHO 等组织）相关领域的发言权，提升我国在烟草控制研究领域的研究水平。中心以与国家食品药品监督管理局、中国疾病预防与控制中心、国家控烟办公室、无烟草青少年行动基金（美国）等单位合作的课题为龙头，逐步开展涉及烟草控制领域的相关研究与合作。

（二）开展相关理论研究和培训

1. 撰写理论文章和课题报告

烟草控制法研究（分）中心将烟草控制相关理论研究作为一项基础性工作，并形成大批高质量的研究成果，为地方控烟立法提供了扎实的理论依据。

例如，解志勇"我国控烟领域履约机制的反思及对策"（《法治论丛》2010 年 04 期）、王青斌"公共治理背景下的行政执法权配置——以控烟执法为例"（《当代法学》2014 年 04 期）、王建新"我国地方性控烟立法研究"（《行政法学研究》2011 年 04 期）、渠滢"北京市控烟执法工作的完善路径分析"（《法制与社会》2011 年 32 期）、《中国烟草控制之立法与执

法问题研究报告》、《〈北京市控制吸烟条例〉法规预案研究报告》等。

2. 翻译国外相关资料

对国外控烟背景和立法情况进行深入分析，借鉴国外有益经验，有利于提升我国控烟立法质量和水平，烟草控制法研究（分）中心大量收集并翻译了其他国家和地区在无烟立法和执法方面的相关法律和数据。

例如，翻译分析了苏格兰的 "*Enforcement Protocol of the enforcement of the smoking provisions of the Smoking，Health and Social Care（Scotland）Act 2005*"、爱尔兰的 "*Brief summary of Enforcement Protocol*"、英格兰曼彻斯特的 "*Smoke-free Enforcement Protocol for the Greater Manchester Authorities*"、加拿大渥太华的 "*Enforcement Protocol*"、澳大利亚新南威尔士州的 "*Smoke-free Environment Act 2000*" "*Smoke-free Environment Regulation 2007*" 等文件。

3. 开展控烟培训及授课

烟草控制法研究（分）中心不仅注重理论研究，同时还紧密结合控烟实践，与政府立法部门和卫生部门联合开展了大量控烟立法、执法的培训及授课。例如，2012 年 11 月，与中国控制吸烟协会在南京市联合召开 "烟害防制交流研讨会暨无烟环境立法高级研讨会"，全国人大法工委、国务院法制办、18 个地方人大法工委和法制办工作人员，以及国际控烟组织专家等人员参加了本次研讨会，积极推动了地方城市烟害防制工作和无烟立法进程。

2018 年 8 月，杜宏伟在张家口市控烟立法高层研讨暨执法能力建设培训班上讲授 "无烟环境立法的主要内容及法律依据"，为张家口市介绍国际及北京市控烟立法先进经验。此外，还积极主办及参加中国疾病预防与控制中心、新探健康发展研究中心、无烟草青少年行动基金（美国）等单位举办的各种烟草控制研讨会。

二、提出立法建议及文本，积极推动国家及地方控烟工作

（一）持续推动国家层面控烟立法

世界卫生组织《烟草控制框架公约》（以下简称第《公约》）第 8 条规定，每一缔约方都必须通过并实施有效的立法措施以防止室内工作场所、室内公共场所、公共交通工具，适当时，包括其他公共场所接触烟草烟雾。同时要求每一缔约方都应在《公约》对其生效后五年内提供普遍保护。为此，中国作为缔约国承诺自 2011 年 1 月 9 日起，在室内公共场所、室内工作场所、公共交通工具和其他可能的（室内或准室外）公共场所全面禁烟。随着世界控烟形势的发展及保护公众健康的需要，我国部分城市纷纷开展了控烟立法的制定及修订工作，但在全国层面的立法方面进展缓慢，目前仅有《公共场所卫生管理条例实施细则》第 18 条略有涉及。

烟草控制法研究（分）中心长期致力于推动国家层面控烟立法，以期在法律法规层面解决全国性的控烟问题。例如，2013 年，召开全国无烟环境立法促进研讨会，并向国家立法部门提交由参会专家联合签名的 "全国无烟环境立法倡议书"，建议将制定全国范围内控烟的法律法规纳入全国人大或国务院的立法计划。为了维护人民的健康和生命安全，由全

国人大出台法律《中华人民共和国防止烟草烟雾危害法》或国务院出台法规《中华人民共和国控制吸烟条例》，是切实可行必要的，"十二五"规划纲要曾明确提出要"全面推行公共场所禁烟"的目标。2014 年，烟草控制法研究（分）中心组织人员撰写了详细的《公共场所控制吸烟条例（理由及说明）》，并提交国家立法部门，为国务院法制办制定《公共场所控制吸烟条例（送审稿）》提供了重要参考。

（二）直接推动地方控烟立法

烟草控制法研究（分）中心通过与地方立法部门紧密合作，直接推动控烟立法，贯穿于控烟立法的"立法提议——预案研究——专家建议稿——征求意见——颁布实施——立法后评估"全过程。

例如，2011 年 1 月，北京市人大代表、中国政法大学卫生法研究中心主任、终身教授应松年等 19 位市人大代表提出关于制定《北京市控制吸烟条例》的法规案；随后，北京市人大常委会以预案研究项目的方式[1]将控烟立法研究论证工作委托应松年教授承担，这也是北京市确定的首个立法法规预案研究项目；烟草控制法研究（分）中心通过与北京市人大法工委、市法制办、市卫生局、市爱卫会合作，联合召开"北京市控烟实施现状调研会议""北京市爱卫会系统内相关卫生执法人员座谈会"《北京市控制吸烟条例》法规预案研究工作座谈会"等会议，并在此基础上，撰写提交《北京市控制吸烟条例》（专家建议稿）。

2012 年 3 月，由北京市人大常委会向社会公布了该专家建议稿，烟草控制法研究（分）中心根据搜集到的 706 条意见撰写了公开征求意见分析报告。

2014 年 11 月，北京市人大常委会表决通过《北京市控制吸烟条例》，该条例于 2015 年6 月 1 日起实施。2016 年 7 月，在条例实施一周年之际，烟草控制法研究（分）中心撰写了《〈北京市控制吸烟条例〉立法后评估报告》，对该条例的制度设计、执法情况、守法效果和社会影响进行了系统总结。

烟草控制法研究（分）中心直接推动北京市出台的《北京市控制吸烟条例》具有较强的前瞻性与现实性，体现了最新的控烟理念，得到了我国控烟专家和社会公众的一致好评，也得到世界卫生组织以及其他国家和地区的充分认可。相较于其他有控烟立法的城市而言，它最为符合《公约》的规定，也是史上最为严格的控烟法规，对于国家及其他地方控烟立法有着重要的影响。世界卫生组织在 2015 年世界无烟日授予北京市"世界无烟日奖"，以表彰其在严格控烟立法当中的领导力，这也是世界卫生组织西太平洋区域的获奖单位之一。

（三）积极参与地方控烟立法及修订

烟草控制法研究（分）中心通过参加地方控烟立法会议、提交专家建议稿、撰写关于征求意见稿的建议等方式，积极参加地方控烟立法工作。所提出的增加"公共场所"、"吸烟"定义，严格设定控烟范围，明确控烟执法主体等建议均得到了有效采纳，为后面立法

1　预案研究项目是根据人民群众、人大代表的意愿和主张提出的，对于具备立法的必要性和迫切性，但又较复杂、不宜立即进入立法程序的项目，由人大牵头组织项目组和课题组进行研究论证，充分发挥研究机构的智力优势，为将来立法夯实工作基础。

工作奠定了扎实的理论基础。

例如，2016 年 2 月，正值《上海市公共场所控制吸烟条例》修改之际，向上海市政府法制办提交了条例修改研究报告，介绍了国际、国内控烟的背景，国内外其他城市的控烟立法与实施，对上海市现行控烟法律实施的评估，并从控制吸烟的范围，控烟执法的主体及职责，烟草销售的限制，烟草广告、赞助和促销的禁止等 4 个方面提出详细的修改建议及法律依据。

2017 年 1 月，向兰州市政府法制办提交了《兰州市公共场所控制吸烟条例（修改建议稿）》，建议对控烟管理体制、控烟范围等内容进行制度重构，增加了禁止烟草广告、赞助和促销等一些必要的控烟制度规定。

2018 年，多次对张家口市正在制定的《张家口市控制吸烟条例》（草案和征求意见稿）提出具体建议，并得到全部采纳。

2019 年 2 月，向武汉市政府法制办提交了关于《武汉市公共场所控制吸烟条例（征求意见稿）》的修改意见。

三、积极配合相关单位和组织，共同推动相关立法的修改

烟草控制立法不仅仅包含专门的控烟立法，同时还应当对烟草广告、促销、赞助等其他相关领域涉及的立法予以明确。例如，《广告法》、《慈善法》等相关法律。烟草控制法研究（分）中心积极组织和配合国家工商行政管理总局、中国疾病预防与控制中心、国家控烟办公室、无烟草青少年行动基金（美国）等单位和组织，积极推动了相关立法的修改。

（一）为全国两会代表 / 委员立法、修法的建议案和提案提供专业支持

全国人大代表和政协委员的建议案和提案对于推动控烟立法有着不可替代的重要作用，烟草控制法研究（分）中心充分利用自身的法学专业性，与控烟领域的卫生法专家共同为全国两会代表和委员撰写修改相关立法的建议案和提案提供专业支持。例如，2012 年 2 月，撰写了关于《慈善法》中禁止烟草捐助问题的建议和关于《广告法》修改草案中全面禁止烟草广告的建议。

（二）向有关立法部门提交修法建议

烟草控制法研究（分）中心针对全面禁止烟草广告、促销和赞助，以及烟草行业政企分开召开了多次学术研讨会，讨论了《烟草控制框架公约》第 13 条的具体要求，对域外制度与经验进行了深入分析，对《广告法》《慈善法》等相关法律制度的完善提出具体解决方案并提交有关立法部门。

（三）直接推动相关部门立法与执法

自 2016 年 4 月《烟草广告管理暂行办法》被废止之后，我国并无专门的烟草广告处罚规定。2017 年，烟草控制法研究（分）中心围绕《广告法》《烟草专卖法》《行政处罚法》等规定，撰写了《违反烟草广告处罚办法（专家建议稿）》，并提交国家工商行政管理总局。2018 年 11 月，烟草控制法研究（分）中心派员参加了北京市疾病预防控制中心组织的互联网烟草营销广告案例法律评析工作，有力促进了烟草广告违法行为的监测及执法工作。

无烟城市
——实现"无烟中国"的必经之路

李　彤

一、背景

　　自 2006 年 1 月《烟草控制框架公约》（以下简称《公约》）在我国生效以来，国内城市的无烟环境立法逐步呈现了积极的态势。除了北京、上海、深圳等广为宣传的城市之外，还有十几个城市已经或正在制定或修订控烟法规，如武汉、重庆、厦门、成都、海口、来宾、鹤壁市、琼海市、宣城市、通辽市、嘉峪关市、白银市、芜湖市等。同时，《西安市控制吸烟管理办法》在 2018 年 7 月 22 日经市人民政府常务会审议通过，在 11 月 1 日起正式实施。据不完全统计，我国开展无烟城市项目和 / 或无烟立法的城市已达 30 多个，覆盖了全国 20% 以上的人口。

　　由美国艾默瑞大学及佐治亚州立大学支持的"中国控烟伙伴——无烟城市项目"在中国无烟城市的发展上起到了极大的促进作用。区别于其他的控烟项目，该项目扎根于城市，通过与项目城市建立伙伴关系开展合作，帮助项目城市改变烟草使用的社会习俗，制定和实施基于实证的控烟措施，降低与烟草有关的疾病和死亡。同时，针对中国所面临的特殊需要和挑战，开展有效的、负责任的、可持续的烟草预防控制行动。

　　早在 1996～2003 年"世界银行卫Ⅶ健康项目"便验证：在城市水平上，控烟政策是可以被实施的；同时，通过健康教育与媒体宣传可以改变烟草使用相关的认识及习俗。美国艾默瑞大学全球健康研究所萌生了开展城市一级控烟项目的计划。2008 年，美方专家到中国进行调研，与当时也想开展城市控烟项目试点的新探健康发展研究中心一拍即合，在比尔梅琳达盖茨基金会的支持下，双方合作开展"中国控烟伙伴项目（无烟城市——盖茨中国控烟项目）"。

二、22 个项目城市的选择依据

　　项目目标城市的选择主要是基于三个方面：首先是各候选城市政府支持控烟努力的政治意愿，包括承诺支持无烟城市项目，项目负责单位（行政和专业机构），在控烟项目的开发、实施与评估等方面的能力。有了政府的支持及承诺，才能够实现保护市民免受烟草及二手烟草烟雾的危害的项目目标。其次是城市对于有效改变烟草使用的社会风俗习惯的信心及准备程度。在中国，有逢年过节送烟、人际交往递烟敬烟，红白喜事点烟散烟的陋习，并美其名曰"烟文化"，各城市的项目实施机构需充分意识到"烟文化"对市民健康的危害，有志于积极扭转市民对于烟草制品的错误认知，改变当地烟草使用的社会习俗。当然，选择时还要考虑到城市的人口规模、地理位置、和社会经济发展情况：入选城市应当覆盖相当的地域及人口，并具有较大的地区影响力以便能够对周边地市行成辐射，这样才能确保创建无烟环境对于项目城市来说具有足够的挑战性；同时，还应考虑其都市、郊区、乡村区域，以及职业和社会的人口统计学特征。

在如此严格的筛选标准下，美方和中方项目办在2009年初从众多城市中选择了长沙、洛阳、宁波、青岛、上海、唐山和无锡这七座城市进行高效、可持续发展的控烟计划。至此，无烟城市一期项目正式确立。

三、第一批入选的七城市扬帆起航

（一）项目特点

1. 设计书针对各城市的特点入手

与其他的项目不同，"中国控烟伙伴——无烟城市项目"并没有针对所有入选城市制定统一的方案开展工作，而是各个城市根据自己的实际情况，制定符合自身控烟需求的项目设计书。所以每个城市都各有其侧重，目标不尽相同。

2. 项目书结合实际，目标明确，评估成效具有可测量性

各城市的设计书是目标明确、符合实际需要，可以实现且能够测量的，而其开展的活动都是紧密围绕目标来精心设计。美方及中方项目办会通过开展多种内部和外部评估来判断各城市的执行情况及目标完成情况，以保证项目的顺利进展。一期项目的重点是：在青少年及妇女中开展预防吸烟的活动、在成人和年轻人中促进戒烟以及消除环境烟草烟雾的暴露，七个入选城市围绕这几个重点，结合自身的经验及资源，分别制定了以下项目计划：

- 上海市：孕妇／新生儿被动吸烟社区干预项目；
- 无锡市：无烟城市——从卫生部门做起；
- 长沙市：减少孕妇二手烟暴露健康教育项目；
- 宁波市：无烟学校清风行动；
- 青岛市：青岛市烟草流行控制和医院无烟环境创建；
- 洛阳市：降低家庭（孕妇）烟草烟雾暴露；
- 唐山市：创建无烟机关，降低公务人员的烟草危害。

（二）项目正式启动

2009年6月无烟城市一期项目在青岛正式启动。[2]韩启德副委员长由于公务在身，不能亲临现场，特地作了视频讲话，对七城市控烟项目启动表示祝贺与支持。原上海市副市长沈晓明先生及入选第一批"无烟城市"控烟项目的其他六个城市的市政府领导莅临启动仪式并讲话，重申会前7个城市的副市长们签署的承诺书，坚定地支持控烟活动。而这七份控烟承诺书，成为这次会议的一个亮点。有的专家评论说，由七个城市的市领导签署控烟承诺书，表示支持控烟项目，这是中国控烟史上前所未有的，表明了政府对于烟草控制

及无烟环境的大力支持，更体现了政府对人民群众健康的关注和重视。这一举动无疑给予全体与会者以及控烟同仁极大的鼓励，有了政府的坚定支持，无烟城市的创建将更为顺利。这一模式的开创，也为后续其他无烟城市的建设提供了先例。

四、再接再厉，项目的二期活动启动

在一期项目顺利启动并实施的基础上，"中国控烟伙伴——无烟城市"二期也在马不停蹄的准备中。在美方及中方项目办的谨慎挑选下，鞍山、巴彦淖尔、长春、大连、杭州、克拉玛依、南宁、南京、苏州、银川等10座城市入选二期项目，并开始积极推动相关的活动及宣传。

（一）十城市领导同样给予了郑重承诺

项目于2011年1月在杭州启动。启动会上，全国人大常委会副委员长韩启德先生发来贺信，表示对无烟城市项目启动的祝贺与支持。原卫生部妇幼和社区卫生司健康教育处李新华处长和中国疾控中心副主任、控烟办公室主任杨功焕教授出席会议并致词。杭州市副市长陈小平先生及入选第二批无烟城市项目的其他九个城市的市政府领导莅临启动仪式并讲话，表示坚定地支持控烟活动。十个项目城市主管副市长在会前代表所在城市的政府签署了承诺书，郑重承诺将协调政府各相关部门，做好社会动员，并为项目活动提供必要的政策、人力及资金支持，为建设一个没有烟草烟雾污染的城市而不懈努力。

（二）成功的要素

1. 中美专家提供专业指导和技术支持

无论是一期项目还是二期项目，在城市推进各自控烟活动及立法进程中，美方及中方项目办按照项目的进展情况，分阶段提供了专业的培训，悉心讲解创建无烟环境的重要性、如何开展烟草流行情况调查、控烟活动如何开展、如何联合媒体、志愿者等机构扩大控烟影响效果等等内容，并根据各城市进展程度不同提供专业指导和技术支持。

2. 统一管理、注重沟通

制定统一的《无烟城市项目管理手册》，帮助城市理解并依从项目管理的制度及规范，使项目合理、高效的运行。同时，设立特有的联络制度：通过月度电话会议的形式与各个城市交流和沟通，及时听取其取得的进展及面临的问题，并给予专业的指导以帮助其推动控烟进程；还制作了项目工作简报，及时分享国内外控烟资讯及最佳实践案例，拓宽城市项目组视野并提出建议，帮助各城市项目组更好的学习国内外的先进经验。

3. 无烟环境倡导形式多样

项目还通过开展无烟婚礼、警示图形上烟包巡展、控烟知识竞赛等倡导活动，促进改变社会陋习，并发动志愿者和督导员，开展宣传教育和控烟监督活动。

2012年12月底，17个城市已完成了全部项目活动。2013年3月28-29日，美国艾默瑞大学全球健康研究所和新探健康发展研究中心在北京亮马河会议中心举行"无烟城市——盖茨中国控烟项目"总结会。

二期项目期间，还在青岛、杭州、长春、唐山、克拉玛依和鞍山6个城市开展创建无

烟企业活动，力促 6 城市成为未来中国企业推行无烟政策的范例。2015 年 11 月 11 日，在北京耶鲁中心举办了优秀无烟企业颁奖会，奖项分别为：最佳无烟企业奖，最佳无烟政策实施奖，最佳无烟政策执行奖和最佳戒烟支持奖。6 个项目城市共有 21 家企业获奖，多家媒体进行了报道。

五、三期项目顺利开展

鉴于前两期项目的成功经验以及项目成果，2015 年起美国佐治亚州立大学公共卫生学院院长 Dr.Michael Eriksen 获得辉瑞公司基金会的资助，与艾默瑞大学全球健康研究所和新探健康发展研究中心共同开展了第三期"中国控烟伙伴——无烟城市项目"。成都、重庆、武汉、西安和厦门五个城市入选三期项目。

（一）项目目标

项目通过为城市提供量身定制的培训和密集的技术支持，推动城市吸烟风俗的改变及无烟环境的建设，最终建立"以不吸烟为社会规范的城市"。

（二）项目的主要策略

与前两期项目相同，三期项目中并没有设立统一的项目目标，而是根据各城市地域风俗特点及控烟资源的分布而灵活设置，而项目组也会根据各城市的特点及情况给予不同的指导及支持。而其主要策略包括：

- 实施有针对性的控烟项目；
- 采取全面的无烟政策；
- 教育公众，认识烟草使用和二手烟的危害。

（三）五城市各自的目标

1. 成都

项目由成都市卫生与计划生育委员会牵头，主要目标是在政府和企业部门创建无烟工作场所。在成都疾病预防控制中心的支持下，项目利用"创建无烟单位实施计划"，指导了成都 36 家企业和政府机构的工作。项目取得了非常显著的成果。36 个"窗口单位"的政府机构和企业实现了 100% 的室内无烟工作场所，直接惠及单位员工，同时还为成千上万的访客提供了无烟环境。此外，成都还协助推动城市省级无烟单位建设。1800 多个共有近485,000 人的单位被四川省爱国卫生运动委员会评为无烟单位。

2. 重庆

项目组由重庆市爱国卫生运动委员会办公室和市卫生与计划生育委员会领导。其主要目标是帮助政府机构及企业创建无烟环境。创建无烟机关工作是与市政府文明办合作倡议启动的，为此项目团队开发了创建无烟政府机关指南，以帮助政府机关开展工作。在项目组的努力下，全市 1550 多家政府机关采取了 100% 室内无烟工作场所政策。与此同时，重庆两个影响力最大的企业，重庆长安汽车集团公司和大都会东方广场都采取了 100% 的室内无烟政策。为了帮助这些企业创建无烟环境，项目团队举办了控烟培训，对员工和客户开展了有关吸烟和二手烟危害的健康宣传教育。两家公司都提供现场戒烟咨询，以帮助员工努力戒烟。为获得更多支持，全市范围的大型媒体宣传活动利用电视，公共交通和公共场所的移动频道传播禁烟信息。

3. 武汉

武汉是世界上大学生人数最多（超过 100 万）的城市，因此武汉项目组着重于建设无烟校园以及无烟网吧，以预防年轻人吸第一口烟。项目组专注于减少在校学生、单位员工和网吧顾客的二手烟暴露。武汉市卫生和计划生育委员指导无烟城市项目组开发制定并实施了创建无烟企业，无烟大学校园和无烟网吧的指南。通过举办培训班宣传控烟知识并提高戒烟成功率。对参与单位进行了 400 多次督导考察，以确保政策有条不紊的执行。在 13 所大学和 25 所无烟示范中小学成功实施了 100% 室内无烟政策，惠及近 30 万人。同时，在项目组的倡导下，武汉还有超过 200 家企业和政府机关实行了 100% 室内无烟政策，惠及超过 136,000 名员工。

4. 西安

项目由西安市卫生和计划生育委员会与城市管理局牵头，西安市健康教育所实施。项目重点是创建无烟工作场所和推动无烟立法。到 2017 年底，共有 65 家拥有超过 35,000 多名员工的企业实施了 100% 的室内无烟政策，并影响到成千上万的客户。项目组同时采取了无烟家庭创建工作，来自 10 个区的 2200 多个家庭参加并组建了无烟家庭微信群。此外，市卫生医疗系统在 2016 年为全市提供了 220 个控烟培训和咨询机会，受益者达 62,000 多人。

5. 厦门

项目组由市卫生和计划生育委员会和市疾病预防与控制中心牵头，与市旅游局，市场监督局，税务局和地方卫生部门在内的多个伙伴合作，着重建设无烟旅游业。在鼓浪屿和南普陀两个风景区和中山路商业街实施 100% 无烟政策，推广"无烟、健康、美丽的厦门"并建设"无烟酒店"。每年保护超过 3000 万游客免受烟草及二手烟危害。

六、丰硕成果

"中国控烟伙伴——无烟城市项目"历经 10 年，数千名工作人员及志愿者参与，美方团队成员往返中国百余次（项目执行主任 Pam Redmon 女士往返中国达 40 余次），为中国的控烟付出了巨大的努力、做出了突出贡献。三期项目共 22 个城市的总人口数近 1.9 亿，约占全国人口的七分之一。

项目取得了丰硕的成果：

1. 出台 / 修订政策法规

22 个项目城市中共有：上海、青岛、唐山、鞍山、长春、杭州、克拉玛依、南宁、银川、西安 10 个城市已有无烟立法，保护数千万人免受烟草及二手烟危害。正在立法 / 修订控烟法规的项目城市有武汉、重庆、成都 3 个。

最为振奋人心的是，2018 年 11 月 1 日《西安市控制吸烟管理办法》正式实施，《办法》规定：室内公共场所、公共交通工具几部分公共场所的室外区域全面禁烟。该《办法》完全符合世界卫生组织《烟草控制框架公约》的要求，即室内全面禁烟。该《办法》得到全面实施后，将对西安数百万居民及游客健康产生重大的积极影响，并对中国健康城市、无烟城市、无烟中国建设具有重要意义。

2. 创建无烟环境

22个城市致力于创建无烟环境试点典型单位，包括医院，学校，政府机关，宾馆，饭店，企业、宗教场所、旅游景点等，并将其扩大延伸到重大活动以及城市各个系统或行业。

3. 促进社会习俗改变

项目单位领导及员工劝阻吸烟渐成风气，很多人已成功戒烟。通过开展无烟婚礼、无烟春联、警示图形上烟包巡展、控烟知识竞赛等倡导活动，结合媒体的大力宣传，促进当地群众社会陋习的改变。

4. 加强控烟队伍能力建设

项目培养了一支控烟技术队伍，成为各城市控烟工作生力军，其中不少人已成为当地参与制定无烟政策的专家。

5. 禁止烟草广告、促销和赞助

项目城市成功禁止大型活动烟草赞助并拆除户外巨型烟草广告，禁止各种烟草广告、促销和赞助。

6. 鼓励社会参与

发动志愿者、督导员或巡查员的积极性，合作开展宣传教育和控烟监督活动。

7. 建立中国烟草控制资源中心网站

网站提供国内外烟草控制相关的图文、视频和声音信息资源；发布烟草控制领域最新动态；通报烟草控制组织的控烟活动；使控烟机构、组织和个人能够及时获得有实用价值的控烟资源，提供控烟的交流平台。

这一系列巨大成功离不开实施控烟策略的各城市的项目团队和志愿者。

七、值得借鉴的经验

1. 充分考虑市政府支持控烟的政治意愿、项目负责和执行单位的能力以及对项目开展给予的承诺和保障；

2. 积极联合政府各有关部门、高校、志愿者等机构，拓宽项目合作范围，共同推进无烟环境创建的进程；

3. 充分发挥媒体力量，及时通报项目进展，积极组织线上及线下互动，从而加大控烟讯息的曝光度，获得群众对控烟工作的支持；

4. 充分关注不同群体，针对其特征给予帮助。对于青少年及非吸烟者，强调"拒吸第一口烟"；针对吸烟者，要积极提供戒烟咨询及戒烟服务，帮助戒烟；

5. 全力支持实施无烟政策，开展全市规模的控烟媒体宣传，举办戒烟活动，并对规定禁止吸烟的场所加强监督；

6. 开展烟草流行监测，了解控烟工作取得的实际效果；

八、尾声

2018 年 11 月 15~16 日，以 22 个项目城市和其他 9 个已立法的城市为主，在西安召开了"中国城市控烟立法和执法经验交流会"。此次会议由中国疾病预防控制中心和新探健康发展研究中心联合举办，国家卫生健康委规划司、世界卫生组织驻华代表处，西安市政府法制办、卫计委及西安市健康教育所等领导参加了会议。会议分享了北京、上海、深圳、西安在控烟执法协调、社会共治、执法案例、控烟立法等方面的经验。来自 30 余个有控烟立法和有控烟立法意愿城市的 100 多位代表，共同探讨如何通过控烟立法、有效执法等手段，在借鉴控烟立法和执法先进城市经验的基础上，创建城市控烟立法和执法的良好氛围，形成积极控烟、全面无烟新浪潮，推进国家控烟立法进程，为实现无烟中国贡献智慧和力量。

此次会议是近年来探讨城市控烟立法和执法经验规模最大的一次会议。恰逢我国控烟履约工作处于历史的关键节点，深入探讨城市控烟立法和执法经验，为下一步的国家和地方控烟立法工作提供借鉴，尤显意义重大。

无烟城市项目虽然已经进入尾声，但是城市的控烟工作仍在如火如荼地进行中。无烟中国不可能一蹴而就，然而我们坚信星星之火，可以燎原，地方立法将推动国家层面立法。目前我国的一线城市及大量二线城市都已出台或正在筹备出台相应的控烟条例，随着控烟知识的普及和控烟立法执法工作的开展，"无烟"这一概念将更加深入人心。待到那时，无烟中国的实现将是顺理成章，水到渠成的事情。

【当事人感言】-----------------------王克安

"中国控烟伙伴——无烟城市项目"历经 10 年，22 个项目城市的总人口数近 1.9 亿，约占全国人口的七分之一。其时间之长、规模之大、影响之深远，堪称中国控烟项目之最。成绩的取得与各个项目城市政府的大力支持和包括各城市项目组成员在内的数千名工作人员及志愿者的积极参与密不可分。美国方面团队为项目的立项、执行和完成付出了巨大的努力，为中国的控烟做出了突出贡献。

项目的核心目标是保护健康，使公众免受烟草烟雾的危害。同时也是在倡导文明、改变陋习。各城市成功开展创建无烟环境和无烟立法工作的要素包括：

- 政府 / 决策者以健康优先，领导和干部做出表率；
- 各部门积极配合，形成创建无烟环境的氛围，如无烟单位、医院、学校、政府大楼、企业、宗教场所、宾馆、饭店、公交工具、候机厅 / 候车船室、商业街 / 旅游区、社区、家庭、事件（赛事、展览）以及无烟婚礼等；
- 与创建卫生城市、健康城市、文明城市的工作相结合；
- 形成团队，关键部门和关键人物参与，如人大、爱国卫生运动委员会、卫生部门、法制工作部门、疾病预防控制中心和健康教育专业单位、法律和媒体工作者等；
- 控烟立法与控烟健康宣传教育并重，媒体大力宣传倡导，医生、公务员、教师带头，社会组织和志愿者参与；

● 建立有效的协调和执法监督机制，开展人员培训、检查督导和评估。

创建无烟城市必须体现社会治理，即共治共有、共建共享。创建无烟城市还必须坚决抵制烟草业的干扰，烟草业总是以各种各样的"理由"，反对室内公共场所全面禁止吸烟，他们到政府部门游说、针对控烟立法制造障碍，他们声称"要保护吸烟者的权利"……

创建无烟城市，立法是关键。城市的控烟立法活动将会推动国家层面的立法工作，而实现无烟中国正是我们的目标。

王克安： 中国疾病预防控制中心研究员，博士生导师。原中国预防医学科学院院长，新探健康发展研究中心主任。"中国控烟伙伴——无烟城市项目"中方负责人。

信息来源

【1】西安市控制吸烟管理办法，中央政府门户网站 陕西省政府门户网站，2018 年 08 月 07 日，http：//www.xa.gov.cn/ptl/def/def/index_1121_6774_ci_trid_2922639.html。

【2】《"无烟城市——盖茨中国控烟项目"青岛启动》，中国新闻网，2009 年 6 月 24 日，http：//news.eastday.com/c/20090624/u1a4456295.html。

中国第一部接近《公约》要求的
控烟法规出台的贡献和启示

杨 杰

一、哈尔滨市出台控烟法规的时代背景

在 2011 年，仅有 19 个国家立法在室内公共场所和工作场所全面禁止吸烟。在 194 个世界卫生组织的成员国中，只有 65 个国家还没有全国性立法。全球最大的 100 个城市中，仅有 25 个实行了室内公共场所与工作场所全面无烟。[1]

我国没有公共场所禁止吸烟的国家级法律，城市无烟环境立法经历世界卫生组织《烟草控制框架公约》（以下简称《公约》）生效前后的两个阶段。20 世纪 90 年代，在有立法权的较大城市中，有 16 个城市由人大通过了地方性公共场所控制吸烟的法规。但该阶段立法由于受到控烟理念、氛围等因素的影响，立法和执法中存在诸多问题，如禁止吸烟的场所比较局限，办公室等工作场所均未列入禁止吸烟的范围。执法主体不明，可操作性不强。因此，法律的实施情况不尽如人意，如 1996 年 5 月 16 日起施行的《北京市公共场所禁止吸烟的规定》执行 8 年来，只有 27.76% 的人知道而且了解法规内容，52.13% 的人知道但不了解法规的内容，而 20.11% 的人根本不知道法规及其内容。[2]

2006 年 1 月《公约》在中国生效后，修改或创建"预防二手烟危害法律"也逐步成为部分地方政府的共识。上海、杭州、广州等城市先后出台了公共场所控制吸烟条例，但这些法律仍未体现全面保护的原则，包括政府机构、餐饮等场所室内区域都没有全面禁烟，而且缺乏有效执法机制的设计和实施，执行不力仍然是一个普遍现象。因此，在当时出台一部室内公共场所全面无烟的控烟法规，在中国出现一个有着类似于香港控烟效果的城市，大部分管理者、专家等都认为是遥不可及的事情。同时，由于对二手烟危害的认识逐步提升，公众也非常渴望中国的控烟工作，特别是无烟环境立法有一个质的突破，能出台一部按照《公约》的要求的控烟法规。

二、哈尔滨市出台控烟法规的政策基础已经成熟

《公约》生效后，控烟的氛围逐步好转。体现在各级政府部门正在逐步将控烟作为关注民生、以人为本施政理念的重要举措。公众对吸烟危害健康的认识在不断地提高，不敬烟、不送烟、当着他人不吸烟的良好的社会风俗习惯正在形成。各界关注控烟，积极参与控烟。

（一）控烟首次写入"十二五"规划纲要

2011 年 3 月中旬，十一届全国人大四次会议通过的《国民经济和社会发展十二五规划纲要》中首次写入控烟的内容，提出"全面推行公共场所禁烟"。体现了国家充分表达全面控烟的政治意愿和政治承诺。2011 年 5 月 1 日生效的《公共场所卫生管理条例实施细则》提出了室内公共场所禁止吸烟。

（二）全面无烟环境创建实践为条例的出台提供了科学依据

2008 年北京市政府以"创建无烟奥运"为名，以政府令的形式颁布的《北京市公共场所禁止吸烟范围若干规定》，2009 年，上海、杭州人大常委会批准了禁止在室内公共场所吸烟的地方性法规，并于 2010 年 3 月生效，也带动了一批地方政府开始考虑修改法规。为实现无烟亚运，2010 年广州市人大批准了《广州市控制吸烟条例》，并于 2010 年 9 月 1 日生效。这些法律的某些条款虽然与《公约》的要求还有一定的差距，但使各界在理解和接受全面无烟环境法律起到了积极推动作用。

2009 年卫生部等四部委联合颁布了《关于 2011 年起全国医疗卫生系统全面禁烟的决定》[3]，将禁烟范围扩大到卫生行政部门和医疗卫生机构的所有室内区域，为全面实现公共场所禁止吸烟提供了实践案例和理论基础。在立法之前及立法过程中，各地开展医院、学校、公共交通工具及其等候室及政府办公楼的全面无烟环境的创建工作，探索创建全面无烟环境的经验，总结失败的教训，为立法提供了有价值的成功案例和理论依据，为该法律的有效实施提供了必要的信心。

（三）公众对吸烟危害健康的认识不断提高

不敬烟、不送烟、当着他人不吸烟的良好的社会风俗习惯正在形成。公众关注控烟，积极参与控烟。

三、为什么哈尔滨市出台了中国第一部符合《公约》要求的无烟环境法律

2011 年 5 月 26 日，哈尔滨市人大常委会审议通过了《哈尔滨市防止二手烟危害条例》（简称《条例》），这是我国第一部接近《公约》要求的无烟环境法律。

哈尔滨市地处我国的东北，人口近 1000 万，四季分明，冬季漫长而寒冷。经济发展水平在全国处于中下游，与发达省市比较差距巨大，室内吸烟和二手烟暴露非常普遍。在这样一个自然、经济和人文条件下能够出台《条例》，原因如下。

（一）政府支持，多部门协作保证了法律的出台

市长承诺出台符合《公约》要求的无烟环境法律，在市政府的领导下建立了领导机构和工作机制。在推进立法的过程中，探索形成了法制办牵头，卫生局和宣传部配合，市人大提前介入，参与意见等的多部门合作模式，即"四位一体"的合作模式。（图 1）。

高层领导动员，把烟草控制、疾病预防，特别是慢性病预防控制和社会和谐发展的关系阐述清楚，提高全社会对烟草控制的认识。市长签署承诺书，在公开场合讲话，承诺创建无烟环境并在媒体报道。

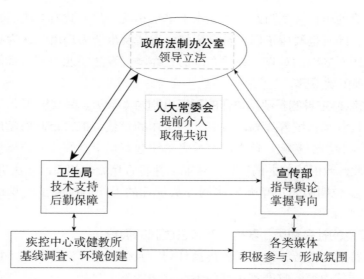

图 1 哈尔滨市推进立法的四位一体组织结构图

（二）有效的立法策略

《哈尔滨市防止二手烟危害条例》这个名称更加贴近《公约》第 8 条及其《实施准则》的要求和提法。

《防止二手烟烟草烟雾危害条例》可以更好地突出保护不吸烟者生命权和健康权的立法宗旨。在立法的过程中，使人们的关注度更客观，而不都集中在吸烟者身上，避免了不必要的反对声音。《防止二手烟烟草烟雾危害条例》能更好地突出法规名称的宣传功能，可以明确地宣传《公约》第 8 条及其《实施准则》的基本要求和主要内容以及我国地方立法的宗旨，唤醒公众对不吸烟者生命权、健康权的维护意识，使立法得到公众的理解和支持，特别是有利于法规的实施。

中国政法大学终身教授、中国行政法学会会长应松年指出，从名称来看，已经显示了这一《条例》的先进性。从保护人们免受二手烟危害的层面来看，哈尔滨《条例》的名称就体现了控烟的本质。

因此，《条例》在征求意见、政府和人大审议的过程中，获得了广泛的支持。

四、这部被誉为"为世界发展中国家提供标准样本"的无烟环境法律的启示

任何国家、地区，无论其政治制度、经济水平如何，均可以通过实施有效的烟草控制策略来减少烟草使用。《条例》的出台，预示着《公约》的理念正在实质性的获得广泛接受，正逐步迈向成功。强烈的政治意愿是履行《公约》的有效保障。

（一）全面无烟法律的出台与地域、经济发展水平等没有关联

哈尔滨市作为一座最北方的省会城市，二手烟暴露非常严重，经济发展水平处于全国的中下游，冬期长，最低温度达到零下三十多度，室内公共场所禁止吸烟，比冬季室外温暖的南方城市更具挑战，困难更大，但哈尔滨市出台了最符合《公约》要求的法律，说明

全面无烟环境法律的出台并不与经济发展水平呈正相关，只要政府有决心，公众支持就能出台相应的法律。同时也驳斥了以不符合国情、省情及市情为理由，认为我国的全面无烟环境立法的时机还不成熟的观点。在最寒冷的且经济欠发达的北方城市都能够做到，中国的其他城市没有理由做不到。

（二）政府法制办主导的多部门协作的工作机制为《条例》保驾护航

政府法制办具有承担统筹规划市政府立法工作的责任，拟订市政府年度立法及立法后评估工作安排意见并组织实施。负责起草或者组织起草、审查修改、协调论证地方性法规草案等工作，因此，政府法制办的工作主观能动性将直接影响相关的立法进程和成败。《条例》的出台进一步说明哈尔滨市政府法制办负责任的工作态度和主动积极的工作精神是《条例》出台的最大保障。

（三）通过广泛的社会动员，获得了社会各层面的拥护

根据本地的特点和资源，做好媒体传播计划。包括按照立法进展的不同阶段采取不同的手段，传播不同的内容。政府宣传部门参与立法的整个过程，指导媒体的传播和提供免费的媒体资源，多种传播形式并举。具体如下：

始终开展有关吸烟危害健康的知识传播，注意传播的覆盖面和本地化，知识的趣味性和后果的严重性等。采取的形式包括公益广告、专家访谈、一般宣传品的发放等。发掘本地的个案和故事。充分利用本地的公共平台（公交车、楼宇广告、社会的倡导活动）举行传播。

营造公众支持的氛围，利用公众人物的支持，宣传公共场所禁止吸烟的好处，争取行业部门的支持。

五、后记

中国第一部接近《公约》要求的公共场所控制吸烟法律的出台，涉及所有人的利益，同时也承载了太多人的期望。2011 年以来，中国的控烟形势向着越来越好的方向发展，良好的开端就是成功的一半，《哈尔滨市防止二手烟危害条例》的出台为中国的无烟环境立法和执法建设工作打开了一扇成功之门，同时也为中国的无烟环境创建带来了自信。以哈尔滨市政府法制办牵头（法制办主任积极参与和支持），人大、宣传、卫生等共同参与的控烟立法模式为中国控烟立法工作提供了哈尔滨经验。之后，随着一批城市出台符合《公约》要求的法规，中国相关控烟立法（包括国家级立法）进入一个崭新的、举世瞩目的新时代。

世界卫生组织对哈尔滨给予了高度评价[4]：“《哈尔滨市防止二手烟草烟雾危害条例》是目前（2012 年）中国最完全意义上的地方性无烟法律。哈尔滨是中国北方一个超过 1000 万人口的大都市，历来其吸烟率居高不下，超过一半的男性为现在吸烟者，并且超过 70% 的人口经常暴露在二手烟中。2012 年 5 月 31 日起哈尔滨控烟法律开始实施，规定所有室内工作场所和公共场所禁止吸烟。《哈尔滨市防止二手烟草烟雾危害条例》在名称上就强调了保护健康的目的，使得它与《公约》的理念更为接近。”

信息来源

【1】中国疾控中心控烟办. 2011 年中国控制吸烟报告，第 4 页。

【2】崔小波，李春雨，饶英生，《北京市公共场所禁止吸烟的规定》执行情况调查，中华流行病学杂志，2006 年 8 月第 27 卷第 8 期，696 页。

【3】《关于 2011 年起全国医疗卫生系统全面禁烟的决定》，中央政府门户网站，2009 年 05 月 22 日，www. gov. cn/zwgk/2009-05/22/content_1321944. htm。

【4】WHO REPORT ON THE GLOBAL TOBACCO EPIDEMIC，2013. p57。

"室内全面禁烟"的攻守战

——机场室内全面禁烟篇

新探健康发展研究中心

编者按：我在北京工作了35年，北京是我的第二故乡，从内心总希望首都北京做什么事都能成为全国的榜样。2015年《北京市控制吸烟条例》诞生，我们为无烟北京喝彩，为无烟北京而骄傲。2016年，在上海无烟立法的研讨会上，有幸听到了时任民航首都机场地区爱卫会办公室赵勇主任的发言，他介绍了如何推动首都机场室内区域的全面禁烟的经验。他的报告让我了解到首都机场所有领导和员工是如何挑战世界难题，实干巧干。他们的努力为我们赢得了世界的喝彩。

以下文章是想让大家感受无烟环境的来之不易！只要有坚强的信念，有保护大众免受烟害的爱心，有科学解决问题的能力和实践，北京能做到，其它城市一样能做到！

此文写作中，感谢原民航首都机场地区爱卫会赵勇主任的支持和鼓励。

《北京市控制吸烟条例》草案二审时最大的争议之一是机场航站楼能不能做到室内不设吸烟室。

一、室内该不该全面禁烟

（一）室内全面禁烟无论对吸烟者或非吸烟者都是保护

室内该不该全面禁烟，这是争论已久的问题。在讨论这个问题前让我们看以下两张流传甚广的图（图1、图2）

烟草烟雾并不因为一块禁烟区的牌子就止步不前。就像在游泳池里浅水区小便，深水区也一定会受到污染一样。二手烟不会只停留在指定"吸烟区"内。室内划分吸烟区和非吸烟区，只能简单地将处于同一空气环境中的吸烟者和非吸烟者分开，并不能减少非吸烟者的二手烟暴露。

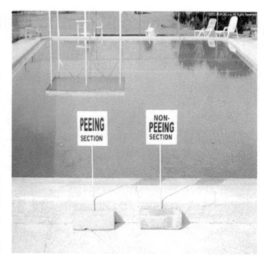

图1　划分小便区与非小便区的游泳池

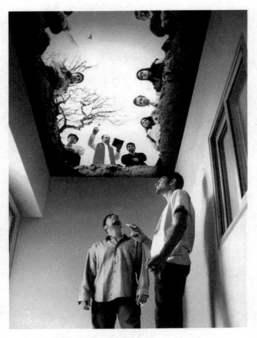

图2 吸烟室的空气让人窒息

图2所示吸烟室如同埋葬死亡者的坟墓，牧师在为死者祈祷。因为完全隔离的吸烟室，会大大提高烟雾浓度而使吸烟者受到更为严重的伤害。

世界卫生组织《烟草控制框架公约》（以下简称《公约》）第8条第1款："各缔约方承认科学已明确证实接触烟草烟雾会造成死亡、疾病和功能丧失。"

《公约》第8条《实施准则》第25段："不存在符合安全标准的二手烟草烟雾。""工程技术方针，例如排风、换气和指定使用吸烟区，不能避免接触烟草烟雾。"

世界卫生组织认为：完全隔离的吸烟室，则会大大提高烟雾浓度而使吸烟者受到更为严重的伤害。研究显示：使用自然通风或安装通风设备只能除去大的烟尘颗粒，不能清除微小颗粒。吸烟区的二手烟还会通过通风、空调系统散发到非吸烟区。暴露二手烟者不可避免地仍会受到伤害。

（二）"妨碍吸烟者自由"论

有人认为公共场所禁烟妨碍了吸烟者的自由。但室内公共场所禁烟的目的，首先是为了保护不吸烟者的生命不受烟草危害。因为不吸烟者是最无辜的烟草受害者。诚然，吸烟者在现行法律框架下有自由选择吸烟的权利，但是一旦他的自由伤害了他人的生命，这自由便越过了边界，不具合法性了。当初严几道先生翻译缪勒《论自由》时，就把书名译作《群己权界论》。说明他对自由的理解就是谨守群体与个体的权利边界。

"己所不欲，勿施于人"是中国人的伦理。其实，即便是"己之所欲"，也是不能随意施之于人的。譬如吸烟，既然科学已经证明它有致命的危险，那么即便对烟情有独钟，烟瘾十足，也不应在不吸烟者面前吞云吐雾。因为那会伤及他人的生命权——人人所应有的最重要的人权之一。

生命权对于吸烟者也同样重要。由于吸烟的成瘾性，许多吸烟者一旦上瘾便难于摆脱。对于吸烟者的这种困境应当给予理解的同情，并尽最大可能帮助他们摆脱这种致命的依赖，也希望他们能够珍惜自己宝贵的生命。生命属于每一个人只有一次，一旦失去，永不再来。每当看到有朋友因为吸烟而濒临死亡的时候，总是黯然神伤，愈感到向他们告知烟草危害的重要。减少烟害，总体叫"控烟"，而作为保护非吸烟群体的重要举措，在公共场所就应当是"禁"了。因为非"禁"，不能达到保护的目的。

二、从首都国际机场航站楼吸烟室的"开放"和"关闭"看到进步

（一）第一次关闭机场航站楼吸烟室的背景

2011年3～5月，"公共场所禁烟"成了国人热议的话题之一。3月间，全国人大通过的

《十二五规划纲要》中写入了"全面推行公共场所禁烟"。字虽只有十个，却表达了国家最高权力机构关注民生，力主公共场所禁烟的意愿。"推行"不足以体现强度而冠以"全面"；"控烟"不足以表现力度而名之"禁烟"。这表明，从国家层面上，吸烟与吸二手烟同样可以致人死命，已成高层领导机构的共识。

同年卫生部颁布《公共场所卫生管理条例实施细则》（卫生部令第80号）于2011年5月1日起实施。《公共场所卫生管理条例实施细则》明确规定公共场所禁止吸烟、公共场所有7类28种，其中第7类包括候车（机、船）室和公共交通工具。简言之，飞机场航站楼内应该全面禁烟，不设吸烟室。

（二）首都航站楼所有吸烟室"关闭"

2011年5月31日凌晨，首都机场3座航站楼内36个吸个烟室全部关闭。此外，首都机场还对消防巡视人员、机场服务大使和保洁人员进行培训，并安排相关人员在车道边等旅客聚集区，加强巡视和检查，并向当场发现的吸烟旅客全力做好解释劝阻工作。

首都机场负责人表示，此次加大对禁烟工作的落实力度，是为了更好保护旅客健康，营造无烟出行环境。自此，首都机场成为国内第一家实行禁烟的大型国际机场。[1]

（三）六个月后航站楼的部分吸烟室再次"开放"

在机场全面禁烟半年后，首都机场悄然开放部分室内吸烟室。重开的吸烟室有十余个，约占总数的一半，分布于三个航站楼。[2]

1. 机场给出理由

1）室内全面禁烟的法律缺位

机场相关负责人给出了重开的理由：全面关闭执行中遇到了很大阻力，无论是关闭还是重开做决定都很艰难。根据北京市控烟规定，机场、火车站等旅客等候区域，可以设置吸烟区，机场恢复吸烟区也有相关法规支持。

2）遇到阻力，遭到反对

首都机场相关负责人解释称，主要考虑安全和旅客需求。一些外籍旅客抵达机场后习惯吸烟，首都机场航站楼内禁烟与这些外籍旅客的习惯不符，此前曾经遭到过外国旅客对关闭吸烟室全面禁烟的反对。

3）监管有难度

北京首都国际机场作为"中国第一国门"，是大型国际枢纽机场，当时，每天有96家航空公司的近1700个航班将北京与世界上54个国家的244个城市紧密连接，是中国的空中门户和对外交流的重要窗口。日旅客吞吐量26万人次，流动人员达70余万人次。北京首都国际机场的2015年旅客吞吐量达到8990万人次，全球排名第2位。这么大的旅客吞吐量、这么大的面积，这么多的驻场单位，监管确有难度。

2. 专家评论

从关闭吸烟室到重新开放，首都机场只坚持了6个月时间。半年之间先关再开，首都机场该行为引发关注。

专家认为，首都机场关闭吸烟室之后，没有及时建立有效的监管、疏导措施，导致和旅客矛盾增加，并增加了消防安全隐患。

重新开放吸烟室确是顺应了部分旅客的要求。然而毫无疑问，这个具有争议性的人性化举措，事实上是与室内公共场所禁烟的目标相违背，与《公约》的要求不相一致的。

3. 公众质疑、舆论批评

重开吸烟室是首都机场的尴尬，不如说更是我国禁烟工作自身尴尬的缩影。室内公共场所禁烟是一项全民运动，需要政府、社会和各行业领域齐心协力，从宣传、教育、保障、处罚等多角度全面深入，才有可能慢慢实现全面控烟的长远目标。否则，仅靠个别部门、单位"一时兴起"式的动作，禁烟终究只会在原地徘徊不前。[3]

无数科学证据已经证明，室内公共场所设立吸烟室无法消除烟草烟雾和二手烟对人体的危害。首都机场这次重新开放部分吸烟室的举措，没有考虑到大多数不吸烟乘客的生命健康；首都机场作为世界顶级航运枢纽站，不应该以少数有吸烟室的国际机场作为参考例证；将个别外籍旅客的投诉用做重新开放吸烟室的依据，也不恰当；首都机场重新开放吸烟室的做法欠妥，这不仅涉及控烟不力的问题，更是让首都机场失去了信誉。

（四）2015 年首都机场吸烟室第二次的彻底"关闭"

2015 年，6 月 1 日堪称史上最严控烟令《北京市控制吸烟条例》诞生，让室内全面禁烟有了明确的法规依据。

时隔四年后，为推动《北京市控制吸烟条例》的贯彻实施，按照北京市爱卫会的统一部署，首都机场地区爱卫会成员单位采取有效措施，攻坚克难，精心组织，有序推进，全面落实条例要求，取得阶段性成效。4 月 13 日，首都机场官方微博发布："首都机场 3 座航站楼内所有吸烟室将全部关闭，敬请关注。届时如需吸烟，请到楼外吸烟区。"

2015 年 6 月 1 日起首都机场 3 个航站楼的 14 个吸烟室全部关闭，标志着控烟工作全面实施。

（五）挑战世界难题，他们是如何做到的

1. 领导重视，健全组织

2015 年 4 月 8 日，民航首都机场地区爱国卫生工作会上，成立了由首都机场集团公司、民航华北管理局、中国国际航空股份有限公司、首都机场股份有限公司、北京飞机维修工程有限公司、民航华北空管局、民航华北油料公司、首都机场卫生检验检疫局等多家驻场单位领导任职的《首都机场地区控制吸烟工作领导小组》，并明确了职责任务。

会议要求首都机场地区爱卫会各成员单位认真贯彻执行《北京市控制吸烟条例》，把首都机场打造成无烟环境的一流国际卫生机场。各成员单位也在第一时间建立了本单位的控烟组织机构，使控烟工作有了坚强有力的组织保障。

上级部门领导也对首都机场的控烟工作给予了高度关注与支持，市人大、市爱卫会、中国疾病预防控制中心、北京市控烟协会等相关专家领导也多次来航站楼现场检查指导工作。

时任北京市爱卫会办公室刘泽军主任在到首都机场督导控烟工作时强调，史上最严控烟令能否有效实施，世界在看中国，中国在看北京，北京在看首都机场！机场的控烟工作一定要做好，也必须做好！

2. 完善制度，落实责任

机场地区爱卫会制定了控烟工作方案（包括管理体系、管理制度、宣传培训、监督检查等制度），并与驻场单位签订了控烟工作责任书，把责任落实到单位、落实到人。各成员单位对接方案，完善制度，周密部署，传导压力。

首都机场股份公司把控烟工作纳入安全管理平台，与隔离区通行证件积分管理挂钩，大大增强管理力度，同时作为公司班组建设评比的重要依据，有力推动了控烟工作的有序进行。

中国国际航空股份有限公司各级控烟领导小组和控烟办定期到办公楼、宾馆公寓及人员密集公共场所进行检查，现场打分，考核成绩作为年终奖惩重要依据。

北京飞机维修工程有限公司（Ameco）制定了《Ameco控制吸烟管理规定》，所有处级以上经理均签署了"Ameco控烟倡议书"。

3. 广而告之，营造氛围

1）自2015年4月15日起，首都机场股份公司加大了在航站楼内对《条例》宣贯力度，通过首都机场APP等新媒介，第一时间推送禁烟宣传和吸烟室关闭信息，明确告知旅客控烟投诉电话和处罚条例的相关信息；缩短旅客获知禁烟信息的时间，拉近与旅客的距离，为旅客提供贴心服务；在航站楼内的主要流程节点处（大门入口处、值机区、安检现场、原吸烟室门口等）张贴首都机场地区爱卫会印制的中英文禁烟宣传海报及室外吸烟区的提示信息；利用航显大屏每30分钟显示一次控烟提示语、广告电视屏每15分钟滚动播放禁烟公益视频宣传片，停车楼滚动播放控烟语音提示和屏显提示语。

2）2015年5月31日是第28个"世界无烟日"。民航首都机场地区爱卫会在T3航站楼内进行"无烟北京，健康中国"为主题的控烟宣传活动，在T3航站楼设置宣传资料展台，摆放"无烟日"宣传展板，利用3个航站楼视频屏幕资源，滚动播放控烟宣传片。志愿者进行了控烟手势展示等方式在航站楼内开展控烟宣传活动。

4. 培训法规，明确要求

1）2015年4月22日，民航首都机场地区爱卫会举办了"首都机场控烟工作培训班"。爱卫会成员单位及驻场相关企业控烟责任人参加了培训。培训专家——中国疾病预防控制中心控烟办姜垣教授讲解了烟草的危害和国内外控烟工作进展，深入解读了《北京市控制吸烟条例》。培训班下发了《北京市控制吸烟工作手册》、《北京市控制吸烟条例》以及首都机场的控烟实施方案。

2）充分发挥首都机场安委会（简称安委会）、机场旅客服务促进委员会（简称旅促会）平台作用，向各驻场单位宣贯北京控烟工作要求，并在安委会月度例会上向各单位进行专项的宣贯和培训，确保各单位员工掌握相关的禁烟要求；在安委会、旅促会微信平台发布相关禁烟提示。同时，在各通道口张贴禁止携带香烟及打火机的相关宣传材料，提示员工在进入通道口进行检查，以防止携带违禁品进入飞行区；向各驻场单位发放《机坪安全月报》等宣传材料提示关于控烟的知识和要求。

5. 关注细节，有的放矢。

1）提前制定标准话术，统一标准对旅客进行答复。首都机场股份公司认真分析以往控烟工作中常见的矛盾点，设计从旅客问询、提示劝阻，再到旅客抱怨回复、违规举报等不同场景下的工作人员标准话术，制作培训课件并下发机场旅促会各一线服务单位。同时，为服务大使、机场服务热线等重点岗位人员开展现场培训，确保准确、文明做好现场旅客的解释与劝阻工作。

2）收集旅客诉求，认真做好分析研判工作。首都机场地区爱卫会组织成员单位前往12320北京卫生热线服务中心进行学习交流，重点对首都机场地区的控烟投诉情况进行了详细了解，掌握一手统计材料。首都机场股份公司每日从96158服务热线、微博、微信、在线问答等多渠道收集汇总旅客关于机场控烟工作的旅客诉求，并做好数据统计工作及趋势分析，指导控烟工作有的放矢。

6. 控制源头，强化巡查

1）源头控制，确保航站楼内控烟落实。协调首都机场安保公司，自6月1日起加大对员工携带香烟、打火机等物品的检查力度，禁止员工携带进入隔离区，力争从源头上杜绝违规行为发生。

2）多措并举，加强飞行区内控烟工作。首都机场股份公司加大了对通道门进入飞行区的工作人员携带香烟、打火机等违禁品情况的检查力度，有效地遏制了员工携带违禁品进入飞行区的情况；并采用视频监控、流动检查、联合监察等多种方式对工作人员在飞行区内的吸烟行为进行检查，以敦促各驻场单位严格遵守禁止吸烟的规定。

3）加强巡视，及时劝阻吸烟旅客。首都机场股份公司成立控烟巡查队伍，加强巡视，及时劝阻吸烟旅客。并做好对控烟义务监督员及一线员工的培训教育。安排控烟大使在航站楼、停车场等人员密集处做好劝阻、引导工作。

三、北京带了好头，机场内的全面禁烟成为国际上的榜样

2015年7月20日世界卫生组织驻华代表施贺德博士在致首都机场集团公司总经理刘雪松的信中，对首都机场的控烟工作给予了高度评价："首都机场内随处可见醒目的控烟标识，还有许多志愿者向往来旅客解释《条例》要求，我们欣喜地看到首都机场让室内吸烟成为历史，从此北京首都国际机场与伦敦希斯机场，洛杉矶国际机场等比肩，跻身世界领先的现代机场之列。"首都机场控烟工作取得成效，充分体现了国有企业社会责任的担当。

2017年11月23日，美国疾控中心发布新一期的《发病率与死亡率周刊》（简称周刊）。这期《周刊》对全球最为繁忙的50座机场进行了无烟政策的分析。结果表明，其中客流量最大的10座机场中有一半做到了无烟。这5座无烟机场分别为：北京首都国际机场、芝加哥奥黑尔国际机场、伦敦希思罗国际机场、洛杉矶国际机场和上海浦东国际机场。在全球最繁忙前50大机场中，亚洲占22个，其中仅4个全面禁烟，都在中国。[8]

中国控制吸烟协会会长、北京大学人民医院心血管疾病研究所所长胡大一说，北京上海机场做得好，得益于京沪颁布禁烟令，执法不留死角，以及公众的大力配合支持。同时，中国还需通过更全面的全国禁烟法规，让所有的机场、铁路、餐馆、写字楼等更多的公共

场合都成为安全、清洁、健康的无烟场所。[9]

四、全国机场航站楼全面禁烟的城市

深圳：新修订的《深圳经济特区控制吸烟条例》将于 2014 年 3 月 1 日正式实施，条例中明确将机场等处列为禁烟场所。深圳机场航站楼内的 6 间吸烟室将于 3 月 1 日关闭。[4]

上海：2016 年 10 月 25 日，上海市机场（集团）有限公司官方网站发布了通知指出，"第九届全球健康促进大会"即将在上海召开，《上海市公共场所控制吸烟条例》也即将颁布，根据世界卫生组织《烟草控制框架公约》和《上海市公共场所控制吸烟条例》相关规定，自 2016 年 10 月 30 日零时起，上海浦东、虹桥国际机场航站楼内禁止吸烟，所有室内吸烟室将关闭并停止使用。如需吸烟请至指定室外吸烟点，可根据引导标识或咨询工作人员。[5]

武汉：2018 年 8 月 13 日开始，武汉天河机场 T3 航站楼内实施全面控烟。为做好 T3 航站楼控烟宣传工作，武汉天河机场在 T3 航站楼各旅客出入口等场所和工作区新增禁烟标识 300 余处，加上前期 300 余处禁烟标识，目前整个航站区共设置禁烟提示标识 600 余处。此外，还在 T3 航站楼内设置了 30 处控烟志愿服务岗，实现网格化管理，对 T3 航站楼内区域实现全覆盖，控烟员及时对旅客吸烟行为进行提醒和劝阻。[6]

到目前为止国内哈尔滨、深圳、北京、上海、武汉、青岛、南宁、西宁、西安等十多个城市机场取消吸烟室。[7]

北京的经验值得全国学习，相信更多的无烟机场将会在中国实现！

信息来源

【1】首都机场今起取消吸烟室 国内首个禁烟国际机场，法制晚报，2011 年 05 月 31 日，http：//finance.sina.com.cn/china/dfjj/20110531/14489925121.shtml。

【2】首都机场重开"吸烟室"背后的控烟尴尬，中国民用航空网，http：//www.ccaonline.cn/news/yq/192210.html。

【3】北京首都机场 14 个吸烟室关闭 新增 17 处室外吸烟区，北京青年报 2015 年 05 月 31 日，http：//henan.china.com.cn/news/2015/0531/417635.shtml。

【4】深圳机场的吸烟区已经全部取消，整个机场到处贴有禁止吸烟的标识，深圳特区报，2014 年 04 月 23 日，http：//news.ifeng.com/gundong/detail_2014_04/23/35968345_0.shtml。

【5】上海三大火车站、两大机场将全面关闭所有吸烟室，解放日报，2016 年 10 月 26 日，https：//m.huanqiu.com/r/MV8wXzk2MDA1MDhfOTBfMTQ3NzQzMDExOA==。

【6】T3 航站楼关闭吸烟室全面控烟，武汉晚报，2018 年 08 月 14 日，http：//news.sina.com.cn/s/2018-08-14/doc-ihhtfwqq4546172.shtml。

【7】1 城市机场取消吸烟室 专家呼吁公共场所全面禁烟，凤凰健康，2016 年 10 月 12 日，http：//fashion.ifeng.com/a/20161012/40180671_0.shtml。

【8】全球十大最繁忙机场半数全面禁烟，新华网，2017 年 11 月 23 日，http：//news.carnoc.com/list/426/426253.html。

【9】亚洲最繁忙 22 个机场仅 4 个全面禁烟 全都在中国，经济日报，2017 年 11 月 23 日，http：//www.sohu.com/a/206125096_118392。

"室内全面禁烟"的攻守战

——"工作场所"全面禁烟篇

新 探

一、背景

2013 年 12 月，中共中央办公厅、国务院办公厅印发了《关于领导干部带头在公共场所禁烟有关事项的通知》（以下简称《通知》），要求各级领导干部带头在公共场所禁烟。明确"要把各级党政机关建成无烟机关"。对推动无烟北京立法起到了支撑作用。

北京卫生事业"十二五"规划也设定了力争在全市所有室内公共场所、工作场所和公共交通工具实现 100% 无烟目标。

2014 年 7 月底，《北京市控制吸烟条例（草案）》在北京市人大常委会一审前夕，突然由立法机关做出修改，对工作场所禁烟范围的设定，从之前的全部"室内区域"，缩小为"共用工作场所"的室内区域。这条修改意味着，以"领导干部单人办公室"为代表的非共用工作区域，将不受禁烟限制。

2014 年 8 月 25 日北京市十四届人大常委会第十二次会议首次网络直播审议《北京市控制吸烟条例（草案）》（以下简称《草案修改（建议稿）》）全过程，审议中禁烟范围、执法落实、弱势群体三方面成为焦点，也引发了网友的热烈讨论和社会的高度关注。

《北京市控制吸烟条例（草案）》与此前相比，对"禁烟范围"有所调整，但引人吐槽的是，出现了"共用工作场所室内禁止吸烟"这样的表述。

修改后的《条例（草案）》将第九条中规定的"工作场所"禁烟，限定为"共用的工作场所"，明显是为了把"非共用"的工作场所与禁烟切割。但似乎又有点羞羞答答，因此同时又增加了第二款内容，表述为："鼓励非共用的工作场所实行全面禁止吸烟，在有其他人进入时不得吸烟。"等相关内容。

这样羞羞答答的修改，显示了起草者一种无奈的心态：他们明知工作场所禁烟不应该存在例外，但又怕这样的规定不易为使用单人办公室的领导干部所接受。于是，想为领导干部开点"口子"。

这场在工作场所全面禁烟是否可以开口子的讨论，给公众上了一堂生动的禁烟课：吸烟的危害不会因职位的高低而不同；防止烟害应该普惠众生，没有职务高低或办公室大小、人员多少的差别；为了公众健康，在公共场所、工作场所和公共交通工具必须全面禁烟。

国内禁烟为什么有那么多的磕磕绊绊，从这一争论中多少也有了一个很现实的注脚：[1]除了烟草业经济利益的博弈之外，还有或多或少为"领导们"争取"自由"吸烟之博弈。然而，这种企图对领导网开一面的讨好，实际是一种以"讨好"面目出现的"加害"。可惜许多领导者对此不清，因为他们缺少吸烟危害的知识，也因为他们总希望各种"限制"对自己都网开一面的习惯。

中国控烟协会常务副会长许桂华坦言：控烟立法中的关键条款，每一条、每句话，都是相对应的部门、群体利益博弈的结果，但允许"单人办公室"吸烟的条款，不仅对控烟氛围造成负面效应，对领导健康也是一种漠视和潜在伤害。[2]

北京市控制吸烟条例的草案修改建议稿引来广泛的质疑。

二、《草案修改（建议稿）》遇吐槽

（一）室内工作场所有没有"非公共区域"

室内工作场所一般包括员工的工作场所（办公室或车间）、领导办公室、会议室以及卫生间等等。不用解释，员工的工作场所、会议室和卫生间都是公用的，剩下来的就是领导办公室，特别是拥有独立办公室的单位主要领导办公室。领导办公室表面上看，是一个人享有的空间，属于非公共区域。但一个人的办公室也不"与世隔绝"。

中央《关于领导干部带头在公共场所禁烟有关事项的通知》中第四条明确规定，要把各级党政机关建成无烟机关。这样的目标自然包括机关的各个场所，特别是指党政机关的室内空间，不管是普通机关干部所处的共用工作场所室内区域还是领导个人单独使用的场所。均无例外。

（二）领导办公室不能成为禁烟的法外之地

一个人的办公室不需禁烟，潜藏着一条可怕的逻辑：一个人的办公室大多是领导办公室。领导办公室是领导干部的办公室，似乎便不属于"公共场所"，而属于领导的私人场所。这种荒唐的理解，使领导办公室成了"史上最严禁烟令"的法外"开恩"之地。[2]

其实，这只是某些人以此讨好领导的手段。领导的办公室，虽然使用主体是领导个人，但是，领导办公室并不是纯粹的私人空间，而是基于公共利益而设的公共服务空间。既有其他同事到领导办公室办事，还有其他群众来办公室谈事，煞费苦心地将室内工作场所限定为"共用的工作场所"，只不过是某些不顾原则、蓄意讨好领导的一种借口罢了。

领导办公室不是禁烟的法外之地。不管是局长办公室，还是市长办公室，抑或是总理办公室，只要是办公室，就是办公场所。而办公场所就必定是公共场所。即便办公室里可能只有一个人在办公，但既要办公，就不免要找人谈话，找人开会，找人商议，找人布置工作，因此就必然是公共场所。如果它只是一个领导的私人空间，还有什么"办公"可言。既是办公场所，就须控烟，不能"法外开恩"。在这个空间内吸烟，就是违反禁令，要受到严肃的处罚。领导干部必须带头遵守法律法规。[3]

（三）"共用工作场所禁烟"上违中央，下背民意

把工作场所禁烟改为"共用的工作场所"禁烟有违"两办"禁烟令精神，也使领导干部处于尴尬的境地。试想，如果人们提出，吸烟难道不危害领导健康？或提出我们也向领导干部看齐。这样的条款制定者将如何回答？从法律层面来讲，控烟法规必须体现公平性，

在法律面前人人平等；也应该体现法律法规的普适性，无论何人都不能置身法外。既然都是工作场所（而不是私人场所），那么在控烟法规中就没有理由豁免。

大凡条例规章，贵在严谨，贵在公正。让人担心的是，留有权力"后门"的禁烟条例，还有多少公信力呢？如果真"禁"起来，"头头"们还能抽得理直气壮、老百姓还会真正"买账"吗？[4]

（四）"只许领导吸烟，不许同志点火"的政策性歧视

有资格使用单人办公室的人，很多是各个单位中的领导或高层。若允许单人办公室吸烟，就意味着单位领导层在要求所有的员工上班不在室内吸烟时，却可以在自己的办公室内随便吸烟，如此双重标准，将在领导与普通员工之间制造矛盾。[5]

（五）增加执法落实难度

中国政法大学卫生法研究中心副主任王青斌认为，自律先于执法，且单位并非公共场所，执法人员日常多难以进入，划出"非共用的工作场所"允许吸烟，本身是增加执法落实难度。

中国政法大学卫生法研究中心特邀研究员于秀艳认为，实际执法中，对工作场所是否"共用"难以分类，"数办公桌？还是数人？如果下属在领导单人办公室，领导递烟，下属当场和领导一起抽了，又是否违法？谁来执法？"[6]

（六）工作场所禁烟将流于形式

在一个通风系统内，无论在哪里吸烟，烟草烟雾都不可能完全隔绝开。即便该房间的通风系统独立，二手烟也会通过门缝以及门的开关过程传到房间外面。只有100%无烟的环境，才能有效消除烟草烟雾暴露带来的健康危害。

一个人的办公室通常会有其他人进出，工作上的沟通，开会，保洁等都会进入办公室，即便吸烟者在有他人情况下不吸烟，房间内的二手烟仍然会对进出的其他人造成影响。

控烟专家甘泉博士说："三手烟吸附到衣服、家具、房间的内饰上后会有一个再释放的过程，而这个再释放的过程很漫长。""如果一个吸烟的人经常在自己的办公室吸烟，即便经过充分通风，我们也能闻到烟味，这就是吸附物质再释放造成的"。[3]"领导干部单人办公室"为代表的非共用工作场所如允许吸烟，"将是一个很大的失误"。世卫组织驻华代表施贺德在给市人大的建议信中说。

三、《草案修改（建议稿）》掀起民间舆论风波

针对这份《草案修改（建议稿）》中"非共用区域"不禁烟的修改建议，一时间，议论蜂起，驳论如潮：

领导干部办公室成禁烟"新尴尬"；

"共用工作场所"禁烟暗吐着权力烟圈；

全面禁烟也要叩开领导办公室大门；

领导办公室禁烟有多难？

公众为何反对某些"办公室不禁烟"？

只是"共用工作场所"禁烟，是给吸烟领导开后门；

莫让领导办公室成为"禁烟死角"；

不搞点特殊化，能叫领导和公仆吗？别说控烟这点子小事啦，比这大得多的事情上，"中国特色"也是无处不在。

民情舆论的"吐槽"，有些话说得很刺耳，但却真实表达了对《草案修改（建议稿）》的不满，也反映了这份《草案修改（建议稿）》，给政府、给领导干部添了多少乱。本来，可以相信，绝大多数领导干部是懂得办公场所禁烟是利国利民利己的好事，他们中的绝大多数也会带头遵守法规的。可这样一来，直接把领导推到同群众对立的位置，成了被嘲笑被调侃的对象。一些不讲原则、以"讨好"领导为指归的工作人员，却无事添乱了。

四、他山之石，本可以攻玉

其实，在北京立法之前，其他地方的控烟立法，本有前车之鉴。可惜北京有关部门的有关人员不曾注意，以致前车之覆没能引为后车之鉴：

1. 2009《杭州市公共场所控制吸烟条例》制定的初期，有人建议一个人的办公室不禁烟。建议遭到主管市长的严厉批评。市长说，这不是给我设套挨骂吗？

距离3月1日《杭州市公共场所控制吸烟条例》实施只有6天了。杭州市健康办副主任卫生局副局长王明法的手机被询问《杭州市公共场所控制吸烟条例》的电话打爆"了。很多人问，控得严不严啊？一个人的办公室好不好抽？王明法说；"杭州控烟是动真格儿的，一个人的办公室也坚决不能抽"。[7]

2. 广州市关于办公室不禁烟的规定，让广大市民难以理解。有市人大代表直言："这是广州控烟工作的倒退"。2010年4月14日市人大代表卢启明将在市两会上提交相关建议，建议将办公室重新列入禁烟范围。卢启明表示，他还将邀请林沛勋等几位市人大常委会的组成人员一起联名提交该建议，希望市人大常委会在三审《广州市公共场所控制吸烟条例》的时候，能够采纳民意和代表建议，将办公室列入禁烟范围。

原广州市副市长、市控烟协会会长姚蓉宾表示：不存在一个人的办公室，"一个人的办公室，会有人去汇报工作，会有人去打扫房间。如果不禁烟，他们还是要被迫吸二手烟。"姚蓉宾表示，相信法律制定出来后，一个人的办公室会带头禁烟。

中国社会科学院法学所博士黄金荣说："大家都在谈吸烟者的权利，这有很大的迷惑性，吸烟者只有在不损害别人的情况下，才能有这个权利。不抽烟的人总是成为沉默的大多数，在办公室更是如此，但沉默并不代表没意见。"[7]

可惜，这样的前车之鉴并未引起北京相关人员的注意与记取，以致在北京公共场所禁烟立法时又重蹈覆辙。

五、促进

（一）无烟机关创建活动

为了落实两办通知，北京市人大加快北京市公共场所控烟立法进程，获得了人大代表的广泛支持，在北京市开展了100家无烟机关创建活动。

无烟机关的创建是整个社会无烟环境建设的难点，也是关键点。在前期无烟学校、无烟医院、无烟出租车基础上，结合落实市政府"健康北京十二五发展规划"，市爱卫会把创建无烟机关单位作为2013年控烟工作重点，并把此项工作与北京市控烟立法结合起来进行推动。为此，市爱卫办进行了大量的准备工作。北京组织参加无烟环境建设单位的学习与培训；对参加创建的单位进行宣传，营造无烟环境氛围；开展督导检查，促进无烟环境建设措施的落实；开展效果评估检查，确保创建目标的实现；开展基线调查和终末调查；组织经验交流与观摩学习等。

（二）世界卫生组织的不懈努力

2014年世界卫生组织驻华代表处向媒体公开致北京市立法机构的一份建议信，希望正在制定中的《北京市控制吸烟条例》应该全面禁止在室内公共场所吸烟，勿留下允许在单人办公室吸烟这样的"特权"。"如果北京立法机构允许某些特权去扭转一部全面禁止在室内公共场所吸烟的法律的通过进程，就真是太遗憾了。"他提醒说，只有全面禁烟才符合全世界首个卫生条约——世界卫生组织《烟草控制框架公约》——的规定。中国于2005年签署的该公约。[8]

（三）社会舆论的支持

2014年《读书》杂志封二刊登了杂文家陈四益（文）和著名画家黄永厚的作品"炉火"。原文如下：

曹操毕竟不凡。尽管《三国演义》之流行，使曹操背上了"奸雄"的骂名，但若细观历史，不能不佩服他的精明与清醒。《三国志》注，引《魏略》，当年曹操权倾一时，孙权上书称臣，并讨好曹操，说是天命攸归。曹操手下也大有劝进之人。但曹操却以孙权事告诫下属："是儿欲踞吾著炉火上耶！"头脑清醒，非人能及。

劝进之人，有的（如孙权）别有用心，有的（如陈群、桓阶之属）另有打算，但明里摆出的都是对曹操的忠诚与拥戴。若没有清醒的头脑，会把这些人当作忠诚为己，看不到由此可能种下的危机。

时下也有一例。禁止在公共场所、工作场所和公共交通工具吸烟。这在世界许多国家已形成习惯，其原因是当代科学已充分证实，吸烟不仅危害吸烟者的健康，也危及周围不吸烟者的健康。所以去年底，中共中央办公厅与国务院办公厅下发文件，要求领导干部带头不在公共场所吸烟。照此办理，用雅言说，是领导的"榜样作用"；用俗话说，是给领导干部"加分挣脸的"。

陈四益先生后续解说

去年年底，中共中央办公厅和国务院办公厅联合发出通知，要求各级领导干部带头"在公共场所禁止吸烟"，执行公共场所和工作场所禁止吸烟的规定。"通知"说，在公共场所吸烟，不但危害自身健康，还侵害了公众的环境安全和公共健康权利。一些城市制定公共场所禁烟条例，既是对中央"通知"的响应，又是通过法律、法规使公共场所禁止吸烟法制化的善举。这本是对公众也对领导干部健康的关怀。

但是，一说只有"两个人以上的办公室"才禁止吸烟，这《法规》就立即变味儿了。这明显不是要领导干部带头实行，而是要把领导干部"摘除"在"法规"禁令之外。

这样一来，一个严肃的法规、一个为关怀包括吸烟者在内所有人健康的法规，就可能因此化为笑谈，失去其严肃性和可行性。这时，放在火炉上烤的，就不只是领导干部，也包括制定法规者自己了。

陈先生说罢这些，又道："请把这些话捎给正在立法的那些城市的主事者。现在，领导干部已经很不好当了，拜托他们帮帮忙，按两办《通知》精神办事，不要瞎出馊主意，下个套儿，把领导们又放到炉火上去。"

有的政协委员将此文带到了会上。

六、接受意见，完全禁止吸烟，未留死角

市人大常委会听取了公众的意见。2014 年 9 月 25 日，市人大常委会第十三次会议审议了《北京市控制吸烟条例（草案修改稿）》。这份《草案修改（建议稿）》并未给"领导在独立办公室吸烟"留出法规空间。

2014 年 11 月 28 日在北京市第十四届人民代表大会常务委员会第十五次会议上北京市控烟协会会长张建枢介绍，各界针对"室内工作场所"禁烟范围的争议和意见，包括世界卫生组织驻华代表的建议信，都已经由北京市控烟协会收集、整理，正式提交北京市人大常委会。

这份《草案修改（建议稿）》经北京市第十四届人民代表大会常务委员会第十五次会议讨论通过，2015 年 6 月 1 日施行。从善如流。其第九条"公共场所、工作场所的室内区域和公共交通工具内禁止吸烟"，做到了室内完全禁烟，未留死角。

这也算众意难违、从善如流的一个范例吧。

信息来源

【1】机关事业单位一个人的办公室也不能吸烟，都市快报，2010 年 3 月。

【2】领导办公室禁烟有多难？新京报，2014 年 09 月 26 日，http://news.ifeng.com/a/20140926/42085945_0.shtml。

【3】一个人的办公室需要禁烟吗？果壳网，2014 年 09 月 11 日，https://www.guokr.com/article/439142/。

【4】"共用工作场所"禁烟暗吐着权力烟圈，人民网，2014 年 09 月 21 日，http://opinion.people.com.cn/n/2014/0921/c159301-25700695.html。

【5】"一个人的办公室也不能吸烟！"卫生执法部门解读控烟条例，杭州网，2010 年 02 月 23 日，http://ori.hangzhou.com.cn/ornews/content/2010-02/23/content_3065445.htm。

【6】代表联名提议办公室禁烟 一个人的办公室也要禁，大洋网（广州），2010 年 04 月 15 日，http://2010.163.com/10/0415/13/64AJFSU200863AUC.html。

【7】世卫组织建议北京控烟勿为在单人办公室抽烟留特权，新京报，2014 年 09 月 22 日，http://www.bjnews.com.cn/news/2014/09/22/334778.html。

史上最严控烟条例的前世今生
——《北京市控制吸烟条例》的出台与实施

刘秀荣

烟草严重危害健康，已成为当今最重要的公共卫生问题和社会问题。为保护人民群众的健康，2014 年 11 月 28 日，北京市人民代表大会常务委员会第十五次会议审议并通过了《北京市控制吸烟条例》（以下简称《条例》）。

该《条例》被称为"史上最严的国内控烟法规"，也是目前国内最接近世界卫生组织《烟草控制框架公约》（以下简称《公约》）的地方性控烟法规。《条例》实施以来，在市人大的监督指导下，市政府高度重视《条例》的贯彻落实工作，采取了一系列有效措施，社会各界积极配合，广大市民自觉守法，控烟取得了比较明显的成效。

一、《条例》制定的背景

（一）《条例》制定的控烟法律基础

1995 年，北京作为国内较早开展控制吸烟立法的城市，率先制定了《北京市公共场所禁止吸烟的规定》，规定 8 类公共场所禁止吸烟。2008 年，借助举办"无烟奥运"的契机，颁布了《北京市禁止吸烟场所范围若干规定》（市政府令第 204 号），禁止吸烟的公共场所扩大到 11 类。

（二）履行 WHO《烟草控制框架公约》的要求

市政府 2009 年制定了《健康北京人—全民健康促进十年行动规划》，2011 年颁布了《健康北京"十二五"发展建设规划》，明确提出要履行 WHO《烟草控制框架公约》，强化控烟行动，在全市公共场所禁止吸烟。

（三）北京城市建设发展的需要

随着我国控烟履约工作的不断推进，北京市建设国际一流和谐宜居之都的发展以及广大市民对健康的迫切需求，制定一部与《公约》要求相吻合的地方性法规，是推动北京市控烟工作的当务之急。

二、制定《条例》的准备

（一）开展科学循证

2008 年以来，北京市有计划地在人群和场所中开展了一系列控烟调查，旨在通过系列监测结果，为控烟法规的制定提供科学的循证依据。

1. 人群烟草流行监测

北京市从第一部控烟法规实施起，平均每三年开展一次人群吸烟率调查，旨在掌握烟草在人群中流行的变化情况；2008 年，在医生、教师、公务员中开展了烟草流行调查，旨在掌握我市重点人群吸烟、二手烟暴露以及对烟草危害的认知情况；2014 年，使用全球统一标准问卷对我市 15 岁以上的人群（10,000 人样本）开展了成人烟草调查，获得了具有可比性的调查数据，全面掌握我市人群烟草（有烟和无烟烟草制品）使用、戒烟、二手烟、烟草经济、媒体（烟草广告和控烟宣传）、烟草使用相关的知识、态度和认知等情况。调查显示全市室内工作场所二手烟暴露率为 35.7%，成人吸烟率为23.4%，吸烟人群 419 万。（图 1）

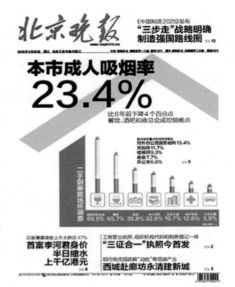

图 1　2915 年 5 月 20 日北京市卫生计生委发布承认烟草调查结果

2. 公共场所控烟调查

2009 年~2014 年，北京市连续在全市各级卫生计生委、医院、疾病预防控制中心、卫生监督所、社区卫生服务中心/站等开展调查，旨在掌握无烟医疗卫生机构创建工作的实施情况；2008 年 5月，北京市对全市出租车控烟情况开展调查，了解奥运期间我市出租车全面无烟政策的实施效果；2014 年，在全市中式餐馆开展调查，全面了解餐馆对现有控烟法规的执行情况。

3. 控烟立法民意调查

2013 年，市爱卫办委托专业调查机构对本市居民控烟立法的社会支持度和认知度进行专项调查。结果显示，被访者中 93.8% 支持北京控烟立法，92.8% 的人支持本市"室内公共场所和工作场所"全面禁烟。

（二）开展控烟宣传

2008 年北京奥运会以来，北京市进一步加大了控烟宣传力度，有效地提高了人群对吸烟、二手烟危害以及控烟立法重要性的认识。

1. 举办媒体控烟培训班

几年来，共举办新闻媒体培训班 12 期，培训新闻媒体工作者 218 人次，通过举办媒体控烟能力培训班，提升新闻媒体工作者的控烟意识，统一宣传口径，引导控烟传播正能量。

2. 大众媒体宣传

与北京电视台合作，共制作控烟公益广告和宣传片 8 部，滚动播出 20,000 余次；在北京晚报、法制晚报刊发控烟专版 126 个，内容涉及吸烟、二手烟危害、戒烟服务、控烟立法等内容，每年覆盖人群上千万人。

3. 开展主题宣传活动

利用每年的 5.31 日世界无烟日，动员中央机关、首都机场、各区县爱卫会等相关机构，深入开展线下控烟主题宣传活动。初步统计，2008 年以来，全市共开展现场控烟主题宣传活动 30,000 余场；开展控烟知识竞赛、演讲比赛、海报设计大赛、绘画比赛、控烟征文比赛、口号征集等大型控烟活动 28 次；发放控烟宣传海报 32 种 30 余万张，折页 16 种，500 余万张，小册子 15 种，120万册；举办各级各类控烟大课堂 18,000 多场，覆盖人群 100 余万人。（图 2）

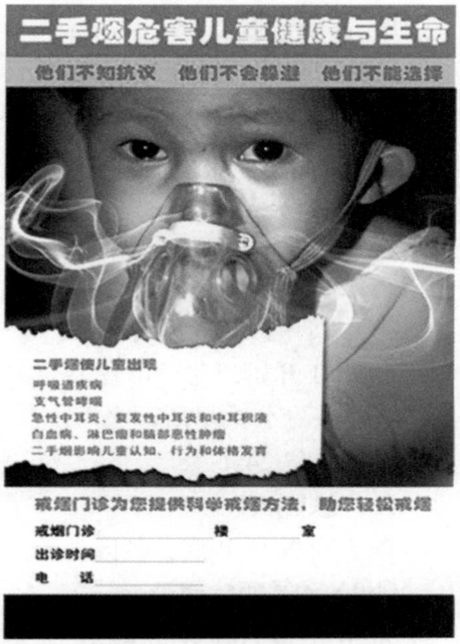

4. 户外媒体宣传

北京奥运会以来，每年 5.31 前后两个月的时间，在 100 辆公交车、100 个地铁站台、200 个公交站台发布灯箱广告，目前已成为控烟固定的宣传阵地。此外，各有关单位利用宣传展板、公交灯箱、手机短信息、电子显示屏、楼宇广告、公交车电视等各种渠道开展控烟专题传播活动。

5. 新媒体宣传

开通"无烟北京"微信公众号及"无烟北京"网站、微博，建立"北京控烟联盟"微信圈；全市各有关单位利用本单位官方微博、微信广泛开展控烟宣传。

图 2 控烟宣传海报之一

（三）创建无烟环境

加大无烟场所建设工作，为控烟立法营造环境支持及积累实践经验。

1. 无烟出租车

2007 年 5 月 31 日，为迎接北京无烟奥运会，北京市卫生计生委联合北京市出租车管理局率先在全市 6.6 万辆出租车施行全面禁烟政策。（图 3）

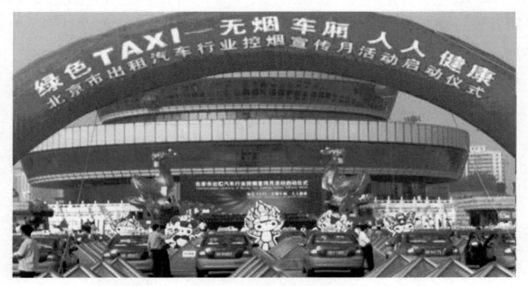

图 3 2007 年 5 月 31 日出租车实行全面禁烟启动仪式

2．无烟学校

北京市卫生计生委和北京市教育委员会共同开展无烟学校建设，2009年全市1000余所中小学校全部达到无烟学校标准；无烟学校纳入全市健康促进学校评估一票否决标准。

3．无烟医疗卫生机构

2005年北京市开展无烟医院建设，截至2011年底，全市一、二、三级医疗卫生机构全部达到无烟医院的标准。2011～2014年，北京市无烟医疗卫生机构建设工作一直位居全国暗访结果前三名。

4．无烟机关及无烟单位

2009年开始，北京市爱卫会在全市范围内开展无烟机关及无烟单位创建工作，倡导领导干部带头在公共场所不吸烟；截止到2014年底，共创建无烟机关796家。与此同时，共创建无烟单位2456家。

5．无烟家庭

截止到2014年底，各区县爱卫会及相关单位共创建无烟家庭100多万个。

（四）动员两会代表

每年1～3月地方和全国"两会"相继召开，北京以此为契机，努力促发控烟成为"两会"热点。

1．为立法拍摄宣传片

北京市爱卫会专门为立法拍摄了一部控烟立法宣传片，吸引、动员"两会"代表及媒体关注控烟，以期直接推动无烟法规进入立法程序。

2．适时召开"两会"代表控烟提案座谈会

"两会"代表、专家、学者、法律界人士、社会团体等就控烟民生问题进行深入研讨，集中控烟提案议题。（图4）截止到2014年，"两会"代表共提交控烟提案23件，内容涉及两会全面禁烟、公共场所禁止吸烟法规的出台、领导干部带头禁烟、图形警示上烟包、提高税收及烟价、制定国家控烟规划、完善《慈善法》、修改《广告法》等多项内容。

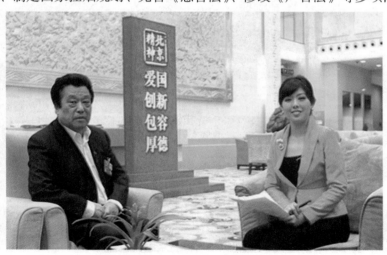

图4　全国政协委员金大鹏在中国经济网谈控烟立法

三、启动立法程序

（一）纳入立法计划

2013 年，控烟立法作为调研论证项目被分别列入了北京市政府立法工作总体安排和市人大常委会立法工作计划，并于 2014 年 1 月列入《北京市地方性法规五年立法规划（2013—2017 年）》中任期内完成制定的法规。

（二）深入研究论证

北京市卫生计生委、北京市爱卫会办公室在立项论证工作基础上，先后听取了市人大代表和政协委员、民主党派、专家学者、政府相关部门、控烟经营场所负责人等方面的意见和建议，借鉴青岛、深圳、上海、长春等省市控烟和立法先进经验，特别就禁止吸烟范围、控制吸烟日常管理等立法重要内容与场所经营管理者代表、教育、公安、旅游、工商、烟草专卖等行业主管部门进行了深入研究。

（三）开门立法

《条例》制定过程中，开展了充分的调研和广泛讨论，市人大首次将法规列入预案研究，首次网上公开直播审议过程。《条例》制定不同阶段，三次向社会公开征求意见，就"首都机场保留吸烟室、宾馆内设吸烟客房"以及"单人办公室不禁烟"等热点问题开展网上专题讨论，争论颇为激烈，最终，北京市人大顺从民意，从北京城市建设发展需要出发，出台了一部与世界卫生组织《烟草控制框架公约》要求基本一致的地方性法规。

四、《条例》出台

（一）《条例》审议通过

经过人大 2014 年 7 月、9 月、11 月三次审议，2014 年 11 月 28 日，北京市十四届人大常委会第十五次会议表决通过了《条例》，自 2015 年 6 月 1 日起实施。（图 5）

《条例》的核心内容有四点：室内全面禁止吸烟；全面禁止烟草广告、促销赞助；社会共治的工作理念；卫生监督为主、行业监管为辅的执法模式。

（二）《条例》的特点

与既往北京控烟法规相比，该《条例》有四大转变：

1. 关注重点从吸烟者个人健康转变到公众健康，同时对妇女儿童予以特别保护

《条例》阐明了制定条例的目的是为了减少吸烟造成的危害、维护公众健康权益。同时规定：妇幼保健机构、儿童医院以及幼儿园、中小学校、少年宫、儿童福利机构等以未成年人为主要活动人群的场所的室内外区域全面禁烟。

图 5 北京市控制吸烟条例

2．禁烟场所从部分场所转变到室内全面禁止

《条例》第九条 明确规定公共场所、工作场所的室内区域以及公共交通工具内禁止吸烟。《条例》规定的禁止吸烟范围与《公约》要求基本一致。

3．控制对象从对个人吸烟行为的限制转到全方位的控烟管理

除对个人吸烟行为进行场所限定以外，《条例》还规定禁止烟草广告、促销和赞助，最大限度地与《公约》要求保持一致。

4．责任主体从卫生计生行政部门为主到社会共同治理

《条例》确定了本市控制吸烟工作"政府管理、单位负责、个人守法、社会监督"的工作原则，一改以往由卫生部门单独负责管理的薄弱局面。

五、《条例》实施准备

按照《条例》规定的政府与社会共同治理、管理与自律相结合和"突出重点、循序渐进"的工作原则以及市领导提出的"法既出，出必行，行必果"的工作要求，市卫生计生委制定了落实控烟法规三步走的工作思路，即：首先形成落实法规的社会氛围；再逐步养成室内禁烟的法律意识；最终形成健康文明生活方式的目标。为此，北京市在《条例》实施前进行了精心的系列准备工作。

（一）开展《条例》宣传培训

1．《条例》培训

市卫生计生委组织专家编写了培训教材，举办了高级师资培训班，先期培训了700多名各行业、各区县的业务骨干，并按计划开展了市、区县、单位三轮控烟培训，保证《条例》得到正确解读。

2．《条例》宣传

围绕《条例》实施时间和主要内容，北京市爱卫会进行了广泛的社会动员，《条例》宣传工作落实到所有单位，并深入到人们生活的各个角落。

1）以《条例》施行倒计时为时间表，策划开展5轮大规模的控烟宣传

一是倒计时50天的宣传活动，北京网络电视台同步直播，现场发布的劝阻吸烟烟手势评选活动，市民通过"无烟北京"微信服务号网上投票达到300万人；二是倒计时30天时，向市民发出"依法控烟 爱在身边"的公开信；以卫生监督、无烟生活为主题和一批知名人士为控烟形象大使设计的系列控烟海报，向街道、社区、单位等公共场所投放22万套；三是倒计时20天时，以潘石屹、张靓颖等知名人士为控烟形象大使设计系列控烟海报，向地铁、社区等公共场所投放了12万套；四是倒计时10天时，发布北京控烟情况报告，公布北京人群吸烟及二手烟暴露等基本情况；五是倒计时1天即世界无烟日，国家卫生计生委、北京市政府等8部门在鸟巢联合举办"世界无烟日暨《北京市控制吸烟条例》施行启动"大型宣传活动，在北京市地标物"鸟巢"外侧悬挂6幅大型控烟标志，彰显"无烟北京"良好形象。（图6）

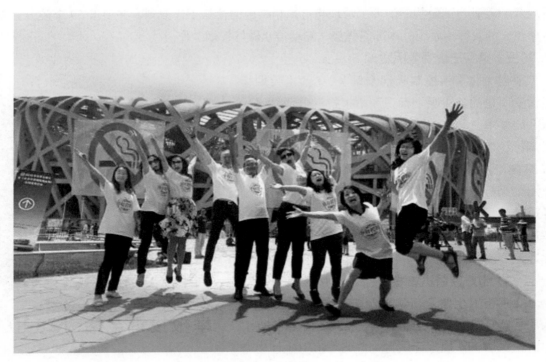

图6 巨幅禁烟标识在鸟巢上悬挂一个月

2）社会层面的广泛宣传

6月1日后，随着《条例》的实施，媒体关注热情不减，控烟专题的微信、微博、网站和APP、"无烟北京"公众服务号、"北京控烟联盟"随时在传递信息，报纸、电视、广播、网络从不同视角报道控烟法规实施的进展情况，仅北广传媒移动TV单日受众超过1千万人次；北京电视台10个频道每天平均播放4次控烟宣传片，连续播出两个月；北京广播电台每天播放控烟提示语。此外各类宣传海报、条幅、社区宣传栏、区县电视台等各种载体都在宣传《条例》，市卫生计生委、爱卫办每月向社会报告进展情况。7月3日，市政府新闻办举行《条例》施行一个月新闻发布会，同日的控烟微博进入人民日报全国百强微博前十行列。（图7）

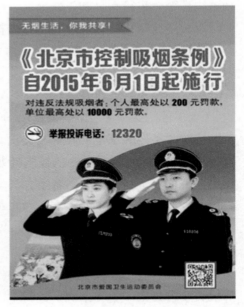

图7 市监督所印制《条例》实施宣传海报

（二）建立协调管理机制

在市委、市政府的统一领导下，北京市爱卫会通过召开工作会、座谈会、发文、发函以及考察学习等多种形式广泛协调了市公安局、市委宣传部、市公交公司、首都机场、烟草专卖局等59个市爱卫会委员单位，对《条例》进行了导读学习，进一步明确了《条例》

所规定的政府与社会共同治理、管理与自律相结合的控烟工作原则，并要求 59 个爱卫会委员单位充分发挥本系统、本部门优势，发动群众做好控烟工作。

（三）落实法规规范标准

根据《北京市控制吸烟条例》"在禁止吸烟场所设置明显的禁止吸烟标识和举报投诉电话号码标识"的要求，北京市下发了《关于印发北京市禁止吸烟标识制作标准与张贴规范的通知》，规定了本市各类禁烟场所禁止吸烟标识的基本要素（即国际通用禁烟标识）和举报投诉电话 12320。同时通过发放禁烟标识的样例，（图 8）明确室内、室内外、酒店、吸烟区等禁烟标识的规范制作规格和标准。促进了《条例》的规范落实。

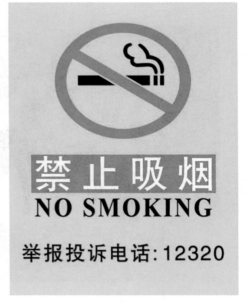

图 8　规范的禁烟标识样例

（四）做好监督执法准备

北京市卫生监督所认真制定了《〈北京市控烟条例〉监督执法工作实施方案》和《北京市控烟卫生监督执法工作规范（试行）》。北京市卫生计生委组织召开全市控烟卫生监督执法启动暨培训会，方来英主任亲自进行动员和工作部署，市卫生监督所对全市卫生监督执法人员进行了控烟执法的再培训，组织举办了控烟执法桌面推演。各区（县）卫生计生委分别开展了二次培训，并对辖区重点控烟场所、单位进行分级培训。

六、实施《条例》

（一）部门实施《条例》情况

按照《条例》规定，教育、文化、体育、旅游、交通、工商等相关行政部门应按照各自的职责对本行业或领域内的控制吸烟工作进行监督管理，制定管理制度，开展宣传培训，组织监督检查。目前来看，各委办局均高度重视《条例》贯彻实施工作，制定和落实本部门、本行业和本地区工作方案，在机构、人员、制度、经费上为全方位实施《条例》给予了有效保障。

1. 在京国家机关

中直机关爱卫办多次组织系统内控烟法规的学习培训，下发宣传资料 5 千多份，中组部机关要求每人一本《条例》进行学习；国务院爱卫会牵头，各部委机关积极行动，共举办 40 场以"拒绝烟草，健康生活"为主题签名活动，全国人大、国务院办公厅、外交部、发改委、工信部等 53 个副部级以上单位、93 名部级领导参加，签名总人数 18,135 人；国家卫生计生委把落实北京《条例》作为推动国家控烟立法的基础，全力支持北京控烟，多次指导、组织北京开展控烟活动。

2．北京市领导机关

带头落实，自觉接受监督，市人大常委会副主任孙康林在法规实施第一天，就率队深入市政府机关、医疗单位进行检查。市委直属机关工委发出"带头贯彻北京市控烟条例做遵纪守法的模范"倡议书；市政府督察室开展了法规落实情况专项督察。市委宣传部专门下发通知，要求市属媒体积极参与控烟法规宣传。

3．相关委办局

市交通委召开全委系统控烟工作会议进行部署，设立了吸烟举报电话和机关奖惩制度；市公交集团在全市 21,300 辆公交车车载电视、LED 屏滚动播放控烟宣传字幕，张贴禁烟标识。北京铁路局要求局属各次进京列车播放禁烟提示语；西客站地区录制控烟广播在出站大厅全天候广播，LED 视频显示屏滚动播出控烟宣传口号和公益广告，这种窗口行业统一要求，统一宣传，达到了事半功倍的成效。市旅游委、市教委、市体育局等相关委办局加强所属单位和区域无烟环境建设，多数都下发文件，开展机关和行业内的宣传与培训、加强所属单位控烟管理。

4．首都机场爱卫会

在法规实施前成立了由各单位组成的控烟协调领导小组，提前开展了大量控烟法规宣传，克服困难，从 6 月 1 日起取消了候机楼内所有吸烟室，同时设立了 17 处规范的室外吸烟区，被世界卫生组织称之为"跻身世界领先的现代机场之列"。

（二）区县落实《条例》情况

《条例》实施以来，各区县政府发挥了很大作用，分别在组织协调、宣传教育、监督管理、物质保障等方面做了大量工作：一是领导挂帅督导法规落实；二是制定落实《条例》工作方案，有计划开展宣传培训；三是发挥政府优势，实行综合治理。例如：

1．强化政府管理

结合各地区实际，各级政府开展了综合控烟管理。西城区政府组织有关部门按照法规要求，对辖区内 66 家无行政许可的烟草售卖点全部取缔；海淀区各街道、乡镇开展控烟主题宣传活动，并投入 100 万元用于控烟工作；昌平区每周开展一次控烟专项集中整治行动；房山区坚持控烟部门联络制度，进行量化管理，按季度考核评估并向社会公布结果。

2．大量实践工作

实施控烟法规前半年，全市各区就召开控烟工作会议 959 次，下发文件 886 份，举办宣传活动 1732 次，发放宣传品 162 万份，开展培训 850 次，有力地促进了控烟工作的开展。这种有重点、有特色的工作管理，彰显政府主导的优势。

（三）社会参与情况

96% 的市民支持控烟立法，《条例》实施后，特别是在执法过程中，广大市民给予了极大配合，并主动参与到控烟活动中。同时，社会各类组织也广泛参与控烟之中，世卫组织驻华代表处、中国 CDC 控烟办、中国控制吸烟协会、北京控烟协会、新探健康发展研究中心、青少年无烟运动、肺健基金会以及一大批控烟志愿者都以不同的方式参加到北京市的控烟行列，形成了广泛的北京控烟联盟。

（四）投诉举报与监督执法情况

按照《条例》规定，北京市卫生计生委作为控烟执法监督的主责单位，会同工商、烟草专卖局、城管等部门开展了一系列控烟执法监督。

1. 投诉举报

市公共卫生服务热线（12320）共受理控烟相关咨询投诉 28445 件，其中投诉举报 19127 件。投诉举报均按照既定的工作程序进行了解答、分流、得到较好的处理。

2. 监督执法

《条例》仅实施一年，全市卫生监督机构共监督检查 75,822 户次，责令整改 8568 户次，对 450 家单位和 1686 名个人进行了行政处罚，总共罚款 127.85 万元。全市工商部门对违反《条例》的行为立案查处 310 起，罚没金额 97.4 万元，取缔无证无照经营烟草商户 108 户，清理违法广告 514 例，彰显了《条例》的威慑力。市烟草专卖局也依据法规授予的职责开展了监督执法，取得了一些成效。此外，市旅游委、市教委、市园林绿化局、首都机场爱卫会等部门按照《条例》要求，加强对本行业、本领域内控烟工作的监督管理，制定管理制度，开展宣传培训，组织监督检查。

七、《条例》实施效果

（一）公众《条例》知晓率高

广泛的宣传及深入的培训为《条例》的顺利实施奠定基础。专业调查机构调查结果表明，市民对《条例》实施知晓率为 84.2%，覆盖受众超过 5 亿人次。87.5% 的被访者知道在室内公共场所室内和室外禁止吸烟区吸烟会被罚款，98.5% 的被访者听说过二手烟。

（二）公共场所吸烟人数明显减少

中国控制吸烟协会对《条例》实施前后四个月暗访对比显示，公共场所吸烟人数从 11.3% 下降到 3.8%。无烟环境最好的是医院，变化幅度最大的是网吧酒吧、公共交通站。2016 年，北京市疾病预防控制中心在全市范围内开展的第二次成人烟草调查显示，成人吸烟率从 2014 年的 24.3% 下降到 23.4%，对比 2014 年，两年下降 1.1 个百分点，减少吸烟者 20 万。各类场所二手烟暴露率均呈下降趋势，其中降幅最大的是餐馆和中小学校，分别下降 33.2 和 13.7 个百分点。

（三）餐厅环境改善明显

北京市疾病预防控制中心健康教育所于《条例》实施六个月后，对 314 家中式餐馆控烟情况进行了评估。调查结果发现，与 2014 年相比，餐厅设置禁止吸烟标识和禁烟提示的比例分别由原来的 40.8% 提高到 82.7%；餐馆执行全面禁烟的比例由原来的 22.2% 提高到 87.7%；大堂和卫生间发现吸烟现象的比例由原来的 48.4% 下降到 19.7%；餐厅服务员主动劝阻吸烟行为的意愿由之前的 38.4% 提高到了 84.5%。（表 1）

表 1　2014 年、2015 年餐馆服务员对吸烟行为劝阻情况比较

控烟态度及行为	2014 年（%）	2015 年（%）
会主动劝阻吸烟顾客	38.4	84.5
管理者要求劝阻吸烟顾客	38.7	84.2
知道法律规定餐馆内禁止吸烟	30.8	87.7
认为顾客吸烟对自身健康有危害	90.5	94.0

（四）公众对控烟满意度增加

公众对北京控烟工作的满意度由原来的 42.26% 提高到 81.30%；有 93% 的被访者认为本市无烟环境有了改善。

（五）戒烟人群开始增加，烟草消费总量有所下降

2016 年戒烟率为 16.8%，比 2014 年 14.9% 提高 1.9 个百分点。全市 29 家开展戒烟门诊的医疗机构开展简短戒烟干预 292 万人次，依托北京 12320 热线开展社区戒烟项目试点，已为 1153 人提供了电话戒烟干预服务，成功戒烟者有 227 人，戒烟热线服务呼入量 3218 人次。为回应吸烟者戒烟愿望，已成功举办了戒烟冬令营，全市万人戒烟大赛。根据中国烟草统计年鉴的数据，全市 2015 年烟草销售量比上一年度下降 2.71%。吸烟强度也有不同程度下降。

（六）社会各界高度评价

《条例》实施被《健康时报》评为 2015 年度全国十大健康新闻，市控烟协会名誉会长、市人大副主任孙康林荣获十大年度人物之首。控烟微博曾进入人民日报全国百强微博前十行列。世界卫生组织高度肯定北京的控烟工作，授予市政府 2015 年度"世界无烟日奖"，市人大副主任孙康林代表市政府领取奖项，并召开境外媒体发布会，称北京控烟取得了令人鼓舞的成效。

八、下一步工作

多年的控烟积淀是《条例》出台的基础，严谨的调研论证、广泛的立法民主使《条例》最终达到凝聚社会共识、兼顾本市实际，为立法之后政府执法、公民守法奠定了良好基础。贯彻实施《条例》初期结果，也得到了广大市民的广泛理解和遵守，但传统的烟酒文化、频繁的流动人口和庞大的吸烟人群都决定了北京的控烟形势依然严峻，北京控烟法规实施仍将面临极大的挑战，因此，下一步工作的重点：

（一）继续强化宣传教育落实单位主体责任

针对外来人口不了解北京控烟法规的情况，重点加强机场、铁路、公路等进京口岸控烟法规的宣传。

（二）巩固社会共治工作成果

有计划、有重点地开展专项监督检查。特别是酒吧、餐饮、写字楼等场所仍将作为重点进行整治。

（三）巩固社会共治工作成果

继续发挥社会组织、志愿者作用，动员更多社会力量参与控烟，使控烟活动常态化。

（四）加强戒烟服务

开辟戒烟服务绿色通道，目前 72 家医疗单位开设戒烟门诊已经完成人员培训，并进行戒烟门诊的分级管理，建设规范化戒烟门诊。完善北京 12320 戒烟热线功能。

（五）及时进行总结评估

依托媒体力量，树立控烟先进典型，及时曝光违法现象。

北京控烟执法体会

王本进

在北京，就要用首善意识，做好各项工作。控烟，更是如此！

北京模式的思路与理念：探索建立"卫生执法为主、行业监管并重的执法模式，推动落实各方责任，逐步形成政府管理、单位负责、个人守法、社会监督多管齐下、共同参与控烟的工作局面，实现社会共治。"

要有真抓的实劲儿、敢抓的狠劲儿、善抓的巧劲儿、常抓的韧劲儿。

一、目前成效

自 2015 年 6 月 1 日至 2017 年 12 月 31 日，《北京市控制吸烟条例》正式实施 31 个月，全市卫生监督执法人员共责令整改不合格单位 16,424 户次，有 1365 家单位被行政处罚，共计罚款 374.47 万元。共处罚违法吸烟个人 6126 人，罚款 31.98 万元。各类场所控烟无烟环境继续改善，总合格率 95%，比条例实施之初的 77% 有了显著提升。

2018 年 1～11 月，全市处罚违法单位 673 家，罚款 206.42 万元。处罚违法吸烟个人 3198 人，罚款 16.735 万元；2017 年 1～11 月，全市处罚违法单位 582 家，罚款 157.67 万元；处罚违法个人 2697 人，罚款 13.795 万元。同期比较，2018 年 1～11 月，处罚单位数和处罚金额增长幅度分别为 16%、31%，处罚个人数和处罚金额增长幅度分别为 19%、21%。同期比较，2018 年比 2017 年上升也明显。

从监测的几类重点场所监督执法的数据分析来看，绝大部分场所控烟合格率均在稳步提升，合格率较高的前三位依然分别是医疗机构（97.5%）、学校（97%）、宾馆（96%），餐饮单位仍是最低（83%，比 2016 年的 68% 还是有显著上升）。

将 2017 年度与 2016 年度的数据进行比较发现，2017 年度在责令整改单位变动不大的情况下（2017 年仅增加了 4%），处罚的单位数大幅度上升了 52%，处罚的个人数上升了 72%。2017 年执法力度非但没有降低，而且显著加强。

二、立一部好法

作为执法者，有一部好用的法规，是做好执法工作的前提。北京控烟执法效果，应该首先归功于法规立得好，尤其是以下几个突出要点（立法的几个要素）。

（一）原则：社会共治

必须立足国情，发挥体制、机制的优势（放大制度优势）。

政府与社会共同治理、管理与自律相互结合（即：控烟不只是政府的职责）。

"政府管理、单位负责、个人守法、社会监督"，这一原则突出了社会共治。

（二）明确各部门、行业的职责，体现制度优势

体现中国体制、机制特色。

放大制度优势的具体做法：政府统一领导，部门负责，条块结合。

条：单一的执法主体并不是其他部门就不管了。各部门、各行业（领域）按照各自职责，对本行业或者领域内的控制吸烟工作进行监督管理，开展宣传培训，组织监督检查（只是没有处罚权限而已）；

块：属地负责（尤其是没有明确行业管理的单位）。条块结合，分层管理，采取"纲举目张"的战略。

（三）控烟范围：全覆盖

北京的控烟效果得益于全覆盖，使执法简单易操作。违法行为甄别简单，调查取证容易，执法成本低，效率高。而且，最符合"健康中国"理念；最大限度保护公众的健康权益；最符合《烟草控制框架条约》；具有立法的前瞻性和对公众文明行为的引导性。

（四）明确单位负责（强调主体责任）

北京的做法：重单位、轻个人。使每个单位的负责人都成为控烟管理者（违法主体确切，处罚相对容易）。最行之有效。

三、敢于担当

中国要摆脱烟草生产、使用、受害不光彩的世界第一，兑现向世界卫生组织的承诺，首都先行有着极其重要的意义。

勇于承担社会责任的部门，才是有作为的部门。既然卫生行政部门成为主管部门，就要理直气壮地去管，而且率先垂范：打铁还要自身硬！

执法队伍要敢打硬仗，敢于杀一儆百：立威！

四、领导重视

领导重视绝不是一句空话。北京控烟成效，首先得益于各级领导的高度重视。市委书记全力支持，市人大副主任亲自抓（研究、督导），一年2次市政府常委会专题研究，爱卫会、健促委的协调、督促作用以及主管部门执法态度坚决，相关机构全力配合。

五、策划得当：抓住工作支点，配合媒体宣传

这就是谋事要实。

社会共治，就要多方参与，向社会借力。

通过宣传，引起社会关注。如何借力？这就需要主管部门的策划，体现智慧。

面对庞大的潜在违法人群和场所，要找到工作的"支点"：巧拨千斤、借力用力！

如：从查连锁餐饮单位以点带面，到督促机场、车站做好进京关口宣传；从啃掉"金叶园会议中心"抗拒执法这个硬骨头"杀一儆百、敲山震虎"，[1]到严格检查曝光市属三甲

医院以彰显主管部门的控烟信心和决心；从查婚宴餐厅促改陋习，到查酒吧攻克难点；从推餐厅无烟年夜饭倡导健康文明过春节；到严查"两会"驻地创无烟两会；从查党政机关培训机构和会议定点单位，促干部带头控烟；到抓明星违法的社会效应。面对东城区簋街，夜晚营业时间长，控烟投诉量较大的情况，集中火力攻难点，组织簋街所有餐饮商户，进行集中培训，并专门针对餐饮业如何建立管理制度，做好控烟提出了管理要求。

阵地就是这样一点点打下来的。无论是党政机关，还是企事业单位，监督员们不惧压力，敢于出重拳，敢于曝光，面对抗法不退缩、不怠慢，勇往直前。

控烟要达到共治，必须舆论、宣传的高度配合。要宣传配合，就要不断推出执法新热点，做到新闻有看点，热度不减，执法常在，使执法与宣传工作相结合，达到双赢。要把媒体作为朋友，帮助媒体学习、理解法规。普法要从媒体开始，执法效果要媒体放大，疑难问题要媒体发酵。

做好宣传策划，能够达到事半功倍的效果。再忙，也要给媒体留下时间。引导媒体按照正确的方向去宣传，实现控烟宣传的主旋律，传播正能量，激发人们戒烟、控烟的热情。在这种热情的渲染下，执法工作也得到广泛支持。

六、抓典型案例，扩大社会效应

（一）北京金叶园会议中心违法案

应该说，调查此案几乎经历了控烟执法处罚案件的全过程，动用了《北京市控制吸烟条例》赋予的各方面职责（日常检查、发现问题、调查取证、证据认定、不配合调查、公函沟通、现场抗法、媒体助力、下达处罚决定），充分证实了这一新建立的，极具北京特色和中国特色控烟机制的有效性，也考验了卫生监督执法队伍。

案件思考：

（1）控烟执法任重道远。难点到底在哪？在执行。

为了保证法规的严肃性，坚决打击违法行为，执法人员从检查到处罚，4次到现场，发出公函一份，研究讨论数次，媒体报道、转载逾万次，成本何其大？如果全社会都能认真履行《北京市控制吸烟条例》赋予各自的职责，案件也许不会发生，最起码不至于处理得如此艰辛。要真正实现"政府管理、单位负责、个人守法、社会监督"这一共治的氛围，还需要不懈的努力。

（2）如果不是执法人员的恪尽职守和执着，如果没有媒体的助力和社会舆论的大力支持，如果没有市卫计委公函沟通，这一违法案件还能够处罚下去吗？

（二）明星违法吸烟案

无意间的网曝视频，执法部门敏感地抓住了契机，控烟条例再次得到普及和深入人心。

2016年5月5日，网曝某著名演员餐厅就餐，视频中出现了就餐时吸烟的镜头。卫生计生主管部门立即安排属地执法人员进行现场调查，提出要求：及时、果断、严查，意识到这起事件将可能成为又一起明星事件，处理不好，将影响执法机构形象，处理得当，将会起到很好的正面宣传效果。5月6日，执法人员及时到现场进行了执法检查，并对涉事餐厅下达了责令整改通知书，北京电视台进行了曝光[2]，5月7日，北京市控烟协会要求该演员公开道歉[3]，5月8日，该演员公开道歉"接受批评，严于律己"。[4]一时间，舆论哗然。《解放日报》《法制日报》《人民日报》《中国青年网》等多家媒体从不同角度进行评论。此事件，已经远远超出了事件本身所表达的意义，粉丝的叫冤与批评，媒体的评论，俨然成为一场如何看待公众人物的个人行为和社会责任的大讨论，是一次极好的《北京市控制吸烟条例》的再普及。

典型案例，不单是考验主管部门的信心和决心，也是考验执法队伍的能力，更是一次普法宣传。

北京控烟执法已进入常态，下一步的重点工作将是如何建立并运行长效监管机制，让社会各方积极发挥作用，真正实现社会共治的局面。

信息来源

【1】阻挠控烟执法 金叶园被罚五千，新华网，2015年8月8日，http：//www.xinhuanet.com//local/2015-08/08/c_128105545.htm。

【2】文章火锅店包间内吸烟 涉事餐厅被要求整改，2016年5月8日，http：//www.xinhuanet.com/fortune/2016-05/08/c_128967234.htm。

【3】北京控烟协会：希望文章承认错误，千龙网，2016年5月8日，http：//beijing.qianlong.com/2016/0508/590293.shtml。

【4】文章火锅店抽烟惹争议 公开道歉接受批评，人民网，2016年5月9日，http：//gd.people.com.cn/n2/2016/0509/c123932-28296428.html。

300 万人选出三个 "控烟手势"

张建枢

一、背景

2015 年 6 月 1 日起，《北京市控制吸烟条例》（以下简称《条例》）正式实施。该《条例》也被称为 "史上最严控烟令"。全市范围公共场所、工作场所室内环境及公共交通工具内将全面禁止吸烟。此外，不带顶的室外也对吸烟多有限制。北京近 400 万吸烟者以及外地来京的吸烟者的吸烟行为，将受到《条例》的约束。

吸烟有害健康，劝阻违法吸烟人人有责。当面劝阻是一项立竿见影、行之有效的措施。北京爱卫会办公室主任刘泽军表示，调查发现，在公共场所劝阻市民吸烟，劝阻得当，成功率可以达到 99%。[1] 因而，全民都应该树立控烟意识，都应该增强监督违法吸烟、劝阻违法吸烟，乃至举报违法吸烟的责任感和积极性。

二、三个控烟手势的推出、征集民意

2014 年 11 月 28 日，北京市人大常委会通过了《条例》2015 年 6 月 1 日正式实施，怎样让《条例》家喻户晓、人人皆知，做好普法宣传，成为摆在北京市控烟工作者面前的课题。我们在与新闻媒体记者的沟通中，希望控烟宣传避免老生常谈和审美疲劳，能有所创新。经过反复讨论和推敲，借鉴了抗击非典期间流行的 "V" 字型手势，参考交警、裁判和哑语手势的设计出十几个手势，最后筛选出 3 个，邀请北京电视台《养生堂》栏目主持人刘婧拍摄了 3 段视频，又由《北京晚报》的美编根据每个动作的落幅做成电脑素描图像。

2015 年 4 月 12 日，市爱卫会办公室、市控烟协会在北京电视台举行的《条例》实施倒计时 50 天宣传活动启动仪式上，（图 1）推出了三个劝阻吸烟手势，由 "控烟形象大使" 郎永淳在新闻媒体的镜头前首次演示了三个手势，并通过 "无烟北京" 微信公众号进行投票，拟选出一个大家喜欢并能够接受的违法吸烟劝阻手势（以下简称 "控烟手势"）进行推广。[2]

第一个手势 "我介意"：右手捂住自己口鼻，目视吸烟者，这个意思是 "我介意"。

第二个手势 "不可以"：右手手心向外推，意为 "不可以"，这也是交警常用的一个手势。

第三个手势 "请停止"：左手食指和中指点向右手掌心，和篮球比赛时裁判员的停止手势一样，目视吸烟者，然后做一个停止的手势，这叫 "请停止"。

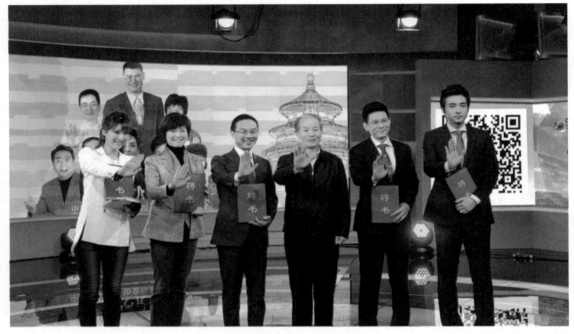

图 1 《条例》实施倒计时 50 天宣传活动启动仪式

"控烟手势"推出短短两周的投票就使这三个"控烟手势"积攒了 300 万的人气，说明公众对这些手势都认可。其中，有 1171096 票投给了"不可以"，有 1029249 票投给了"我介意"，有 745492 票投给了"请停止"。（图 2）

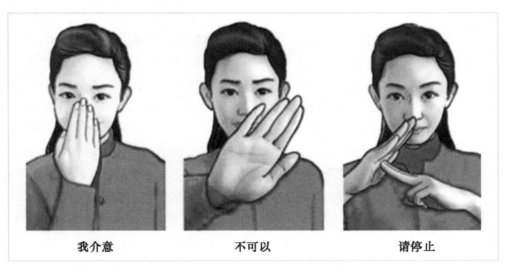

| 我介意 | 不可以 | 请停止 |

图 2 三个"控烟手势"

"不可以"的控烟手势人气最高，说明公众对二手烟危害的认识提高了，对《条例》禁烟条款更了解了。

5月11日在文汇中学，利用课间操时间，北京电视台主持人刘靖（三个"控烟手势"的原型人物），带领1000多名中小学生一起做3个"控烟手势。"学生代表宣读了控烟倡议书。（图3）

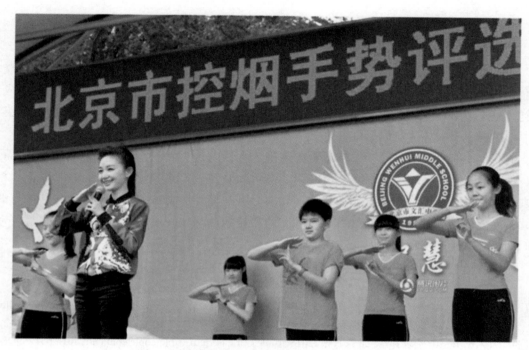

图3　刘靖带领中小学生一起做3个"控烟手势"

三、三个控烟手势的诞生

为了鼓励公众的参与热情，满足不同人群的需求，经专家评议和征集多方意见，确定三个手势全部入选，作为今后劝阻吸烟的手势。这三个手势市民可以根据不同的身份、不同的喜好、不同的场景使用，也可以组合使用，如"我介意＋不可以"或"不可以＋请停止"。

北京市爱卫会、市卫计委、市教委在北京文汇中学举行"北京控烟新法规实施倒计时20天"的宣传活动，并揭晓由微信投票产生的三个劝阻吸烟的手势。

市人大常委会副主任孙康林向劝阻吸烟手势的代言人、北京电视台主持人刘靖颁发了"北京控烟形象大使"证书。[2]

北京控烟协会的志愿者总队长刘辉同志根据三个手势改编了《无烟小苹果》广场舞，成为当年全国广场舞大赛的一个必选舞蹈，一时间风靡北京。

北京市公开征集民意，遴选通用的"控烟手势"让人耳目一新，成为控烟工作的一个亮点。三个控烟手势的亮相体现出社会共治的控烟理念。"控烟手势"是一次成功的普法宣传，300万人的关注和参与，为《条例》宣传做到家喻户晓起到极良好的开端。

简洁、大方、直率、礼貌的"控烟手势"表现了劝阻吸烟的爱心，更易于被吸烟者接受，从而使劝阻的成功率更高，效果更好。同时"控烟手势"也表现出公众对违法吸烟的零容忍态度以及维护自身健康权的担当，同时，它也是一种对非吸烟者普及控烟教育的方法。

四、期待把"控烟手势"真正"打"出去

这三种公众认可的，标准化的"控烟手势"，因为它取之于民，用之于民，受到公众的欢迎。著名媒体传播专家李希光教授评价"三个手势"时，称赞这是一次普法宣传的成功案例，是把复杂的法规"简单化、符号化、具象化"的创新尝试。国家卫生健康委健康教育中心根据三个手势请控烟形象大使影星黄轩拍摄了公益广告在全国范围进行播放。

但我们更应当关注的是，"控烟手势"确定之后怎么办？这个问题的答案已经显而易见。这就是公众要切实增强社会责任意识，珍惜自己的权利，把"控烟手势"真正"打"出去，营造出无所不在的社会舆论压力，给吸烟者在精神上划出一条"心有所戒"的红线。如此，才能促使"控烟手势"等"软治理"与严格执法等"硬治理"互为补充、良性互动。我们期待，这样的情形和局面能够在更多社会共治领域早日出现。[3]

信息来源

【1】北京："史上最严禁烟令"来了，新华网，2015 年 04 月 24 日，http://www.xinhuanet.com/politics/2015-04/24/c_127728252.htm。

【2】300 万人选出三个控烟手势，北京日报，2015 年 05 月 12 日，http://bj.people.com.cn/n/2015/0512/c82847-24825684.html。

【3】把"控烟手势"真正"打"出去，河北日报，http://cnews.chinadaily.com.cn/2015-04/15/content_20438375.htm。

"控烟一张图"
——助力全民微信举报违法吸烟

崔小波

2014 年 11 月，北京人民代表大会通过了《北京市控制吸烟条例》，其中一项重要条款是禁止在所有室内公共场所、工作场所和公共交通工具内吸烟。为了保证《条例》的有效实施，人大立法号召全社会参与控烟。

一、名扬海外的"控烟一张图"

2018 年 1 月 16、17 日，世界卫生组织《应用移动手机监测依法控烟专家研讨会》于在瑞士日内瓦召开。来自 30 多个国家的控烟专家参加的研讨会上，特别邀请了北京市控制吸烟协会的负责人，作为 4 个全球控烟最佳实践案例，在会上介绍了北京市"手机控烟与志愿者服务"的情况。北京控烟协会秘书长崔小波以视频、PPT、和实时连线因特网的方式进行了演示，受到与会专家两次热烈掌声。[1]

"手机控烟与志愿者服务"中的核心工具就是"控烟监督举报实时监管一张图"（以下简称"控烟一张图"）。"控烟一张图"在北京控烟协会的网站中（北京市控制吸烟协会：http://www.bjtca.org.cn），在《首都之窗》政府网和北京卫生健康委网站同时实时显示群众举报的情况。

二、为何要开创"控烟一张图"？

为了发挥《北京市控制吸烟条例》中政府与社会共同治理、管理与自律相互结合的执法理念。北京市控烟协会从使人人都可以参与控烟监管的思维出发，在手机微信等大众社交媒体，用"众包"的形式开发了"控烟一张图"；开创了卫生执法为主、行业监管并重的共治模式，逐步完善了落实各方责任，形成政府管理、单位负责、个人守法、社会监督多管齐下、共同参与控烟的工作局面。

三、"控烟一张图"是什么样的？

（一）"控烟一张图"网站版

"控烟一张图"借鉴"滴滴打车"方式，实现"互联网＋控烟"服务模式。

2014 年底北京市人大审议批准《条例》后，时任北京市爱委会常务副主任的张建枢就提出，要创建应用微信举报的方式，使全市老百姓参与控烟工作。后北京科委建立了重点科技支持项目，批准"控烟监督举报实时监管一张图"的科研课题并给予经费支持。由课题合作者瀚铖盈佳科技公司负责开发的"控烟一张图"，于 2015 年 10 月开始上线试运行，2016 年 4 月科委验收合格正式交付北京控烟协会，供全市居民公开使用。首都之窗和北京市卫生信息网、北京控烟协会网是"控烟一张图"展示的三个主体网站。

北京控烟协会注册了"无烟北京微信公众号"，设立了二维码，可供群众扫描。任何一位市民通过手机关注"无烟北京微信公众号"，就可以方便地对违法吸烟行为进行投诉、拍照、取证，以微信方式举报。[2]

"无烟北京微信公众号"在接到投诉后，投诉者第一时间会收到回复"感谢您对无烟环境的支持。"被举报单位实时在"首都之窗"的"控烟一张图"和北京市卫生计生委网站"控烟一张图"上显示地理位置、单位名称，并点亮警灯。被投诉 1 次和 2 次亮蓝色警灯，被投诉 3 次和 4 次亮黄色警灯，5 次以上闪红色警灯。蓝灯亮起后，就会有控烟志愿者主动到被举报单位核实情况，宣传《条例》相关法规和帮助整改。几天后复查整改效果好，控烟志愿者上报系统可以"消单"，也就是灭灯；不配合的单位将由志愿者报告卫生监督执法部门根据情况进行处罚。对红灯单位，北京市控烟主管部门将约谈被监管单位负责人，并进行具体的执法处罚。[3]（图 1）

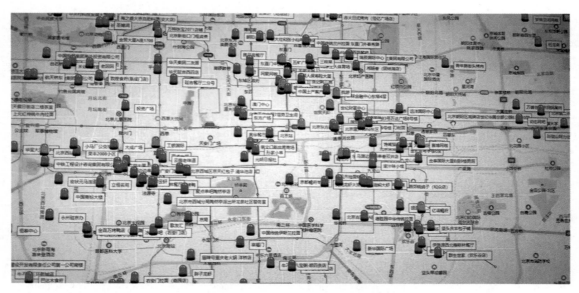

图 1　图说："控烟一张图"系统局部页面

（二）"控烟一张图"手机网络版

经过 11 个月的试运行和完善，拥有 7 亿多用户的全国最大微信平台腾讯主动将"控烟一张图"投诉渠道设置在微信"城市服务"专栏，为全国人民所享用。市民发现控烟不力场所，随手拍照片，实时上传至微信"城市服务"进行违法吸烟投诉，以便志愿者及监督人员处理。这种"升级"既方便了投诉，也提高了群众参与控烟的积极性。[4]"众包"是互联网词汇，指的是一个公司或机构，把过去由员工执行的工作任务，以自由自愿的形式卖包给非特定的（而且通常是大型的）大众网络的做法。"控烟一张图"就是"众包"思维。

根据"控烟一张图"大数据显示："控烟一张图"上线运行以来，共收到违法吸烟行为投诉举报 12380 多起，志愿者及时赶到现场，帮助整改的有 5110 起，投诉处理率达到41%，办结 3144 件，办结率 61%。[5]

北京市控烟协会会长张建枢表示，"控烟一张图"实时地图监管系统，就是把每个人的手机变成控烟监控摄像头。这为北京市的控烟工作增加了一个"神器"。[6]

四、"控烟一张图"的实施效果

（一）方便市民投诉举报

吸烟是数百万人多年形成的害己又害人的陋习，将违法吸烟举报权掌握在不吸烟者手里，才能够对违法吸烟行为形成特定的社会压力，少吸烟也有利于烟民的健康和环境健康。

市民在餐馆或者办公场所看到有人违法吸烟，既可以要求经营管理者劝阻，也可以用手机拍照给微信"无烟北京"进行投诉。这个控烟投诉举报新渠道的建立有效缓解投诉、举报难、处理难的问题。市民可以实时地看到被举报单位的地理位置及单位名称以及被处罚的信息。[4]

（二）为志愿者和卫生监督的精准执法奠定了基础

在志愿文化浓厚的北京市，有 14,000 名控烟志愿者，充分利用志愿者的力量将对控烟起到很大的作用。在卫生监督执法人员紧张，任务繁重的情况下，通过"控烟一张图"形成的投诉举报信息，由控烟志愿者先行劝阻、宣传、告知和调查处理，对不听从劝阻或者整改不力的再请卫生监督所处理，控烟志愿者和监督人员形成了互补互助的工作网络。"[3]

""控烟一张图"加志愿者服务"成为城市控烟在不增加专业卫生监督员编制的情况下，也能实现无烟管理的新途径和新举措。

（三）实现精准执法，降低执法成本

微信举报成为政府 12320 电话举报的有效补充。成为各国专家关注的重点案例。协会每季度根据"控烟一张图"统计结果，将被举报最多的前 10 名单位进行媒体曝光，卫生监督部门跟进约谈和精准执法。[7]

（四）提示控烟责任单位

"控烟一张图"发出的信息提醒各单位随时检查控烟制度和标识是否有效？有无违法吸烟的情况？是否及时劝阻违法吸烟？如有举报，控烟志愿者就会上门帮助进行整改。对控烟志愿者的建议措施落实后，志愿者有权利将其整改情况上报协会，给予该被举报单位一次性免除处理的机会（灭掉一次蓝灯）。

（五）及时给相关领导反馈控烟工作中的成绩和问题

"控烟一张图"实现了控烟信息的整合和互联互通。这一平台具有强大的数据处理能力，各级各类人员可以根据不同的授权一目了然的在电子地图上看到控烟相关信息，通过

列表、排名、图形等形式及时直观了解到本地区、本部门、本行业的控烟情况。[4]

方便各级领导和公众在手机或互联网上实时查看全市控烟工作情况。如在 2016 年第四季度开展无烟示范餐厅活动以后，从投诉一张图上发现，原来以餐厅为投诉的第一对象，下降为第二了。而写字楼和办公场所的投诉上升为第一。说明无烟示范餐厅的活动产生了良好的社会效益。[7]

社会共治的举措之一是，北京市工商局对控烟违法处罚信息记入市工商局不诚信企业记录，成为其企业年审和信贷记录的参考。依据北京《条例》实施以来被处罚的 1917 家单位和 8883 个个人已经纳入诚信信用档案系统。[8]该措施对创建无烟企业给予了政策支持。

根据"控烟一张图"的投诉举报，北京市卫生计生委对被高投诉的企事业单位进行集体约谈。媒体对约谈单位进行新闻报道，发挥了很好的执法宣传效果。

2017 年起，北京市卫生计生委采用政府购买服务方式，支持控烟志愿者工作。市控烟协会在市政府领导下，努力提高公众对"控烟一张图"的知晓率，提高志愿者投诉处理率，加强街乡巡查和暗访，计划通过"控烟一张图"统计各区控烟指数，定期公布，为控烟较落后地区提供改进管理的方向和方法。

【当事人感言】- **张建枢**

我 2014 年从北京市爱卫会退休，随即来到北京市控烟协会工作。感到控烟工作涉及面广，违法行为随时随地都会发生，必须动员广大市民参与，实现社会共治才行。怎么才能实现这个目标呢？原来我在 120 指挥调度中心看到全市急救车 GPS 实时地图，呼救人和急救车分布状态一目了然。我想能否利用现在智能手机几乎可以人手一机的便利条件，形成一个方便投诉举报的互联网控烟管理系统。这个设想得到担任协会名誉会长的北京市人大常委会副主任孙康林同志的支持，在他的推荐下，协会通过北京市科技计划项目立项，首期得到 200 万元的资助，由北京瀚铖盈佳科技有限公司成功研发出"控烟一张图"，既有 GPS 实时定位功能，又有自动化办公系统的数据处理功能。使用工程中不断完善，把市民投诉举报和调度志愿者处理高效地结合起来。北京控烟社会共治中的 VIP（志愿者、互联网、新闻发布会；Volunteer，Internet，Press conference）中的重要环节。

张建枢：曾任北京市卫生局宣传处处长。现任北京市爱国卫生运动委员会专职副主任，北京市控烟协会会长。全程参与《北京市控制吸烟条例》的修订及贯彻实施工作。

信息来源

【1】北京控烟一张图国际首秀惊艳世卫组织！无烟北京，2018 年 01 月 19 日，http：//www.sohu.com/a/217662612_121575。

【2】北京"控烟一张图"正式运行遇违法吸烟可微信举报，新京报，2016 年 09 月 20 日，http：//www.china.com.cn/shehui/2016-09/20/content_39331005.htm。

【3】北京市民可微信投诉吸烟"控烟一张图"立即定位，环球网，2016 年 09 月 20 日，https：//m.huanqiu.com/r/MV8wXzk0NjAxMjRfOTBfMTQ3NDMyNDMwNA==。

【4】互联网＋控烟：北京市卫计委推出"控烟一张图"，中国青年网，2016 年 09 月 19 日，http：//news. youth.cn/gn/201609/t20160919_8671219.htm。

【5】北京"控烟一张图"接上万投诉 发布控烟不力"黑榜"，文明网，2017 年 08 月 23 日，http：//www. wenming.cn/dfcz/bj/201708/t20170823_4394658.shtml。

【6】【控烟】北京"控烟一张图"上线一年写字楼办公室投诉量居首，搜狐网，2017 年 08 月 22 日，http：// www.sohu.com/a/166511270_249884。

【7】北京市违法吸烟被罚纳入诚信记录，千龙网中国首都网，2018 年 10 月 11 日，https：//baijiahao.baidu. com/s?id=1614016436994148382&wfr=spider&for=pc。

【8】监控烟民用上高科技 兰州市"控烟一张图"正式上线掌上兰州，头条，2019 年 03 月 22 日，http：// news.xiaodingkeji.com/Share/ArticleShare?ArticleId=116147&NewspaperGroupId=15402。

控烟立法不应倒退

——3000 名人吁请公共场所全面禁烟

新探健康发展研究中心

一、高层领导听民声、顺民意

2013 年 6 月下旬，49 位两院院士写信给中央领导。信中提到领导干部在公共场所吸烟是公开违反法律——《公共场所卫生管理条例实施细则》——的行为。这一行为目前非常普遍，严重影响干部形象、影响党和国家声誉。而且，如果一个地方或一个部门的主要领导在公共场所吸烟，就目前风气论，一般人很难出面干预；即便已有立法，恐怕也无人敢于执法！因此，必须从干部管理入手，才能保证法律的实施。

院士们建议：在"八项规定"（中央政治局关于改进工作作风、密切联系群众的八项规定）的细化过程中，要把"禁止各级干部在公务活动中和一切公共场所吸烟"列为细化内容之一，明确规定，对于在公共场所吸烟的干部，管理部门要提出警告，屡教不改的，要据党纪政纪作出处理。[1]

2013 年 8 月，中央领导批示：院士们提出的建议值得重视，请中办、国办商有关部门研究。吸烟有害健康。违反规定在公共场所吸烟，侵害公众的环境安全和公共健康权利，要完善相关法律法规，加强宣传教育和监督检查，扎实推进我国的控烟历程。各级领导干部要带头遵守在公共场所禁止吸烟等有关规定，自觉维护法律法规的权威。[1]

2013 年 12 月 29 日，新华社以通稿形式发布了中共中央办公厅、国务院办公厅印发的《关于领导干部带头在公共场所禁烟有关事项的通知》（以下简称《通知》）指出，少数领导干部在公共场所吸烟，不仅危害公共环境和公众健康，而且损害党政机关和领导干部形象，造成不良影响。要求领导干部带头在公共场所禁烟。[2]

《通知》得到党内外人士的一致拥护，各级领导干部在公共场所吸烟的状况明显减少，各地纷纷提出并实现了"无烟两会"。毫无疑问，《通知》的发布，为各级领导干部提出了一项行为规范，为无烟立法的遵行与执法，指明了正确的方向。

二、《公共场所控制吸烟条例》"十月怀胎"

几乎与 49 位院士同时，中国疾病预防控制中心副主任杨功焕研究员也就公共场所、工作场所和公共交通工具全面禁烟一事，给中央领导写信。中央领导批示：加强控烟立法的进程。

2014 年卫计委组织卫生学专家、法学专家，在总结地方控烟工作经验的基础上，深入调研，广泛征求了工业和信息化部、国家烟草专卖局等 25 个部门，以及各省级卫生计生行政部门、部分行业协会及有关专家的意见，在不断修改完善的基础上形成了《公共场所控制吸烟条例（草案）》（以下简称《条例草案》）。

《条例草案》明确，所有室内公共场所一律禁止吸烟。此外，体育、健身场馆的室外观众座席、赛场区域；公共交通工具的室外等候区域等也全面禁止吸烟。

《条例草案》阐述了立法的必要性和可行性：

1. 吸烟率高，烟草烟雾造成的社会危害巨大；

2. 控烟法律缺失在国际社会造成负面影响；

3. 控烟立法是落实《宪法》和有关规划精神的要求；

4. 各地立法的实践和无烟环境创建，为全国控烟立法打下基础。[3]

科学合理地确定禁止吸烟场所的范围，对《条例》的制定和实施十分重要。世界卫生组织《烟草控制框架公约》（以下简称《公约》）第 8 条及其《实施准则》——《防止接触烟草烟雾准则》的要求，缔约方应当在《公约》生效 5 年内，依据普遍保护原则、100% 室内无烟原则，确保在所有室内公共场所、室内工作场所、公共交通工具和其他可能的（室外或准室外）公共场所免于接触二手烟草烟雾。参考《公约》要求和国际与国内立法经验，《条例草案》的相关规定使我国在室内公共场所禁烟立法上迈出的可喜一步。[5]

2014 年 10 月，卫计委将《条例（送审稿）》呈国务院法制办，听取社会各界的意见和建议，以提高立法质量。[3]国务院法制办 11 月 24 日在网上公布了卫生计生委《条例（送审稿）》征求意见。

2015 年《条例》被国务院纳入了 2015 二类立法计划。

三、可怕的退步——《条例（送审稿）》被偷梁换柱

时隔一年半，2016 年 4 月，国务院法制办公布了对《条例（送审稿）》公开征求意见后形成的《条例（征求意见稿）》。

（一）国务院法制办告知调整

2016 年 10 月 12 日国务院法制办网站发布了一条消息称：拟对《条例（送审稿）》（原来卫生计生委呈送的）规定的控烟场所范围做出初步调整：将工作场所的禁烟区域限定在共用区域；允许餐饮场所、娱乐场所、住宿场所、机场航站楼等 4 类室内公共场所设置吸烟区域。（图 1）

这两个原则性的倒退，引起国内舆论极大的反应。全国《公共场所控烟条例（条例征求意见稿）》再次成为公众关注的焦点。与 19 个月前在国务院法制办网站上公布的征求意见稿相比，有了较大的改动。[5]

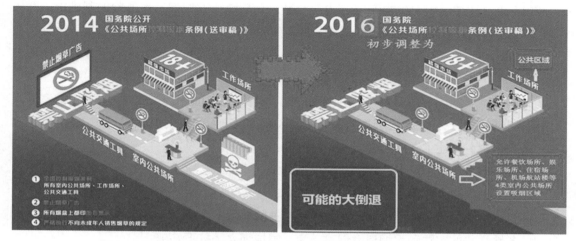

图 1　2014 年《条例送审稿》与 2016 年《条例征求意见稿》的不同之处

（二）两稿之间的差距显而易见，引发质疑

对于两稿之间的差距，各界反响很大，分析结果主要有以下几点：

1．与国际和地方控烟立法公认的室内工作场所全面禁烟和餐饮场所全面禁烟的趋势大相径庭。

2．工作场所不存在非公共区域：即使是领导的"单人办公室"也不能例外，否则将是一种有害无益的特权。这无疑同积极推进无烟环境建设，把党政机关建成无烟机关的要求相背而行。

3．出台有漏洞的全国无烟立法规完全不符合中国作为《公约》缔约方所应履行的国际法律责任。如果室内允许设吸烟区，会将公众健康置于高度风险之中，无法保护国人免受二手烟危害，同时也增加了执法的难度。

4．2011 年我国《公共场所卫生管理条例实施细则》（卫生部第 80 号令）第 18 条规定"室内公共场所禁止吸烟"（包括七类 28 种公共场所），允许餐饮场所、娱乐场所、住宿场所、机场航站楼等 4 类室内公共场所设置吸烟区与此相悖。

5．健康中国必须也是无烟中国。控烟立法，既是政府责任，也要全民参与。保障人民的健康是政府的责任。中国需要一部全国无烟立法维持现状，同时也需要清晰明确的实施细则和严格的执法。

四、《条例（征求意见稿）》遭专家吐槽

在国务院法制办拟将室内工作场所的禁烟范围仅限制在"共用区域"，将独立的办公室排除在外，这无疑是想为使用独立办公室的领导干部留下在其办公室吸烟的"特权"。这之前，在北京市控烟立法过程中，这种"法外施恩"的规定，已经引起社会各界措辞激烈的批评、并已给予纠正。[7]

让人匪夷所思的是，有了这样的前车之鉴，国务院法制办不知征集了什么人、什么单

位的意见，又出于何种考虑，竟然不顾前车之覆，又一次作出这样的改动？是不知道"两办通知"？是受到烟草业的干扰？是不知道北京市控烟立法的经验与教训？还是经办人员的"想当然"？

这样一种不应有的"过失"竟然出现在国务院法制办，令人难以理解，并理所当然地立即受到多方质疑。

世界卫生组织驻华代表施贺德指出：现在正是紧急关头，让无辜和受害群众暴露在致命的二手烟中是不可接受的，必须停止这一切。中国需要严厉的室内公共场所、工作场所和公共交通工具 100% 全面禁烟的控烟立法，任何少于 100% 全面禁烟的控烟立法都无法发挥作用。现在《公共场所控制吸烟条例（草案）》就像底部破了个大窟窿的水桶，其能否保护健康不言而喻。无烟北京的优秀实践：《北京市控制吸烟条例》立法执法一年半来，政府主导，民众支持，监督有力，维护和坚守着无烟北京的实践证明：只要认真去做，就能做到做好。[1]

《全国公共场所控烟条例》起草人之一的中国社会科学院法学研究所副研究员黄金荣表示，"2014 年的征求意见稿基本上是实行全面无烟，但目前却出现了比较大的倒退。倒退的一个表现是办公场所非公共区域不列入禁烟的范围。"[6]

这一"新概念"的内涵，是要允许单人办公室可以吸烟。使用"单人办公室"的是谁？看来修改者的主要意图是为领导干部的"单人办公室"大开方便之门。这就再次使工作成所立法禁烟以消除"二手烟"的危害，出现了新的"尴尬"。

全国人大代表、中华预防医学会王陇德会长 2015 年就控烟立法向有关部门给出了人大代表建议，国务院法制办也给出了答复，并请求建议提出人给出对答复的评价，王陇德的评价是"不满意"。[8]

据王陇德会长介绍，国务院法制办某司的司长、副司长曾带队到全国人大沟通意见和看法。他们提到了一个《条例送审稿》修改的理由，"制定一个非常严格的室内全面无烟的法律会很难执行，这样会影响法律的尊严"[8]

2016 年两会期间，全国人大代表、贵州省文联副主席姚晓英向十二届全国人大四次会议建议，当务之急，应将该条例纳入国务院一类立法计划并尽快完成立法，以保护最大多数人不受烟草烟雾危害。[11]

2017 年两会期间，全国人大代表冯丹龙递交提案"尽快颁布《全国公共场所控制吸烟条例》"。她指出，烟草危害已经形成全球共识，世界各国都在为保护公民健康、预防疾病、避免烟草烟雾方面采取行动。在"金砖五国"中，中国是唯一一个没有国家级无烟立法的国家。中国人口众多，目前仅有 10% 的人口受到公共场所禁烟立法的保护，同"全面推行"距离尚远。目前立法时机已经成熟，条例通过迫在眉睫，实施国家层面的无烟环境法规可以最大限度的保护公众健康，助力 2030 健康中国目标的实现。[4]

人大代表沈进进说：据国务院法制办日前给 2016 年两会代表提案和建议的答复：拟将送审稿规定的控烟场所范围初步调整为："将工作场所的禁烟区域限定在共用区域，允许餐饮场所、娱乐场所、住宿场所、机场航站楼等 4 类室内公共场所设置吸烟区域"。这对我国控烟工作来说是严重的退步，违背了《公约》的要求，没有能够做到保护公民远离二手烟的危害。国家《公共场所控烟条例》原本纳入 2016 年立法计划，但 2016 年已过去了，《条例》仍无信息。[7]

根据新探健康发展研究中心调查结果显示，2016 年，北京、深圳、上海等城市已经开始了室内公共场所全面无烟的实践，成为全面无烟的先行者，取得了积极的进展，为全国立法实现室内公共场所全面无烟提供了借鉴。"为山九仞，功亏一篑"，支持控烟的人士担心，一旦在某些公共场所合法吸烟成为可能，那么禁烟执法工作就会无的放矢，控烟令便会沦为一纸空文。

北京市人大代表佟丽华律师、北京市卫生监督所副所长王本进等都表示，一部留了"空子"的"软法"，执法难度其实更大，对法律尊严的影响伤害才是最深的。[8]

王克安教授说，2011 年，卫生部制定的《公共场所卫生管理条例实施细则》中就已明确规定，餐厅、机场候机区域、宾馆、娱乐场所等室内全面禁烟，并不得设置吸烟区。令人无法理解的是，"一个国家层面的条例还比不上一个部委发布的《公共场所卫生管理条例》（卫生部第 80 号令）严格"。所以这次向各地方政府征求意见的《公共场所控制吸烟条例》是个巨大的倒退。[10]

中国控烟协会原常务副会长许桂华表示，"全面"禁烟还是"部分"禁烟引起争议，原因就是立足点和出发点不同。"我们站在公共卫生和疾病预防的立场，就是保护公民健康第一，全面禁烟是预防慢性疾病有效的办法，而且投入成本少、效果好。"[1]

五、舆论浪潮再现，阻止这场倒退的立法

（一）2016 年 6 月，第七届中国慢病管理大会 1500 余名参会者呼吁要求室内公共场所全面禁止吸烟。在场多位专家表示：全国控烟立法如比地方立法还要倒退，将令人失望。留有漏洞的全国立法，其意义是有限的。室内部分禁烟是无效的。开口子的草案决不能接受。[12]

（二）中国控烟协会会长胡大一、中国疾控中心副主任梁晓峰以及北京义派律师事务所主任王振宇，分别代表全国 183 位心血管专家、2244 位公共卫生专家、文艺体育界明星、烟草受害者，以及 100 位律师宣读了"联合签名的倡议书"，开展了"我为控烟代言——全国控烟立法倡议行动"，要求《条例》将所有室内公共场所、工作场所及公共交通工具列入全面禁烟的范围，无一例外，不留死角。[1][12]

（三）已立法城市要求室内公共场所全面禁烟

2016 年 9 月，在推进国家控烟立法研讨会上，已立法的 16 个城市参会代表一致呼吁和支持出台符合《公约》要求的全面无烟环境条例。[13]

我们有无烟北京的优秀实践；深圳控烟条例全面升级；上海也加入无烟城市行列，上海修法得到了世卫组织的高度赞扬：

此外，全国已有近 20 个城市有了无烟环境立法，覆盖了全国 10% 的人口，哈尔滨、兰州、杭州、长春、鞍山、唐山、青岛、南宁等城市早已制定了地方控烟法律、法规和规章，

无烟环境已经成为大家的共识。[5]

（四）公众支持室内公共场所、工作场所和公共交通工具内全面禁烟

2017 年 2 月，中国控制吸烟协会发布《10 城市公众对公共场所室内全面禁烟态度调查报告》——对北京、上海、西安、呼和浩特、哈尔滨等 10 个城市的 11523 名公众进行问卷调查。《报告》显示，公众对二手烟有害健康知晓率达到 95.2%，91.9% 的公众支持在室内公共场所、工作场所和公共交通工具全面禁烟。（支持者涵盖了 95.7% 的非吸烟者、80.3% 的吸烟者）。[9]

（五）在禁烟立法的道路上，只有前进、没有后退

我国已经出台的《国民经济和社会发展"十二五"规划纲要》提出"全面推行公共场所禁烟"；《国民经济和社会发展"十三五"规划纲要》提出"大力推进公共场所禁烟"；《"健康中国 2030"规划纲要》要求"全面推进控烟履约，加大控烟力度，运用价格、税收、法律等手段提高控烟成效"，"积极推进无烟环境建设，强化公共场所控烟监督执法；推进公共场所禁烟工作，逐步实现室内公共场所全面禁烟；领导干部要带头在公共场所禁烟，把党政机关建成无烟机关"。

六、《条例》"胎死腹中"

由于各方对国务院法制办对《条例》修改的主要内容存在较大争议，2017 年，《条例》并没有纳入国务院当年立法工作计划，至今《条例》还不见踪影。这样的拖延，无疑直接影响了中国控烟的历史进程。

中国人的健康需要法律的保护。立法不能是一个被动反应、消极无为的过程，而应当体现出对社会政治生活的能动性，以及对执法活动的先导、带动作用；

公共场所禁烟立法带来的变化，不仅是对公共场所吸烟行为的限制，也使公众对二手烟危害的认识与自我保护意识有了明显提高，从"无所谓"到"我介意"；从"不敢管"到"请停止"。全面控烟立法的目的之一，就是要通过刚性的控烟法规，对长期以来控烟一方势单力薄、反控烟一方财大气粗的失衡格局进行干预和调整，推动形成全面控烟、全民控烟的工作机制和制度体系。

为保护人民健康，切实履行《公约》要求，我们建议：

1. 国务院法制办要排除干扰，以人民健康利益为唯一标准，尽快颁发并实施《公共场所控制吸烟条例》；

2. 由国务院颁布的《公共场所控制吸烟条例》，应与我国政府签署的世界卫生组织《烟草控制框架公约》有关规定相一致，即应明确规定：所有室内公共场所、室内工作场所和公共交通工具全面禁止吸烟。[7]

七、结语

我们在遗憾中寻找进步的空间！

烟霾预警拉响，行动必须跟上！

治理雾霾需要决心、勇气和时间！

防治烟霾有何难？立一个好法，守一个好法！

社会共治！严格执法！百姓支持！

信息来源

【1】阻控烟立法倒退，3000 名人吁请"公共场所全面禁烟"，第一财经，2016 年 6 月 16 日，https：//www.yicai.com/news/5028657.htm。

【2】关于领导干部带头在公共场所禁烟有关事项的通知印发，中央政府门户网站，新华网，2013 年 12 月 29 日，www.gov.cn。

【3】《公共场所控制吸烟条例》征求意见，人民网（附全文），2014 年 11 月 24 日，http：//politics.people.com.cn/n/2014/1124/c1001-26083775.html。

【4】提案 | 请尽快颁布《全国公共场所控制吸烟条例》，狐观医改，2017 年 3 月 3 日，http：//www.sohu.com/a/127744057_452205。

【5】立法推动室内公共场所全面禁烟势在必行，人民政协网，2017 年 03 月 07 日，http：//www.rmzxb.com.cn/c/2017-03-07/1391358.shtml。

【6】国家层面控烟条例进展缓慢 控烟立法为何久不落地？工人日报，2018 年 01 月 07 日，http：//finance.chinanews.com/sh/2018/01-07/8418083.shtml。

【7】沈进进_关于尽快颁布《公共场所控制吸烟条例》、实施室内公共场所全面禁烟的建议议案组，2017 年 3 月 13 日，http：//www.jsrd.gov.cn/huizzl/qgrdh/1205/yajy/201703/t20170313_446434.shtml。

【8】全国人大常委会委员为何给国务院法制办建议答复"差评"？见闻网，2017 年 1 月 11 日，http：//www.oeeee.com/mp/a/BAAFRD0000201701124734.html。

【9】九成公众支持室内公共场所全面禁烟，2017-02-28 08：09：02，新京报，2017 年 2 月 28 日，http：//www.xinhuanet.com//health/2017-02/28/c_1120540141.htm。

【10】记者观察：变了味的"控烟"，为何越控越松？，看看新闻 Knews，2016 年 5 月 31 日，http：//www.kankanews.com/a/2016-05-31/0037541055.shtml。

【11】人大代表姚晓英：建议《公共场所控制吸烟条例》今年发布实施，澎湃新闻，2017 年 3 月 7 日，https：//www.thepaper.cn/newsDetail_forward_1633954。

【12】专家联名呼吁公共场所全面禁烟。健康报，2016 年 6 月 18 日，http：//www.39yst.com/xinwen/425862.shtml。

【13】立法推动室内公共场所全面禁烟势在必行，人民政协网，2017 年 03 月 07 日，http：//www.rmzxb.com.cn/c/2017-03-07/1391358.shtml。

"无烟世博"是这样"炼"成的

唐 琼

"一个好的模式，值得与世界分享的经验。"世界卫生组织（WHO）驻华代表处无烟技术官员莎拉·英格兰德所称赞的正是上海"无烟世博"——它不仅助推"无烟上海"城市建设，并且成为中国更多城市的典范，更对世界范围内的控烟行动产生积极而深远的影响。

一、"无烟世博"，是如何"炼"成的？

（一）以"倡导"预热：培育"无烟"土壤

2010年上海世界博览会，第41届世界博览会（以下简称世博会），于2010年5月1日至10月31日在上海举行。这是世界卫生组织《烟草控制框架公约》（以下简称《公约》）在我国生效后，由我国举办的首届世博会。

在这之前的2009年，WHO颁布《无烟草无烟雾大型活动的实施建议》，对国际大型活动期间烟草烟雾控制提出明晰要求。

谁来率先践行？上海世博会是首届以"城市"为主题的世博会，因此，包括WHO在内的国际国内相关组织和控烟人士纷纷提出，以"城市，让生活更美好"为主题的上海世博会，应当纳入"无烟"要求，以顺应国际控烟潮流，体现大国政治责任。此前，任何一届世博会，都没有"无烟世博"的先例。上海应该怎么做？上海需要怎么做？这是一个重要契机，更是一项重大挑战。

1. 退还烟草企业的赞助，显示了"无烟世博"的决心

开始，上海烟草集团对世博会中国国家馆建设定向捐款2亿元，引发社会舆论关注。对此，上海世博局呼应舆情，终止双方的中国馆定向捐赠合同，有力体现政府相关部门从善如流的姿态，也为"无烟世博"的成功释放第一个信号。

2. 多部门合作，营造控烟氛围，培育"无烟"土壤

在世博会前，上海市健康促进委员会向全市发出"健康世博，控烟先行"的倡导。通过组织面向社区的控烟展版巡展、发放印有园区控烟规定的折页和实用型宣传品、投放主题控烟公益广告等丰富形式，在全市范围内持续推进一波又一波市民行动，为"无烟世博"而预热。

积极引导公众参与"无烟世博"宣传的同时，上海巧妙利用媒体放大宣传效应：地处上海西南的闵行区，有一所七宝外国语小学，不少学生从2009年起，就在家长支持下，多次到公共场所宣传"无烟世博"，他们携带自己设计的"无烟世博"宣传牌、签名板，以及印有吸烟危害的警示牌，请求公众签名支持无烟世博；复旦大学学生在校园内外开展无烟

世博签名倡导活动……上海市健康促进委员会大力支持各项控烟公益活动，并邀请国内主流媒体跟进采访，境外媒体也给予关注并翔实报道。潜移默化中，为"无烟世博"形成良好的舆论氛围。

3. 清除户外烟草广告

根据《公约》提出的"缔约方要广泛禁止所有的烟草广告、促销和赞助"的规定，上海市有关部门早在世博会开幕前，就撤除世博会核心区域及其周边道路的户外烟草广告。上海健康促进部门2010年4月对世博会核心区域及周边街道的户外烟草广告情况开展了重点调查，清除了世博会核心区域所有户外烟草广告。

4. "堵疏结合"的控烟措施

上海世博局在《参观须知》中明确规定，园区除了指定吸烟区外，其他任何室内外场所等严禁吸烟，并严禁参观者携带任何点火用具进入园区，同时在园区设37个指定吸烟区，有利于"堵疏结合"的人性化管理。

另一方面，上海市健康促进委员会会同园区相关部门，在开园前印制大量禁烟标识、海报及禁烟温馨提示桌卡，张贴、设置在园区醒目处或易发生吸烟行为的厕所、餐厅等场所；并且协调上海市旅游局加强对导游的控烟培训，使其承担对游园团队游客的控烟提醒职责。

"万事俱备"，上海"无烟世博"能否如预期般顺利？

（二）以"联动"保障，构筑"无烟"环境

1. 发现苗头，及时处理

"无烟世博"的开始，遇到了一点意想不到的"挫折"。

2010年5月上旬，境内外媒体曝光上海世博会控烟方面存在的一些问题，反映有参观者顺利夹带打火机入园，烟民参观者"薪火相传"，引发园区"吸游烟"现象普遍，由此质疑中国政府的控烟决心。面对这些情况，上海市健康促进委员会根据上海市政府要求，迅速采取措施，紧急召集园区10余个职能部门专题研商、建立共识，及时向分管市领导汇报，由市领导召开专题协调会，就落实园区控烟整改措施细化分工；同时，加强和世博局相关部门紧密合作，协调市与区县、部门与部门之间相互配合、实行联动，引入社会志愿者力量参与园区控烟。

2. 制订"无烟世博"实施标准及评估方案

为更好地凝聚社会合力、打造核心理念，从5月下旬起，上海市健康促进委员会逐渐将宣传导向从"健康世博，控烟先行"正式转为"无烟世博"。一方面，会同复旦大学公共卫生学院"无烟上海"课题组和上海市健康教育所控烟办，根据《公约》相关要求、立足世博会实际情况，联合制订"无烟世博"实施标准及评估方案，并委托复旦大学"无烟上海"课题组承担效果综合评估、提供阶段性监测数据。

3. 从五方面联手推进园区控烟改进措施

上海市健康促进委员会办公室和世博局参观者服务中心紧密对接，五方面联手推进：

1）"内外联动"——园区内外联动宣传控烟

上海市健康促进委员会通过新闻媒体加大宣传力度，让更多参观者和市民知晓"世博园区内除指定吸烟点外其他场所禁止吸烟"的规定，并且充分利用园区公共区域和展馆内的大屏幕、广播以及和移动公司合作的短信平台等渠道，频繁滚动播放控烟规定。其间，还通过上海市政府新闻办，分别以上海市健康促进委员会和上海世博局的名义，多次召开新闻发布会或通气会，约请相关部门、专业机构及专家通报全市公共场所控烟监管执法、监测评估情况和控烟舆情调查状况——重点是市民对"无烟世博"态度，客观介绍园区控烟存在问题，主动置身于舆论监督的"风口浪尖"，积极争取社会公众的理解和支持。

2）"严防死守"——严格杜绝各种渠道把点火器具夹带入园

园区进一步加大出入口安检力度，不断提醒参观者主动上交携带的打火机和火柴。针对控烟志愿者反映园区个别餐饮为顾客违规提供打火机的情况，上海市健康促进委员会协调上海市食品药品监督局，加大对园区餐饮场所的控烟监管力度，并对违规提供打火机等烟具的单位发出整改建议书。

3）"改版升级"——进一步调整并完善吸烟区设置及设施

针对复旦大学控烟舆情调查中指出园区指定吸烟区数量不足和标识不醒目等问题，园区及时调整户外指定吸烟区的布局，由开园时的 37 个增至 43 个，并利用夜间闭园时段加装吸烟区的醒目标识和引导标识。上海市健康促进委员会还会同世博局印制千份"吸烟有害健康"公益海报张贴至 43 个吸烟区，并及时更换因天气原因受损的海报。针对控烟志愿者反映高温季节里指定吸烟区缺少凉棚和座椅，易使"烟民"躲进非指定吸烟区的阴凉处吸烟的问题，园区又统一增设凉棚等设施；特别是针对指定吸烟区前期安装的车载式点烟器因人为破坏等原因受损严重的情况，园区在多方征求意见后全部调换成红外线点火器，并清晰标注使用说明、落实专人巡检维护。

4）"加强外援"——积极培训控烟志愿者

随着客流量不断上升，为防止园区控烟力量不足，从 2010 年 7 月底起，上海市各级健康促进委员会组织社区志愿者佩戴统一制作的"市级控烟志愿者"绿色胸牌参与园区控烟行动。平均每周安排 3 个区，每区组织 20 人以上，由区县健康促进委员会办公室为控烟志愿者统一购买门票并进行培训分工，采取 4 人（或以上）为 1 组、以 1 个片区的非排队等候区为重点工作范围、以巡回走动方式开展控烟劝阻活动，持续劝阻时间不少于 3 小时，其余时间志愿者可结合参观，边排队边劝阻队伍中的违规吸烟现象。园区志愿者部还根据志愿者轮换规律，定期发送短信要求志愿者主动劝导、友情提醒"烟民"到指定吸烟点吸烟，对于不听劝导的"烟民"，可请安保人员予以劝阻。5 月 31 日第 23 个"世界无烟日"，志愿者部以短信形式提醒所有园区志愿者对"烟民"参观者做好控烟劝导工作。截至闭园，据不完全统计，上海市健康促进委员会共组织 40 批 834 人次参与此项工作，共劝阻 8482 人次，成功劝阻 8213 人次，劝阻成功率为 96.83%。

5）"以身作则"——加大园区所有工作人员控烟教育，严禁违规吸烟

上海世博局多次召开视频会议，对园区各部门工作人员开展控烟自律教育，并通过发放工作联系单等各种方式，要求包括国外参展场馆及外包服务公司在内的各类工作人员严格遵守园区控烟规定。为跟踪督导园区控烟工作进展情况，上海市健康促进委员会办公室每 7 至 10 天，就会入园检查控烟措施落实情况，并及时向园区相关部门反馈，定期按时向"上海世博会公共卫生医疗保障组"提交园区控烟评估报告。

上述五大举措，联动保障，构筑了世博园区的"无烟"环境。

二、硕果

2010 年 10 月，卫生部和 WHO 驻华代表处专家实地考察上海世博会实施"无烟世博"的情况。WHO 驻华代表处无烟技术官员莎拉·英格兰德作出如下评价："无烟世博"是一个好的模式，它呈现了一种希望，证明实现"无烟中国"和"无烟世界"具有可能性。在上海世博会后，今后更多的中国城市也会仿效。中国在本届世博会上践行无烟世博的努力，可以作为一个好的模式，与世界分享经验，并对国际展览局今后出台权威性的世博会控烟条款产生积极影响。[1]

10 月 29 日，卫生部和 WHO 驻华代表处联合宣布上海世博会成功实现"无烟世博"目标。[2]

11 月中旬，WHO 总干事陈冯富珍博博士在日本神户举行"城市化与全球健康"论坛期间，向上海市副市长沈晓明祝贺上海成功实现"无烟世博"目标，这在 159 年的世博会历史上也是首次。

2010 年上海"无烟世博"，直接加速上海市地方控烟立法进程，而其实践中的"上海经验""上海模式"将为全国乃至全世界更多城市所借鉴和推广。

【当事人感言】----------------------李中阳

我至今记得，就在上海酝酿控烟立法的过程中，WHO、原国家卫生部和中国控制吸烟协会等都热切希望上海世博会能推行无烟政策，成为史上首届"无烟世博"。虽然世博会组织者未以公开方式高调呼应，但上海控烟立法从充分酝酿、多方论证到加速立法，始终有一个无形推手，那就是：中国政府和上海市政府积极履约的诚意与决心。上海市人大常委会把控烟立法作为依法推进和保障世博会顺利举办的重要工作之一。

作为健康促进工作的组织管理者，我始终坚信，追求健康是每个人的愿望，以"健康世博"理念为引领、推动"无烟世博"目标，这一工作策略被实践证明是可行的。我们高度关注和科学引导民意，使"无烟世博"在不同文明理念、健康观念的对决中得到推进和成功实现。

李忠阳：上海市健康促进协会会长。曾任上海市健康促进委员会副主任，上海市卫生和计划生育委员会巡视员，上海市人大代表。长期负责上海市爱国卫生、健康城市建设和公共场所控烟工作的组织管理。

信息来源

【1】上海世博会让世界看到中国履行控烟承诺的可能，新华网，2010 年 10 月 21 日，http：//news.fudan.edu.cn/2010/1022/25825.html。

【2】卫生部与世卫组织联合宣布：世博会实现无烟目标，中央政府门户网站，2010 年 10 月 29 日，http：//www.gov.cn/jrzg/2010-10/29/content_1733484.htm。

上海本地数据支撑科学立法
——提供量化的科学证据，推动控烟立法

吴　凡　鲍萍萍　虞慧婷　张莉君　施　燕

一、修法的背景

（一）上海烟草流行状况

2013 年上海市慢性病及其危险因素监测调查数据分析显示，上海市成年居民吸烟率处于较高水平，尤其是男性，平均每五个成年男性就有两个吸烟者，并且开始吸烟的平均年龄较年轻，小于 20 岁。在非吸烟者当中，二手烟暴露十分普遍，有超过 40% 的成年人暴露于二手烟，保持在较高水平，甚至有上升趋势，主要暴露场所是餐厅[1]。值得关注的是，超过 45% 的青少年和 40% 的孕妇暴露于二手烟，其经常吸入二手烟的比例并不比普通人群低，其中孕妇二手烟暴露场所主要为医疗机构和公共交通工具，暴露率均超过 25%[2]。

（二）修法势在必行

《上海市公共场所控制吸烟条例》（以下简称《条例》）于 2010 年 3 月 1 日实施，是世界卫生组织《烟草控制框架公约》（以下简称《公约》）在中国生效后、我国大陆地区首个由省级人大常委会颁布实施的控烟地方法规。自条例实施以来，控烟场所的吸烟率下降较明显，但由于该《条例》未规定所有的室内公共场所均全面禁烟，且针对不同场所的禁烟要求又有所不同，公众在认知上存在误区和盲区，因此公共场所控烟力度不够，减少公共场所烟草暴露的效果并不是很显著，市民难以完全避免二手烟暴露危害。在非吸烟者当中，经常吸入二手烟是很普遍的现象，其中女性占大多数。

鉴于《条例》规定与依法控烟现实需求相比较，其滞后性逐渐凸显，在《条例》实施 2 年半左右，市健康促进办公室和市人大立法研究所以联合开展实施效果评估为契机，启动了《条例》修订前期调研，旨在通过修订，出台一部较为完善的控烟法律，使禁烟场所覆盖到所有的室内公共场所、室内工作场所和公共交通工具，真正实施《公约》提出的"室内 100% 无烟"和"全面保护"两项原则。

因此，针对修法过程中关注和争论的焦点，及时回应社会关切、公众关注的公共场所内吸烟室烟雾污染问题，同时考虑到以往证据主要来源于国外，缺乏本地数据，上海市疾病预防控制中心利用掌握的监测数据，开展"烟草暴露对上海市居民健康危害影响和经济损失"评估；同时为反驳"吸烟室能有效防止二手烟外泄"等言论，开展了"典型公共场所吸烟室内外细颗粒物污染"现场调查，客观了解本市公共场所吸烟室内外烟草烟雾浓度水平、掌握二手烟烟雾对室内空气质量的影响范围，并定量估计烟草暴露对公众健康的危

害。通过上海市控烟立法本地化的第一手数据，由数据到政策，提供量化的科学证据，推动控烟立法，从而进一步从政策层面上促进烟草控制，满足健康需求。

二、定量估计烟草暴露对健康影响和经济负担

（一）上海市烟草暴露对健康影响

利用 2013 年上海市慢性病及其危险因素监测调查数据和上海市户籍人口死因数据定量估计烟草暴露对健康的影响。分析结果显示，每年约有 2 万人死于吸烟和二手烟暴露导致的相关疾病，占居民总死亡的 16.6%，其中男性约有 17,479 人死于烟草暴露相关疾病，占全部男性死亡的 28.2%，女性约有 1887 人死于烟草暴露相关疾病，占全部女性死亡的 3.5%。每年有 4.4 万人因烟草暴露早逝而导致的劳动力损失，潜在寿命损失 25.7 万人年。有接近四成的癌症死亡和六成的呼吸系统疾病死亡由吸烟引起的，特别是肺癌，超过 85% 的都是吸烟导致的。上海市每年因经常吸入二手烟而死亡的人数多达 1527 人，且多数为女性，占 62.9%。归因于二手烟暴露的不良出生结局发生例数众多，因二手烟暴露导致的早产、低体重、出生窒息和出生缺陷婴儿数分别为 2337 人、1424 人、1146 人和 637 人。沪籍的早产儿、低出生体重儿、出生窒息儿和出生缺陷儿的二手烟归因百分比分别为 26.1%、25.4%、45.6% 和 26.6%。另外需要指出的是，由于数据来源所限，无论是接近 2 万人的吸烟和二手烟的死亡人数，还是 1527 个因二手烟而死亡的人数，都是非常保守的估计，实际死亡人数还要更高。[2][3][4]

（二）上海市烟草暴露的经济负担

根据 2013 年上海市烟草暴露造成的健康影响和人均 GDP，进一步估计，吸烟和二手烟导致上海每年经济损失将近 150 亿元人民币，其中社会成本近 60 亿，医疗成本近 90 亿。上海每年吸烟造成的误工、旷工的生产力损失高达 1.0 万人 / 年，按 2013 年人均 GDP 算，导致的量化经济损失高达 10.4 亿元；二手烟造成的误工、旷工的生产力损失为 0.1 万人年，导致的量化经济损失高达 1.5 亿元。因吸烟和二手烟暴露过早死亡造成的生产力损失分别为 4.3 万人年和 0.3 万人年，按人均 GDP 算，导致的量化经济损失分别达 44.4 亿元和 2.6 亿元。吸烟和二手烟已导致医疗成本和经济发展的负担。

三、典型公共场所吸烟室内外细颗粒物污染一手数据

上海市疾病预防控制中心于 2016 年 5 月 11 日至 15 日上午 10 点至下午 19 点对本市典型公共场所虹桥机场、上海火车站、虹桥火车站及某办公楼宇的吸烟室及周围环境开展了快速现场调查和实验室检测，选择对烟草烟雾敏感的指标 PM2.5 作为主要检测指标，同时检测一氧化碳（CO）、温度和湿度，并对以上各类场所吸烟和非吸烟人群及部分公共场所管理人员共计 508 人进行了吸烟和公共场所禁烟态度问卷调查。

（一）现场开展

1. 环境颗粒物检测

对各采样点进行一次性检测，选择检测对烟草烟雾敏感的指标 PM2.5，同时检测 CO、

温度和湿度，采样高度为 1.5 米左右的呼吸带高度，仪器离墙壁等遮挡物 1m 以上，仪器每 1min 读数一次，记录值精确到 $0.001mg/m^3$，每次采样 1 ~ 2h，检测时间为上午 10 点至下午 19 点，计算每个场所 PM2.5 和 CO 的小时平均浓度。

吸烟室及周围环境检测点设置：在机场和火车站的吸烟室、吸烟室门口 1m 处、3m 处、5m 处和 10m 处分别设置采样点

采集虹桥机场吸烟室排风管道中的污垢若干，分别采用离子色谱法、气相色谱质谱联用法、电感耦合等离子体质谱法和液相色谱法检测阴离子、尼古丁、重金属元素和 16 种多环芳烃。

2. 环境观察

吸烟室吸烟人数观察：采样期间，每五分钟记录一次吸烟室吸烟人数。在采样记录单中记录人数。

3. 乘客吸烟及控烟态度调查

对机场、火车站吸烟和非吸烟乘客开展吸烟和禁烟态度问卷调查。

（二）调查结果

1. 公共场所吸烟室内 PM2.5 污染问题严重，吸烟室外区域 PM2.5 污染范围各不相同

虹桥机场、上海火车站、虹桥火车站及办公楼宇吸烟室内 PM2.5 全部超标，各场所吸烟室外区域 PM2.5 超标（国家《环境空气质量标准》中 PM2.5 浓度超过 $75\mu g/m^3$ 为超标）水平不等。由于吸烟室缺乏单独通风和排风系统，无法起到隔离烟草烟雾目的，导致吸烟室内 PM2.5 严重超标，最高超标达 463 倍。这种情况严重危害了吸烟者本身。

火车站各吸烟室均为后期改建，并未设置独立排风装置，也并非负压状态，且由于吸烟者频繁进出，导致吸烟室内二手烟烟雾逸散严重，所以上海火车站和虹桥火车站吸烟室 PM2.5 污染问题较虹桥机场严重，除吸烟室内全部超标外，吸烟室外 1m 处 80% 以上数据超标，吸烟室外 3m 处个别超标，吸烟室外 5m 和 10m 处未见超标。

与火车站一样，办公室吸烟室为后期改造，没有独立排风装置，也不是负压状态，无法有效起到隔离吸烟区与非吸烟区的目的，所以办公楼宇吸烟室 PM2.5 污染范围也较大，吸烟室外 1m、3m、5m 全部超标，10m 处也有 96.67% 的指标超标，浓度依吸烟室距离增加呈逐渐降低趋势。

由于虹桥机场各吸烟室均设置了独立排风装置，且吸烟室均为负压状态，吸烟室烟雾逸散到室外的概率较低，所以虹桥机场各吸烟室门口 1m 处仅极个别时间 PM2.5 浓度超标（超标率 1.25%），其余检测点（门口 3m、5m 和 10m 处）PM2.5 未见超标。

虹桥机场虽然本次吸烟室泄漏的 PM 2.5 不高，但是，机场独立排风装置造价高，设备运行成本高，并且需要高水平的、昂贵的维护和保养，随着时间推移工作效率逐渐降低。这样的吸烟室门的开启次数多，还是不能避免烟雾中微小颗粒物的外泄漏。[4]鉴于专门吸烟室建设复杂，运作成本不菲，隔离二手烟雾的效果也不明显，部分地区原允许设置专门吸烟室的已修改了法规，完全取消了这一设施。

2．吸烟室内尚存在明显的 CO 超标问题

CO 浓度检测显示，上海火车站吸烟室和虹桥火车站吸烟室尚存在明显的 CO 超标问题，其中上海火车站吸烟室 CO 超标问题最为严重（根据《公共交通等候室卫生标准 GB 9672-1996》，候车室和候机室的 CO 浓度应 ≤ 10mg/m³ ）。

3．吸烟室排风管道污染不可忽视

在吸烟室排风管道烟垢中检出多种有害物质，包括尼古丁、金属元素、阴离子和多环芳烃类。检出尼古丁的含量是 6012μg/g；检出多种有害重金属元素，如铝（Al）、钒（V）、铬（Cr）、锰（Mn）、钴（Co）、镍（Ni）、砷（As）、镉（Cd）、汞（Hg）、铅（Pb）等；检出阴离子含量分别为 Cl⁻ 为 5415μg/g 和 NO₃⁻ 为 6915μg/g；检出的有害多环芳烃分别为萘、芴、蒽、荧蒽、苾、苯并 [α] 蒽、屈、苯并 [b] 荧蒽、苯并 [α] 苾。检测结果提示吸烟室内环境污染严重，除了 PM2.5 和 CO 之外，还存在多环芳烃（致癌物）、重金属等有害污染物质。

4．大部分被调查者对在公共场所吸烟的行为反感或非常反感

调查对象中吸烟者 220 名，占比 46.61%；非吸烟者 252 名，占比 53.39%。男性 385 人，占比 81.56%；女性 87 人，占比 18.43%。被调查者年龄主要分布于 30～40、20～30 和 40～50 岁，分别占比 37.45%、26.81% 和 20.85%；文化程度主要为大学本科及以上，占比 45.38%。78.77% 的被调查者对在公共场所吸烟的行为反感或非常反感。在被调查的吸烟者中，有 83.49% 表示会在公共场所的吸烟室吸烟；不在吸烟室吸烟的人群中，48.48% 是因为吸烟室内空气质量糟糕。如果公共场所取消吸烟室，59.63% 的吸烟者表示不会再吸烟。

5．法律规范，加强监督

本次访谈得知，大部分公众及公共场所管理人员均支持室内场所全面禁烟，但面对严格的室内公共场所全面禁烟的实施还存在许多顾虑。面对公共场所全面禁烟，需要以法律法规约束管理，室内全面禁烟，辅以人性化管理方式，在室外合适地点设置室外吸烟点，并应着力加强监督管理。

四、结语

根据上海居民二手烟暴露状况和典型公共场所吸烟室内外细颗粒物污染现场监测一手数据，原《上海市公共场所控制吸烟条例》不能提供全面的保护，有必要修订上海的控烟条例，扩大完全禁烟公共场所的范围，实现室内的公共场所和工作场所以及公共交通工具全面无烟，并增加特殊机构（如中小学校、青少年活动中心等以未成年人为主要活动人群的公共场所，妇幼保健院和儿童医院等）室外区域禁止吸烟，整合控制烟草危害相关法律资源、引入多项策略措施，明确、简化执法程序，以最大程度保护非吸烟者健康权，提升上海城市公共卫生水平、城市文明程度和国际影响力。2016 年 11 月 11 日《上海市公共场所控制吸烟条例》修订版颁布，2017 年 3 月 1 日起正式实施，本研究为修订版的出台提供了第一手数据和科学依据。

信息来源

【1】刘晓侠，姚海宏，鲍萍萍等，上海市户籍居民吸烟行为及二手烟暴露现状分析，环境与职业医学，2016，33（10）：925-930。

【2】虞慧婷，靳文正，钱耐思等，上海市女性二手烟暴露对新生儿不良出生结局的归因分析，环境与职业医学，2016，33（10）：954-958。

【3】鲍萍萍，王春芳，汪晶，等，烟草暴露对上海市35岁及以上居民恶性肿瘤死亡的归因分析，环境与职业医学，2016，33（10）：937-942。

【4】缪隼，虞慧婷，鲍萍萍等，烟草暴露对上海市35岁及以上居民循环系统疾病死亡的归因分析，环境与职业医学，2016，33（10）：948-953。

【5】香港立法会，科学可行性研究结果。

"开门立法"：一部《条例》背后的"上海智慧"

唐　琼　高　玲

"无烟上海"，因《上海市公共场所控制吸烟条例》（简称《条例》）修正案的正式施行而将"梦想走进现实"。从社会民意到专家态度，从媒体倡导到全市行动，上海这座城市，用独特智慧让"开门立法"的实践成为全国乃至全世界更多城市的借鉴与启示。

一、上海的期待：向"更健康，更文明"迈进

（一）修订《条例》的民众基础

随着上海依法控烟推进，社会公众对烟草烟雾危害认知不断增强、对室内全面无烟环境需求日益迫切，与此同时，上海城市文明程度和市民健康素养整体提高，社会各界对修订完善《条例》、推动室内全面无烟环境立法的呼声越来越高。

（二）《条例》实施效果评估

在《条例》实施两年半之际，上海市人大常委会相关专门委员会组织开展《条例》实施效果评估，并基于评估结果，推进《条例》修订的调研工作。2014年底，《条例》修订正式列入上海市人大常委会五年立法计划预备项目，随后又列入上海市人大常委会2015年立法计划预备项目。

（三）发起"一千个无烟上海的理由"话题大讨论

秉持"科学立法＋开门立法"理念，上海市人大、市卫生行政部门全面了解社会各界的不同意见和建议，认真倾听社会各界本着"爱上海、爱健康、爱文明"的出发点，提出的许多建设"无烟上海"的理由，并充分把握全媒体时代的传播特点，通过微信、微博，在全市发起"一千个无烟上海的理由"话题大讨论，发动广大公众用自己的方式，理解和支持这座城市朝着"无烟、健康、文明"的方向迈进。

（四）听民声，顺民意

2014年、2015年，上海市健康促进委员会先后4次通过不同渠道，面向全市各类人群开展无烟立法专项调查。

1. 对部分市人大代表的问卷调查

值得一提的是2014年5月，上海市人大教科文卫委员会向市人大代表开展上海市无烟立法专项调查，回收有效问卷133份。调查显示，有89.5%的人认为，当前室内"二手烟"危害仍然较为严重，特别是"上班族"在室内工作场所的健康权益得不到足够保障；有63.2%的人认为，吸烟区缺乏有效物理隔断或独立通风装置、不具可行性；有69.2%的人认为，机场、铁路站等场所还有很多非吸烟旅客及工作人员，应保障其免受"二手烟"危害，

故不应设立吸烟区；有 79% 的人认为，目前修法时机成熟；有 65.4% 的人认为，应明确规定室内全面无烟，然后通过努力逐步达到目标（这个问题有相反选项，即"认为控烟立法应立足现实，针对烟民众多的实际实行公共场所有限禁烟，然后再循序渐进过渡到室内全面无烟"的占 34.6%）。

2. 结合"无烟环境倡导"同步开展的社区调查

2014 年 9 月，上海市健康教育专业机构结合"无烟环境倡导"版面社区巡展、面向社区群众完成逾万人参与的无烟立法专项问卷调查，有 93% 的被调查者支持室内全面无烟。

3. 对政府相关部门和区县人大代表、政协委员的问卷调查

2015 年 5 月，上海市健康促进委员会办公室面向市级和各区县主要控烟监管执法部门、场所管理方和区县人大代表、政协委员开展无烟立法专项调查，回收有效问卷 601 份。其中，有 99.2% 的人支持修订《条例》；有 97.7% 的人支持扩大禁烟区域并将室内工作场所纳入法定禁烟范围；有 90.3% 的人支持取消机场候机楼中吸烟室。

4. 对网民的问卷调查

通过"上海发布"公众号开展上海无烟环境立法倡导问卷调查，结果显示：调查期间问卷页阅读量达 60,059 次，41,686 位网民参与投票，问卷发布后 30 分钟内参与投票的网民数就超过 3 千人（此前由"上海发布"开展历次"微调查"，参与投票数最多在万人左右），参与率占阅读量的 69.4%，投票者中 94%（39,201 人）支持全市室内工作环境全面禁烟，这意味着公众对上海室内全面无烟立法支持度达到《条例》实施以来最高水平——《条例》修订，是否"呼之欲出"？

二、上海的契机："健康盛世"中的一个"窗口"

（一）国家与地方控烟立法的氛围

《条例》实施以来，国家层面出台与控烟相关的政令党规和国内各地相继颁布实施的城市无烟法律，也成为上海修法的依据和示范。

2011 年 5 月 1 日生效的《公共场所卫生管理条例实施细则》，规定"室内公共场所禁止吸烟"。2013 年 12 月 29 日中共中央办公厅、国务院办公厅颁发《关于领导干部带头在公共场所禁烟有关事项的通知》，要求各级领导干部不得在禁止吸烟的公共场所吸烟，指出"要把各级党政机关建成无烟机关"。此外，继天津、哈尔滨出台室内全面无烟法律之后，深圳、北京又先后实施控烟措施更完善、禁烟范围更广泛的无烟法律，而且凭借法规完善的优势，执行效果赶超曾经在全国领先的上海。

（二）世界卫生组织对上海的厚望和鼓励

但是——如果说 2010 年上海"无烟世博"在客观上助推《条例》出台进程，那么，上海修法在关键时刻又遇到相似的推进契机！

2015 年，经国务院批准，将于 2016 年 11 月由国家卫生计生委和 WHO 联合主办、上海市政府承办第九届全球健康促进大会。这是全球健康促进领域最高级别的官方会议首次在中国举办，WHO 各成员国的卫生部部长和百个国际国内知名城市市长将在参会过程中以

上海为"窗口"，了解中国在健康促进领域，尤其是解决公共卫生领域重大问题方面的成效和思考。WHO 期待大会成果能够引领全球未来相当长时间内的健康促进实践。

上海作为承办地，肩负展示中国健康促进经验、引领世界健康促进发展的重任。时任国家卫生计生委李斌主任、WHO 陈冯富珍总干事和上海市人民政府杨雄市长联合担任大会指导委员会主任委员。

来自 WHO 官方微博发布的信息显示：2015 年 10 月召开的大会指导委员会第一次会议上，陈冯富珍总干事鼓励上海"接受挑战、借助良机，在大会召开前尽快推进并通过上海控烟条例的修订，使之完全符合世界卫生组织《烟草控制框架公约》的要求。全球都在期待尽早见证上海成为 100% 的无烟城市"。

注：WHO 官方微博于 2015 年 10 月 18 日发布的信息原文如下，"'无烟上海，拭目以待'昨天在上海举行的第九届全球健康促进大会指导委员会第一次会议上，世界卫生组织总干事陈冯富珍博士鼓励上海接受挑战、借助良机，在大会召开前尽快推进并通过上海控烟条例的修订，使之完全符合世界卫生组织《烟草控制框架公约》的要求。全球都在期待尽早见证上海成为 100% 的无烟城市！"

（三）上海市立法部门积极响应，务实推动《条例》修订

《条例》修订，成为体现上海在解决烟草危害这一中国"头号"公共卫生问题方面的政治责任和务实行动。上海市人大、原市政府法制办和市卫生行政部门认真总结《条例》实施经验与问题，对照国家相关法律政令，借鉴北京、深圳等地经验，着手对《条例》核心条款予以修正完善，使这座城市在控烟领域的地方性健康保护标准和建设亚洲现代医学中心城市及健康城市的发展目标吻合，与上海作为国际化、现代化大都市的文明卫生水平匹配，更为上海建设科创中心的城市发展目标服务，创造更有利于创新人才工作与生活的无烟健康环境。

上海市健康促进委员会把握契机，在上海市人大教科文卫委、法工委和原上海市政府法制办的切实帮助和专业指导下，加快推进《条例》修订调研，进行深入舆情收集和社会动员，使修法论证工作更务实、细致、周全。

三、上海的挑战："修订《条例》应尽快启动、尽快完成"

（一）通过媒体开展立法大讨论

在《条例》修订列入上海市人大常委会 5 年立法计划预备项目后，上海市健康促进委员会办公室就于 2014 年"世界无烟日"活动期间，通过《新闻晨报》《新民晚报》等影响力较大的都市报开展无烟立法大讨论，约请知名法学专家就《条例》修订中的难点、重点问题撰文阐述对策与观点，并把整个修订过程及面临的核心问题制作成电视片，向上海市人大常委会主要领导和上海市人大教科文卫委作专题汇报，听取并充分吸收上海市人大常委会领导的指示和意见。在广泛征求专家与市人大代表意见的基础上，起草并修改完善调研报告和《条例》修订草案。

（二）修法论证

1. 组织课题组实地调研

《条例》修订列入上海市人大常委会 2015 年立法计划预备项目之后，上海市健康促进委员会办公室、原上海市卫生计生委在上海市人大教科文卫委、原上海市政府法制办的指导和支持下，进一步加强修法论证工作。针对修订的核心条款，先后组织课题组实地调研机场、火车站取消吸烟室、实现全面禁烟的操作性，并与管理方充分沟通以建立共识。

2. 外地取经，听取专家的意见

2015 年 8 月，上海市健康促进委员会办公室、原上海市卫生计生委邀请上海市人大教科文卫委、原上海市政府法制办相关人员组成调研组，赴京学习无烟立法及执行经验，并邀请在京控烟领域专家研讨修订《条例》可行性。全国人大原内司委委员、中国政法大学终身教授应松年，中国协和医科大学教授、曾参与《公约》制定和中国缔约谈判的中国疾病预防控制中心原副主任杨功焕，以及原中国预防医学科学院院长王克安研究员、副院长吴宜群教授等 10 多位权威专家参与研讨；全国人大常委、教科文卫委副主任委员、原卫生部副部长、中国工程院院士王陇德虽因故未能到会，但专门转达书面意见。

与会专家的观点，铿锵有力：

第一，上海修订《条例》相当迫切。2016 年上海将承办第九届全球健康促进大会，在此之前通过修法、使《条例》更符合世界卫生组织《烟草控制框架公约》的要求，关乎上海城市形象乃至中国国家形象。

第二，上海修订《条例》已具备较强的可行性。上海作为国内率先实现地方控烟立法的城市，基础扎实，无烟立法具有很高的民意支持度，国内其他城市的立法和执法也为上海提供了可借鉴的经验。

第三，上海修订《条例》应尽快启动、尽快完成。鉴于国家层面控烟立法时间表不确定，上海修法不应等待全国立法，而应和北京共同承担为国家控烟立法提供经验的责任。在广泛调研基础上，课题组内部反复讨论，对立法论证报告及修订草案进行完善。

四、上海的方式：多渠道、全方位"融媒体倡导"

推进修法论证的过程中，上海市健康促进委员会办公室积极争取上海市 12345 市民服务热线领导小组的支持，使全市控烟投诉电话号码于 2015 年 3 月 1 日正式归并到这一平台上，既方便市民投诉，也方便对监管部门转处情况进行综合分析和评价。

2015 年、2016 年，上海市 12345 市民服务热线管理办公室两度对受理的控烟投诉咨询电话进行阶段性分析并提出工作建议，希望实现室内全面无烟立法。上海市健康促进委员会办公室还在宣传主管部门和新闻媒体支持下，开展多渠道、全方位的"融媒体倡导"。

上海电视台各主要电视频道从 2015 年"世界无烟日"起，持续投播以"无烟上海，您的支持很重要"为主题的 30 秒控烟公益视频，各区县有线电视台也频繁滚动投播。

上海电台在"934 公益报时"多个整点时间段连续数周投播主题公益广告，控烟大使、控烟志愿者、市人大代表联合倡导"手拉手做公益；无烟上海，您的支持很重要"。

电台"名医坐堂"栏目、"健康上海12320"在线访谈栏目分别推出专题，邀请控烟立法专家和戒烟门诊专家共同介绍无烟立法的迫切性和市民寻求戒烟支持的渠道。

上海电视台法治天地频道以北京最严"禁烟令"实施为切入点，专题介绍上海控烟策略及无烟立法重要性。

在我国卷烟税上调政策实施节点，通过东方财经电视频道的专题，由上海市健康促进委员会办公室与财税专家联合介绍控烟综合策略。

新华社上海分社以电视专题报道客观介绍上海依法控烟的进展与问题，以及修订《条例》、推进全面无烟环境立法的迫切性……

如此，力推"无烟上海"在法制轨道上再向前迈出一大步。

而在控烟修法推进的关键时刻，上海市人大常委会教科文卫委、原上海市政府法制办多次联合开展修法论证座谈会，邀请市人大代表、政协委员与会建言，邀请预防医学、社会学、行政法学、生命法学专家各抒己见，邀请各级控烟监管部门、管理相对方、行业协会代表等利益攸关方发表意见和建议。一切，都将"水到渠成"。

五、上海的创新：科学与民意"携手并进"

"开门立法"理念，贯穿于上海《条例》修订的全过程。

（一）获得舆论的支持

立法部门不仅邀请新闻媒体参与论证过程，而且通过媒体的采访报道，使社会各界围绕拟修订核心条款行使"发言权"，共同探讨"一千个无烟上海的理由"。

（二）市人大代表下基层开展民意调查

尤其难得的是，2016年，上海市人大常委会前所未有地组织800名市人大代表下基层开展民意调查，调查问卷分别围绕《上海市公共场所控制吸烟条例》和《上海市道路交通管理条例》这两部与百姓生活密切相关的法规拟修订的核心条款设置选项。每位代表带着10份问卷到对口联系的社区随机访谈社区管理部门、社区居民和入驻单位代表。据统计，这项大调查活动共回收有效问卷3千余份。其中，有90%以上的受访者支持上海市实施室内公共场所、室内工作场所全面禁烟的法规。[1]

（三）扎实的调研论证，为消除修法难点奠定基础

立法机制的创新探索和务实运行，使得更多体现科学与民意的意见成为推进上海控烟修法的"正能量"。

参加修法论证座谈会的上海市政协常委、君悦律师事务所主任胡光面对"机场能否取消吸烟室""旅馆客房是不是公共场所"等问题，直接发表个人意见；

参与修法论证的上海市人大常委会委员、时任上海市疾病预防控制中心主任吴凡面对"吸烟室通风设施能否有效消除二手烟"的不同声音，专门安排专业人员到虹桥机场、虹桥火车站和市中心某商务楼吸烟室开展实地监测，用充满说服力的本土数据向公众释疑，客观印证WHO观点：除了实施室内100%无烟政策，没有任何其他手段可以有效防止二手烟雾对非吸烟者的危害。

扎实的调研论证，为消除修法难点奠定基础。2016 年 10 月底，上海两大机场、三大火车站关闭所有吸烟室，全面禁止吸烟；而在机场和火车站的不同区域，接送旅客的大厅内外，宽大醒目的电子屏幕滚动播放着"二手烟，无形杀手"的公益视频，吸烟区的指导牌提示旅客和相关人员可以到户外指定区域吸烟。

2016 年 11 月 11 日，上海市人大常委会审议通过控烟条例修正案。

六、上海的坚定："没有例外，没有缓冲期"

2017 年 3 月 1 日，《条例》修正案生效实施主题宣传活动，在曾经举办 2010 年世博会的世博轴下举行。

（一）"一千个无烟上海的理由"主题歌唱遍上海

汇聚舆情民意的"一千个无烟上海的理由"，成为"无烟上海"主题歌的歌词；曾以书面提案推进控烟修法的著名男高音歌唱家迟立明，率上海音乐学院志愿者主唱旋律欢快的主题歌；参与控烟公益宣传的医学科普公众号"达医晓护"，组织由胸外科专家与男护师群体组合演绎的"医护版"主题歌；上海机场集团的志愿者带着他们根据控烟劝导经历创作的小品来到主题活动现场献演……

（二）地标物的"无烟上海"的公益广告

在上海，多元参与的社会倡导，让无烟理念"广而告之"。在浦东滨江的震旦大厦，在花旗大厦的"外滩之窗"，在中国金融信息中心的蓝宝石大屏，在浦西第一高楼北外滩的白玉兰广场，市民都可以看到闪亮的"无烟上海"——浦江两岸的申城地标共同亮灯祝福，近6000 次控烟公益广告展示的是上海控烟的强大决心，更是"无烟上海"的美丽愿景：让控烟行动成为多元参与的社会倡导，成为 2500 万市民街知巷闻的健康信念。

（三）无处不在创新普法宣传

《条例》经过修订，全市所有室内公共场所、室内工作场所和公共交通工具禁止吸烟，室外公共场所禁止吸烟的范围扩大。如何让市民群众清晰了解此次修订重点，上海市健康促进委员会组织设计开发视频、折页、海报、告知书、"一图看懂"提示帖，专题创作录制"无烟上海"主题歌《祈愿——一千个无烟上海的理由》，组织系统内全体工作人员、管辖机构和场所管理方、志愿者队伍、热线话务人员等，开展分级分类培训约 2 千余场，接受培训人员近 20 万人。150 万份禁烟标识，覆盖法定禁烟场所；320 万份"控烟劝导三步法"公益海报，张贴到全市居民区与楼道。全市重要区域 30 个地铁站、商业街区 267 处户外大屏、所有火车站和长途客运站、6 万辆出租车……

只要你在上海，你就能从这些无处不在的控烟公益视频或广告中，感受到"无烟上海"的势在必行——"没有例外，没有缓冲期"，这是上海的坚定！

【当事人感言】- 张辰

2016 年上海市人大常委会对标国际经验、立足市情，坚持科学立法、民主立法、开门立法，充分听取社会各方意见，妥善平衡各方需求，对室内公共场所、工作场所、公共交通工具全面禁烟作出了很好的制度设计，充分体现了世界卫生组织《烟草控制框架公约》提出的"全面保护"和"室内100%无烟"原则。作为一名立法人，我全程参与了控烟修法的过程，深深感到条例的出台只是第一步，法规的生命力在于执行。控烟是一项长期的艰巨的任务，一方面需要政府依法行政，不断加大执法力度；另一方面也要不断加强控烟条例的宣传，让法规深入人心；同时更为重要的是要发动社会方方面面的力量，凝聚共识，形成全社会共同参与控烟的社会氛围。

张辰：上海市人大常委会委员，上海市人大教科文卫委员会副主任委员，民进上海市委副主委。

社会倡导和共治，让无烟理念"广而告之"

——"一千个'无烟上海'的理由"造就
"一千个'无烟上海'的瞬间"

唐　琼　高晶蓉　崔元起　宋琼芳　陈　德　杨建军　顾希平　黄智勇　龚正阳

在浦东滨江的震旦大厦，在花旗大厦的"外滩之窗"，在中国金融信息中心的蓝宝石大屏，在浦西第一高楼北外滩的白玉兰广场，您都可以看到闪亮的"无烟上海"——浦江两岸的申城地标共同亮灯祝福（图1）。三年来，在黄浦江核心区域的两岸，近万次控烟公益广告展示的是上海控烟的强大决心，更是"无烟上海"的美丽愿景：让控烟行动成为多元参与的社会倡导，成为2400多万市民和国内外游客街知巷闻的健康信念。

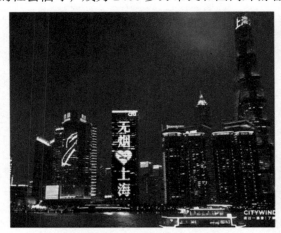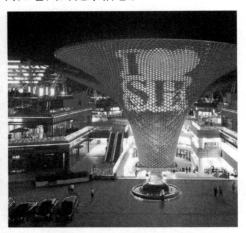
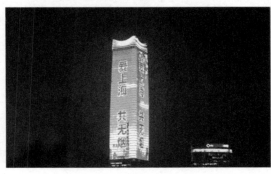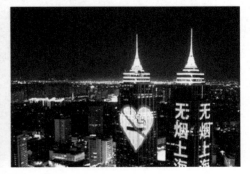

图 1　浦江两岸的申城地标共同亮灯祝福

2017 年 3 月 1 日，《上海市公共场所控制吸烟条例》（简称《条例》）修正案正式贯彻实施，"无烟上海"从此也迈入新的纪元。上海市人民政府获世界卫生组织 2017 年度世界无烟日奖（图2）。

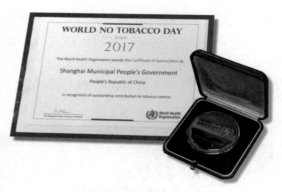

图 2　世界无烟日奖

一、"一千个'无烟上海'的理由"—营造修法的氛围

2016 年 3～9 月，为了配合《上海市公共场所控制吸烟条例》的修订，提高市民对《条例》的知晓度和支持率，营造全市开展控烟和社会共治的良好氛围，全市在线上和线下同步互动开展了"一千个'无烟上海'的理由"系列主题宣传活动。

（一）发起"一千个'无烟上海'的理由"的话题

健康上海 12320 和无烟上海官方微博（图 3）发起主题为"一千个无烟上海的理由"的微博话题，总共发布相关微博共计 500 余条，阅读量 1363.4 万人次，世界卫生组织、中国控烟协会等官方和专业机构、社会组织、科研院校、专家学者、知名公众人物及广大网友和市民积极参与和互动，参与讨论 1.1 万人次。

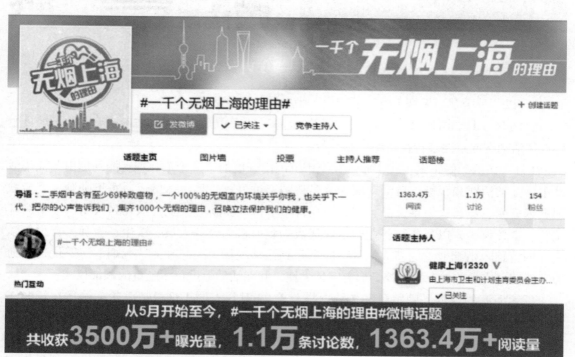

图 3　健康上海 12320、无烟上海官方微博上发起主题话题

（二）征集"一千个'无烟上海'的理由"

自 2016 年 3 月起通过上海发布、健康上海 12320、无烟上海官微等线上线下媒体平台和主题活动，在全市范围内开展"一千个'无烟上海'的理由"征集活动。在线下，自3月份起在全市各行各业中开展征集"一千个'无烟上海'的理由"主题活动；5月起在全市大中小学生中开展"爱上无烟校园的一千个理由"征集活动；拍摄《一千个无烟上海的理由》主题宣传片；在喜马拉雅FM《控烟之声》专栏开设《一千个无烟上海的理由》专题节目。（图4）

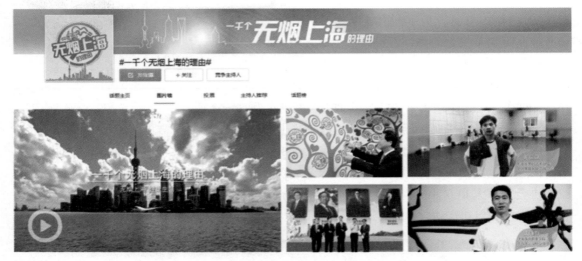

图4 《一千个无烟上海的理由》主题宣传片

（三）我为"无烟上海"来代言

1. 以"一千个'无烟上海'的理由"为主题的宣传活动

2016年5月28日，以"一千个'无烟上海'的理由"为主题的2016年世界无烟日主题宣传活动在南京路步行街世纪广场举行。

3月《条例》修正案正式实施。在全市范围内开展的"一千个无烟上海的理由"征集活动中，互动活跃和积极支持活动的如著名舞蹈家黄豆豆、乒乓球奥运冠军王励勤、著名歌唱家迟立明、奥运火炬手金晶、东方卫视首席主持人骆新等沪上公众知名人士、三甲医院院长、学校校长，以及各行各业的市民代表如政府机关公务人员、医生、教师、青少年学生和即将踏入婚姻殿堂的新人们等，应邀来到活动现场，一起来为"无烟上海"代言和助力，他们也成为首批上海市控烟形象宣传大使，并在活动上进行了隆重的颁证仪式。

延续上海的控烟品牌特色和传统，搭载着22对新人的无烟爱情游轮，徜徉在黄浦江上；在中华商业第一街南京路步行街，新人们庄重承诺拒绝烟草，发布彼此的爱情宣言；在集体婚礼仪式中，由控烟形象宣传大使和新人们共同领衔，将写有"无烟上海"理由的"甜蜜果实"依次贴上控烟的"希望之树"，用实际行动向全社会呼吁远离烟草，倡导无烟环境，享受健康美好生活！

2. "无烟上海"线上线下公益主题跑

"一千个'无烟上海'的理由"就是为了迈向无烟新生活和跑向更健康的明天，2016年世界无烟日前后，分别在线上和线下组织开展了"无烟上海"公益主题跑，广大市民和"跑友"积极参与，用健康向上的实际行动支持和声援"无烟上海"。

二、"无烟上海"主题歌的创作与传播——营造全社会参与控烟的氛围

"没有例外，没有缓冲期"，这是上海的坚定！

《条例》经过修订，全市所有室内公共场所、室内工作场所和公共交通工具禁止吸烟，室外公共场所禁止吸烟的范围扩大。如何让市民群众清晰了解此次修订重点？上海市健康促进委员会组织设计开发视频、折页、海报、告知书、"一图看懂"提示帖；创作录制"无烟上海"主题歌《祈愿——一千个无烟上海的理由》；组织系统内全体工作人员、管辖机构和场所管理方、志愿者队伍、12345 热线咨询员等，开展了分级分类培训约 2 千余场，接受培训人员近 20 万人次。

（一）"无烟上海"主题歌——《祈愿——一千个无烟上海的理由》诞生与传唱

1. 《祈愿——一千个无烟上海的理由》控烟大使版

2017 年初，在《条例》正式生效前，汇聚舆情民意的"一千个无烟上海的理由"，成为"无烟上海"主题歌的内涵。2017 年 3 月 1 日，《条例》修正案生效实施主题宣传活动在曾经举办 2010 年"无烟世博"的世博轴上的中国馆前举行。曾经以书面提案推进控烟修法的著名男高音歌唱家、上海市控烟形象大使迟立明率上海音乐学院学生志愿者周可人等共同演绎旋律欢快的"无烟上海"主题歌。（图 5）

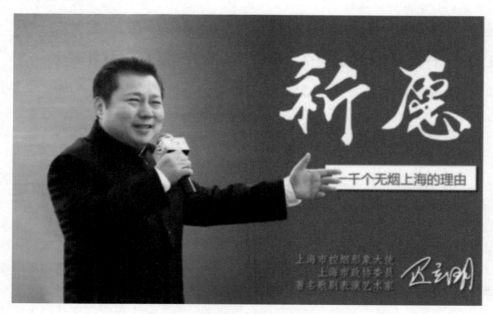

图 5　著名歌剧表演艺术家迟立明领衔演唱

2. 《祈愿——一千个无烟上海的理由》医护版

5.31 "世界无烟日"全市主题活动现场又诞生了上海市卫生健康系统的医护版《祈愿》，

由沪上知名健康科普团队"达医晓护"策划、上海市肺科医院胸外科副主任赵晓刚副教授领衔全市部分三甲医院的9位男护师（士）组合共同演绎。

3.《祈愿——一千个无烟上海的理由》市民传唱版

2017年7～12月开展了"无烟上海"主题歌《祈愿》的市民传唱和征集活动，受到了全社会的广泛关注和积极参与，共征集到全市各单位和个人推荐报送的作品124个，并在2018年5.31世界无烟日于中华艺术宫举办的市级主题宣传活动上进行了隆重的颁奖仪式和市民传唱版无烟上海主题歌的首发仪式。（图6）

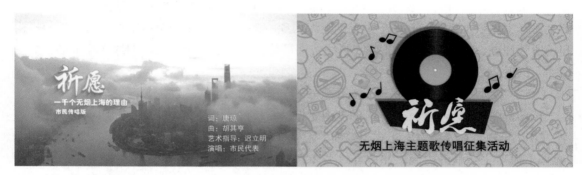

图6 《祈愿——一千个无烟上海的理由》"无烟上海"主题歌征集活动

之后，控烟大使版、医护版、市民传唱版3个版本的"无烟上海"主题歌《祈愿》，在全市各层面的控烟及健康教育主题活动及宣传中广为使用，为"无烟上海"社会倡导及全社会参与控烟的氛围营造，起到了积极的推动作用。

三、"一千个无烟上海的理由"造就"一千个无烟上海的瞬间"

2019年3月1日，《条例》实施两周年之际，上海市健康促进委员会发布《控烟状况白皮书》。《控烟状况白皮书》详实的内容及丰富的数据显示，全市各级健康促进委员会依托多部门联合监管机制，强化社会共治，"一千个'无烟上海'的理由"，逐渐造就"一千个'无烟上海'的美好瞬间"。[1]

1. 上海市各级健促委联合同级控烟监管部门多措并举，坚持集中执法与常态监管相结合。不断探索控烟"新招"。

2. 把握3月1日《条例》修正案贯彻实施一周年和"5·31"世界无烟日等节点，围绕中国国际进口博览会期间控烟保障，针对入冬后室内吸烟现象回潮情况，先后4次精心组织专项执法周活动，聚焦市12345热线受理投诉件和志愿者巡查发现控烟违规问题集中的场所加大执法检查力度，跟进控烟投诉的处理反馈。[2]

3. 上海市健促委组织专业力量对各级各类机关、卫生计生单位定期开展无烟环境督导，共抽查市政府、区政府、镇政府集中办公场所9种类型、2585个室内点位。暗访本市卫生健康系统各级各类单位共132家。通过对控烟状况打分"排名"、对查现问题通报"点名"，切实推进政府机关和卫生健康系统当好无烟环境建设表率。[1]

4. 全市各级健促委重视发挥实名制控烟志愿者和部分行业监督队伍的合力，聚焦控烟难点和"问题"场所组织巡查劝导，坚持推行以社会监督与行政监管联动为特点的《控烟执法建议书》制度。2018年，全市控烟志愿者共检查公共场所73817户（次），向监管部门提出处罚建议830例，86.6%得到采纳。[2]

5. 2018年9月，上海市健促委委托上海市健康促进中心开展《条例》实施情况监测。共监测16个区的1771个场所，调查场所人员3.3万余名。[2]

结果显示：场所控烟状况进一步改善；场所内吸烟发生率进一步降低；场所工作人员对烟草烟雾危害知识知晓率有所提高；无烟理念倡导广拓渠道，明察暗访力推控烟共治。[2]

四、建设永久的"无烟上海"

（一）继续推进全市无烟（示范）单位建设

各级健促办把无烟示范单位建成与否作为健康促进场所创建的"门槛"条件，并依托行业协会继续推进全市无烟（示范）单位建设，对复审不合格单位实行退出机制，截至2018年底，全市无烟（示范）示范单位已达2580家。违法吸烟发生率保持下降态势，无烟上海任重道远。

（二）强化无烟理念倡导

1. 提供技术支持

上海市各级健促委和健康促进专业机构因人而异强化无烟理念倡导，因地制宜深化无烟环境共治。上海市健促委、上海市卫生健康委面向社会各界征集了一批传播形式新颖多样的优秀控烟资料，（图7~图8）为各类无烟理念倡导活动提供技术支持。

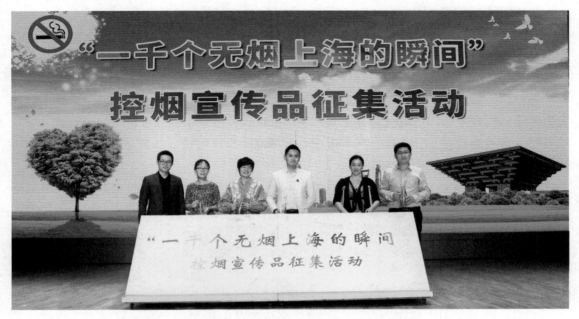

图7　"一千个无烟上海的瞬间"之控烟宣传品征集活动

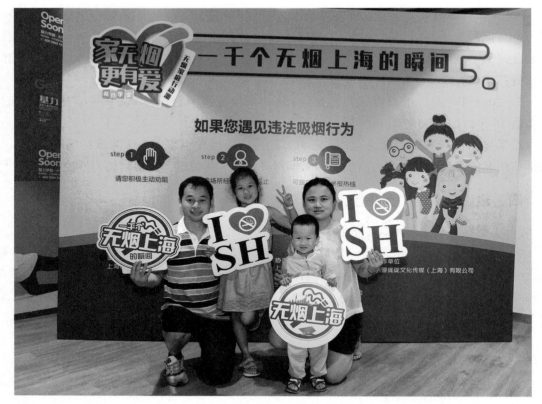

图 8　无烟家庭行动派亲子活动

2. 见缝插针择机宣传

利用元旦、春节等节假日，结合《条例》核心信息开展"送烟等于送危害"为主题的无烟理念系列倡导，并利用 12320 短信平台向市民发送《条例》核心信息和控烟提示。

3. 不断拓展全市控烟公益宣传阵地

以"二手烟，无形杀手"为核心科普信息的控烟公益广告于去年"5·31"世界无烟日前后持续一周在上海广播电视台各主要电视频道投放；全年在电视台新闻综合频道、东方明珠移动电视总投播 4 千余次，在本市中心城区商圈、住宅楼等各类室内外电子屏幕和 8 千余辆出租车后窗媒介总投播 228 万余次。

4. 控烟"重灾区"和一些场所"回潮"现象不容忽视，必须完善社会共治。始终坚持"场所自律、行政监管、人大督导、社会监督、专业监测、舆情评价"等"六位一体"推进机制，同时充分发挥控烟志愿者的社会监督作用，才能把控烟长效管理机制落到实处。

无烟上海，任重道远，需要全社会同心协力，携手共建！

【当事人感言】- 唐琼

无烟法律的贯彻实施能否有效，关键看相应的社会倡导是否真正有效。我们设计了大量让广大公众有兴趣、有热情、有能力参与其中的无烟理念倡导活动，想方设法争取社会成员提供各类公益宣传资源，使得整个控烟倡导活动成为全体社会成员共同参与的一台"大戏"，每个人都成为无烟上海的实践者、见证者、推动者，乐享并珍惜无烟实践成果。

唐琼： 上海市计划生育协会秘书处处长，上海市预防医学会常务理事。长期从事爱国卫生和健康城市建设工作，曾于 2010 年 2 月～2019 年 3 月任上海市健康促进委员会办公室副主任，具体负责控烟工作的组织管理，全程参与"无烟世博"和上海控烟条例修订及贯彻实施工作。

信息来源

【1】上海市公共场所控烟状况白皮书发布：去年违法吸烟率下降 0.9%，部分场所有"回潮"，上观新闻，2019 年 3 月 1 日，http://www.catcprc.org.cn/index.aspx?menuid=4&type=articleinfo&lanmuid=8&infoid=11132&language=cn。

【2】无烟上海 携手共建《2018 年度上海市公共场所控烟状况》白皮书发布，央广网，2019 年 3 月 1 日，http://www.cnr.cn/shanghai/tt/20190301/t20190301_524527064.shtml。

《杭州市公共场所控制吸烟条例》修订之路

——从八大硬伤到八大亮点

杨　杰　吴宜群

一、背景

2009 年，杭州在全国颁布《杭州市公共场所控制吸烟条例》（以下简称《条例》）（2010年 3 月 1 日正式实施），迄今已近 10 年，是国内较早开展控烟立法的城市之一。

2009 年《条例》明确规定医疗机构的医疗活动场所、托儿所、各类学校室内活动区域等十类公共场所禁止吸烟，规定歌舞、游艺娱乐场所的服务区域，公交车、火车、飞机等候区域或售票区域，机关、社会团体、事业单位的办公室，商店（场）、超市、商品交易市场的营业区域等九类公共场所可以设置吸烟区。[1]

尽管《条例》有许多缺陷，但杭州控烟工作一直持续扎实推进。随着依法控烟实践的推进，2009 年《条例》的不足之处逐渐显现，给杭州市国际大都市形象造成的不好影响。

杭州市人大代表、政协委员连续多年联名提出要求对 2009 年《条例》进行修改，以加大控烟力度（图 1）。控烟专业人士和监督主管部门也要求进一步推进本市控烟工作及健康杭州建设。公众对烟草危害的认识逐步提高，对健康的需求日益增长，修改 2009 年《条例》的呼声越来越高。

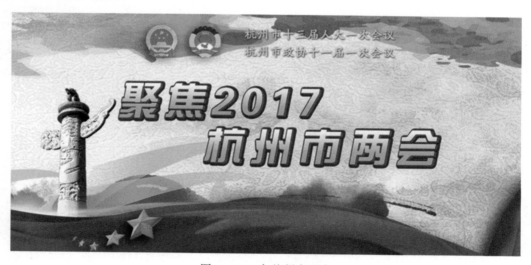

图 1　2017 年杭州市两会

二、杭州一则还未出台的控烟条例，引起了很多人关注

（一）公开征求《杭州市公共场所控制吸烟条例》（修改草案）的意见

2018 年 1 月 22 日，杭州市人民政府法制办在其官网上发布一则公告：公开征求《杭州市公共场所控制吸烟条例》（修改草案）意见。其中一条新内容是，"室内工作场所、室内公共场所和公共交通工具内禁止吸烟"，此项修改的理由和依据是：对照国内先进城市，推进城市国际化，落实世界卫生组织《烟草控制框架公约》与国家有关公共场所、室内场所全面禁烟规定。让公众及各界为杭州市点赞。[1]

（二）公开征求《修改〈杭州市公共场所控制吸烟条例〉的决定（草案）》意见

2018 年 4 月份，杭州市十三届人大常委会第十一次会议召开，5 月 15 日，杭州市人大官网上发布，关于公开征求《关于修改〈杭州市公共场所控制吸烟条例〉的决定（草案）》（以下简称草案）意见的公告。

在这份公开的草案文本中，此前有关室内公共场所禁止吸烟的内容不见了，代之的依旧是 2009 年《条例》的关于禁烟场所的主要条款。删除了此前征求意见稿中受到外界褒扬的"室内公共场所、工作场所全面禁烟"，而列举出办公、餐饮等 9 大公共场所允许设置室内吸烟区或者吸烟室。

（三）多方质疑：

1. 控烟专家指出《杭州市公共场所控制吸烟条例（修改草案）》八大硬伤：

1）与 2010 年实施的《杭州市公共场所控制吸烟条例》比较，禁烟范围没有进步，与《公约》要求严重不符。与 8 年前相比，室内公共场所、室内工作场所和公共交通工具禁止吸烟没有进步！与已经立法的 20 个较大城市控烟法规比较处于落后的地位，与杭州市的社会、经济、文化、健康发展的理念严重不符。

2）"医疗机构的医疗活动场所"室内环境禁止吸烟，是否包括了全部的医疗卫生机构值得商榷。该条款也与《国家卫生计生委办公厅关于进一步加强控烟履约工作的通知》的精神相违背。通知明确规定"无烟卫生计生机构"的标准为室内场所全面无烟，而不仅仅为医疗机构的医疗活动场所。

3）学校没有全面禁烟与"教育部办公厅、卫生部办公厅关于进一步加强学校控烟工作的意见"冲突。意见明确指出校园内禁止吸烟，而修改草案对于学校的禁烟范围为"各类学校、教育培训机构的室内教学活动场所、食堂、学生宿舍及青少年活动场所的室内活动区域"，显然没有包含了校园内所有的区域。

4）政府办公楼及办公场所室内环境没有全面禁烟与"关于领导干部带头在公共场所禁烟有关事项的通知"冲突。通知明确指出，"要把各级党政机关建成无烟机关"，而"无烟机关"通常可以理解为整个办公楼内是禁烟的，而不仅仅办公室部分禁止吸烟。

5）互联网上网服务营业场所的营业区域允许设置吸烟室与《互联网上网服务营业场所管理条例》冲突。该条例第二十四条第一款规定：禁止明火照明和吸烟并悬挂禁止吸烟标志。上位法做了非常明确的规定，杭州控烟条例是否有充足的理由不遵守。

6）与"健康中国 2030 规划纲要"的理念不符。"健康中国 2030 规划纲要"明确指出，"全面推进控烟履约，加大控烟力度"，"积极推进无烟环境建设，强化公共场所控烟监督执法。推进公共场所禁烟工作，逐步实现室内公共场所全面禁烟。领导干部要带头在公共场所禁烟，把党政机关建成无烟机关。"而该修改草案对大部分公共场所和政府办公场所都没有规定全面禁烟，与"健康中国战略"的理念严重不符。

7）对公众的意见完全不采纳，公众的依从性会受到影响。《杭州市公共场所控制吸烟条例（修改草案）》与前一段时间的征求意见稿相差甚远，是反映了公众的意见，还受到某些影响的结果？对公众的意见不遵从，公众也会对该条例不依从，最终会导致该条例的法律效力大打折扣，法律的生命力也会大大地降低。

8）对餐饮场所的禁烟规定不明确，而且与《公共场所卫生管理条例实施细则》第 18 条"室内公共场所禁止吸烟"的规定相冲突。

2. 控烟组织质疑

1）控烟专家认为修改草案是"开倒车"，对杭州此举感到"意外"和"吃惊"，认为既然如此，不如不修。100% 室内全面禁烟在中国是可以做到的，北京、上海和深圳的控烟条例都证明了这一点，若杭州控烟条例允许例外，将重挫这些城市多年的控烟努力。实施了 8 年的条例，修订还修成这样，呼吁杭州向正在立法的西安学习！[2]

2）向杭州市人大法工委发出公开信。2018 年 6 月 6 日，中国控烟协会和新探健康发展研究中心专家在北京召开发布会，集体向杭州市人大法工委发出公开信，呼吁取消"在室内公共场所和室内工作场所设吸烟室"的条例。中国控烟协会和新探健康发展研究中心专家指出，此稿与前一稿相比，不仅没有进步，反而是倒退。公开信称，《公约》第 5.3 条指出，在制定和实施烟草控制方面的公共卫生政策时，各缔约方应根据国家法律采取行动，防止这些政策受烟草业的商业和其他既得利益的影响。"这次市政府提请市人大审议的文本出现如此重大的改动，究竟是什么原因？是否有烟草业的干扰或是个别领导意见的影响？对此，杭州市政府有责任向市人民代表大会常务委员应作出合理的解释。"[2]

杭州市是国际城市，城市形象十分重要，应该在控烟立法、创建无烟城市方面走在全国前列。如果继续坚持出台允许在室内公共场所和室内工作场所设吸烟室的条例，将成为不光彩的记录。

公开信建议，将条例第五条修改为"室内工作场所、室内公共场所和公共交通工具内禁止吸烟。"将有关禁止吸烟范围的第六条扩大到托幼机构、中小学校、青少年宫、体育健身场馆、妇幼保健机构等四类区域禁止吸烟。[2]

3. 中国城市控烟立法研讨会在杭州举办

为推动我国城市控烟立法，在杭州市修订控烟法规的关键时期，中国疾病预防控制中心于 2018 年 7 月 19 ~ 20 日在浙江杭州举办了"中国城市控烟立法研讨会"。来自世界卫生组织驻华代表处、中国控制吸烟协会、北京市控制吸烟协会、西安市政府法制办、新探健康发展研究中心、浙江省疾病预防控制中心、杭州市卫生计生委、杭州市疾病预防控制中心、杭州市卫生计生监督所，等有关专家和代表等共计 40 余人参加了研讨会。

会议分享了国际控烟立法、执法及防控电子烟政策等的最新进展，讨论了我国城市控烟立法和执法现状和问题，分享了北京市、西安市控烟立法经验，对控烟关注的焦点问题，例如宾馆执法难问题、烟草业干扰问题、吸烟室不能有效防止二手烟危害等进行了比较深入的讨论。对杭州市的修法工作，与会代表也提出了中肯的建议，希望新修订的《杭州市公共场所控制吸烟条例》能够符合《公约》的要求。[3]

（四）应对禁烟范围质疑不同的解释

从 2008 年杭州控烟条例几经修改、征求意见，虽通过审议但始终未有定论，"悬而未决"。据新浪舆情通统计，在 4 月 26 日至 6 月 10 日，相关此事的全网舆情信息量达到 4728 条，其中敏感信息占比达到 28.28%，也说明杭州修改控烟条例引发一定的争议和分歧。[4]

1. 政府部门

记者致电杭州市人大法制工作委员时，对方表示这个条例草案其实在提交到人大时，就已经没有"公共场所全面禁止吸烟"的内容。考虑到条例执行的可操作性和有效性，经反复研究，将本次修改的重点定为解决执法难、法律责任过轻和威慑力不足的问题。[5]

2. 人大代表

杭州市人大教育科学文化卫生委员会也对修订草案有一份审议报告。这份报告认为现行的《条例》在适用范围、禁烟范围、处罚力度等方面明显落后于北京、上海、广州、深圳等城市，与《公约》的要求和国家有关规定也不相一致。[5]

3. 公众的意见

1）反对的观点：以退为进事半功倍。控制吸烟不等于全面禁烟，条例允许室内设置吸烟区彰显法规的人性化。既然全面无烟化目前尚难以实现，那么设置吸烟区便是以退为进，反倒有利于渐进式控烟，凡事只有从实际出发，才会取得最佳效果。

公共场所禁烟要堵也要疏，因为烟民的冲动性较强、原罪感较差，没地方抽烟时就有可能躲到厕所、楼梯间抽烟，因此既要加大对公共场所抽烟的约束，也要提供一些缓冲区，此举貌似为公共场所禁烟开了道口子，实则有效缓解了禁烟的执法强度，也消除了执法盲区。[6]

南理工大学政府绩效评价中心主任郑方辉却表示：尽管全面禁烟是大趋势，但鉴于吸烟人群庞大、习惯难改，各地执行工作并不尽如人意，"如果不能保证做到，立法上就不要那么激进，否则会出现选择性执法等情况。"郑方辉说，关于控烟条例的修改，需要一个宣传引导过程，法律能够起引导作用，因而不能脱离实际太多。[6]

2）支持的观点：制定公共场所控烟条例，不能罔顾"公共"二字的基本含义，更不能为少数吸烟者的一时之快，绑架了大多数人的健康。

在我国烟民众多的大环境下，公共场所要全面控烟确实有很大的难度，但是这并不是设置"吸烟区"的理由，只有严格划清公共行为的边界才能培养真正的公民意识。虽然在控烟一事上"理想丰满而现实骨感"，也要想办法坚定地走下去，因为此事一有议价空间就将功亏一篑。[6]

要真正做到室内公共场所全面无烟化，的确要付出巨大的执法成本，但若要建立一个个完全隔绝烟雾扩散的吸烟区，其成本也不可低估，更何况从目前的技术角度而言，几乎难以彻底消除烟雾带来的危害。鉴于公共场所全面无烟化已成为越来越多城市的共识，不妨多借鉴国外城市有益的先进经验，并加大公共道德压力和执法部门的监管力量，才是治标又治本之道。

作为国际化的大都市，室内公共场所全面禁烟，西安做到了，杭州没有理由不能做到！

烟草业的观点：需求是无法被消灭的，也无法被行政手段所压制，压抑力度过大反而会产生报复性反弹。在大众普遍认识到烟草对健康有害的今天，社会作为一种调节机能而对吸烟场所进行一定的限制本无可厚非，但是一刀切的禁烟方式是对一部分人的权利的一种侵权和剥夺……[7]

三、开门立法凝聚社会共识——新法诞生

《条例草案》经过市人大常委会第一次审议后，市人大法制委员会广泛征求各方意见，听取政协委员、专家对条例草案的意见建议，赴区县人大、街道社区代表联络站召开座谈会听取意见建议，向市人大常委会立法咨询委员会、各区、县（市）人大常委会、人大立法基层联系点和市人大代表征求意见，反复征求有关部门意见，在杭州人大网、杭州人大发布上公开向社会征求意见。[8]

通过开门立法，积极采纳各方意见，达到了凝聚社会共识的目的，立法的过程也变成了普法宣传的过程，有利于法规公布后的实施。2018年1月21日杭州市人民政府办公厅下发关于贯彻实施《杭州市公共场所控制吸烟条例》的通知（杭政办函〔2018〕157号）（简称《条例（新）》）。（图2）通知对《条例（新）》部分内容进行了细化，对如何深入贯彻实施控烟工作进行了布置。[9]

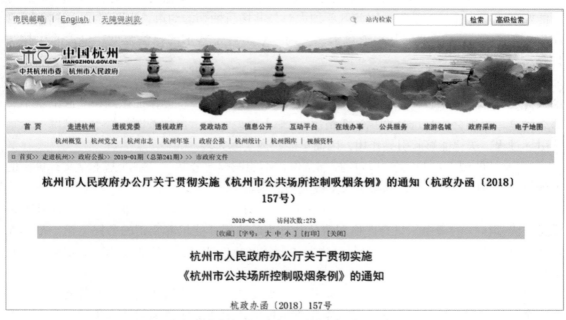

图2　杭州市政府办公厅文件（杭政办函〔2018〕157号）

此次最新"控烟令"跟之前相比，有几个明显的变化，主要体现在以下八大亮点：[7]

1.《条例（新）》扩大了法律适用范围

将原《条例》规定的适用于"杭州市市区和县（市）政府所在地城镇范围"扩大到"杭州市行政区域内"。

2.《条例（新）》扩大了禁烟吸烟场所范围，明确了室内公共场所全面禁烟的时间表

《条例》明确规定室内公共场所、室内工作场所、公共交通工具内禁止吸烟，部分公共场所如托儿所、幼儿园、中小学校、妇幼保健院、儿童医院等的室外区域也要禁止吸烟。部分限制吸烟场所2021年12月31日后，第19届亚运会举办之年起，限制吸烟场所将禁止吸烟也要实现禁止吸烟。与原《条例》相比，《条例（新）》在实现全面禁烟的道路上迈出一大步。

3.《条例（新）》改变了控烟的监管模式

《条例（新）》采用了多部门监管模式。规定教育、文化、旅游、体育、交通运输、公安机关等多部门在各自行业或者领域内实施控制吸烟工作的监督管理工作，改变了原来卫生行政部门一家负责控烟监管的模式，增强了执法力量。

4.《条例（新）》增加了控制吸烟措施

《条例》规定政府以及有关部门加强控制吸烟公益宣传，鼓励支持志愿者组织和志愿者开展有关活动。

5.《条例（新）》完善了法律责任

对个人在禁止吸烟场所吸烟的行为，《条例》规定责令立即改正，可以处五十元罚款；拒不改正的，处二百元罚款；对场所经营者、管理者未履行控烟职责的，责令限期改正，可以处二千元以上二万元以下罚款。此外，还对向未成年人销售烟草制品等行为加大了处罚力度。简化了执法程序，提高了执法效率。

6.《条例（新）》强调禁止广告促销和赞助

《条例（新）》禁止各种形式的烟草促销、赞助活动，禁止通过自动售货机或者信息网络销售烟草制品，在各类公务和大型公共活动中不得提供、使用或者赠予烟草制品。

7.《条例（新）》将有害电子烟同时纳入禁烟范围，起到很好的示范作用

《条例（新）》明确将吸烟的定义为，"吸入、呼出烟草的烟雾或有害电子烟气雾，以及持有点燃的烟草制品"的行为。

8.《条例（新）》鼓励健康维权

《条例（新）》规定，禁烟场所必须设置明显的禁烟标识，如果发现有人吸烟，确定该场所属于禁烟场所后，可要求吸烟者立刻停止吸烟或者离开该场所。如果不听劝阻，市民可以拨打市长公开电话"12345"投诉举报，市长公开电话登记受理投诉后将按照控烟监管职责分工，移交相应的控烟监管部门处置。

四、结语

韦庄词云："人人尽说江南好，游人只合江南老。春水碧于天，画船听雨眠。"这实在是

令人心旌摇荡的意境。"上有天堂，下有苏杭"，杭州的美是祖先留给我们的宝贝，环境美并非只是西湖的断桥残雪、三潭映月……更重要的是生态的美、人们生存的环境美。今天，修订后《杭州市公共场所控制吸烟条例》诞生快半年了，相信杭州市的居民和外来游客，在欣赏杭州美景的同时也能分享无烟杭州的惬意。

推动上海修法时，有人说，烟（到处吸烟）、狗（到处遛狗）、炮（烟花爆竹）三件最难管理的事情中的炮（烟花爆竹）能管好，烟（到处吸烟）还管不好吗？上海做到了，新修的法规做到了室内公共场所全面无烟。

近两年，杭州市率先实现机动车经过斑马线前要礼让行人，这不仅是一项社会公德，更是一项明文规定的法律责任和义务。

礼让斑马线、尊重行人、以人为本，反映的不仅是驾驶人的素质，折射的更是城市文明和汽车文明，斑马线是文明线。

我们有理由相信，修订后的《杭州市公共场所控制吸烟条例》将会是杭州文明的另一条"斑马线"！

信息来源

【1】杭州修订《杭州市公共场所控制吸烟条例》推动控制吸烟工作再上新台阶，杭州网，2018 年 08 月 22 日，http：//hznews.hangzhou.com.cn/xinzheng/yaolan/content/2018-08/22/content_7055475.htm。

【2】专家呼吁：杭州公共场所控制吸烟条例不能开倒车，中国青年报，http：//baijiahao.baidu.com/s?id=1602668812063902012&wfr=spider&for=p。

【3】中国城市控烟立法研讨会在杭州召开，中国 CDC 网站，2018 年 08 月 03 日，http：//www.notc.org.cn/gzdt/201808/t20180803_189445.html。

【4】政务舆情监测：杭州控烟修法为何进退维谷？，2018 年 07 月 06 日，https：//www.yqt365.com/oldDetails.action?searchFrom=3&needFaq=347。

【5】杭州"全面禁烟"被指"保守"，专家提醒：重在执行！，今日头条，2018 年 06 月 19 日，http：//www.fllo.cn/politics/201806/23437.html。

【6】浙江杭州公共场所控烟条例修改会弱化公共场所无烟化吗？，烟悦网，2018 年 5 月 17 日，https：//bbs.yanyue.cn/thread-588791-1-1.html。

【7】烟草业：杭州控烟令允许室内设置吸烟区，是理性进步而非倒退！烟民在线公众号，2018 年 06 月 25 日，http：//www.tobaccochina.com/shidian/jiushils/20186/201862216453_770256.shtml。

【8】杭州控烟立法再逆转罚款看齐北上深，财新网，2018 年 08 月 23 日，http：//china.caixin.com/2018-08-23/101317935.html。

【9】杭州的斑马线前几乎所有的车辆都能文明礼让行人呢？，杭州网，2018-12-27，http：//auto.zjol.com.cn/zjcw/jtjs/201812/t20181227_9094615.shtml。

建设无烟丝绸之路新起点
——控烟立法的西安实践

白正谊

2018 年 10 月 29 日上午，《西安市控制吸烟管理办法》实施启动仪式暨宣传活动在西安曲江大明宫国家遗址公园举行。随后，世界卫生组织官网报道中出现了如下一段话：

"世界卫生组织今天与西安市政府在一起庆祝《西安市控制吸烟管理办法》将于 2018 年 11 月 1 日起正式施行。届时，西安市所有室内公共场所将实现全面无烟。世卫组织祝贺西安取得的这一重大胜利，并呼吁丝绸之路沿线的其他城市以西安为榜样。过去一千年来，西安作为丝绸之路的起点，在贸易与经济领域发挥着至关重要的作用。而现在，西安在健康领域的领导力也将鼓舞其他城市。让我们呼吁丝绸之路沿线的其他城市一起紧跟西安的步伐，在 2020 年之前建设无烟丝绸之路！"

回顾西安市的控烟立法工作，从动议到纳入立法计划直至制定出台，其间过程曲折但总体推进有力。

我们始终不渝地坚持和执着，一方面是基于人们健康理念的提升，对公共场所控烟的呼声越来越高，需要通过立法对公共场所的吸烟行为予以约束，保障公众不受二手烟危害。另一方面，是基于我们的双重认识：控烟立法即是重要的健康工程，也是重要的文明工程，需要通过立法实现健康和文明的双重目标。

西安，作为世界著名古都、历史文化名城和重点旅游城市，尤其是在新的时代背景下作为丝绸之路新起点城市，无论是促进和保障市民健康，还是提升城市文明，都有必要在控烟立法上走在前面，这也契合我们建设健康西安、文明西安、品质西安和国际化大都市的需要。

从 2015 年西安市无烟城市项目创建活动开始，历时三年。为了顺利推进西安控烟立法，我们采取了一些行之有效的独特方法，主要体现在以下几方面：

一、积极发挥政府法制工作部门主导作用

市政府法制办作为政府立法的组织者，对于一般的立法项目，主要采取的是征集立法计划、确定纳入计划、相关职能部门起草、法制办审改的流程模式。法制办的职责通常以组织、督促为主，一般不直接负责前期起草。但是西安市面对的现实情况是，控烟工作的名义责任单位爱卫办没有设在卫计委，而设在了城管执法局，而城管执法局与卫计委均表示控烟立法前期起草工作他们难以独立承担，特别是难以有效协调其他部门，影响立法进

度和立法效果。基于此，以及对可能出现问题的预判，经法制办、卫计委和城管执法局三方协商，按照"重要的行政管理法规由政府法制机构起草"的思路，同意由法制办牵头，将控烟立法的主导权放在法制办，从控烟立法立项、前期准备、初稿起草，法制办即在一线亲力亲为，又随时组织协调和指导。

2016年4月，为加快立法进程，市法制办商城管执法局和卫计委，正式成立立法工作组，负责组织调研、起草、论证等工作。事实证明，法制办作为中立于各相关行政职能部门的一方，地位比较超脱；在立法过程中更利于上下左右的汇报、沟通和协调；对社会各界的呼声，也更便于回应。例如，在草案征求部门意见过程中，有些部门基于各种原因不愿承担相应责任，对某些内容提出了反对意见，如果让卫计委或城管执法局出面反驳，会出现扯皮现象，而由法制办依法依实际予以协调处理，相关部门的抵触情绪就较小。再如，烟草专卖部门当初提出了近十条不同意见，并通过市政府正式向法制办递交了书面材料，法制办当面向他们一一申明大义，说明理由，最终没有采纳其意见。

草案起草过程中，在法制办的主导下，召开了多次征求意见会和专家论证会。对一些关键问题，比如室内是否全面禁烟、经营性场所室内全面禁烟是否设立缓冲期等问题还召开了立法听证会，听取各方意见。通过这些形式，一方面宣传了我们的控烟立法，形成了良好的社会舆论。另一方面，也在社会公众参与讨论中凝聚了共识，为政府决策提供了有力的支撑。可以说，正是因为一开始在立法起草阶段确定了法制办的牵头和主导作用，西安市的控烟立法工作得以有序展开和有力推动。

二、呼应"烟头革命"顺势而为

2016年岁末，西安市委书记王永康在一次社区调研时，提出了要抓好"烟头革命"，并带头到城墙上和一些重要景点街区捡拾烟头。

一个城市的卫生环境是城市的脸面，也是城市文明的重要标志。烟头虽小，影响的却是整个城市的文明形象。但烟头治理单靠捡拾事倍功半且效果有限，最终还是要靠在制度规范下人们养成良好习惯，从而在源头上予以减少和遏制。好风凭借力，利用"烟头革命"的契机，坚定通过立法推动市民少抽烟、戒掉烟、和室内公共场所禁烟，日复一日，逐渐培育起人们的文明意识、养成文明习惯，就能真正实现"烟头不落地、西安更美丽"。我们在随后推进控烟立法的过程中，有意将立法进程与"烟头革命"对接，把公共场所控烟作为"烟头革命"的必然延伸，让人们把立法控烟视为落实"烟头革命"的切实行动。

我们认为，提出"烟头革命"的主旨虽说是治理已经产生的烟头，让烟头去它该去的地方，但这项工作在客观上也对规范公共场所吸烟行为，减少随意吸烟提出了要求，立法控烟也就是从源头上对烟头的一场"革命"。通过立法建立起稳定长效的控烟机制，将为"烟头革命"提供强有力的法制保障，同时也实现了促进健康和文明两大既定目标。

三、注重宣传引导获取社会支持

西安市创建全国健康城市和国家卫生城市后，相关调查表明，社会公众对于控制公共场所吸烟的认同感和支持率越来越高，对立法控烟的呼声也越来越高。公共场所控制吸烟不仅受到非吸烟者、经营者的拥护，而且为数不少的吸烟者也表示理解支持。同时越来越多的人大代表和政协委员也持续关注西安的控烟工作，在西安市的"两会"上提出关于控烟立法的建议和提案。控烟立法有了一定的社会基础。

为了进一步获取社会公众的支持，我们在前期立法过程中注重宣传引导的作用，利用本地媒体访谈节目、地铁视频播放设施和百日戒烟大赛等一些公众参与的控烟活动，进行连续不断宣传，引导舆论形成支持控烟立法的有利局面。同时让吸烟者认识到，我们制定的是控烟的规定，而不是禁烟的规定，是在个人利益和公共利益之间寻求平衡点。个人可以有自己的习惯，但不能以习惯为理由侵犯他人的利益。通过这些宣传造势活动，在全市形成了良好的社会舆论氛围，公众也很期待控烟立法早日出台，经常有市民和游客通过电话、市民服务热线询问《西安市控制吸烟管理办法》的进程，这也让政府能够体会到公众对这项工作的支持和迫切需求，更利于控烟立法的顺利推进和及时出台。

徒法不足以自行。虽然《西安市控制吸烟管理办法》已经正式实施，但是立法只是我们在控烟路上的第一步，我们还需要深入落实，有效执法。

控烟是一个长期的社会健康工程和社会文明工程，控烟保护的是人们的健康，也促进人们的举止文明，需要全社会的理解、支持和配合。

控烟立法将以前道德文明领域中的一些问题上升到制度规范，且这方面"道德的归道德，法律的归法律"以及即便违法也属于"小微违法"的固有观念一时难以扭转，这都不可避免地加大了控烟执法的难度。有的吸烟者认为就算违规吸烟又有什么大不了的，且常常抱有从众、侥幸心理，觉得只要有人吸我也能吸，即使有人管也不一定正好逮着自己。其实，无论是立法部门还是执法部门，我们深知《西安市控制吸烟管理办法》能否真正落实，一方面有赖于执法部门严格执法，另一方面更有赖于逐步形成市民遵纪守法的文明自觉，从内心深处觉得在公共场所吸烟是违法的、不文明的、是不可接受的。

目前，虽然西安的控烟执法才刚刚踏上征程，但已经开始初步显现成效。为了健康西安、文明西安、品质西安和营造一个更加美好的城市环境，只要坚持不懈持之以恒，我们对西安控烟执法的效果抱有坚定信心。

深圳控烟的"营销学"
——控烟舆论篇

徐龙晨　王　岭

一、背景

早在 1998 年，深圳就颁布了《深圳经济特区控制吸烟条例》，这也是全国第一部地方性控制吸烟法规。而然，由于缺乏操作性，14 年没有开出一张罚单。

2012 年，新修订的《深圳经济特区控制吸烟条例（修订送审稿）》提交深圳市人大审议，最终，这部被称为"史上最严控烟条例"的《深圳经济特区控制吸烟条例》从 2014 年 3 月 1 日正式实施。

根据修订后的《深圳经济特区控制吸烟条例》规定，在室内工作场所、室内公共场所、公共交通工具内以及学校、公园、医疗卫生机构等室外场所禁止吸烟，违法吸烟最高罚款可达 500 元。按照法规要求，深圳建立 22 个部门的联席会议制度，8 个政府部门联合执法，场所经营者和管理者承担宣传、劝阻的社会责任。

二、曾经的深圳控烟，总是"反面教材"

"深圳这几年最大的变化是什么？"如果你在大街上问这个问题，"吸烟人少了"会是你得到的答案之一。

深圳人的控烟意识和热情并非一日形成的，曾经的深圳，吸烟率、吸烟人群比例并不低于其他城市，甚至一度成为全国控烟的"反面教材"。

（一）媒体眼中的控烟，曾经是"纸老虎"

《人民日报：控烟莫变纸老虎》《深圳控烟条例出台 10 年未开一张罚单》《深圳控烟条例实施 14 年未开罚单》……在 2014 年前，每每提及深圳控烟的话题，你总会看到类似的标题。

深圳早在 1998 年就出台了《深圳经济特区控制吸烟条例》（以下简称《控烟条例》），是全国较早进行控烟地方立法的城市。

《控烟条例》中明确规定："国家机关、企业、事业单位及社会团体的公共办公室和会议室，托儿所、幼儿园，各类教育机构的教学场所、学生宿舍及其他青少年活动场所，各类医疗卫生机构的候诊区、诊疗区和病房区，图书馆、档案馆、展览馆、科技馆、博物馆、美术馆及其他各类展馆，公共交通工具和公共电梯内，影剧院、音乐厅、录像厅（室）、体育馆是禁止吸烟的场所。""歌舞、卡拉 OK 厅、游戏机室、音乐茶座，商场、金融业、邮电业的营业厅，拥有 100 个以上餐位的室内餐厅，公共交通的等候厅、售票厅为部分区域禁止吸烟场所，在这些场所设置明显的禁止吸烟标志和允许吸烟标志。"[1]

然而，这个《控烟条例》执行起来却不理想，也成为媒体的"反面教材"。

网吧、游戏厅、小餐馆、火车站向来是吸烟者的天堂，也让很多被动吸二手烟的市民不堪其扰，也成为媒体检测控烟成效的"试金石"。

"记者日前来到盐田区东海大道上的一间中小型网吧，发现虽然到处挂着醒目的禁烟标识，但室内却烟雾缭绕，不少人一边玩游戏一边在吸烟。当记者询问是否知道网吧内禁烟时，不少人直接将烟扔到电脑桌上的烟灰缸内，并表示之前没听说过网吧禁止吸烟。"

"记者在候车室入口前的通道处站立仅 1 分多钟，即有 6 名吸烟者从记者身边经过。而在站前广场的花坛旁，则有五六个吸烟者坐成一排。在火车站揽客的旅店工作人员王女士表示，火车站室内严禁吸烟，但在室外的大片区域则没有人管。"[2]

这样的报道，常常见诸报端。当年，在媒体间流传这一句话，"写控烟，去网吧"，因为一抓一个准。对于这样的负面报道，甚至有记者坦言"炒冷饭""写累了"，因为怎么报道，最终都无法改善控烟的尴尬处境。

（二）《控烟条例》修订，引来更多"质疑"

面对十多年未开罚单的尴尬，通过修法，2014 年 3 月 1 日，深圳正式实施修订后的《深圳经济特区控制吸烟条例》。

一方面，在处罚金额上，深圳做出了个人最高罚 500 元的规定。

根据《控烟条例》规定，在禁止吸烟场所吸烟且不听场所经营者、管理者劝阻的，由有关部门按照职责范围责令改正，处以 50 元罚款并当场收缴；拒不改正的，处以 200 元罚款；有阻碍执法等情况的，处以 500 元罚款。禁止吸烟场所经营者或管理者未履行该条例有关规定的，执法部门首先予以警告；逾期不改正的，处以 3 万元罚款。

此外，《控烟条例》还禁止发布或者变相发布烟草广告；以派发、赠予烟草宣传品等直接或间接的手段鼓励、诱导购买烟草制品的单位将会被处以高达 10 万元罚款。

而在控烟执法上，深圳也明确各个部门的职责。

根据《控烟条例》，卫生行政部门是控烟工作的主管部门。教育、文体旅游、市场监督、交通运输、城管、公安、口岸、监察等相关部门按规定职责，做好控烟监督管理工作。比如，文体旅游行政部门负责文化场所、体育场所、旅游景点及其所管辖范围内的公共场所、工作场所的控烟工作；市场监督行政部门负责餐饮服务场所、商品批发零售场所及其工作场所的控烟工作；城市管理行政部门负责公园、地铁及其管辖范围内公共场所、工作场所的控烟工作[3]。

然而，《控烟条例》的修订却并未得到媒体的认可。多部门执法是否给力？仅凭劝阻是否有效？对场所执法门槛高能否有威慑力？十多年的控烟零执法，为这场修法带来了更多的问号。

三、转机！执法是最好的宣传

在争议中，2014 年 3 月 1 日，修订后的《深圳经济特区控制吸烟条例》正式实施，这也为深圳的控烟宣传工作打来了新的机遇。（图 1）

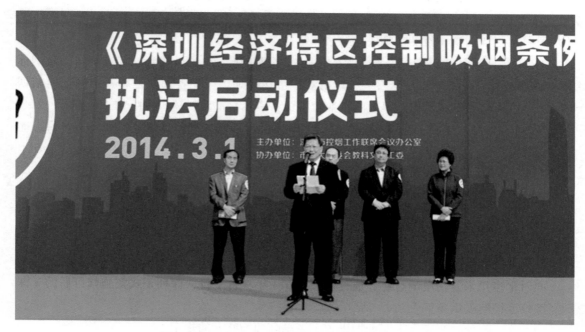

图 1　2014 年 3 月 1 日《控烟条例》执法启动会

宣传不是吹嘘，而是建立在实实在在的行动上，在控烟宣传中，执法就是这个基础。

2014 年 3 月 9 日，在经历了一周的劝诫期之后，深圳控烟正式进入开罚期。作为媒体，在等待 16 年后，"首张控烟罚单"成为最关注的焦点。当天上午 8 点 30 分，深圳控烟史上第一张罚单由龙华新区卫生监督所在观澜医院内开出。

"六大执法部门出动执法人员出动 2464 人次，监督场所 3083 家，一共处罚 37 名烟民，现场罚款 1850 元"[4]，这样的成绩让深圳控烟执法不再是人们印象中的"纸老虎"，而是实实在在的"真行动"。

"首场战斗"的胜利只是起点，面对市民对控烟执法的"不信任"，深圳的控烟执法更需要"常态化"。

"像查酒驾一样查控烟"，这是深圳控烟工作的"口头禅"。在常态化开展控烟工作的同时，对媒体通报也进入常态化。

《深圳控烟执法首周 87 人被罚》《深圳：8675 个烟民违规"吞云吐雾"被罚》《公共场所控烟一年半 1.48 万人次吃罚单》《深圳上半年对违法吸烟者罚款 39 万元》……修订《控烟条例》后，深圳市卫生部门定期向媒体公布控烟成果，让媒体看到政府在行动，让市民对控烟有信心，也让控烟成为社会大众的共识。

四、控烟宣传，抓住传播兴奋点

媒体的报道总会遇到"审美疲劳"，在反反复复发布控烟数据的同时，我们发现，每次报道的篇幅不断"缩水"，影响力也不如从前，如何"换换口味"成了一个新问题。也正因此，2017年，深圳市启动了控烟"车轮战"。

（一）有现场，有看点，才有到达率！

以往控烟宣传总是显得"宏大"，宏观的数据、老生常谈的说教总让人昏昏欲睡，这也往往让控烟工作"事倍功半"，没有到达率。

而通过控烟"车轮战"的模式，则让控烟有了"真人秀"的既视感。市控烟办牵头，联合执法单位和新闻媒体直播，这样的合作模式，也让控烟有了"看头"。

《深圳妙龄女40楼过烟瘾被查，大喊：这下全世界都知道了！》《深圳90后小伙上网时被抓 翻栏逃跑后又折返》《抢罚款、突然倒地！昨晚深圳龙岗餐馆控烟，被这位大叔抢戏了》《北京"朝阳群众"在深圳栽了！昨夜宝安突查娱乐场所连抓8人》……在控烟现场，有人以为"扫黄"，有人"夺门而逃"，还有人"假装不会中文"，这些鲜活的现场，让控烟宣传更有趣味，也提升了控烟的传播力度。

媒体现场取证、多平台全程直播、统一时间发布新闻稿、各方广泛报道的形式，利用电视、电台、纸媒、网络、新媒体、APP、微信、微博等平台进行集中式宣传报道，这是深圳控烟车轮战的模式。在2018年的控烟"车轮战"中，共有近30家媒体参与宣传报道，各类媒体发布稿件近万篇，宣传覆盖面广、受众范围大，引起了社会高度关注。

需要提醒的是，处罚曝光不是目的，传播控烟理念、法律知识才是关键。面对处罚对象，媒体也应尊重他们，而不是变相的"施暴"，也因此，在车轮战中，要避免出现"霸王硬上弓"的情况。

（二）法条念上一百遍，不如现场罚一遍！

通过直播，一方面是扩大控烟的影响力，另一方面，也是对市民控烟素养的"教育"。

"法条念上一百遍，不如现场罚一遍！"，深圳的控烟宣传是将管理思维转为用户思维，用案例警示提高公众控烟意识，在"九龙治水"的格局下，每条线都要掰开了揉碎了和公众讲明白。

2018年在深圳大鹏新区的一次执法中，现场一吸烟男子因反复抗拒执法，被警方带走并开出"车轮战"开展以来的首张200元罚单；（图2）市公安局治安巡警支队联合龙华分局对一家因限期整改后仍未能及时对顾客违法吸烟行为进行劝阻的网咖开出全市首单网吧场所3万元罚单等事件执法全过程，这些案例都提高了社会对控烟的关注度，保护了青少年免受烟草危害，推动了有关场所经营者、管理者重视控烟工作，重视无烟环境的建设和维护。

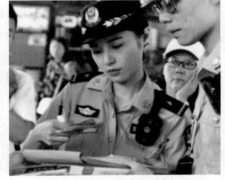

图2　深圳城管执法队员在控烟执法

此外，在控烟工作中，也引入了一些"新玩意"。比如，在 2018 年控烟执法督查"车轮战"走盐田区时，现场工作人员便带上了 PM2.5 检测仪。在网吧一个包厢内，PM2.5 的指标居然达到每立方米 242 微克，这一指标几乎达到重度污染。通过这样直观的数据，让市民更好的知道吸烟的危害性。

（三）互动，让"朝阳群众""嗨"起来！

在 21 世纪，宣传永远不是自嗨，而是要和大家一起玩，说的高大上点，就叫"互动"。

在控烟工作中，也是如此。我们细分一下人群就能发现，女性、未成年人是对吸烟最深恶痛绝的人群，特别是妈妈们，更是控烟战队中的"灭绝师太"，以往，这些人群或者"敢怒不敢言"，亦或是对政府控烟缺乏信心。而如今，在控烟工作中，更需要这些人群的"放飞自我"。

也正是如此，"无烟深圳"微信公众号为这群"战友"们提供了"替天行道"的机会，通过随手拍的方式，对控烟不严的场所进行举报。例如，在 2018 年 4 月 3 日网吧控烟车轮战中，就对多次被举报的福田区石厦一家网鱼网吧进行了现场突击执法。

市民举报，控烟部门在搜集线索后进行摸底排查，最终根据市民举报线索执法，既达到控烟的目的，也让市民意识到，控烟是"动真格的"，是"走心的"，促使更多市民加入控烟队伍中。

（四）准媒体化操作让控烟"上头条"

那就是和媒体共同策划，通过议题的设置，实现更好的宣传效果，深圳开出的全国首例商家售烟给未成年人的罚单就是一个例子。

未成年人吸烟问题一直以来是困扰深圳控烟执法的难题。统计显示，超九成学校百米内有烟草销售点，在学生吸烟情况调查中，发现有 6.8% 的学生吸过烟，其中男生 10.1%，女生 2.7%，吸第一根烟时，平均年龄在 11～14 岁，最小的仅 6 岁。2.2% 的学生现在有在吸烟，他们中近四成人，每天都吸 1～5 支，约三成人每天吸少于 1 支，约一成人每天吸超过 20 支。

然而，由于未成年人的特殊身份，如何通过媒体曝光、取证就成为一个现实问题。这时，媒体的"暗访"模式便可以借鉴。

暗访的成功，前期准备很重要。

在前期摸查的基础上，深圳市控烟部门确定了深圳市福田区华强职校、坪山区龙翔中学附近几家向未成年人销售烟草的商铺。在暗访中，为了保护未成年人的肖像权、隐私权等，也明确对涉事未成年人的面部进行处理。

此外，如何通过暗访固定证据？如何确定穿校服的就是未成年人？面对这些问题，在暗访中也通过引导性的谈话，保留证据。在准备充分后，最终深圳控烟部门与南方都市报等媒体共同启动暗访。

暗访仅仅是"准媒体"操作的开始，持续的跟进与追问更能维持新闻的"生命力"。在全国首例商家售烟给未成年人的案例中，执法单位的介入，对相关人员的查证、最终 3 万元的处罚，这一系列举措，都让新闻线索持续发热，也让控烟宣传更深入人心。

五、深圳控烟的"营销学"

从被媒体吐槽，到做出爆款，深圳的控烟宣传也是一场"营销学"，其中，也积累了不少经验。

（一）开放的心态，媒体不是"洪水猛兽"

对于政府部门来说，媒体的负面报道往往让人有些怕，在一些地方，甚至都有"防火防盗防记者"的说法。其实，媒体不是"洪水猛兽"，记者对控烟的监督，也是一种履职，让主政者看到自己的不足。

如何面对媒体的"负面报道"，包容、开放的心态很重要。作为曾经被媒体吐槽到"遍体鳞伤"的控烟，到和媒体共同出击，了解媒体对控烟报道的需求，是做好控烟宣传工作的基础，开放的态度，有力的支持，让政府和媒体成为控烟的"盟军"。

（二）走群众路线，让市场来说话

经济学里讲"供求关系"，控烟工作也是如此，它的市场就是百姓的需求。

在深圳这样2000万人口的城市里，控烟仅凭有限的执法力量，往往会让人力不从心。建立"控烟志愿者"，搭建"随手拍"的举报渠道，让市民参与到控烟之中，最终形成全社会的控烟氛围，这或许比罚几个烟民更具有长远意义。

走群众路线，既要让老百姓参与其中，也要用老百姓喜欢的方式表达。少点官话、套话，多点大白话和生动的表达，也是让受众接受"产品"的必要条件。

（三）有双慧眼，别让好线索溜走

"巧妇难为无米之炊"，控烟宣传，也需要好的"米"。

在深圳，不论是控烟志愿者，还是随手拍的线索，这些都是控烟宣传的"原料"，但如何在众多"原料"中找到"猛料"，则需要一双慧眼。

总体来说，一个"猛料"总有些"先天特质""全国首例""深圳首单"每一个"第一次"都让人热血沸腾。此外，"猛料"也是有趣、有看点、有冲突、有情节的，在烹饪这些"猛料"的时候，更需要抓现场，写故事，拍细节，让"猛料"淋漓尽致地展现出来。

发现"猛料"是基础，但也要做到不打无准备的仗。"台上三分钟，台下十年功"，每次成功的营销，前提都是做好策划，一方面要吃透法律和政策，做到执法者首先要守法；另一方面，也要做好现场的配合，"排兵布阵"才能做到"从容不迫"。

（四）永远在路上，新技能时刻要"get"

传播渠道与传播内容是宣传的"两只脚"，从QQ到微信，从微博到抖音，渠道的改变也对宣传提出了新要求。

未成年人是控烟的重点关注对象，也是新的传播技术最早的"玩家"，因此，在创新新媒体产品，宣传工作永远在路上，无论是直播、表情包、H5，还是短视频、小程序、抖音，这些新技能的出现也在改变着控烟宣传的方式，而5G时代的到来，更让控烟宣传工作"永远在路上"。

信息来源

【1】深圳禁烟 11 年没开一张个人罚单，控烟的尴尬，深圳特区报，2009 年 12 月 14 日，http：//news.163.
com/09/1214/09/5QG25JAU000120GR.html。

【2】深圳控烟 14 年无一张罚单，南方日报，2012 年 9 月 26 日，http：//district.ce.cn/newarea/roll/201209/26/
t20120926_23715991.shtml。

【3】深圳经济特区控制吸烟条例，2014 年 2 月 12 日。

【4】深圳控烟首日共罚 1850 元，医院吸烟者领首张罚单，北京晨报，2014 年 3 月 10 日，http：//news.163.
com/14/0310/02/9MUM46RI00014AED.html。

让良法为控烟履约护航

——建议修改《基本医疗卫生与健康促进法（草案）》

李木元

习近平总书记强调，要把人民健康放在优先发展的战略地位。党的十九大提出，实施健康中国战略。《"健康中国 2030"规划纲要》明确指出，到 2030 年，15 岁以上人群吸烟率降低到 20%。

中国是世界第一烟草生产大国、消费大国，目前有近 3.16 亿吸烟者，每年死于和吸烟相关疾病的人数超过 100 万。2003 年，中国签署了世界卫生组织《烟草控制框架公约》（简称《公约》）；2006 年，《公约》在我国正式生效。13 年来，中国控烟虽有进展，但步履缓慢。

没有全民健康，就没有全面小康。控烟的成败，关系到能否实现"健康中国"的战略目标，关系到每个人的切身利益，更关系到社会的文明和进步。

因此，健康中国必定是无烟中国。

一、《中华人民共和国基本医疗卫生与健康促进法（草案）》

《中华人民共和国基本医疗卫生与健康促进法（草案）》作为卫生与健康领域第一部基础性、综合性的法律，历经多年酝酿后，于 2017 年 12 月 22 日，首次提交全国人大常委会审议，并向社会公众征求意见。

2018 年 10 月 22 日，《中华人民共和国基本医疗卫生与健康促进法（草案二次审议稿）》（以下简称"草案二次审议稿"）提交全国人大常委会审议。在控烟方面，"草案二次审议稿"第八十五条款规定：

- 国家采取宣传教育、价格税收等措施，提高控制吸烟成效，减少吸烟对公民健康的危害。
- 公共场所控制吸烟，强化监督执法，具体办法由省、自治区、直辖市制定。
- 烟草制品包装应当印制带有说明吸烟危害的警示。
- 国家加强对公民过量饮酒危害的宣传教育。
- 禁止向未成年人出售烟酒。

《基本医疗卫生与健康促进法》是一部众望所归的、以人民健康为中心的法律，它强调全民共享、预防为主、保护公众健康权益。"草案二次审议稿"中有关控烟的第 85 条，虽然涵盖了公共场所控烟、宣传教育、价格税收调控、烟盒包装印制警示等控烟措施，但与《"健康中国 2030"规划纲要》和世界卫生组织《烟草控制框架公约》的要求还有较大差距，该条款一直存在较多的争论，并牵动着代表委员和专家学者的心。

二、31 名控烟专家呼吁用"禁烟"代替"控烟"

2018 年 12 月 27 日，中国控制吸烟协会在京召开了《中华人民共和国基本医疗卫生与健康促进法》"草案二次审议稿"征求意见专家座谈会。来自公共卫生、医学、法律、高校、控烟界的 31 名专家学者联系我国控烟工作的严峻形势，提出"草案二次审议稿"关于控烟条款的表述，应具体和完善，在修订过程中要排除烟草业的干扰。[1]

专家建议：

1. 应按照世界卫生组织《公约》的要求积极推进国家层面控烟立法。

2. 将"草案二次审议稿"中"公共场所控制吸烟"修改为"室内公共场所、室内工作场所、公共交通工具全面禁止吸烟"，"控"与"禁"一字之差，彰显国家控烟履约和保护人民健康的责任担当。

3. 应明示烟草制品包装应当印制带有说明烟草使用具体危害的文字和图形警示。这是既符合《公约》要求，又是成本最低效果最好的控烟措施。

4. 增加禁止烟草广告、赞助和促销活动，禁止向十八岁周岁以下的未成年人售烟条款。

5. 增加戒烟服务条款。[2]

三、让法律为"健康中国战略"保驾护航

2019 年全国两会期间，部分全国人大代表和全国政协委员表达了尽快修订"草案二次审议稿"中的第八十五条，让法律为"健康中国战略"保驾护航的强烈呼声[2]，作为中央主要媒体的人民政协报对此进行了深入报道。

连续多年关注控烟的全国政协委员、中国食品药品检定研究院研究员岳秉飞表示："作为我国卫生与健康领域第一部基础性、综合性的法律，首次在法律层面上明确提出健康是人的基本权益，值得称赞。"

岳秉飞指出，该条款并没有在国家层面对室内公共场所禁止吸烟做明确要求，与《公约》的要求差距较大。与《"健康中国 2030"战略》规定的全面推进控烟履约，加大控烟力度，推进公共场所禁烟工作，逐步实现室内公共场所全面禁烟等仍有较大距离。因此，希望该条款能够按照《公约》的要求和实现"健康中国战略"的目标作出相应修改。

全国政协委员、中国疾病预防控制中心研究员孙承业表示："出台法律是很严肃的事情，而且一旦通过再修改就比较麻烦，所以在出台时就应该按照《公约》第 8 条要求，明确室内公共场所、室内工作场所和公共交通工具禁止吸烟，只有这样，才能最大程度保护非吸烟者免受二手烟危害。"

全国政协委员、百度 CEO 李彦宏表示：目前我们国家已经有 20 多个城市出台了地方性控烟条例，这两年从实施情况来看也是非常有效果的。控烟不仅得到大家的认可，越来越多的人开始身体力行地支持和参与，这是国家进一步在全国推进控烟的良好基础。"我们从 2009 年起已经在工作场所全面禁烟。有抽烟习惯的员工都很注意遵守规范，甚至有很多

人因此就慢慢戒烟了。所以说，无烟社会即便道远途艰，只要大家共治共建，终将有达成的一天。"

"去年我通过提案呼吁在全国室内公共场所全面禁烟。从国家层面推进控烟立法进程，效益最高、覆盖面最广。我很期待国家加快出台全国统一的控烟法规，营造一个无烟的公共环境，推动'健康中国'战略目标早日实现。"

全国政协委员、北京金台律师事务所主任皮剑龙认为，对于"草案二次审议稿"原文中"公共场所控制吸烟，强化监督执法，具体办法由省、自治区、直辖市制定"的规定，这样的规定将会排除国家级立法和设区市市级立法，可能产生的后果是：国家层面不再立法，省、自治区、直辖市以下的层级不能立法。因此，建议修改为"室内公共场所、室内工作场所、公共交通工具禁止吸烟，强化监督执法，具体实施办法由法规、规章另行规定"。这样修改，有立法权的地方，包括国家层面，都可以出台法规或政府规章。

全国人大代表、贵州省疾病预防控制中心健康教育所副所长何琳还建议，"草案二次审议稿"第八十五条第三款应明确图形形式的健康警示，即将原文中"烟草制品包装应当印制带有说明吸烟危害的警示"修改为"烟草制品包装应当印制带有说明烟草使用具体危害的文字和图形警示"。警示图形上烟包覆盖面广、针对性强，直观、经济、有效，更有利于吸烟者戒烟、使青少年、妇女、儿童远离烟草，同时有助于改变送烟、敬烟陋习。

四、"草案二次审议稿"第八十五条修改的关键点

"草案二次审议稿"第八十五条第二款：公共场所控制吸烟，强化监督执法，具体办法由省、自治区、直辖市制定。修改为：室内工作场所、室内公共场所和公共交通工具禁止吸烟，强化监督执法，具体办法由法规、规章另行规定。

"草案二次审议稿"第八十五条第三款：烟草制品包装应当印制带有说明吸烟危害的警示。修改为：烟草制品包装应当印制带有说明吸烟具体危害后果的文字和图形警示。

信息来源

【1】31 名控烟专家呼吁用"禁烟"代替"控烟"，北京青年报，2018 年 11 月 28 日，http：//society.people.com.cn/n1/2018/1128/c1008-30428672.html。

【2】《中华人民共和国基本医疗卫生与健康促进法（草案二次审议稿）》征求意见研讨会在京召开，中国控制吸烟协会网，2018-11-27，http：//www.catcprc.org.cn/index.aspx?menuid=4&type=articleinfo&lanmuid=122&infoid=10868&language=cn。

【3】让良法为控烟履约护航——建议修改《基本医疗卫生与健康促进法（草案）》，人民政协报，2019 年 3 月 7 日，链接：http：//www.rmzxb.com.cn/c/2019-03-07/2303180.shtml。

"你有吸烟的自由，但你不能自由地吸烟"
—— 这句被广泛传播的口号

吴宜群

一、口号的来源

2011 年原卫生部发出了全国医疗卫生系统全面禁烟的决定（卫妇社发〔2009〕48 号）。2012 年 6 月江苏省电视台《有一说一》栏目在播放节目——江苏医疗机构"禁烟令"动真格。节目中曝光了江苏省某医院实行无烟医院措施不力，医院管理者面对监督人员发现的问题，回应的态度不好。时任江苏省爱卫办负责控烟工作的许国强先生在视频上表态，卫生部门一定好好整改，将无烟医院落实到位。他坚决整改的态度受到赞扬的同时，他一天抽 2 包烟的吸烟行为也受到非议。[1]

2012 年 11 月，江苏省疾病预防控制中心联合新探健康发展研究中心在南京组织召开了"江苏省控烟工作能力建设和环境无烟立法研讨会"。我在会上认识了许先生。会后我们聊了很多，谈到江苏省无烟环境立法时，他态度很坚决。他告诉我，为了抓好无烟医院的落实，他果断戒掉了烟，我听了他如何以坚强的毅力克服烟瘾的戒烟过程，非常感动。他告诉我，实施室内公共场所无烟法律非常重要，为了保护大多数非吸烟者的健康权益，吸烟者不应该在室内吸烟，他说："你有吸烟的自由，但你不能自由地吸烟"。

当晚我在微博上写道：我喜欢这句话"你有吸烟的自由，但你不能自由吸烟"。这条微博晚上 9 点发出，被大量转载。之后的相关培训中，我也经常用到许主任的这句名言。

二、我对"你有吸烟的自由，但你不能自由地吸烟"这句话的理解

"你有吸烟的自由"，我理解，卷烟目前还是一个合法消费品，尽管它是世界上独一无二的，对人有百害无一利的商品。在当下，吸烟具有某种合法性。室内公共场所禁烟，需疏堵结合。给吸烟者在室外按标准设立吸烟区，并有明显的引导标志，这就是"疏"。在不影响别人的情况下，吸烟者可以行使他吸烟的自由权。当然按照严格的要求，中国传统的孝道有这样的原则，身体发肤受之父母，不敢毁伤，孝之始也。吸烟能导致多种疾病，是一种慢性自杀。吸烟的自由也应受到约束，吸烟者应该尽快戒烟。

"但你不能自由吸烟"，我理解，在中国不是在哪儿吸烟都合法，法律规定禁烟的场所，你就没有吸烟的自由，这就是"堵"。因为公共场所吸烟既伤自己还害别人。

在公共场所，如吸烟者要有"享受"吸烟空间的权利，那不吸烟者也就不再有享受洁净的空间的权利，吸烟者不该侵害他人的健康权。

三、控烟的必要与吸烟的自由

推进室内公共场所全面禁烟的立法，是因为完全靠吸烟者自觉是达不到让所有二手烟受害者免受烟草烟雾的危害，特别是不会表达意愿，也无法选择躲避的儿童和青少年。

用法律法规约束室内公共场所吸烟行为，也是对公共安全和他人生命财产安全的一种敬畏。吸烟自由不等于自由吸烟。自由不是无限度的，自由以不妨碍他人的正当权利为前提，这是现代法治社会基本的理念，美国有一个著名的判例规定，我的自由以他人的鼻子为限。[2]

自由不是无限度的，经过这么多年的社会发展，这个公理至少已经在很多人心里扎根了。希望每个不想忍"二手烟"的公民都可以于法有据的说一句："朋友，不是我们干涉你吸烟的自由，而是你已经侵犯我们的权利啦！"

定纷止争是法律最重要的功能，用法律的武器维护自由、界定权利的作用是无可取代的。换句话说，就是建立法律秩序，或者在法律的框架下享有自由。所以，公共场所禁烟立法正是倡导这种尊重他人权利的文明，也是提高国民素质的一个途径。[2]

上海复恩法律服务中心理事长陆璇律师认为，"吸烟本身不是权利，且有边界，必须以不侵害他人健康作为前提。总而言之，你有吸烟的自由，但你不能自由地吸烟。"他认为，所有员工均享有不吸二手烟的健康权，且为使该权益得到有效保障，从领导、普通职员到实习生，都有权利在室内全面无烟的工作场所中工作，不能容许有任何例外。[3]

四、这句口号被广泛使用

（一）上百度发现，这句口号 2012 年 5 月就被划入网络流行语，发布人是长春的一位律师。

（二）被许多报刊、新媒体作为标题使用。

（三）列入世界卫生组织的控烟海报。（图1）

2015 年 4 月 22 日，世界卫生组织驻华代表处启动了一个社交新媒体活动，庆祝《北京市控制吸烟条例》即将于 6 月 1 日生效，同时支持中国进一步严格全国控烟政策。活动名为"你有控吗？"，意思是"你控烟了吗？你支持无烟环境吗？"活动吸引了国内多位明星名人参与制作海报，声援控烟工作。

歌手张靓颖，世界羽毛球冠军鲍春来，演员任泉，演员、歌手马天宇，网易创始人、CEO 丁磊参与拍摄的海报中都使用了"你有吸烟的自由，但你不能自由地吸烟"这句口号。

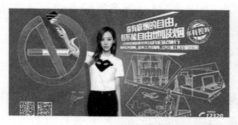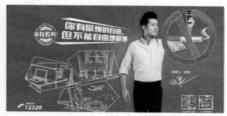

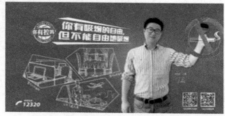

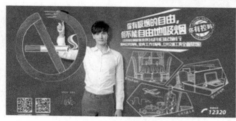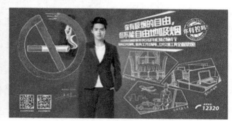

图 1　公众人物参与"你有控吗？"海报制作

五、尽快出台全国室内公共场所禁烟条例

《"健康中国 2030"规划纲要》要求推进公共场所禁烟工作，逐步实现室内公共场所全面禁烟。要使规划落到实处，无烟法规必不可少。室内公共场所全面禁烟，有利于烟民戒烟。只有吸烟越来越不自由，烟民才有戒烟的压力和动力。同时，有利于防止青少年沦为新烟民。健康权利需要法律保障，盼望尽快出台全国性相关法规，让百姓早日告别烟草污染，呼吸清新空气。

信息来源

【1】2012 年 6 月现场：江苏卫生部门明起全面禁烟 [有一说一]，在线播放：江苏医疗机构"禁烟令"动真格 [零距离]。

【2】控烟的必要与吸烟的自由，任茂东，中国人大网，2014 年 4 月 29 日，http：//www.npc.gov.cn/npc/xinwen/rdlt/sd/2014-04/29/content_1861769.htm。

【3】企业高管共识：所有员工均享有不吸二手烟的健康权，上观新闻，2016 年 6 月 23 日，https：//www.shobserver.com/news/detail?id=21748。

劝阻违法吸烟三十六计

新探健康发展研究中心

编者按：禁止吸烟的法律法规制定后，要使公众依法依规，需要严格执法。没有严格的执法，法律法规就会形同虚设。但是，法律的规范，只有成为一种自觉的行为习惯，才能收到完满的成效。从严格的执法到行为自觉，是一个相当长的过程。在这个过程中，针对违法吸烟的劝阻十分必要。劝阻是一种传播——对吸烟者进行科学理念与健康意识的传播。劝阻更是一种沟通——信息沟通、思想沟通、情感沟通，从而获得相互理解并达成共识。无数次善意的劝阻，是通向自觉、形成习惯的桥梁。劝阻得当，不仅保护了包括您在内的在场所有人不受二手烟伤害，而且也体现了我们社会的和谐。好言相劝，好意心领，好事大家做，好规大家行。

新探健康发展研究中心联合北京市控烟协会和深圳市控烟协会编写了"劝阻违法吸烟三十六计"。感谢复旦大学的守望剧团将其中 11 个劝导技巧拍摄了现场演示的短视频。使劝导技巧得以生动地展现。感谢拍摄中"湘遇见对味的你"餐厅的大力支持。

"劝阻违法吸烟三十六计"文本及视频可在"烟草控制信息资源中心网站"获取（http://www.tcrc.org.cn/html/special/zt/index.html）。

一、什么是劝阻吸烟

劝阻吸烟就是要根据规定，在一定场合对吸烟这种行为以理相劝并且阻止。

劝阻主体：是每一位公共场所工作人员、控烟志愿者，或是我们在场的每一个人。

劝阻的对象：是违法、违规吸烟者。

劝阻的目的：达到让吸烟者不要在室内公共场所内、工作场所和交通工具内吸烟、不要在家人、朋友、任何二手烟受害者面前吸烟，避免二手烟、三手烟的危害。

"依法控烟，爱在身边，"劝阻"是传递爱心的过程；"劝阻"是一种信息、思想和情感沟通，从而获得相互理解，达成共识的过程；"劝阻"是移风易俗的过程；无数次善意的劝阻，是通向自觉、形成习惯的桥梁。

二、为什么要"劝阻"违法吸烟？

（一）做无烟环境的受益者

1. 一手烟、二手烟、三手有害

《中国吸烟危害健康报告》指出，大量证据表明，吸烟可导致多部位恶性肿瘤及其他慢性疾病，导致生殖与发育异常，还与其他一些疾病及健康问题的发生密切相关。

科学证据：暴露于烟草烟雾没有安全水平！任何形式的烟草烟雾暴露——甚至偶尔吸支烟或暴露于二手烟——都是有害的！烟草烟雾危害可即时发生！！

二手烟中的颗粒物直径范围 0.1～0.4 微米；（不到 1 根头发的 1/100）；85% 的二手烟肉眼是看不到的；二手烟隔不断、关不住、分不开。

三手烟是指吸烟者吸烟后，烟雾消散残留在衣服、墙壁、地毯、家具等表面的烟草烟残留物。实验室证明：三手烟含有烟草特异亚硝胺等强致癌物，可在人体细胞内造成严重的基因损伤造成突变。这是很多疾病特别是癌症发生的重要原因。

三手烟的存在证据：当走进饭店的房间时，你是否曾嗅到过残留卷烟味道？尽管吸烟者可能在数小时甚至数天前就已离开了，但烟味依旧挥之不去。这就是三手烟存在的证据。

2. 正视现实：室内公共场违法吸烟时有发生，因为：

由于烟草业长期的误导，吸烟社会正常化思维存在；中国送烟、敬烟、递烟、烟酒文化习俗的影响，使健康生活方式转型艰难；公众劝阻的意识模糊、态度摇摆；劝导技巧的欠缺；劝阻失败的负面结果造成恶性循环。

3. 呼之欲出

虽然室内公共场违法吸烟时有发生，但是它能被改变，因为：有需求：劝导是实施法规，维护法律的一个重要补充。时机成熟：北京市控烟协会在网络上征集"劝阻吸烟的手势"，响应者超过 300 万，公众以自己的理解和喜好发表着各自的意见。这说明大家不想充当旁观者的决心。劝阻得当，禁烟成功，不仅不会影响我们社会的和谐度，而是保护了在场的，包括你在内的所有人。

三、有效劝阻的三条原则：

1. 科学性：劝阻者需了解烟草及二手烟对人体的危害，以专业策略赢得公众信任；不应在劝导中加入不确定的多余信息及自身推测；

2. 平等性：劝阻者应当与吸烟者进行平等沟通，以感情策略赢得公众认同；切忌在劝导中带有傲慢或审判的态度，更不应该使用攻击性的语言；

3. 技巧性：劝阻者应当根据不同的场合及环境，以技巧策略赢得公众接受；切莫在劝导中一味地使用同一种劝导方式对所有的吸烟者进行无差别的劝导。为了帮助大家更好地掌握这三条原则，让劝阻成为一件人人能做、人人愿做的功德之举，受到湖北控烟大使谢东升的"十大劝阻技巧"的启发；吸取上海、北京等地无烟医院开发的劝阻培训材料，总结成功与失败的教训，大家出谋划策，我们特意结合实践编写了违法吸烟劝阻三十六计。

四、劝阻违法吸烟三十六计

（一）基础篇

第一计：以劝为上

您劝阻了，您努力了，为了他 / 她，也为了您。您的责任尽到了。劝阻得当，禁烟成功，保护了在场所有人，包括您自己。不劝阻，听之任之，害了所有人，也包括您自己。

劝！您是无烟环境的倡导者，也是无烟环境的受益者。

第二计　走非上计

作为一个暴露二手烟者，你不应冷漠，更不能迁就、逃避。你能躲一次、两次，但你不能永久躲避。如果中国的三亿吸烟者都无所禁忌地吸烟，你往哪里躲？

第三计　反躬自问

有法必依、违法必究是法制社会的基础，不能因为是熟人、朋友或碍于面子就于法理而不顾。当您在劝与不劝间犹疑不决时，您要反躬自问：遵法、守法、维护法律是文明社会公民的义务和责任——我尽责了吗？

第四计　法立行随

当地各相关机构应当根据当地法律法规进行广泛的普法宣传，对相关人员进行普法及相应技能培训，同时还应督促各场所制定有效的管理措施。

（二）态度篇

第五计　目标明确

劝阻违法吸烟的目的，是劝阻吸烟者遵守无烟法规，熄灭手中燃烧的卷烟，或者走出室外，到指定的吸烟区吸烟。达到目标，才算劝阻成功。

第六计　态度坚定

劝阻吸烟要有自信、有勇气，因其旨在改变一种不良习俗。您是在做好事，不仅为自己，而且为了包括吸烟者在内的现场所有人。因此表达劝阻意愿时，语气可以温和，态度必须坚定；表达方式可以委婉，表达意愿必须明确。

每个人都不要小视自己的能量，不要管劝说是否能立竿见影，只要"不断加码，到一定时候，成功自然就水到渠成"。

第七计　知行合一

要劝阻吸烟者，自己首先要了解吸烟和二手烟危害。了解得越透彻，劝阻得越有力。

知，方能行；行，践行知。能不懈地劝阻，便是知行合一。

知烟害、敢劝阻，不仅是保护公众，更是关爱自身。要劝阻吸烟者，自己首先要了解吸烟和二手烟危害。了解得越透彻，劝阻得越有力。

第八计　知病劝人

有效劝阻的基础是尊重和理解。吸烟成瘾是一种病——尼古丁成瘾性的慢性疾病。烟瘾愈大，疾患愈深。若有人在禁烟场所没能控制自己，未必是他/她蓄意违法，多半是烟瘾难控，需要知病解心、知病劝人，即以对病者的同情心提醒、引导、劝阻，而不是一味斥责。

第九计　将心传爱

"劝阻"是传递爱心的过程。"依法控烟，爱在身边"。有此爱心，劝阻时要表达真诚、友善的"爱"。我要劝阻您，不是嫌弃您；我要劝阻您，因为我爱您。无须怒目而视，却要坦诚相待。

第十计　双赢互利

公共场所劝阻吸烟，是双赢：不吸烟者免受二手烟危害，吸烟者减少了吸烟，也尊重了他人，或许这一次劝阻将成为吸烟者告别烟草的契机。双赢，互利，何乐而不为，又何为而不乐？

（三）技巧篇

第十一计　先声夺人

在预定热线、叫号语音系统、大堂内及排队等候区的广播中可提示"本场所（或餐厅、宾馆等）为无烟场所（或餐厅、宾馆等）"，使顾客了解相关规定，主动做到不在室内吸烟。

第十二计　料事机先

要事先在禁烟场所设置好醒目、易于识别、美观的禁烟标识；要撤掉所有烟具（包括点烟、存放烟蒂的各种器具）；要在室外有明确的吸烟区设置和引导等。事前的种种准备，可起到直观的劝阻效果。即便还有人吸烟，也可以运用这些资源作直观的劝阻。

第十三计　防患未然（燃）

在来客进入或有吸烟意图表露时，温言提醒：这里是禁烟场所，请协助。事前的种种准备，可起到直观的劝阻效果。即便还有人吸烟，也可以运用这些资源作直观的劝阻，比事后劝阻更加有效。

第十四计　洞察内心

一名合格的劝阻吸烟者，可在实践中逐渐总结一些被劝阻者可能有的心理反应，并依据这些反应，找到消解之道。这样，劝阻可以因时而异、因地而异、因人而异，收效更佳。

有老人参加的聚会。"今天大家相聚，又有老人参加，真是大家的福分！瞧，老人的身体多好啊！我们今天为了老人的身体更加健康请自觉不抽烟好吗？"

有孩子参加的宴会。"朋友们，今天我们的聚会还有几位小明星，他们都是我们的未来和希望，为了他们，今天大家都不许抽烟怎么样？"

有女同志参加的聚会。"今天我们的聚会有几朵花，男人都应该是护花使者怜香惜玉，我提议大家为这几朵花更加艳丽，请不要抽烟好吗？"

有身体较差的人参加的聚会。"XX同志的身体刚刚恢复，今天为我们兄弟的健康，各位就忍忍吧？"

在车上。"XX新买的车可真漂亮啊，在车里抽烟味道是最难除的。为了不把车子弄脏，咱们都自觉不要抽烟好吧。"

有爱抽烟的领导开会。可以悄悄写个"请领导带头不抽烟"的字条放在席位卡前。会议场。"请大家自觉遵守会场纪律，把手机调振动，禁止抽烟。"

第十五计　自报家门

劝阻灭烟，要以不同的方式先自报家门，劝阻者可穿着制服或佩戴胸牌，让对方知道您的身份与意图，以免被吸烟者误解。

第十六计　温言软语

劝阻的表达宜温和不宜立目；宜软语不宜怒喝。即便对方恶言相向，也仍旧要保持与人为善、劝人向善的风度。

第十七计　笑脸迎人

微笑是劝阻的通行证。它能消解吸烟者的抵触心理。微笑着指一指禁烟标识；微笑着说一声：这里是无烟场所，请配合；微笑着看他／她把手中卷烟熄灭。

第十八计　不伤自尊

不伤自尊是保证吸烟者愿意听从劝阻、顺利解决问题的重要原则。对待吸烟者，要带着善意提醒，声音一定要"轻"，轻到只让吸烟者听到就行；或者可递上一张纸条：让吸烟者了解上面的劝阻内容，自觉熄灭手中的卷烟。要给别人面子，不能在大庭广众之下，伤吸烟者自尊。

第十九计　开门见山

大部分的吸烟者都非常通情达理，因此在照顾对方面子的同时，不妨直截了当地告诉吸烟者："您好，我们这里是无烟场所，麻烦您把烟熄灭好吗？"

第二十计　心领神会

许多时候，口不言烟，也可以达到劝阻的效果。一个灭烟手势，一指禁烟标识，配合一个微笑，吸烟者立即心领神会。多数情况下，这边点到为止，那边心领神会，劝阻便完满成功。

第二十一计　晓之以理

在劝阻时不妨从关爱健康角度告知吸烟者吸烟以及二手烟对人体的危害，从而达到劝阻目的，如："您看室内通风不好，吸烟会导致室内微小颗粒物浓度迅速上升，有害健康"，劝说吸烟者灭烟。

第二十二计　见机行事

劝阻过程中要细心观察吸烟者及周围人群的情绪、仪态，选择适当的方式劝阻。如可以巧借环境压力，告诉吸烟者："您好，您周围的其他顾客已经几次让我们劝告您，请您灭掉手中的烟好吗？"也可以做一些讨厌二手烟的动作和表情，甚至咳嗽几声。

第二十三计　动之以情

以情动人，以情回应，劝阻成功率高。此时，可以通过关怀弱势群体的角度或借由其他／她人的身体情况来激发吸烟者爱心，如周围有孩子、老人、女性，尤其是孕妇时可说："您看您身边有孕妇呢，为了她们的健康，请您不在这里吸烟好吗？"或是"您好，您旁边那桌的顾客想请您帮个忙，他／她有哮喘，对烟雾特别敏感，想跟您打个招呼又觉得太唐突，您能否停止吸烟呢？"这样的提醒更多是暗示吸烟者给了他充当绅士的机会，既照顾了颜面，也让他／她关怀其他人的健康，大多数人会马上中止吸烟行为。

第二十四计　转移注意

在劝阻过程中，不妨提供一些瓜子、花生或者是口香糖、薄荷糖等小零食。遇到有人吸烟时，可以将小零食端过去并说："您好，这里是不可以吸烟的，您先吃点东西转移一下烟瘾，待会儿到室外再抽好吗？"

第二十五计　突破一点

在同行之人有不止一个吸烟时，可先选择看起来最温和的吸烟者提醒这里禁止吸烟。只要这一位闻善而从，其余吸烟者一般都会从善如流。

第二十六计　旁敲侧击

见邻近有人吸烟，可以对自己不抽烟的同伴说："老张，您戒了烟多好，那阵儿您抽起烟来，熏得人够呛，还不好意思说您！"

第二十七计　言传身教

宣传过程是言传身教的过程。良好的社会秩序需要行动来维系，通过身体力行的方式去将地上的烟蒂收拾干净，或通过向吸烟者赠送"灭烟盒"的方式，既改变吸烟者乱扔烟头的陋习，又可以让吸烟者内心产生一种"愧疚"的心理，在这种情况下，劝阻吸烟者吸烟的成功率往往更高。

手拿一个灭烟盒，轻轻走到年轻人身边，指指他手中的烟，摇摇手。让其将烟熄灭放入容器中。说到：您看，这屋子小，人又多，烟雾有点呛人，对不起，您能委屈一下，掐掉您手中的烟吗？

第二十八计　另辟蹊径

在劝阻效果不佳的时候，可以转移目标，对同行的其他顾客（通常是吸烟者的朋友或家人）说："您好，为了您自己的健康，也请您帮我们劝劝您的朋友，让他/她把烟灭了好吗？"因为转移目标可以让同行之人都觉得不好意思，同时来自朋友的劝阻吸烟者更能听得进去。

第二十九计　适当示弱

首次劝阻无效时，服务员可以说："实在抱歉，我们这里是禁止吸烟的，要是我们主管看到您在这里吸烟，我们会被扣分儿的，希望您能够理解我们，别再抽了。"适当示弱，博取吸烟者的理解以及同情，让其主动放下手中的烟。

第三十计　悉心引导

如果吸烟者表示确实无法克制烟瘾，应给予理解和微笑，主动引导他/她们去室外吸烟区。说一声："先生（女士），请您挪挪步，到室外吸烟区吸完烟后再回来好吗？给您带来不便，请您谅解。"

第三十一计　调动资源

对一些反复劝阻无效的人，要有耐心；更应通过场所管理方出面来劝，由其耐心向吸烟者说明在公共场所吸烟会危及其他/她顾客的身体健康，同时可以说明这是相关法律和单位制度所规定的，如果无法有效地劝阻，作为场所管理方同样会受到法律处罚。通过循循善诱的方式让吸烟者了解场所对其吸烟行为不可容忍的原因，以及在吸烟与离开场所之间必选其一的结果，从而自愿或出于必须留在场所的需求，主动熄灭手中的烟。

第三十二计　不忘鼓励

当吸烟者听从劝阻，熄灭手中卷烟时，应当真诚地感谢他/她遵纪守法，以此鼓励他/她的行为。如果是场所管理方，不妨对听从劝阻的吸烟者多多美言，如"谢谢，要是大家都像您这样明理，我们可是好管理多啦！"或者"今天我特别高兴，遇到的客人都像您一样，特别讲道理"。

第三十三计　将心比心

对依从劝阻的吸烟者，在他/她灭烟后可以赠送印有戒烟标识的纸巾、钥匙扣及其他小礼品等，对他/她表示感谢与鼓励。除此之外，若条件允许还可给予赞扬。如有播放设备，不妨借此为题不点名地感谢他/她的爱心，并为这位吸烟者送上一支动听的歌曲，使其他未掐灭卷烟的人闻之效仿，扩大劝阻的效果。

第三十四计　适可而止

劝阻，在多数情况下可以奏效，因为多数吸烟者也是有爱心、顾他人的。但也会有少数蛮不讲理者。这时，劝阻要适可而止，不宜剑拔弩张、恶言来往，更不要发生肢体冲突。

第三十五计　不言放弃

在执法的初期，劝阻失败，是很正常的事情。完全自觉禁烟是不可能的，所以才要立法保护。

一次失败不是劝阻无效。即便"屡劝屡败"也要有"屡败屡劝"的勇气。随着法律的普及，公众的广泛动员，不听劝阻的人将越来越少。

第三十六计　依法处理

公共场所禁烟有法律法规在。先耐心劝阻吸烟者，若劝阻无效，可拨打举报电话，由执法者依法惩处。同时，亦可发动媒体将公示整改信息进行宣传，说明法规的意义和违法处罚的要求。以案例进行宣教更有说服力，对场所的经营者、管理者会产生实际的警示效果。

五、结语

其实只要有心，劝阻的方式方法又岂止三十六种？但是在劝阻吸烟者的同时，也勿忘研究如何使禁烟标识更加鲜明，让人不易忽视；桌上 标签、劝阻语如何更加醒目；室外吸烟点是否足够明确，是否存在充分的引导；服务人员是否尽责；若有不足，就要加强禁烟场所的管理，提出改进措施。